KB124379

통합스트레스의학

스트레스 생리·심리학의 최신 이론
통합적 진단과 치유의 기법을 정리한 교과서

| 신경희 저 |

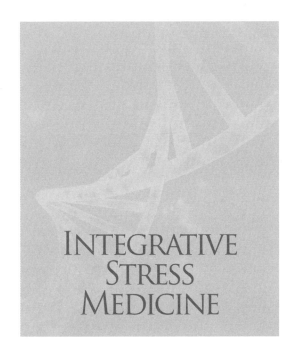

INTEGRATIVE
STRESS
MEDICINE

학지사

저자의 말

스트레스의학은 인간의 몸과 마음에 경험되는 모든 형태의 질병과 고통 그리고 인간을 둘러싼 사회·문화·생태 환경과의 관계에서 빚어지는 온갖 부조화와 갈등을 다루는 전일적 의학이다. 이 책은 의료, 보건, 상담, 교육 등의 분야에서 일하는 분들에게 스트레스에 관한 체계적 이론과 함께 진단 및 치유 기법을 제공하기 위해 쓰였다. 아리스토텔레스(Aristotle)가 말했듯이 삶의 궁극적 목적은 행복이며, 모든 학문과 종교가 존재하는 궁극의 이유 또한 인간의 행복한 삶이다. 스트레스의학은 건강하고 행복하게 잘 살고자 노력해 온 인류의 소망과 지혜 그리고 모든 학문의 성과가 결집된 과학이요, 전인적 건강을 위한 통합치유의 학문이라 할 수 있다.

질병이 사람에 따라, 상황에 따라 다르게 발생하고, 다르게 경험되고, 다르게 치유되는 이유는 그것이 생명체와 환경이 함께 빚어 내는 삶의 역동 속에서 진행되기 때문이다. 스트레스의학에서 가장 중요한 것은 환자(내담자)에 대한 객관적 접근이 아니라 개별적 접근인 것이다. 현대 서양의학에서는 동일한 질병으로 진단된 환자들은 동일하게 취급한다. 질병 과정의 공통 요소들에 주목하여 수립된 병리학 이론에 근거하여 같은 질병에 대해서는 동일한 원인을 상정하고, 표준화되어 있는 치료 전략을 채택한다. 의학이 가장 중요하게 여겨 온 것은 환자들 각각의 독특함이나 차별성이 아닌 생물학적 공통성이었다. 그러나 지난 세기부터 신종 질병의 출현과 난치성 질환 및 생활습관병의 만연으로 인해 현대 의학의 패러다임은 재검토되기 시작했고, 환자들 각각의 삶의 경험과 생활양식, 성격, 사회적 환경 같은 요소들이 질병의 진단과 치료에 중요하다는 과거의 전일론적 관점이 다시 부각되기 시작했다. 그것은 현대 의학이 출발했던 객관화·표준화라는 과학의 경로를 벗어나 주관성과 개별성이라는 예술적 접근을 요구하게 되는 것이다.

'인생은 짧고 예술은 길다(life is short, art is long)'라는 말은 서양의학의 아버지로 일컬어지는 히포크라테스(Hippocrates)가 남긴 잠언으로서, 원래의 뜻은 '생명은 짧지만 의술은 길다'이다. '예술(art)'이라는 단어는 '의술' 또는 '과학'의 오역인 것이다. 그러나 16세기 스위스의 의사 파라셀수스(Paracelsus)의 말처럼 의술은 과학이기보다 예술에 가까운 경험적 기술이므로 예술이라는 번역은 오역이 아니라 오히려 더 적절한 번역이라고도 할 수 있을 것이다. 비록 스트레스의 생리적 기제에 대해서는 모든 개체에게 공통적인 이론이 적용되더라도 스트레스가 발생하는 과정이나 삶에 미치는 영향은 결코 객관화할 수 없다. 따라서 스트레스의학은 객관화된 과학이 아니라 개별화된 과학일 수밖에 없으며, 스트레스를 치유하기 위해서는 인간에 대한 더욱 근본적이고 깊이 있는 이해가 필요하다.

스트레스라는 용어가 우리의 삶 속에 들어온 역사는 그리 길지 않지만, 스트레스의 경험은 인류의 역사 속에 늘 함께 있었다. 그리고 이제 현대 임상의학은 스트레스라는 개념을 통하여 환자의 몸에 치중하던 기존의 태도에서 벗어나 심리적 과정의 중요성을 수용하고 있다. 심리학에서도 신경과학의 발달과 더불어 몸과 마음에 대한 통합적 접근의 기반이 갖추어져 가고 있으며, 내담자의 신체적 언어나 병리적 증상을 보다 과학적으로 이해하고 치료하기 위해 통합적 원리들을 수용해야 할 필요성이 점차 증가하고 있다.

인간이 경험하는 모든 유형의 고통과 괴로움은 스트레스라는 개념을 통해 접점을 이룬다. 따라서 현대인의 건강을 증진하고 웰빙을 돕는 일을 하는 의료인, 상담가, 교육자 등은 스트레스에 대하여 더욱 깊이 있는 소양을 갖추어야 할 것이다. 환자나 내담자가 겪고 있는 심신의 증상과 질병의 기저에 스트레스가 있다는 것을 과학적으로 이해하고, 그것을 체계적으로 평가할 수 있어야 하며, 환자(내담자)에게 자신의 스트레스를 바로 알고 관리할 수 있는 지식과 기술을 교육할 수 있어야 한다. 무엇보다 먼저 그러한 일을 하고 있는 전문가들 역시 자신의 스트레스를 이해하고 관리할 수 있어야 할 것이다.

　이 책은 생리학, 의학, 신경과학, 심리학, 철학을 넘나드는 광범위한 분야를 다루고 있다. 따라서 어느 독자에게나 생소하다든지 난해하게 여겨지는 부분이 있을 수 있다. 실제 임상에서 개별적인 사례를 다루기 위해서는 임상병리학적 진단과 약리학적 개입도 병행되어야 하겠지만, 그러한 부분에 대한 설명은 이 책의 목적을 넘어서는 것이며, 독자들의 서가에는 이미 그에 관한 훌륭한 책들이 많이 있을 것이다.

　2013년에 『스트레스의 통합치유』라는 제목으로 초판이 출간된 후 3년 만에, 증보된 전면 개정판을 내놓게 되었다. 하루가 다르게 발전하고 있는 스트레스 연구의 현황을 조금이라도 더 신속하고 폭넓게 전달하기 위한 결정이었으나, 탈고를 하면서도 여전히 아쉬움이 있었다. 책의 내용에 관하여 궁금한 점이 있거나 스트레스에 관하여 더 많은 이야기를 나누고 싶다면 저자에게 연락 주시기 바란다. 모쪼록 이 책이 인간의 건강, 성장, 행복을 위해 일하는 분들에게 스트레스에 대해 보다 체계적이고 통합적인 지식을 제공하는 지침서가 되기를 바란다. 무엇보다도 스트레스의학은 단순한 교양이나 건강관리 기술이 아니며, 의학을 넘어선 전인적 통합치유의 학문임을 이 책의 모든 독자가 확인하게 되기를 기원하는 바다. 끝으로, 여러 분야의 전문가적 지식을 요하는 고된 편집과 교정 작업을 완벽에 가깝게 진행해 주신 학지사 직원분들, 그리고 흔쾌히 출판을 맡아주신 김진환 사장님께 깊은 감사의 말씀을 전한다.

2016년 2월

차례

세부 차례

제1부   심리 · 생리학

제2부　질병과 진단

제6장　스트레스와 질병 Stress and Disease _ **158**

제3부 **치유와 관리**

〈그림 차례〉

〈표 차례〉

〈글상자 차례〉

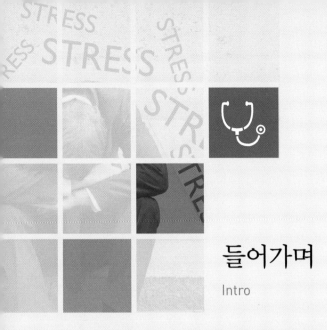

들어가며

Intro

자신의 남은 삶을 자신보다 더 건강하고 즐겁게 대신 살아 줄 사람이 있다고 해도 그 사람에게 남은 삶을 양도할 사람은 없을 것이다. 비록 불건강하고 괴로운 삶이라 해도 그 삶을 포기하지 않으려는 것은 건강이나 즐거움보다 더 큰 목적이 삶에 있기 때문이다. 그것은 모든 인간이 추구하는 궁극적 목적이며, 의학을 비롯한 모든 학문이 존재하는 이유이기도 하다.

웰빙(well-being)이라는 말의 기원은 아리스토텔레스(Aristotle)가 말한 유데모니아(eudaimonia)다. 그는 인간의 힘으로 성취할 수 있는 최고의 선을 유데모니아라고 하였다. 이 말은 현대에 웰빙, 행복, 성취 등으로 번역된다. 부귀, 영화, 건강을 비롯한 삶의 수많은 목표가 궁극적으로 추구하는 것은 바로 행복과 웰빙이다. 웰빙은 말 그대로 잘(well) 존재한다(being)는 뜻이다. 잘 존재하고 있는 상태를 교란하고 압박(stress)하는 것이 스트레스다. 생리학적으로도 스트레스는 항상성(homeostasis)을 교란하는 자극으로 정의된다. 정신적 스트레스는 부정적 정서를 일으켜 심리적 불편감을 초래할 뿐 아니라 신경계, 내분비계, 면역계의 안정을 교란함으로써 몸과 마음에 질병을 일으키고, 노화를 촉진하며, 삶의 질을 저하시킨다. 따라서 스트레스를 관리하지 않고서는 심신의 건강은 물론 행복, 웰빙, 삶의 질 향상을 기대할 수 없다.

그런데 역설적으로 스트레스라는 것은 우리가 행복하기 위해서 꼭 필요한 것이기도 하다. 행복하려면 자신의 내적 욕구들이 충족되어야 한다. 내적 욕구에는 생리적 욕구도 있고, 심리적 욕구도 있고, 자신의 잠재력을 실현하고자 하는 자아실현의 욕구도 있다. 욕구가 충족되지 않을 때 우리는 그것을 스트레스라는 경험을 통해 알게 된다. 충족되지 않은 욕구는 우리에게 변화의 동기를 유발하고, 그 결과 우리는 지금의 상황에서 벗어나 더 발전하게 되고, 이를 통해서 보람과 성취감도 느낄 수 있다. 아무런 자극도 없이 늘 반복되는 지루한 일상 속에서 행복감을 느끼는 사람은 없다. 사실 그런 상황이야말로 인간에게 가장 큰 스트레스가 되기도 한다.

　　그렇다면 우리에게 스트레스란 무엇인가? 순전히 정신적인 스트레스가 정말로 신체에 질병을 일으키고 노화를 촉진하는가? 스트레스가 우리의 행동까지 변화시킨다는 것이 과연 가능한가? 인간은 언제부터 스트레스라는 것을 경험하게 되었는가? 스트레스라는 것은 왜 생겼는가? 이런 모든 질문에 앞서서 스트레스를 어떻게 정의할 수 있는가?

1. 스트레스, 현대의 신화

어떤 연구자들은 스트레스를 '현대의 신화(modern myth)'라고 말한다(Briner, 1994). 스트레스라는 용어의 불분명한 정의를 둘러싼 혼돈과 지나친 남용으로 인해 이 용어가 결과적으로 아무것도 정확히 설명하지 못하고 있기 때문이다. 스트레스라는 용어는 한국인이 가장 많이 사용하는 외래어다. 실제로 우리는 고통, 괴로움, 불안, 짜증, 긴장, 초조, 불편감 따위를 느끼는 갖가지 부정적 상황에서 광범위한 의미로 이 용어를 사용한다는 것을 쉽게 알 수 있다.

스트레스라는 용어의 용도가 불일치한다는 것은 스트레스가 부정적 상황을 만든 원인을 뜻할 때도 있고, 그 때문에 나타난 결과를 뜻할 때도 있다는 점에서 뚜렷하게 드러난다. '시험이 스트레스다'라고 할 때에는 스트레스가 개체를 괴롭히는 외부 자극, 즉 원인이지만 '시험 때문에 스트레스를 받는다'라고 할 때에는 시험이라는 원인 때문에 개체에게 나타난 결과가 스트레스가 된다. 게다가 특정한 사물, 예컨대 컵은 어떤 사람에게나 어느 상황에서나 컵이라고 인식되지만, 스트레스성 사건은 언제나, 누구에게나 동일한 스트레스 자극으로 인식되지 않는다. 어떤 사람에게는 청소가 스트레스이지만, 청소를 하면 스트레스가 해소되는 사람도 있다. 매일 레스토랑 주방에서 요리를 하는 일이 스트레스인 요리사라도 같은 요리를 집에서 자녀들에게 해 줄 때에는 행복을 느낄 수 있다. 이처럼 어떤 이에게는 스트레스가 되는 일이 어떤 이에게는 즐거움이 될 수도 있고, 평소에는 즐겁게 여겨지던 일도 상황에 따라서는 스트레스가 될 수 있다. 그래서 스트레스학을 현상학적 생물학(phenomenal biology)이라고 한다. 결국 스트레스는 정확히 무엇을 말하는지도 모호하고, 객관적 요소로 정의된다 하더라도 사람에 따라 그 양상과 결과가 다르므로, 스트레스란 우리가 만들어 내는 환상에 불과할 수도 있다는 것이 스트레스를 현대의 신화라고 말하는 사람들의 주장이다.

사람마다, 상황마다 스트레스가 되는 요소와 반응 정도가 다르다는 것은 스트레스학이라는 학문이 성립되고 임상의학과의 과학적 접목이 이루어지는 데 큰 걸림돌이 되어 왔다. [주: 이 책에서 '스트레스학'은 스트레스에 관하여 광범위한 연구를 수행하는 좀 더 포괄적인 학문을 뜻하며, '스트레스의학'은 스트레스에 관한 이론을 질병의 예방, 진단, 치료에 도입하고 활용하는 학문으로 정의한다.] 무엇이든 과학적으로 탐구되기 위해서는 그것을 원인으로 볼 것인지, 결과로 볼 것인지가 결정되어 연구 문제를 정의할 수 있어야 하고, 동일한 조건에서는 동일한 결과가 재현된다는 전제하에서 실증적 연구가 이루어져야만 그 결과를 객관화할 수 있다. 그러나 스트레스라는 문제는 이 두 가지 기본 조건을 모두 만족시키지 못한다. 현재까지의 스트레스 연구에서 어떤 공통분모를 찾아 객관화하려는 시도들은 제한적인 성과를 가져올 수밖에 없었다.

원인으로서의 스트레스이든, 결과로서의 스트레스이든 어떤 특정 사건이나 특정 상황을 스트레스라고 정의할 수는 없다. 그것은 본래 스트레스라는 것이 개체가 자신이 놓인 환경에 적응하기 위해 스스로 구성하는 내적 반응이기 때문이다. 환경은 끊임없이 다양하게 변화하므로 생명체에게 요구되는 반응의 방향과 필요성도 지속적으로 변화한다. 환경의 변화를 인식하고, 그것에 따라 적절히 반응하는 능력은 생존에 필수적이다. 스트레스로 인해 발병하거나 악화되는 질환을 정신신체장애(psychosomatic disorder)라 하는데, 한편에서는 이것을 부적응증이라는 용어로도 부른다. 스트레스 반응의 본질적 목표인 '적응'의 실패로 인해서 발생한 것이기 때문이다.

설령 스트레스를 신화라고 하더라도 스트레스가 심신의 질병을 야기하거나 악화시킬 수 있고, 삶의 질을 저하한다는 것은 명백한 사실이다. 생물학적 연령이 같고, 삶의 조건이 비슷한 사람들도 나이가 들수록 노화와 건강 상태에 차이가 커진다. 그러한 차이가 나타나는 데에는 유전적 요인보다 생활환경, 생활양식, 성격과 같은 후천적 요인이 더 큰 영향을 미치는데, 그 가운데에서도 결정적 요인이 바로 스트레스다. 만성적 스트레스 반응은 신체에 기질적 손상을 가져오게 되고 이것은 결국 질병이 된다. 스트레스 시 방출되는 호르몬들은 질병뿐 아니라 노화, 인지기능 저하, 생식, 성장 등에도 직간접적으로 영향을 미친다.

만병의 근원이라 할 만큼 스트레스와 연관되지 않은 신체적 혹은 심리적 질병을 찾기는 어렵다. 이미 오래전부터 외국에서는 의료기관을 찾는 환자의 60~90%가 스트레스와 관련된 장애를 갖고 있다는 보고가 있었고(McKee, 1993), 국내의 연구에서도 내과계 입원환자 중 36%가 정신과적 문제를 가지고 있으며, 71%는 정신신체장애라고 밝혀진 바 있다(고경봉, 1988).

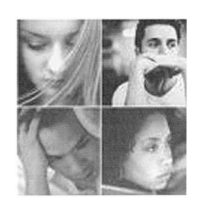

세계보건기구(World Health Organization: WHO)에서는 생활습관에서 오는 질환이 선진국 조기 사망 원인의 70~80%를 차지

한다고 하였으며, 모든 사망의 50% 이상은 불건강한 생활습관에서 오는 스트레스가 원인이라는 보고도 있다. 그런데 불건전한 생활습관을 하게 되는 주된 원인도 다름 아닌 스트레스다. 스트레스는 직접적으로 생리학적 변화를 일으키기도 하지만, 흡연, 음주, 약물남용, 위험한 행위 같은 불건강한 행동을 유발하는 경로를 통해서도 건강에 악영향을 미친다. [주: 이러한 부적절한 스트레스 행동 반응들은 각종 중독, 분노조절장애와 관련된 범죄나 집단 내 갈등 등 수많은 사회 문제로까지 이어진다. 이와 관련된 내용은 5장 2, '4) 스트레스 대응 반응의 유형'에서 자세히 다룬다.]

스트레스는 기업과 국가 경제에까지 막대한 영향을 미치고 있다. 1993년 국제노동기구(International Labor Organization: ILO)에서는 스트레스가 신체적 · 정신적 건강을 위협하고 기업과 국제 경제에 커다란 비용을 발생시킨다는 내용의 연례보고를 통해 스트레스의 국가 · 경제적 심각성을 지적한 바 있다. 2001년 로쉬(Rosch)의 연구에 따르면, 미국의 기업들이 직원들의 스트레스와 관련하여 지출하는 비용이 연간 3,000억 달러에 이른다. 우리나라에서도 2003년에 직무상 스트레스로 인한 손실이 11조 3,650억 원에 육박한다는 추산 결과가 한 대학병원 스트레스센터에서 발표된 바 있다. [주: 이것은 정신 관련 질환 고위험군(전 인구의 4.6%)의 생산성 저하 비용만을 계산한 것이다. 우리나라 직장인의 스트레스 보유율은 90% 이상이며, 스트레스 관련 비용 중에는 의료비 등 다른 비용도 큰 부분을 차지하므로 실제 스트레스 비용과는 상당한 괴리가 있을 것이다. 영국에서는 국민총생산(GNP)의 10%에 이를 것으로 추정하기도 하였다.]

2. '몸마음'의 과학

현대의 학문들은 몸을 연구하는 학문과 마음을 연구하는 학문이 명확히 구분된다. 스트레스학은 몸을 연구하는 학문인가, 마음을 연구하는 학문인가? 스트레스학은 몸과 마음을 모두 다루는 학문이다. 스트레스는 몸과 마음의 상호작용을 통해 경험되는 현상이기 때문이다. 그러나 스트레스학은 단순히 몸의 과학과 마음의 과학을 더해 놓은 학문이 아니라, 몸과 마음을 하나로 인식해야만 하는 학문이라는 점에서 기존 심리학이나 생리학과는 다른 새로운 관점을 필요로 한다. 즉, 몸과 마음을 합친 '몸—마음'이 아니라, 몸과 마음 그 자체를 하나로 보는 '몸마음'이라는 개념을 이해할 수 있는 시각이 필요한 것이다.

다음의 열 가지 사례들을 살펴보면서 심신이원론(mind-body dualism) 관점에서는 다루어지지 않았던 몸과 마음의 관계에 대하여 생각해 보자.

- 일주일 중 월요일 오전 시간에 심장사 빈도가 증가한다.
- 지휘자 카라얀의 심장은 그가 음악을 듣고 있을 때에도 작곡할 때만큼이나 빨리 뛰었다.
- 1994년 로스앤젤레스에서 지진이 일어났을 때 발생한 즉사 중 반 이상은 지진으로 인한 직접적 부상에 의한 것이 아니라 심장사에 의한 것이었다. 당시 갑작스런 심장사가 평소의 다섯 배나 되었다.
- 한 유대인 강제수용소에 수용되었던 가임기 여성 중 절반 이상은 수용소에 온 지 한 달 이내에 월경이 중지되었다.
- 영국이 1998년 월드컵 축구경기에서 아르헨티나에게 예상치 않게 패배한 후 4일간 심근경색으로 인한 병원 입원이 증가했었다.
- 덴마크에서 자녀를 잃은 엄마들을 3년간 추적 조사했는데, 이 엄마들의 사망이 일반 예상치에 비해 네 배나 되었다.
- 의대생들을 대상으로 했던 연구에서는 시험 기간 동안 감기 같은 질병에 걸리는 비율이 훨씬 높고, 단순포진 같은 바이러스 질환의 재발도 훨씬 많은 것이 확인되었다.
- 전투 스트레스를 겪는 군인들에게는 예방접종에 대한 항체 생성률이 저하된다.
- 스트레스는 암 발생률을 높이는데, 스트레스의 강도와 암 발생률에도 용량의존적(dose-dependent)인 상관관계가 있다.
- 염증을 억제하는 약물이 우울증을 완화시키고, 백혈병 치료에 적용되는 골수이식이 어떤 종류의 강박장애에서 치료 효과를 나타낸다.

스트레스에 대한 과학적 접근이 한계를 가지는 것은 그것이 마음이라는 객관화하기 어려운 영역을 포함하기 때문이다. 눈을 감고 냉장고에서 바로 꺼낸 샛노란 레몬을 잘라 입 안에 한 조각 넣는 것을 상상하면 금방 입 안에 침이 고인다. 다른 사람에게 모욕을 당했던 기억을 떠올리면 어느새 심장박동이 빨라지고, 호흡이 거칠어지며, 근육이 경직된다. 이처럼 순전히 심리적인 자극이 신체 상태를 변화시키는 것은 우리가 삶 속에서 늘 경험하는 현상임에도 불구하고, 질병 치료에서 있어서 마음의 작용에 관한 고려는 오랫동안 배제되어 왔다. 그러나 최근 들어 몸과 마음의 관련성을 인식하는 학문 분야들이 생겨나고, 몸과 마음은 원래 구분할 수 없는 하나라는 관점을 반영하는 '몸마음(bodymind)'이라는 용어가 제시되기에 이르렀다. [주: 연자부호(hyphen) 없이 몸과 마음을 하나로 결합한 이 단어는 다이앤 코넬리(Dianne Connelly)에 의해 처음 사용되었다. 래리 도시(Larry Dossey)의 설명처럼, 이 단어는 몸과 마음을 이음매 없는 하나로 포착하고 있다.]

17세기에 데카르트(Descartes)가 몸과 마음을 분리해서 몸만을 과학의 영역에 남기고 마음에 관한 문제는 종교에 일임하기 전까지는 동양에서나 서양에서나 몸과 마음이 따로 여겨지지 않았다. 그때 쓰던 '몸'이라는 단어는 지금 우리가 말하는 육체(body)와 마음(mind)이 함께 담겨 있는 것이었다. 현대의 언어에도 그런 흔적이 남아 있다. '의사의 몸' '상담가의 신분(身分)'과 같은 표현에서의 몸(身)은 신체와 마음과 삶을 합친 것으로, 그 사람의 인격과 정체성을 모두 담고 있다. 영어에서도 '소마(soma)'라는 단어는 개인의 삶과 인격이 담긴 몸을 뜻하며, 요가철학에서의 '샤리라(sarira)'라는 말도 번역할 때에는 몸이라고 하지만 실제 의미는 몸과 마음을 다 합친 것이다. 이러한 전일적 관점에서의 스트레스의학은 생의학, 심리학, 신경과학, 철학을 포함한 여러 학문, 그리고 인류의 다양한 지혜와 전통으로부터 지식과 치유 기술들을 확보하게 된다.

3. 무엇이 더 스트레스인가

롤러코스터를 타는 것	↔	롤러코스터를 타려고 줄을 서는 것
하염없이 기다리는 것	↔	하고 있는데 계속 재촉 받는 것
매일 교통 정체에 시달리는 것	↔	앞차가 급정지해 추돌하게 된 것
자기가 한 말대로 안 하는 사람	↔	내가 말하는 대로 안 하는 사람
받을 것을 받지 못하고 있는 것	↔	줄 것을 주지 못하고 있는 것
시작하지 못하는 것	↔	끝내지 못하는 것
지난 일을 후회하는 것	↔	앞일을 걱정하는 것
사는 것	↔	죽는 것

앞의 목록에는 스트레스학에서 다루는 핵심 개념들이 담겨 있다. 좌우의 항목들은 유사해 보이지만 서로 다른 스트레스의 유형을 반영하고 있다. 롤러코스터를 타는 것은 신체적 스트레스이지만 롤러코스터를 타려고 줄을 서는 것은 심리적 스트레스다. 하염없이 기다리는 것과 하고 있는데 계속 재촉 받는 것은 스트레스의 주요 변인인 예측가능성과 통제가능성에 관련된 것이다. 매일 교통 정체에 시달리는 것과 앞차가 급정지해 추돌하게 된 것은 만성 스트레스와 급성 스트레스에 관한 것이다. 자기가 한 말대로 안 하는 사람과 내가 말하는 대로 안 하는 사람을 비교한 것은 이 두 가지를 합쳐 놓은 사람이 바로 우리 자신이라는 것을 알려 주기 위한 것이다. 스트레스는 결국 우리 스스로가 구성하는 자극이자 반응이라는 것을 곧 확인하게 될 것이다. 받을 것을 받지 못하고 있는 것과 줄 것을 주지 못하고 있는 것은 진화심리학·진화사회학적 관점에서 자신이 피해 받는 것보다 남에게 피해 주는 행동이 더 스트레스가 된다는 것을 설명하기 위한 것이다.

시작하지 못하는 것과 끝내지 못하는 것, 후회하는 것과 걱정하는 것, 사는 것과 죽는 것, 이들은 생명체가 살아 있는 한 스트레스가 없는 순간은 있을 수 없다는 것을 시사한다. 작가인 버나드 맬러머드(Bernard Melamud)는 "인생은 기쁨으로 충만한 비극이다"라고 하였다. 결국 모든 삶은 주인공의 죽음으로 끝나므로 비극이 아닌 삶은 없는 것이 사실이지만, 기쁨 대신 스트레스가 충만한 삶을 살고 있다면 그것이야말로 삶의 진정한 비극임을 깨닫게 하는 말이기도 하다. 주의 깊게 살펴보면 스트레스라는 용어의 사용이 나날이 증가하고 있는 것을 알 수 있다. 우리가 부정적 의미로 스트레스라는 말을 반복 사용하면 스트레스 반응을 구성하는 것과 관련된 두뇌의 신경회로망이 점점 강화되어 실제로 스트레스 지각이 예민해지고 강해진다. 그 결과, 우리의 삶은 온통 스트레스라는 경험으로 채워지게 된다. 스트레스 관리는 궁극적으로 새로운 신경생리학적 정보처리망을 형성하는 것과 밀접한 관련이 있으며, 그러한 변화가 치유의 본질임을 앞으로 설명하게 될 것이다.

제1부

심리 · 생리학

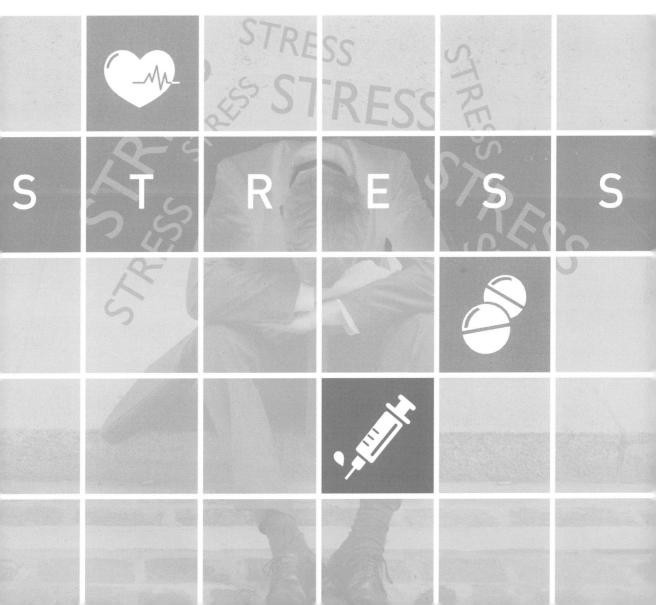

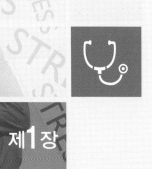

제1장

스트레스 개념의 역사와 정의
History and Definition of Stress

어떤 사람이 심신의 능력을 잃지 않고 살 수 있는 삶의 기간을 건강수명(health expectancy)이라 한다. 현대인의 평균수명(life expectancy)은 과거에 비해 크게 증가하였으나, 건강수명은 평균수명에 비해 현저히 낮다. 평균수명이 길어진 만큼 혜택을 누리지 못하고 있는 것이다. 평균수명이 80세를 상회하더라도 건강수명이 70세에 불과하다면, 인생의 10년은 병상에서 보내거나 원하는 기능을 온전히 다할 수 없어 삶의 질이 저하된 시기를 보내게 된다.

현대인의 건강수명을 단축하는 첫 번째 원인은 생활습관병, 곧 성인병이다. 이러한 질병의 원인과 발병 시점의 개인차는 지난 수십 년간 의학의 주요 관심사가 되어 왔다. 연구 결과, 생활습관병에 관한 병인론의 중심에 스트레스가 있다는 것이 밝혀져 스트레스는 의학적으로 집중 조명을 받게 되었고, 한편에서는 웰빙 열풍의 확산과 더불어 스트레스에 대한 사회적 관심도 폭발적으로 증가했다.

20세기 후반에 들어서면서 스트레스라는 단어는 가장 빈번하고 광범위하게 사용되는 일상 용어로 자리 잡게 되었다. 과학저널들에는 스트레스의 해로운 영향을 알리는 연구들이 봇물처럼 쏟아지고, 1983년 6월 6일자 『타임(Time)』지, 1999년 6월 14일자 『뉴스위크(Newsweek)』지를 비롯한 많은 시사 간행물들이 스트레스를 앞다투어 표지 기사로 다루었다. 이러한 변화는 스트레스가 새 밀레니엄의 시작과 함께 시대적 화두로 등장하게 될 것임을 예고한 것이었다고 할 수 있다.

생리학에서 출발한 현대 스트레스 연구는 심리학, 면역학 등의 학문들과 협력하여 정신신경면역학(psychoneuroimmunology: PNI), 행동의학(behavioral medicine) 같은 새로운 학문 분야를 탄생시켰고, 스트레스 관련 산업은 웰빙에 대한 관심과 함께 급성장하고 있다. 삶의 질이나 심리적 안녕에 미치는 영향 면에서 주로 논의되던 스트레스는 그것이 신체적 질병, 노화, 성장, 발달에 미치는 영향이 차츰 규명되어 가면서 현대인이 가진 모든 심신의 문제를 설명하는 만능어가 되기에 이르렀다.

　현대 서양의학은 몸을 중심으로 발달하였기 때문에 생의학(biomedicine)이라 한다. 스트레스의 생리학적 영향을 규명해 낸 생의학의 성과는 놀라웠지만, 그 원인이 규명되어 갈수록 의학은 스트레스라는, 몸을 벗어나는 문제 앞에서 한계를 인식할 수밖에 없었다. 과학의 인식론은 옳고 그름의 준거를 가지고 있지만 생물체의 스트레스 반응은 옳고 그름이 아닌, 싫고 좋음에 의해 결정된다. 즉, 경험의 의미에 관한 개인적 호오(好惡)에 의해 고통이나 스트레스가 시작된다. 과학적 객관성만을 추구한다면 어떠한 학문도 인간의 개인적 고통과 스트레스를 온전히 파악할 수 없다. 이러한 면에서는 선악을 분별하는 종교 역시 스트레스에 대한 완전한 해법을 제시하지 못한다. 결국 고통받는 사람 자신의 자기 이해가 뒷받침되고 스스로 변화하기 위한 생활 속 자기-돌봄(self-care)의 실천이 더해져야만 스트레스가 온전히 이해되고 치유로 이어진다. 그리하여 스트레스학은 의학, 생리학, 심리학, 사회학 등이 협력하는 다학제적 학문으로 성장하고 있으며, 한편에서는 건강하고 풍요로운 삶을 위한 삶의 기술로서도 제시되고 있다.

1. 스트레스 개념의 역사

스트레스라는 영어 단어는 '압박' '긴장' 같은 물리학적 의미를 담고 있지만 일상에서는 심리적 불편감과 관련된 용어로 더 많이 쓰인다. 스트레스라는 말은 언제부터 사용되었을까? 논란의 여지는 있지만, 스트레스는 최근에 사용되기 시작한 용어가 아니다. 단지 요즘과 같은 의미를 가지고 과학의 영역으로 들어온 것은 비교적 최근이라고 할 수 있다. 스트레스라는 현상의 개념적 기원은 동서양을 막론하고 2,500년 이상 이전으로 거슬러 올라간다. 한의학의 최고 고전인 『황제내경(黃帝內經)』에도 스트레스와 질병을 관련시켜 언급한 대목이 있으며, 우주와 신체를 이루는 원소들의 불균형과 부조화를 질병의 원인으로 보는 인도의 아유르베다(ayurveda) 의학이나 서양의 히포크라테스(Hippocrates)의 의학 체계 역시 항상성(homeostasis)이 교란된 스트레스 상태를 질병의 원인으로 보는 현대 스트레스의학과 유사한 병인론을 가지고 있다.

17세기 이래로 서양의 의학은 데카르트의 심신이원론(mind-body dualism) 철학을 토대로 한 생의학의 경로를 밟아 왔다. 그러나 그러한 기계론적 생의학의 흐름 속에서도 스트레스와 질병의 관련성이 인식되고 있었고, 임상에 적용하려는 시도도 19세기 말부터 가시화되고 있었다. 사실상 그 이전에도 스트레스가 건강이나 질병과 관련이 있다는 것을 경험적으로 파악하는 사람들은 많았으나 과학적 방법과 절차에 따라 타당성을 입증하는 주장은 없었다. 존스홉킨스 의과대학의 설립자이자 현대 의학의 아버지로 추앙받기도 하는 윌리엄 오슬러(William Osler)는 20세기 초에, 과도한 업무에 시달리고 불안과 걱정이 많은 유대인들에게 협심증이 많이 발생한다는 것을 발견하였고, 이를 스트레스와 연관시켜 생각하게 되었다. 이것이 의학적으로 질병의 병인론 속에서 스트레스를 인식한 시초가 되었다고 할 수 있다. 그러나 이때까지도 스트레스라는 용어는 사용되지 않았다. 오슬러의 발표가 있은 지 15년 후 생리학자인 월터 캐넌(Walter Cannon)이 물리학에서 스트레스라는 용어를 도입하여 현대와 같은 의미로 사용했고, 이후 스트레스학의 대부로 일컬어지는 한스 셀리에(Hans Selye)가 1936년 『네이처(Nature)』지에 스트레스의 생리적 과정에 관한 이론을 발표함으로써, 스트레스는 '외부에서 가해지는 상해나 자극 등에 대해 생체 내에서 일어나는 비특이적인 생물학적 반응'이라는 의미로 의학과 생리학에서 본격적으로 사용되기 시작했다.

1) 스트레스라는 용어의 기원

스트레스라는 말이 오늘날과 같은 의미를 가지고 과학의 영역으로 들어온 것은 비교적 최근이지만, 이 용어 자체가 사용된 역사는 수백 년에 이른다. 스트레스라는 영어 단어는 '조이다' '압박하다' 등의 의미를 가진 라틴어 동사 'stringere'에서 기원한다. 문헌에 의하면, 스트레스라는 단어는 17세기의 물리학자였던 로버트 후크(Robert Hooke)의 연구에서 기술 분야 용어로서 처음 사용되었던 것이 확인된다(Hinkle, 1973). 당시 이 용어는 건물 대들보나 다리 아치 같은 구조물의 일부분이 전체 하중을 지탱할 때 발생하는 물리적 응력을 지칭하였다. 건축물이 하중을 견딜 수 있는지 여부는 하중 자체의 크기에만 달려 있는 것이 아니라, 건축 재료가 얼마나 강하고 유연한가에 의해서도 결정된다. 바로 이 점이 건축물 같은 무생물에 적용되던 물리학적인 스트레스 개념이 생명체의 스트레스를 설명하는 데 도입된 이유다. 어떤 사람에게는 명백히 스트레스가 되는 정신적 사건이라도 그것을 충분히 감당할 수 있는 저항력을 가진 사람에게는 대수롭지 않은 일일 수도 있고, 평소에는 감당할 수 있는 정도의 신체적 스트레스라 하더라도 과로로 인해 몸의 저항력이 감소되었을 때에는 질병을 야기할 수도 있다. 건축물이 받는 하중과 자재의 내성과의 관계는 스트레스성 자극과 사람의 적응력의 관계에 대한 적절한 비유가 된다.

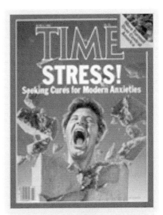

한스 셀리에는 신체적·심리적으로 해로운 인자나 자극을 접할 때, 그 인자를 스트레스원(stressor)이라 하고, 그때의 긴장 상태를 스트레스라고 정의하였다. 앞서 설명한 바와 같이, 스트레스라는 말이 현재와 같은 의미로 자리 잡고 학계와 일반에서 널리 사용되게 된 데에는 셀리에의 영향이 지대하였다. 그런데 어떤 학자의 주장에 의하면, 이미 14세기에도 스트레스라는 용어가 사용되었고, 오늘날의 의미와 유사하게 고난, 역경, 시련, 불행을 의미하는 용어로 쓰였다(Lumsden, 1981). 따라서 스트레스는 적어도 6백년 이상 건강이나 질병과 관련된 개념으로 논의되어 왔고, 20세기 무렵에 갑자기 등장한 신조어나 새로운 시대적 현상이 아니라, 인간의 삶에서 늘 함께하는 경험을 설명했던 과거 용어의 재등장에

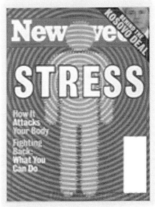

해당되는 것이라 할 수 있다. 그러나 그와 같은 의미상 유사성이 있더라도 14세기의 스트레스와 오늘날의 스트레스는 분명 다르다. 현대의 스트레스는 급속한 생활의 변화로 인한 부적응과 물질문명의 발전을 견인하지 못하는 정신문화의 혼란과 부재에서 온다. 이러한 맥락에서는 "우리가 알고 있는 스트레스란 60년 전에 생긴 개념이다"라고 한 앤 해링턴(Anne Harrington)의 견해도 그릇되지 않다. 해링턴의 설명처럼, 이 시기를 기점으로 사람들은 과거와 다른 양상으로 펼쳐지는 삶을 경험하면서 새로운 고통을 경험하게 된 것이다(Harrington, 2008).

2) 스트레스, 스트레스원, 스트레스 반응의 정의

스트레스는 건축물에 부과된 하중처럼 생명체에 가해지는 생물·심리·사회적 환경으로부터의 요구를 뜻하기도 하고, 그 하중을 견디는 건축 자재의 탄력성(resiliency)이나 취약성(vulnerability)처럼 생명체의 반응성이나 적응력을 뜻하기도 한다. 실제로 우리는 '소음이 스트레스다'라는 표현에서처럼 어떤 자극을 스트레스라 할 때도 있고, '소음 때문에 스트레스다'라는 표현에서처럼 자극에 대한 반응을 스트레스라 하기도 한다. 사전적으로 스트레스는 현재의 안정된 상태를 변경시키려는 요인들로부터 야기되는 신체적 또는 정신적 긴장이라고 정의되기도 하고, 우리가 적절하게 적응하지 못하여 생리적으로 긴장을 초래하고, 나아가서 질병을 일으키게 할 수도 있는 정도의 불편함 또는 물리적·화학적·감정적 요소들이라고 정의되기도 한다.

일상에서 쓰는 스트레스라는 말이 자극을 의미할 때도 있고 그 자극으로 인해 나타나는 반응을 의미할 때도 있는 것처럼, 스트레스 연구자들 또한 항상성을 파괴하는 원인 자체를 스트레스라고 하기도 하고, 스트레스성 자극에 의해 유발되는 부정적 감정이나 생리적 변화를 스트레스라고 하기도 한다. 이처럼 스트레스를 때로는 자극을 의미하는 용어로, 때로는 반응을 의미하는 용어로 혼용하는 것은 연구자들에게 혼란을 유발하고 스

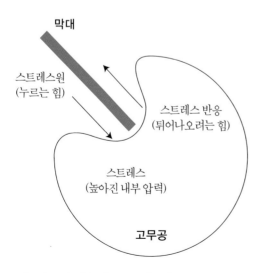

[그림 1-1] 스트레스, 스트레스원, 스트레스 반응

트레스의 다학제적 연구에도 장애가 된다. 그리하여 심신의 안정된 상태에 도전하는 자극적인 사건을 '스트레스원(stressor)'으로, 그 도전에 대한 심신의 보상적인 반응을 '스트레스 반응(stress response)'으로 표현하게 된다. 이 경우 스트레스(stress)란 개체가 느끼는 보상적 반응의 필요성이다. [그림 1-1]과 같이 고무공을 막대로 힘껏 누르는 경우에 비유를 하면, 공을 누르는 막대를 스트레스원, 누르는 힘에 반발하여 원래의 모습대로 튀어나오려는 공의 반작용을 스트레스 반응, 그리고 막대에 의해 눌려진 만큼 높아진 공 내부의 압력을 스트레스라 할 수 있는 것이다.

2. 스트레스에 대한 현대적 접근

1) 생물학적 연구

현대 스트레스 연구는 생물학에서 시작되어 심리학으로 이어졌고, 그 후 사회학적 관점까지 포괄한 생물심리사회학적 연구로 확대되었으며, 현재는 면역학, 분자생물학, 신경과학을 포함한 신생 과학들이 협력하고 있는 정신신경면역학, 행동의학 등의 분야에서 활발한 통합 연구가 이루어지고 있다.

생물학적 관점에서의 출발은 19세기 클로드 베르나르(Claude Bernard)의 연구로 거슬러 올라간다. 20세기 초부터 의학에서는 임상적 관찰에 의한 연구를 대신하여 실험적 방법에 의한 연구가 본격화되었다. 베르나르는 그 기초를 닦은 인물로, 이미 질병이 발생한 신체를 취급하는 경험의학에서 벗어나 현대식 실험의학의 기초를 마련하였다. 그는 '내부 환경(milieu interieur)'이라는 개념을 통하여 생체 내의 생리적인 균형과 관련된 이론을 제시하였다. 이 이론은 그 후 월터 캐넌에 의해 '항상성'이라는 용어로 설명되었다(Cannon, 1932). 또한 캐넌은 항상성을 위협하는 사건을 스트레스라고 하였다. 생체는 내부 및 외부 환경으로부터 끊임없이 자극을 받고 있지만, 항상 일정한 생리적 상태를 유지하는데 이를 항상성이라 한다. 항상성은 신경계와 내분비계 두 시스템의 작용에 의해 유지되는데, 신경계는 신경전달물질을 통해, 내분비계는 호르몬을 통해 정보를 수집하고 조절 명령을 내린다. 생체의 생존은 각종 감각기관을 통하여 들어오는 신체 외부 또는 내부의 변화와 자극에 대한 정보를 통합하여 적절히 반응하고 대처하여 항상성을 유지하는 것에 달려 있으며, 스트레스는 이 항상성에 위협을 주는 것이라고 할 수 있다.

한편, 캐넌은 질병 발생에 있어서 감정 반응의 역할을 인식하고, 중추신경계가 신체 기능을 조절한다고 지적하였다. 그는 감정의 변화가 일정한 법칙에 따라서 생체에 변화를 일으킨다는 사실을 증명한 최초의 인물이며, 공포나 불안과 같은 상황에서 교감신경계의 항진에 의해 발생하는 일군의 심리적 · 생리적 · 행동적 변화들을 뜻하는 '투쟁-도피 반응(fight-or-flight response)'이라는 용어도 제안하였다(Cannon, 1914). [주: '도주-투쟁 반응(fleeing and fight response)'이라는 용어도 종종 사용되고 있다.]

1940년대 후반에 내분비학자들에 의해 뇌하수체가 시상하부의 통제를 받는다는 것이 밝혀지고, 시상하부의 내분비 세포들이 스트레스성 자극에 예민하게 반응한다는 것이 증명되면서, 시상하부-뇌하수체-부신피질 축(hypothalamic-pituitary-adrenocortical axis: HPA축)을 중심으로 한 스트레스 내분비 반응에 관심이 집중되었다. 캐나다의 내분비학자였던 한스 셀리에는 질병에 동반되는 증상에는 염증성 질환에서처럼 감염된 부위에만 생기는 국소적 증상도 있고, 모든 병에서 공통적으로 나타나는 전신적 증상도 있다는 점에 주의를 기울였다. 그는 자극이나 약물의 종류와 관계없이 항상 일정하게 나타나는 징후로서, 부신의 비대, 흉선과 림프선의 위축, 위 · 십이지장궤양이라는 3대 증상(triad of symptoms)에 주목하였다. 셀리에는 이 증상들을 외부로부터의 자극에 대한 전신적 방어 반응으로 보았다. 그리고 이처럼 비특이적(일반적)인 전신 반응을 '일반적응증후군(general adaptation syndrome: GAS)'이라 명명하였다. 또한 일반적응증후군과 달리 일반적이지 않은 특이한 증상들은 외부 자극에 대한 국소의 직접적 반응에 의한 것이라고 설명하였고, 이를 '국소적응증후군(local adaptation syndrome: LAS)'이라 하였다. 셀리에는 심혈관계 질환, 근골격계 질환, 정신적 장애 등 인간을 괴롭히는 온갖 질병에는 어떤 불특정한 공통의 요인이 작용한다는 생각을 가지고 연구를 진행하여 그 공통된 요인을 스트레스라고 결론지었다(Selye, 1978). 그가 제안한 개념은 현대 의학에 강력한 영향을 미쳤으며, 그리하여 스트레스는 질병의 발생, 환경과의 부조화, 심리적 고통, 불건강한 생활양식, 치료의 성패 등을 설명하는 데 있어서 핵심적인 개념으로 자리 잡게 되었다.

스트레스를 생체 항상성의 교란이라고 설명하는 방식은 여전히 널리 이용되고 있으나, 스트레스가 만성질환이나 생활습관병에 미치는 영향을 설명하는 데 있어서 항상성 개념은 충분하지 않았다. 따라서 항상성 이론보다 스트레스의 병인론을 더 적절히 설명하기 위한 새로운 개념이 '이상성(allostasis)'이라는 이름으로 등장하게 되었다. 이것은 1988년에 피터 스털링(Peter Sterling)과 조셉 아이어(Joseph Eyer)에 의해 제안되었다 (Sterling & Eyer, 1988). 이상성이란 변화를 통해 안정성을 유지한다는 의미다. 브루스 맥 퀸(Bruce McEwen)과 엘리엇 스텔라(Elliot Stellar)는 이 개념을 더욱 발전시켜 장기간 지속되는 스트레스 속에서 생리적 균형을 유지할 때 부가되는 부담을 뜻하는 '이상성 부하 (allostatic load)'라는 개념을 추가하였다(McEwen, 2000a; McEwen & Stellar, 1993).

항상성 모델에서는 모든 생리적 지표가 정상 수준을 유지하는 상태를 건강으로 간주하고, 이를 벗어난 지표는 치료 대상으로 보지만, 이상성 모델에서는 생리적인 내적 환경의 적절한 변화가 건강을 위해서 요구된다는 점에 주목하고, 생체가 변화를 통해 자신의 안정성을 유지하는 역동적 균형을 강조한다. 즉, 생체는 항상 고정된 균형 상태를 유지하는 것이 아니라 필요에 따라 새로운 균형 상태를 획득하게 된다는 것이 이상성 이론의 핵심이다. 그러나 변화의 요구가 계속되면 이상성을 유지하기 위한 생리적 부하가 가중되어 질병이 유발될 수 있다. 이것이 항상성 이론에서는 설명되지 않았던 이상성 이론의 병인론이다. 이는 오장육부(五臟六腑)의 상생상극(相生相剋) 관계에 의해 인체 전체가 조화로운 생리적 균형 상태를 만들어 간다는 한의학의 동태평형(動態平衡) 개념과 동일하다고 할 수 있다(신경희, 2013). [주: 항상성과 이상성에 대해서는 4장 1, '1) 항상성과 이상성'에서 다시 설명하기로 한다.]

이상과 같이 스트레스에 대한 생리학 이론이 발전해 온 과정을 다음의 세 단계로 요약해 볼 수 있다.

- 첫째, 20세기에 들어설 무렵 클로드 베르나르에 의해 세포와 조직이 생명을 유지하려면 생체의 내부 환경이 외부 환경으로부터 보호되어야 한다는 것이 인식되었고, 이후 월터 캐넌은 조직화된 통제 시스템에 의해서 내부 환경의 안정성이 유지된다는 것을 뜻하는 항상성이라는 용어를 제시하였다.
- 둘째, 20세기 중반에는 한스 셀리에 의해 스트레스 상태 동안에 일반적응증후군이라는 고정된 양식의 비특이적 반응이 일어나서 스트레스성 자극으로 인한 잠재적 손상에 저항한다는 이론이 수립되었다.
- 셋째, 20세기 후반에는 피터 스털링과 조셉 아이어에 의해 이상성이라는 개념이 수립되었고, 장기적인 스트레스는 이상성 부하라고 하는 적응의 비용을 요구하여

건강에 손상을 가져올 수 있다는 이론이 정립되었다.

생물학적 스트레스 연구는 셀리에의 연구를 통해서 커다란 도약을 이루었고, 이로써 외부의 요구로 인해 신체적 손상이나 사망에까지 이를 수 있는 생리적 반응이 일어난다는 것이 확인되었다. 셀리에 이후 1950년대와 1960년대에는 스트레스와 질병의 관계가 본격적으로 연구되었다. 이때는 생물학적 측면에서 신경내분비계의 반응이 주요 연구 대상이었으나, 한편에서는 감정과 같은 심리적 요인, 사회ㆍ환경적 요인들의 영향에 대한 연구가 확대되기 시작하였다. 1970년대에는 생리학적 스트레스 연구를 중심으로 하였고, 여기에 심리학과 사회학까지 포괄하는 통합적 학문들이 정신신경면역학, 행동의학 등의 이름으로 새롭게 시작되었다. 이러한 신생 학문들은 스트레스에 관한 생리학적 이론을 더욱 정교하게 발전시켰다. 그리하여 스트레스라는 개념은 생의학에 보다 강력한 영향을 미치게 되었고, 점차 현대 의학의 병인론의 중심에 자리 잡게 되었다.

한편, 스트레스 연구는 심리학 안에서도 새로운 통합적 학문들의 출범을 견인하였는데, 그 역사는 20세기 초반으로까지 거슬러 올라간다. 20세기 초에 지그문트 프로이트 (Sigmund Freud)의 정신분석학을 기초로 수립되었던 정신신체의학(psychosomatic medicine) 역시 그 핵심 주제는 스트레스다. 20세기 후반에 행동주의 이론에 기반하여 출범한 건강심리학(health psychology) 또한 그 중심 주제가 스트레스라는 점에서, 스트레스학은 인간에 대한 통합적 이해와 치유를 목표로 하는 다학제적 협력을 견인해 왔다고 할 수 있다.

2) 심리ㆍ사회학적 연구

심리학에서의 초기 스트레스 연구는 행동주의 심리학, 인지심리학 등에서 주도되었다. 정신신경면역학, 행동의학의 출범과 비슷한 시기에 심리학에서는 건강심리학이라는 새로운 분야가 성립되었다. 건강심리학은 어떤 사람들이 질병에 걸리며 왜 그런가, 어떤 사람들이 회복하며 왜 그런가, 어떻게 하면 질병을 예방하고 회복을 증진할 수 있는가를 연구하는 분야다. 그런데 사실 스트레스 연구에서 이러한 질문들에 대한 답변이 제공되고 있었다. 그리하여 건강심리학자인 프리드먼(Friedman)은 건강심리학의 중심 개념이 스트레스라고 말하기도 하였다(Friedman, 1992).

스트레스에 관한 심리ㆍ사회학적 관심은 제2차 세계대전을 전후로 하여 본격화되었다. 일찍이 20세기 초에 존스홉킨스 대학의 아돌프 메이어(Addolf Meyer)는 환자들의 생활 기록을 통하여 주요 생활 사건(major life event)과 질병의 관계를 확인하였고, 셀리에의 생리학적 스트레스 연구가 활발히 이루어지던 1940년대와 1950년대에 활동했던 해럴드 울프(Harold Wolff)는 감정 상태와 질병의 관계, 그리고 건강을 파괴하는 생활환경 속의 사건들에 대하여 연구하고 스트레스를 "다양한 유해 요인이나 위협에 대한 인간의 반응에 의하여 일어나는 상태"라 하였다. 이처럼 삶 속의 사건(event)들이 스트레스를 일으킬 수 있는 위협이라고 보았던 울프의 견해를 기초로, 토머스 홈즈(Thomas Holmes)와 리처드 라헤(Richard Rahe)는 생활 사건들과 질병의 관계를 연구하였다. 홈즈와 라헤는 스트레스를 "새로운 적응을 위한 노력을 요구하는 일상의 변화 사건"으로 정의하였다. 그리고 새로운 적응(재적응)을 위한 에너지는 한정되어 있으므로 너무 많은 생활 사건을 한꺼번에 경험하면 재적응에 실패하여 질병이 유발될 것으로 가정하였다. 이들은 지금까지도 스트레스 평가에서 가장 널리 사용되는 척도 중 하나인 '사회 재적응 평정 척도(social readjustment rating scale: SRRS)'를 개발하였는데, 이들의 연구를 계기로 그때까지 행동주의 심리학을 중심으로 하여 동물 연구에 머물던 스트레스 연구가 인간을 대상으로 하는 생활 스트레스 연구로 전환되는 전기가 마련되었다.

1960년대부터는 스트레스에 대한 반응을 심리학적인 측면에서 이해하려는 연구들이 심리학 안팎에서 더욱 활발해졌다. 심리학자인 리처드 라자러스(Richard Lazarus)는 자극에 대한 개인의 지각과 그 자극에 대처할 수 있는 자신의 능력에 대한 평가에 의해 스트레스가 결정된다고 보았다. 이러한 인지현상학적 접근에서는 스트레스 경험에 대한 개인의 인지적 평가와 함께 대처 능력의 중요성이 강조된다. 예를 들어, 폭설 속에서 인적 없는 외딴 도로에 홀로 고립되어 있는 자동차 운전자의 경우를 생각해 보자. 충분한 음식물, 자동차의 연료, 구조를 청할 연락 수단, 추위와 허기에 견딜 수 있는 체력 같은 대처자원(coping resource)이 있는가 그렇지 않은가에 따라서 운전자가 느끼는 스트레스는 크게 다를 수밖에 없다. 이러한 견해들을 바탕으로 스트레스성 자극과 개인 간의 상호작용에 대한 연구가 본격화되었다.

1970년대에는 셀리에가 제시한 일반적응증후군의 비특이성에 반론을 제기하며, 생리적 반응 양상을 결정하는 데 있어서 심리적 변인의 역할을 더욱 강조하는 견해들이 등장하였다. 더불어 개인의 성격이나 선천적 취약성에 주목하여 스트레스 반응의 개인차를 설명하려는 연구들도 이어지게 되었다. 심리·사회학적 관점에서 스트레스 연구가 전개되어 온 과정은 라자러스에 의해 다음과 같이 요약된다.

- 첫째, 스트레스를 일으키는 자극이 모든 개체에게 같은 반응이나 같은 대처 행동을 일으키는 것이 아니라는 것이 밝혀졌다. 또한 그러한 차이로 인해서 같은 스트레스성 자극에 대해서도 개체마다 다른, 강하거나 취약한 특성을 가지게 된다.
- 둘째, 스트레스성 자극과 신체 질병의 관계에 대한 연구가 시작되었다. 1950년대까지는 프로이트의 정신역동적 관점에서 정신신체장애를 이해하려는 데 주력하였으나, 셀리에에 의해 스트레스와 질병의 관계를 설명하는 생리학적 이론이 제시되면서 스트레스성 자극과 질병의 관계를 다루는 연구가 활발해졌고, 이는 현재의 정신신경면역학의 발전으로 이어졌다.
- 셋째, 생활환경의 변화와 관련된 스트레스뿐 아니라 인간의 생애 주기에 따라 나타나는 스트레스에 대한 관심이 증가되었다.
- 넷째, 스트레스 관리를 위한 인지행동치료 프로그램들이 개발되었고, 그 효과를 평가하는 연구들도 활발히 진행되었다.
- 다섯째, 사회적 환경을 넘어 생태학적 환경 요인에 관한 것으로 스트레스 연구가 확대되고 있다.

3) 통합적 연구와 전일적 스트레스의학

건강에 대한 정의는 이미 신체적인 것뿐 아니라 심리적 · 사회적 · 영적인 것을 포함하는 것으로 확대되고 있다. 심리학자인 에이브러햄 매슬로우(Abraham Maslow)는 인간이 생리적 욕구 외에도 애정, 소속, 관심, 자존감 등에 대한 심리 · 사회적 욕구, 자아실현과 같은 영적 차원의 욕구를 가지고 있음을 지적한 바 있다. 충족되지 않은 욕구는 스트레스로서 경험된다. 이처럼 인간 존재를 총체적 · 전인적으로 이해하여 다차원적 차원에서 건강을 추구해야 한다는 인식, 그리고 스트레스는 신체적 · 심리적 · 사회적 · 영적인 차원에서 각기 다른 원인으로 발생한다는 견해를 바탕으로 하여 전인적인 진단과 통합적인 치유법을 제시하는 통합스트레스의학이 등장하게 되었다.

현재 스트레스 이론의 기본 관점은 심리학 · 생물학적 과정을 사회적 요인들과 연결하는 생물심리사회학적 관점이다. 최근에는 분자생물학과 같은 미시적 수준의 연구, 생태학과 같은 거시적 수준의 연구까지 참여하여 보다 정교하면서도 확대된 설명을 제공하고 있다. 이처럼 스트레스 연구는 필연적으로 학제 간 협력을 바탕으로 한다. 그 결과, 스트레스 연구가 정신신체의학, 심신의학, 행동의학, 정신신경면역학 등 통합적인 신생 학문들의 탄생을 견인해 왔던 것이다.

1980년 무렵에 태동한 정신신경면역학은 심리신경면역학 또는 정신신경내분비면역학, 심리신경내분비면역학으로도 불린다. 정신신경면역학은 신경계, 내분비계, 면역계의 상호작용을 연구하는 분야로, 스트레스 및 기타 심리적 변인들에 의해 면역계가 받는 영향을 연구한다. 1975년 미국 로체스터 대학의 심리학자인 로버트 애더(Robert Ader)와 면역학자인 니콜라스 코헨(Nicholas Cohen)은 쥐의 면역 학습 현상 연구를 통해 신경계가 면역 기능에 영향을 미친다는 것을 발견하였다. 이 연구는 러시아의 생리학자인 이반 파블로프(Ivan Pavlov)가 개에게서 종소리 자극과 타액 분비 반응을 짝지었던 고전적 조건화(classical conditioning) 연구와 유사하다. 애더와 코헨은 쥐에게 사카린과 면역 억제제를 동시에 투여하여 사카린의 단맛이라는 자극과 면역 기능 억제라는 반응을 조건화하여 학습시켰다. [주: 2장 '〈글상자 2-1〉 정신신경면역학의 역사'를 참고하라.] 즉, 신경계와 면역계가 기능적으로 연결되어 있음을 증명한 것이다. 이어진 연구들을 통하여 스트레스나 감정 상태가 면역 기능과 관련이 있다는 것이 과학적 사실로 드러나게 되었다. 이러한 고전적 조건화가 사람에게서 일어나는 경우도 쉽게 찾아볼 수 있다. 예를 들어, 항암치료 중에 경험한 메스꺼움이나 구토가 병원이라는 중립적 자극과 짝지어져 치료에 대한 예기적 불안(anticipatory anxiety)이 메스꺼움을 유발한다든지, 병원과 관련된 이미지를 떠올리거나 소독약 냄새를 맡는 것만으로도 구토가 유발된다든지 하는 경우 등을 들 수 있다.

몸과 마음이 연결되어 있다는 생리학적 증거를 토대로 심신상관성에 기반한 통합적 스트레스 연구는 더욱 박차를 가하게 되었다. 그리하여 1980년대부터는 심리학, 신경 생리학, 내분비학, 면역학 등을 통합하려는 움직임이 가시화되었다. 특히 이 시기부터 비약적으로 발전한 뇌과학, 신경과학, 분자생물학을 기반으로 하여, 그동안 심리학 연구에만 거의 맡겨 왔던 스트레스의 개인차라는 문제를 생리학적으로 설명하는 데에도 커다란 도약을 이루게 되었다. 예컨대, 신경계가 지속적으로 리모델링(remodelling)된다는 신경가소성(neuroplasticity) 이론, 출생 후 환경에 의해 유전자 발현 양식이 변화된다는 후성유전학(epigenetics) 이론 등을 통해서 스트레스가 어떻게 개체의 생리적 반응성과 취약성을 달라지게 하는지 설명되고 있다. 기초 연구와 더불어 임상에서의 응용을 위한 연구도 활발하게 이루어지고 있다. 스트레스에 관한 연구 성과를 임상에 도입하여 스트레스성 질환들을 전문적으로 측정·진단·관리·치료하는 분야들도 점차 확대되고 있다.

3. 스트레스를 보는 관점들

월터 캐넌은 환경의 변화에 대응하여 생체가 내적 안정성을 유지하는 것을 항상성이라 하고, 그 항상성 상태를 위협하는 것이 스트레스라고 하였다. 이 경우 스트레스는 어떤 자극을 의미하는 것이다. 반면, 스트레스 상황에서 일어나는 신체 반응을 설명하는 생리학적 모델을 개발한 한스 셀리에는 스트레스를 일으키는 외부 자극원을 스트레스원이라 하고, 이에 대한 유기체의 소모적이며 비특이적인 반응을 스트레스로 정의하였다. 토머스 홈즈와 리처드 라헤는 스트레스를 재적응 노력을 요구하는 일상의 변화 사건, 즉 자극으로 보았다.

리처드 라자러스와 수잔 포크먼(Susan Folkman) 등은 스트레스를 자극이나 반응으로 보았던 관점들을 모두 아우르는 스트레스 평가-대처 이론(stress appraisal and coping theory)을 주장하였는데, 스트레스성 사건 자체보다는 그 사건에 대한 개인의 지각과 평가라는 심리학적 측면에 주목하고, 인간과 환경 간의 교류에서 평가와 대처 과정의 중요성을 강조하였다. 심리학자인 마틴 셀리그먼(Martin Seligman)도 스트레스를 유발하는 자극 자체보다는 유기체가 그것을 어떻게 인식하고 다루는가가 중요하다고 하였다. 주어진 상황을 조망하고 처리하는 인지적 방식, 자신이 가진 내적·외적 대처자원에 대한 지각의 중요성을 지적한 것이다.

이상과 같이 스트레스를 정의하는 다양한 방식으로부터 여러 스트레스 이론이 형성되었는데, 이들은 크게 세 가지로 구분할 수 있다. 스트레스를 자극으로서 보는 자극모델(stimulus model), 반응으로 보는 반응모델(response model), 개체와 환경의 상호작용으로 보는 상호작용모델(transactional model)이다.

1) 자극으로서의 스트레스

스트레스를 자극으로 보는 모델에서 스트레스는 스트레스원, 즉 외부로부터 부과된 적응의 요구를 의미하게 된다. 이러한 관점에서는 외부 환경에 존재하는 스트레스의 근원을 밝히는 것에 주력하게 되는데, 홈즈와 라헤, 브라운(Brown)과 해리스(Harris) 등의 관점이 이에 해당된다. 토머스 홈즈와 리처드 라헤는 1950년대와 1960년대에 수집한 5,000명 이상의 검사 자료를 토대로 하여 삶에서 겪게 되는 각종 스트레스성 사건들과 질병의 상관관계를 연구하였고, 경험한 사건이 많을수록 질병의 가능성도 크다는 것을 밝혀냈다.

이와 같은 접근법에서는 스트레스를 외부적 자극 사건으로 보고, 스트레스를 유발하는 외상적 사건(traumatic event), 생활 사건(life event), 일상의 골칫거리(daily hassle) 같은 외적 원인들을 밝히는 데 주력한다.

2) 반응으로서의 스트레스

스트레스를 반응으로 볼 때에는 스트레스로 인해 초래된 개체의 생리적·행동적 결과에 주목한다. 따라서 개체에게서 일어나는 생리적 증상과 행동을 관찰하여 스트레스라는 추상적 경험의 과정을 추론하게 된다. 20세기 중반까지 동물실험을 위주로 했던 생리학적 연구나 행동주의 심리학 연구에서처럼, 스트레스를 유기체가 만들어 내는 반응으로 보는 관점이 이에 속한다.

생리학자였던 셀리에도 처음에는 스트레스를 자극으로 간주하였으나 이후에는 반응으로 보는 관점에서 연구를 진행하였다. 그는 일반적응증후군 이론을 통하여, 스트레스란 스트레스원의 종류에 무관하게 발생하는 비특이적인, 즉 일반적인 신체 반응이라고 정의하였다.

3) 상호작용으로서의 스트레스

상호작용으로서 스트레스를 보는 상호작용모델은 과정모델(process model)이라고도 한다. 상호작용모델은 앞서 설명한 자극모델과 반응모델을 통합하는 것으로서, 현재의 스트레스 연구에서 널리 수용되고 있다. 이 관점에서는 개체와 그 개체를 둘러싼 환경 사이의 역동에 주목하며, 환경이 제공하는 기회와 요구, 개인의 능력과 기대 사이의 상호작용이 부적합할 때 스트레스 반응이 유발된다고 본다.

1960년대부터 스트레스를 스트레스성 자극이 가진 의미에 대한 유기체의 지각에 좌우되는 교류적 현상으로 보는 관점에서의 연구들이 활발해졌다(Antonovsky, 1979; Lazarus, 1966). 동일한 자극에 대해서도 개체의 스트레스 경험은 상이하므로 스트레스를 자극이나 반응으로만 보는 접근법들은 사람에게 적용하는 데 한계를 가질 수밖에 없다.

리처드 라자러스는 상호작용적(interactional) 또는 교류적(transactional) 관점을 취한 대표적인 학자다. 라자러스 등에 따르면, 스트레스는 환경적 사건이나 개인의 반응이 아니라 상황에 대한 개인의 지각으로서 정의된다. 즉, 스트레스란 한 개인과 그 개인의 자원을 혹사시키거나 초과하고 그의 웰빙을 위태롭게 하는 것으로 평가된 환경과의 특정한 관계다. 따라서 스트레스는 개인과 환경 간의 상호작용이며, 그 상호작용의 양상은 스트레스성 사건에 대한, 그리고 그 사건을 극복하기 위해 자신이 동원할 수 있는 자원에 대한 인지적 평가에 의해 좌우된다(Cohen 1984; Lazarus & Cohen, 1977).

평가는 일차평가(primary appraisal), 이차평가(secondary appraisal), 재평가(reappraisal)로 나누어 설명된다(Lazarus & Folkman, 1984a). 일차평가는 사건 자체에 대한 평가로서, 발생한 사건이 자신에게 위협이나 도전이 되는지를 판단하는 것이다. 그러나 일차평가에서 부정적인 평가가 이루어졌다고 해서 반드시 스트레스 반응이 일어나는 것은 아니다. 일차평가에서 위협이나 도전이 되는 스트레스성 사건으로 판단되면, 이어지는 이차평가에서는 그 사건을 통제하거나 상황에 대처할 수 있는 자신의 능력과 자원에 대한 평가를 하게 된다. 일차평가에서 위협적인 사건으로 평가되었더라도 이차평가에서 자신의 대처 능력과 자원이 상황을 통제하는 데 충분하다고 평가되면 결과적으로 스트레스 반응은 발생하지 않을 수 있다. 앞에서 예로 들었던, 폭설에 홀로 도로에 고립된 경우를 보자. 그 상황이 위험하다는 것을 인식하는 것은 일차평가다. 음식물, 연료, 연락 수단 등 자신의 대처 능력과 자원을 인식하는 것은 이차평가다. 이차평가의 결과를 반영하여 일차평가 결과가 수정되는 것이 재평가다. 일차평가에서는 그 상황이 매우 위협적이었더라도 이차평가에서 충분한 대처 능력이 고려된다면, 부정적으로 평가되었던 일차평가의 내용은 그리 위협적이지 않다고 재평가되고 그 결과 스트레스 반응은 일어나지 않게 된다. 그리고 이렇게 긍정적인 평가 결과는 문제 상황을 통제하려는 실질적이고 적극적인 대처 행동으로 이어질 수 있다.

상호작용모델의 핵심은 개체와 환경 사이의 균형 또는 불균형 관점에서 스트레스를 보는 것이다. 레비(Levi)는 이것을 각각 적합성(fit), 부적합성(misfit)으로 표현했는데, 그에 따르면 환경으로부터의 요구에 대해 개체의 능력이 과소 또는 과도하게 사용될 때, 즉 부적합할 때 개체는 병리적으로 반응하게 되며, 때로는 상호작용과 관련된 어떤 변인이 존재하거나 존재하지 않는 것 자체가 질병을 유도할 수도 있다(Levi, 1987).

4. 웰빙과 스트레스

웰빙(well-being)이라는 용어를 그대로 풀어 보면 잘(well) 존재(being)한다는 것이다. 스트레스의 생리학에서는 항상성이 유지되는 상태가 웰빙이라 할 수 있다. 생리학적 관점뿐 아니라 심리학적 관점이나 사회학적 관점에서도 웰빙과 스트레스는 서로 대비되는 개념이다. 요컨대, 스트레스는 유기체의 균형을 교란하여 신체적 · 심리적 웰빙에 영향을 미치고, 균형의 회복을 위한 작용을 요구하는 내적 · 외적 환경으로부터의 요구다(Lazarus & Cohen, 1977).

김정호는 동기를 중심으로 스트레스와 웰빙이라는 두 가지 상태를 정의하고 동기상태 이론(motivational states theory: MST)을 제시하였다(김정호, 2006). 동기상태 이론에 따르면, 스트레스는 동기의 좌절 상태나 동기의 좌절이 예상되는 상태이고, 웰빙은 동기가 충족되거나 동기의 충족이 예상되는 상태다. 따라서 동기가 없다면 스트레스는 물론, 웰빙도 없다.

의학적으로 통증은 혈압, 체온, 호흡, 심박수와 더불어 제5의 생체 활력징후(vital sign)로 일컬어진다. 우리는 통증을 느낌으로 해서 몸의 이상을 알고 의료기관을 찾게 된다. 스트레스도 그러하다. 생명체가 심신의 고통이나 스트레스를 느끼지 못한다면 안녕 상태에서 이탈된 상태는 보상될 기회를 가질 수 없다. 신체적으로든 심리적으로든 비정상을 인식하는 능력, 스트레스성 자극을 인식하는 능력은 생존에 있어 필수적인 조건이다. 이처럼 스트레스는 생명 현상의 또 다른 표현이다. 생명 활동을 일컫는 대사(metabolism)라는 영어 단어의 어근인 'meta'가 변화(change)를 뜻한다는 사실에서 알 수 있듯이, 생명의 본질은 변화다. 변화를 추진하는 동기가 바로 스트레스인 것이다.

삶이라는 지속적 변화와 상호작용의 과정에서 스트레스라는 항상성의 지속적 교란은 피할 수 없다. 그리고 그 변화를 감지하고 반응하는 능력이 없다면 생명은 유지되지 않는다. 생명체에 있어서 안정된 상태란 변화하지 않는 상태를 의미하는 것이 아니라, 변화하는 주위 환경에 맞추어 지속적으로 자신을 변화시켜 조화와 안정을 이루는 상태를 뜻한다. 즉, 진정한 웰빙은 아무런 변화 없이 존재함(being)이나 머무름(staying)이 아니라 환경의 변화와 자극에 대응하면서 끊임없이 적응해 가는 역동적인 삶(live being, living)이다. 스트레스라는 경험은 그러한 변화의 동기를 제공하는 자극이라 할 수 있다.

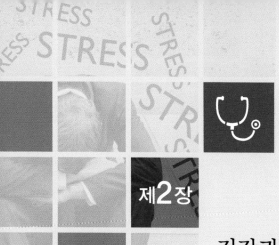

제2장

건강과 스트레스에 관한 통합적 접근
Integrated Approaches to Health and Stress

현대 의학의 패러다임은 기계론적·환원론적 모델과 특정병인론에 기초한다. 특정병인론이란 세균학자였던 로베르트 코흐(Robert Koch)에 의해 시작된 것으로, 결핵이라는 질병이 결핵균에 의해 발병하는 것처럼, 각 질병에는 그 질병 특유의 원인이 있다는 것이다. 이 이론은 전염성 질환의 병인론으로만 머물지 않고, 신체에 나타나는 질병은 신체에서 그 원인을 찾아 제거함으로써 치료한다는 생의학의 기본 태도가 된다. 이러한 관점에서 보면 건강이나 질병은 개인 차원에 국한된 문제이며, 건강은 물리적 개입을 통해 질병에서 벗어남으로써 얻어진다.

이와 같은 전통적 의료모델에 대한 대안으로 제시된 생물심리사회학적 모델(biopsychosocial model)이나 생태모델(ecology model)에서는 질병이나 건강의 문제를 생물학적 요인뿐 아니라 사회적·경제적·문화적·환경적 요인들이 상호작용한 결과로 보게 된다. 1974년, 당시 캐나다의 보건부장관이었던 마크 라론드(Marc Lalonde)는 건강이 단일 요인에 의해 결정되는 것이 아니라 생물학적 요인, 환경, 생활습관, 보건의료 체계 등 여러 요인에 의해 결정되는 것이며, 건강행태와 환경의 개선으로 질병과 조기 사망을 유의하게 감소시킬 수 있다는 보고서를 발표하여(Lalonde, 1974), 20세기 후반 서구 국가들의 보건의료 정책 수립에 커다란 영향을 주었다.

전통적 의료모델에서 인간에게 접근하는 경로는 몸이지만, 새로운 모델을 따르는 의료에서는 몸과 더불어 마음의 차원을 고려해야 함을 인정한다. 그러나 몸과 마음의 차원만으로는 인간의 본질이나 건강의 원리가 온전히 설명되지 않는다. 진정한 건강을 논하기 위해서는 그 사람이 속한 사회·문화적 환경과 생태적 환경을 포함하는 더 큰 인간관, 그리고 그러한 환경과 상호작용하는 방식을 고려하는 건강관이 요구된다.

1. 전일주의 의학과 스트레스의학

전일주의 의학(holistic medicine)은 기계론적 생의학(biomedicine)에 대비되는 패러다임 위에 수립된 의학이다. 전일주의 의학은 건강이나 질병을 개체의 생리·심리적 특성, 생활양식, 물리적 환경, 사회·문화적 환경 등 수많은 차원과 요인이 연결되어 상호작용함으로써 나타나는 다차원적 현상으로 이해한다.

전인주의와 전일주의는 흔히 혼용되는 단어다. 그러나 전인주의(全人主義)라는 용어에서는 개체의 심·신·영의 연결과 통합이라는 의미가 강조되는 것에 비해, 전일주의(全一主義)에서는 개체 수준의 통합을 넘어 개체와 자연(우주)의 연결과 통합이라는 면이 좀 더 강조된다. [주: 이 책에서는 전일주의와 전인주의를 동일한 것으로 간주하고, '전일주의 의학'을 비롯한 일부 단어에서의 '전일'을 제외한 모든 용어는 '전인'을 사용하기로 한다.]

20세기 들어 심신이원론적·환원론적·기계론적 생물관에 기초한 생의학은 현대에 만연한 질병의 치료에서 점차 한계를 드러내게 되었다. 또한 질병치료 중심의 패러다임은 건강유지, 건강증진을 중심으로 하는 패러다임으로의 전환을 요구받게 되었다. 건강에 대한 정의는 이미 신체적인 것을 넘어 정신적·사회적·영적인 영역으로까지 확대되었다. 1948년에 마련된 세계보건기구(WHO)의 건강헌장에서는 "건강이란 단순히 질병이 없고 허약하지 않은 상태만을 의미하는 것이 아니라 육체적·정신적·사회적으로 완전한 웰빙 상태를 말한다(Health is a complete state of physical, mental and social wellbeing and not merely the absence of disease or infirmity)"고 정의하였으며, 1998년에는 이 정의에 영적인 웰빙을 추가하는 개정안이 제안되었다.

한편에서는 양자물리학을 기반으로 한 신과학의 혁명과 대항문화의 움직임 속에서 전일론적 동양 사고관이 재조명되기 시작하였다. 더불어 동양의 전통 의학 기술과 양생술들이 서구 문화에 급속히 전파되어 보완대체의학(complementary and alternative medicine)으로서의 가치와 가능성이 새롭게 발견되었다. 이러한 변화에 따라 의료계에서도 환자에 대한 전일적 접근에 대한 요구가 가시화되었고, 정규 의학과 보완대체의학을 통합적으로 제공하는 통합의학(integrative medicine)이 시작되기에 이르렀다.

생의학의 한계는 인간에 대한 기계론적이고 물질주의적인 사고에서 시작된 것이므로, 그것을 극복하기 위한 선결과제는 인간의 다양한 차원을 설명하는 포괄적인 인간

관을 마련하는 것이라 할 수 있다. 확대된 건강의 정의를 수용하는 인간관은 고대 서양
의학이나 동양의학의 전일주의적 전통에서 발견할 수 있다. 만물이 서로 기대어 존재
한다는 현대의 생태론적 세계관이나 물질이 아닌 에너지로 세계(우주)를 설명하는 양
자물리학적 에너지론도 이와 유사한 관점을 취하고 있다. 고대 서양의학이나 동양의
의학 체계들은 그러한 전일주의 철학에 기반한 의학이었다. 중국이나 인도의 사상에서
는 몸과 마음은 분리되지 않은 것이었고, 사람과 자연 또한 분리된 것이 아니었다. 인간
은 그 자체로 대우주와 연결된 하나의 우주였으며, 그러한 전제에서 건강은 당연히 신
체적 · 정신적 · 사회적 · 영적인 건강을 모두 포함하는 것이었다. 따라서 인간의 본성
을 설명하고 인간의 안녕에 기여하고자 하는 모든 과학과 종교는 하나의 목표에 동참
할 수 있었다.

　스트레스라는 개념은 몸과 마음을 별개로 보거나 개체와 환경을 별개로 보면 성립하
지 않는다. 또한 스트레스를 야기하는 인간의 욕구는 생리적 차원뿐 아니라 심리적 · 영
적 · 사회적 차원에서도 발생한다. 그러므로 스트레스에 대한 접근은 전일적 사고관에
입각하여 이루어질 때 온전한 치유로까지 이어질 수 있다.

　'전일적인(holistic)' '완전한(whole)' '건강한(healthy)' '성스러운(holy)'은 모두 'hal'이
라는 앵글로색슨어를 어원으로 하고 있다. 전일주의는 세상의 만물은 눈에 보이지 않는
통일성 또는 전체성에 의해 결합되어 있다고 본다. 각 생명체는 존재의 근본적 기저에

〈표 2-1〉 전일적 스트레스의학

인간 존재의 여러 차원	매슬로우의 욕구 단계	주요 스트레스	관련 학문	
물질 차원		분자 수준의 산화 스트레스, 환경의 전자기 적 교란	분자생물학, 후성유전학, 에너지의학, 양자물리학	전일주의 의학, 정신신경면역학, 통합 스트레스의학
몸 차원	생리적 욕구 안전의 욕구	신체적 스트레스	의학, 생리학	
마음 차원	애정, 소속의 욕구 자존감의 욕구	심리 · 사회적 스트레스	심리학	
영 차원	자아실현의 욕구	영적 스트레스	자아초월심리학, 철학, 신학	
우주적 차원		생태 환경 스트레스	생태학, 에너지의학, 양 자물리학	

서 다른 모든 것과 관계를 맺고 있다는 것이 전일주의적 인식의 토대다. 한편, '치유 (healing)'라는 말의 어원은 앵글로색슨어로 '전체를 이룬다'는 의미를 가진 'healan'에 서 유래하였다. 따라서 전일주의와 치유는 완전함이나 통합됨이라는 개념을 공유한다. 치유라는 말은 '인간의 행위로 질병의 증세를 완화시키거나 낫게 하는 것'으로 정의되 기도 하지만, '각 개인의 정신, 육체, 영혼을 하나로 융합하는 것'을 뜻하기도 한다.

세포나 조직(tissue)이 유기체 전체의 질서와 조화에서 벗어날 때 질병이 시작되는 것 과 같이, 인간의 삶이 외부의 환경에 대해 조화와 균형을 이루지 못할 때에도 그 인간은 소외되거나 자신의 생명의 기반을 파괴하는 결과를 가져오게 된다. 유기체의 적응이란 환경과의 조화와 균형이 이루어진 상태다. 스트레스로 인해 발생하는 질병을 '적응의 질병' '적응장애' '부적응증' 등으로 부르는 것은 개체와 환경을 연결된 전체로 보는 전 일적 의학 체계들과 스트레스의학이 철학적으로도 상통하고 있음을 방증하는 것이라 할 수 있다. 히포크라테스(Hippocrates) 역시 건강을 마음, 몸, 환경의 조화로운 균형이라 는 관점에서 파악하였다.

2. 심신의학, 통합의학, 스트레스의학

현대의 심신의학(mind-body medicine)이나 통합의학(integrative medicine)이 과거의 전 일주의적 의학 전통과 맥락을 같이하는가에 대해서는 논란의 여지가 있으나, 심신의학 과 통합의학의 치유 철학이 전일론적 관점에서 시작된다고 보는 견해들이 많다. 신체 적 고통이 정신적 고통을 만들기도 하지만, 정신적 고통 또한 생리적 변화를 일으키고 질병을 야기한다는 사실에 대한 현대 생의학의 태도는 아직 불분명하다. 마음에 대한 인식의 기반이 없는 생의학에 있어서, 환자는 '병(illness)'으로 고통 받고 있어도 의사가 진단하고 치료할 수 있는 '질병(disease)'은 발견되지 않는 경우가 허다하다. 레온 아이 젠버그(Leon Eisenberg)는 이것을 '질병 없는 병'이라고 하였다(Eisenberg, 1977). 그러나 20세기 후반부터 신경과학과 정신신경면역학을 중심으로 몸과 마음의 상관성에 대한 생리학적 증거가 축적되면서 심신이원론이라는 현대 의학의 철학적 토대는 근본적인 도전을 받게 되었다.

초기의 심신의학은 지그문트 프로이트(Sigmund Freud)의 심리학에 기초를 둔 정신신체의학(psychosomatic medicine)으로 시작되었으나, 그 후 생물학 분야에서 몸과 마음의 관계를 밝히는 연구가 본격화되면서 생리학적 기반을 갖춘 현대적 심신의학으로 새롭게 탄생하게 되었다. 여기에는 항상성 이론으로 잘 알려진 월터 캐넌(Walter Cannon), 스트레스와 질병의 관계를 설명한 한스 셀리에(Hans Selye) 등의 스트레스 연구가 큰 영향을 미쳤다. 따라서 현대 심신의학과 스트레스의학은 불가분의 관계에 있다고 할 수 있다. [주: 프로이트의 영향을 받은 학자들에 의해 20세기 초에 수립된 정신신체의학은 '신체의 질환에 대하여 정신적 원인과 신체적 현상을 관련지어 연구하는 의학의 한 분야'로 정의되는 정규 의학의 한 분야이며, 스트레스 연구나 정신신경면역학과 같은 생리학적 이론을 기반으로 하여 20세기 후반에 수립된 심신의학은 보완대체의학의 한 분야로 분류된다. 정신신체의학도 종종 심신의학이라 불리는데, 이는 심신의학이라는 용어가 보완대체의학의 특정 분야를 지칭하기도 하지만, 심신의 상관성을 전제로 하는 여러 의학 체계에 대한 일반적인 명칭으로도 사용되기 때문이다. 이와 같은 용법에서는 『동의보감(東醫寶鑑)』으로 대표되는 한의학(韓醫學)도 심신의학이다.]

현대의 심신의학은 보완대체의학의 한 분야로 마음, 즉 정신적·정서적 과정이 신체 기능에 영향을 미칠 수 있다는 전제에 기초하여 몸과 마음이 조화를 이루게 하여 질병을 치료하고 예방하고자 하는 의학이다. 즉, 질병의 원인 또는 기여 인자로서 마음에 주목하여 심리적 과정과 신체 간의 연관성을 과학적으로 밝혀 질병의 치료와 예방에 이용한다. 따라서 심신의학적 치료법들은 마음을 통해 생리적 상태를 변화시켜 질병의 치유와 건강을 도모한다. 주요 심신의학적 치유 기법으로는 이완요법, 명상요법, 요가, 태극권, 기공, 심상요법, 최면요법, 바이오피드백, 인지행동치료, 예술치료 등을 들 수 있다.

20세기 초부터 심신이원론을 극복하려는 시도가 일어났고, 생물심리사회학적 모델이라 불리는 의학모델이 제시되면서 신체 중심 의학에서 배제되었던 심리적·사회적 요소들이 주목받기 시작했다. 당시에는 이러한 노력이 주류 의학의 흐름을 바꾸기에는 역부족이었으며, 증거 기반의 의학에서 요구하는 과학적 신뢰성의 결여로 인하여 비주류 과학(fringe science)이나 의사 과학(pseudoscience)으로 취급되곤 하였다. 그러나 생물 과학의 도구와 기법들이 발달하여 뇌에 관한 지식이 축적되면서 그 기제들이 신체의 다른 부위들을 어떻게 통제하는가에 대한 과학적 이해가 점차 증가하게 되었고, 심리학도 인간이 어떻게 배우고 생각하고 세상을 받아들이는가에 대하여 더욱 체계적인 지식을 제공하게 되면서 주류 의학 내에서 변화의 압력이 높아지게 되었다. 또한 양자물리학과 정신신경면역학은 각각 전일주의 의학, 심신상관성에 입각한 의학에 이론적 토대를 굳건히 해 주었다. 이론물리학자인 에르빈 슈뢰딩거(Erwin Schrödinger)는 생명 현상에 물리 법칙을 적용하여 생명과 분자를 하나로 이어 생명 현상을 설명하고자 시도함으로써 많은 학자들에게 영감을 제공하기도 하였다.

이러한 배경에서 1970년대에 본격적으로 시작된 심신의학은 정규 의학에 영향을 미칠 수 있을 만큼의 과학적 기반을 확보하게 되었다. 이와 함께 동양의 전일론적 사고관이 서구에 전해지면서 여러 보완대체의학에 대한 관심이 증가하여 정규 의학과 보완대체의학을 통합적으로 제공하는 통합의학이 출현하기에 이른 것이다.

이상에서 살펴본 바와 같이, 근대 이후 현대 심신의학이 발달하기까지는 많은 부침이 있었다. 그러나 사실상 서양 의학의 원형은 심신의학이며 전일주의 의학이었다. 히포크라테스나 갈레노스(Galenos)의 의학은 마음이 인체의 질병에 미치는 영향을 강조하였을 뿐만 아니라, 나아가 사회적·생태적 환경과의 조화와 균형을 강조하였다. 동양의 전통 의학들은 공통적으로 전일주의 의학이자 심신의학이다. 그러나 동양에서는 전일주의 의학 전통을 오랫동안 단절 없이 이어 온 반면, 서양에서는 17세기의 데카르트(Rene Descartes)에 이르러 정신과 육체가 구분되면서 의학은 자연과학의 영역으로 자리를 옮겼고, 심신이원론이 현대까지 모든 과학의 철학적 토대가 되었다. 앤 해링턴(Anne Harrington)은 심신의학의 모든 이야기는 데카르트가 저지른 잘못을 300년 이상이 지난 지금 복구하려는 것과 다르지 않다고 하였다. 수잔 리틀(Suzanne Little)은 심신의학은 전인적 돌봄(whole-person care)이라는 철학적 방침으로 특징지어지며, 그 기원은 고대의 전일론적 치유 전통(holistic healing tradition)에서 발견된다고 하였다(Little, 2007).

현대 심신의학, 통합의학의 발달에는 월터 캐넌, 한스 셀리에를 비롯한 수많은 스트레스 연구자에 의해 수립된 생리학 이론이 중심적 역할을 하였다. 뿐만 아니라, 스트레스라는 개념은 동양의학에서도 질병의 발생과 경과를 설명하는 병인론의 핵심으로서 동양의학과 서양의학, 전통 의학과 현대 의학, 인문과학과 자연과학 사이에 놓인 경계들을 해제하는 허브(hub)와도 같은 개념이다.

3. 정신신경면역학

제니스 키콜트–글레이저(Janice Kiecolt-Glaser)와 로널드 글레이저(Ronald Glaser)는 1993년에 출간된 『심신의학(*Mind Body Medicine*)』에서 정신신경면역학은 스트레스 생리학 연구가 50년 이상 성장해 온 결과라고 하였다(Goleman & Gurin, 1993). 정신신경면역학(psychoneuroimmunology: PNI)은 스트레스 같은 심리적 변인이 신경계, 내분비계, 면역계의 상호작용에 미치는 영향을 과학적으로 규명하여 질병의 예방과 치료에 이용하려는 새로운 학문 분야다. 정신신경면역학의 기본 전제는 몸과 마음이 연결되어 있다는 것, 즉 심신상관성이다. 심신상관성에 대한 과학적 연구도 정신신경면역학이 시작된 1970년대부터 본격화되었다. 이 무렵 신체에서 모르핀(morphine) 수용체가 발견되면서 마음과 육체의 상관관계에 대한 규명이 시작되었고, 면역계, 내분비계, 신경계 사이에는 이들의 소통을 가능하게 하는 화학적 언어, 즉 호르몬이나 신경전달물질 같은 전령물질이 공유되고 있다는 사실이 밝혀지게 되었다.

생체에서 특성화된 여러 조직과 장기가 유기적으로 통합된 기능을 하는 것은 세 가지 핵심적인 세포 외 정보전달 시스템인 신경계, 내분비계, 면역계에 의하여 가능하다. 과거의 생리학에서는 이 시스템들이 각각의 고유한 전령물질들, 즉 신경전달물질, 호르몬, 사이토카인(cytokine)을 가지고 있는 개별적이고 독립적인 것으로 인식되었다. 정신신경면역학은 이 세 가지 시스템이 하나의 통합된 체계임을 포괄적인 관점에서 연구하고 있다. 이들이 전령물질들을 서로 공유한다는 것이 규명되면서 각 시스템이 독립적인 정보 체계를 가지고 각자의 고유한 기능을 수행한다는 기존의 생리학적 전제는 더 이상 유효하지 않게 되었다. 이것의 궁극적 함의는 이 통합적 생리적 과정에 생리학적 변인들뿐만 아니라 심리 · 행동적 변인들도 영향을 미친다는 놀라운 사실이다.

면역계는 외부에서 유입되는 병원체의 침입을 막고, 손상된 세포나 돌연변이가 일어난 암세포들을 제거하는 것과 같은 방어 기능을 수행할 뿐 아니라 신경계, 내분비계와의 상호작용을 통해 다양한 생리 조절 기능에도 관여하고 있다. 따라서 심리 · 행동적 변인들이 면역계에 영향을 미치게 된다면, 결국 건강과 질병에도 직접적이고 광범위한 영향을 줄 수 있는 것이다.

현재까지의 연구에 의하면, 면역계는 거의 모든 신경·내분비 펩타이드(peptide) 전령물질을 생산할 수 있으며, 면역세포인 림프구(lymphocyte)에는 노르에피네프린(norepinephrine), 에피네프린(epinephrine), 도파민(dopamine) 같은 신경전달물질에 대한 수용체가 있다. 이 신경전달물질들은 정서와 행동에 영향을 미치는 물질들이다. 따라서 면역세포는 신체의 세포, 조직(tissue), 장기의 기능을 통제하는 데 관여할 수 있으며, 우리의 생각이나 감정이나 행동의 변화도 면역 기능의 변화와 긴밀히 연결되어 있다. 면역세포에서 분비되어 면역세포들 상호 간의 의사소통을 가능하게 하는 물질인 사이토카인도 중추신경계로 전달되어 정서와 행동에 영향을 준다. 이처럼 면역계, 신경계, 내분비계는 상호 연결되어 있다. 즉, 유기체의 모든 정보전달 시스템이 호르몬, 신경전달물질, 사이토카인 같은 전령들에 의해 연결되어 있고, 이를 통하여 몸과 마음은 유기적인 전체를 형성하는 것이다(그림 2-1) 참조).

카(Carr)와 블래록(Blalock)은 면역계와 신경계, 내분비계의 상호작용을 '시스템 간의 양방향성 의사소통 경로(bidirectional pathway of intersystem communication)'라 하였다(Carr & Blalock, 1991). 신경계에서 인지된 심리·사회적 스트레스 자극은 이 상호작용망을 통하여 내분비계 및 면역계로 전해진다. 다른 시스템에서 입수하는 자극들, 즉 생리적 자극이나 면역학적 자극들도 그러하다. 소위 '질병행동(illness behavior, sickness behavior)'이라고 하는, 우리가 병이 들었을 때 나타나는 행동 변화들은 면역학적 자극이 신경계에 영향을 주는 것의 대표적 예다. 감기 바이러스 같은 외부 병원체의 침입이 있을 때 면역세포에서 분비된 사이토카인은 신경계에 전달되고, 그 결과 감기에 걸렸을 때 흔히

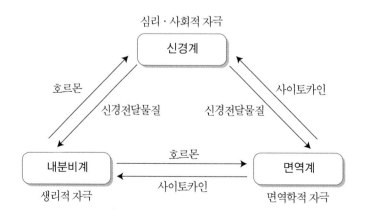

[그림 2-1] 신경계, 내분비계, 면역계의 상호작용

나타나는 우울과 침체, 식욕과 수면의 변화, 일과 놀이로부터의 철수 같은 정서와 행동상의 변화가 나타나는 것이다. 우울증 환자가 감기 때문에 소염진통제 성분이 들어 있는 약물을 복용하면 우울 증상이 완화되기도 한다. 이는 소염진통제가 면역계의 염증반응을 억제하면서 사이토카인의 작용도 감소시켰기 때문이다.

정신신경면역학의 핵심은 면역계가 뇌와 연결되어 있다는 것이다. 이 연결은 직접적인 신경망의 분포에 의한 것일 수도 있고, 신경펩타이드나 사이토카인 같은 화학적 전령물질들에 의한 것일 수도 있다. 먼저 해부학적으로 보면, 신경학적 변화와 면역세포의 작용을 연결하는 통로인 자율신경계의 신경섬유들이 면역조직에 분포되어 있어 면역 기능을 조절할 수 있다. 이와 같은 연결이 의미하는 것은 신체를 외래 침입 물질로부터 보호하는 면역계가 내부 항상성 유지 기능을 하는 신경계, 내분비계와 독립되어 별도로 작동하지 않는다는 것이다. 블래록은 면역계 역시 신경계, 내분비계에 메시지를 전달하는 내적 감각기관으로 간주해야 한다고 하고, 면역계를 제6의 감각기관이라 하였다(Blalock, 1984, 2005). 청각 정보가 청신경계를 거쳐 중추신경계로 전달되듯이, 면역계는 외부 이물질의 침입이라는 면역학적 정보를 중추신경계로 전달하기 때문이다. 게다가 면역계는 외부에서 유입된 신호뿐 아니라 내부에서 기원한 신호들, 즉 신경계나 내분비계를 오가는 신호들을 수신하여 항상성 유지를 위한 조절 기능을 함께 수행한다.

정신신경면역학의 주요 성과는 스트레스 연구를 통하여 축적되어 왔다. 스트레스원들이 부정적 정서를 유발하면 그 부정적 정서에 상응하는 생리적 변화가 유발되고, 그러한 상태가 지속되면 질병의 발생과 경과에 영향을 미치게 된다. 반면, 스트레스의 영향을 완화하는 중재법들은 자율신경계의 조절력을 높이고 면역력을 향상시키는 등의 실질적 변화를 가져와 질병 회복과 건강 증진에 도움을 준다는 것이 많은 연구에서 밝혀졌다. 정신신경면역학의 선구자인 로버트 애더(Robert Ader) 등은 1990년에 발표한 논문에서 행동적 사건과 생리적 사건들 사이에 일어나는 상호작용의 영향을 받지 않는 신체 시스템이나 항상성 유지 기제가 없다는 것이 충분히 확실해졌다고 하였다(Ader et al., 1990). 정신신경면역학과 연구 범위가 유사한 행동의학의 관점에서 다시 설명하자면, 순수한 심리적 자극, 순수한 생리적 자극들도 그에 상응하는 심신의 변화, 즉 행동을 야기하며 행동 또한 심리적·생리적 변화를 야기할 수 있다. 여기에는 면역계의 행동도 포함된다. 이처럼 행동의학적 관점에서 좀 더 뚜렷하게 강조되는 몸-마음-행동의 관계는 실제 정신신경면역학의 연구 범위가 앞에서 설명한 생리학적 영역보다 훨씬 넓다는 것을 시사한다.

사실상 스트레스라는 심리적 변인이 질병과 건강에 영향을 미치는 경로는 단순하지 않다. 모든 사망의 50% 이상이 생활습관에서 오는 스트레스가 원인이라는 보고나 생활습관에서 오는 질환이 선진국 조기 사망 원인의 70~80%에 이른다는 세계보건기구(WHO)의 발표 내용이 이것을 잘 보여 주고 있다. 불건강한 행동과 생활양식은 심리 · 생리적 불편감을 만들어 신경계, 내분비계, 면역계에 변화를 야기할 수도 있고, 그 자체가 직접적인 생리적 자극이 되어 건강에 악영향을 줄 수도 있다. 불건강한 행동이나 생활양식으로는 음주, 흡연, 약물의 오 · 남용, 과식이나 불규칙한 식사, 불충분한 수면, 밤낮이 바뀐 생활, 위험한 행동 등을 들 수 있다. 스트레스 때문에 불건강한 생활을 하게 된다고 생각하기 쉽지만, 사실 스트레스의 상당 부분은 불건강한 생활습관이 유발한다. 예를 들어, 야식과 음주가 수면을 방해하여 피로를 유발하고 일상의 업무를 방해하여 계속 스트레스를 만들게 된다. 그리고 그 스트레스는 다시 흡연, 음주, 불면 같은 불건강한 행동을 유발하는 원인이 되는 것이다. 그래서 정신신경면역학이나 행동의학의 관점은 개체를 넘어 사회적 · 문화적 · 생태적 환경까지 고려하는 더욱 포괄적인 것이 된다. 비록 정신신경면역학이 스트레스 자체를 연구 목표로 하는 학문이 아니라 하더라도, 스트레스라는 주제는 앞으로도 정신신경면역학 연구의 핵심 주제가 될 것이다.

주어진 상황에 대한 스트레스 반응 여부는 우리가 그 상황을 어떻게 평가하는가, 즉 인지에 의해 결정된다. 인지는 그에 상응하는 정서를 형성하고, 정서는 신체적 변화를

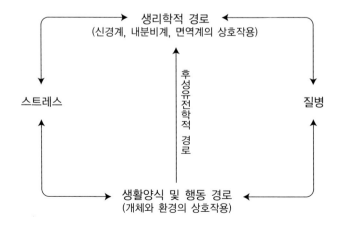

[그림 2-2] 스트레스-질병 경로

유발한다. 어떤 사건이 위협적인 것으로 인지되면 공포나 불안 같은 부정적 정서가 발생하고, 부정적 정서는 심박수의 증가, 근육의 긴장과 같은 신체적 변화를 일으킨다. 인간에게 정서적 변화를 유발할 수 있는 모든 사건과 사실은 설령 그것이 실제가 아닌 추상적인 관념에 불과할지라도, 인체 생리에 영향을 주고 질병을 유발할 수 있다. 즉, 사회적 · 문화적 환경들은 실제로 건강과 질병에 영향을 미치는 경로를 가지고 있는 것이다. 따라서 정신신경면역학은 외부로부터의 자극에 물리적 · 생물학적인 것들뿐 아니라 사회적 · 문화적인 것들의 목록을 추가할 수 있게 된다.

통합적 스트레스 치유에 있어서 정신신경면역학의 의의는 신경계, 내분비계, 면역계가 연결되어 있다는 사실을 규명하는 것에서 끝나지 않는다. 정신신경면역학은 심리적 사건들이 신체적으로 변환되는 기제와 심신의학적 기법들의 작용 기제들을 생의학과 협력할 수 있는 과학적 방식으로 설명해 내고 있다.

글상자 2-1 **정신신경면역학의 역사**

20세기 초부터 스트레스에 대한 생리적 연구가 본격화되면서 면역계가 중추신경계 및 내분비계와 상호작용하며, 이 상호작용은 심리 · 사회적 요인들로부터 영향을 받을 수 있다는 증거들이 축적되기 시작하였다. 순전히 심리적인 스트레스가 면역 기능을 훼손하여 질병을 일으킬 수도 있다는 것보다 더 충격적인 발견은 바이러스 같은 면역학적 자극도 역으로 생각, 감정, 행동을 변화시킬 수 있다는 것이다. 이와 관련하여 생리학뿐 아니라 신경과학, 면역학, 심리학 등 여러 분야에서 쏟아지는 관련 연구들은 정신신경면역학이라는 새로운 학문 분야를 출범시켰다.

'정신신경면역학(psychoneuroimmunology)'이라는 용어는 심리학자인 로버트 애더(Robert Ader)와 면역학자인 니콜라스 코헨(Nicholas Cohen)에 의해 만들어졌다. 애더는 쥐를 대상으로 파블로프(Pavlov)식의 조건형성(conditioning) 연구를 진행하고 있었다. 그는 쥐에게 단맛이 나는 사카린과 메스꺼움 같은 부작용을 일으키는 약물이 함께 들어 있는 물을 제공하여 두 가지 자극을 연합시키려 했다. 이 물을 마실 때마다 부작용을 경험한 쥐들은 나중에는 사카린만 들어 있는 물에도 혐오적인 반응을 하게 될 것이다. 그런데 예상치 못한 일이 발생했다. 실험 도중에 쥐들이 죽기 시작한 것이다. 그는 부작용을 일으키기 위해 사용했던 약물이 면역억제제였음에 주목하고, 자신도 모르는 사이에 단맛과 면역 반응이 연합되었다고 추측했다. 그 결과 사카린만 든 물을 마셔도 면역 기능이 억제되어 주변에 흔히 있는 병원체에도 저항하지 못하고 쉽게 감염되어 죽게 되었을 것이다. 그는 면역학자인 코헨을 찾아가 자신의 가설에 대한 자문을 구했고, 이들은 가설을 확인하기 위한 연구에 착수했다. 1975년에 발표된 이 연구 결과는 정신신경면역학의 공식 출범과 관련된 기념비적 연구로 널리 알려졌다(Ader & Cohen, 1975).

그런데 애더와 코헨의 연구가 발표되기 10여 년 전에 조지 솔로몬(George Solomon)과 루돌프 무스(Rudolph Moos)가 마음과 면역계의 관계에 대한 연구를 진행하여 1964년 한 논문에서 '정신면역학(psychoimmunology)'이라는 용어를 사용한 바 있다(Solomon & Moos, 1964). 사실상 정신신경면역학 역사에서 언급되는 첫 연구들은 20세기 초반 스트레스 연구자들의 것으로 거슬러 올라간다. 20세기 초에 월터 캐넌(Walter Cannon)은 감정의 변화가 신경계를 통하여 신체에 변화를 일으킨다는 것을 밝히고, 투쟁-도피 반응을 정의하였으며, 한스 셀리에(Hans Selye)는 스트레스 상태에서 신경-내분비-면역계가 상호작용하는 것을 설명하는 생리적 이론을 제시하였다. 정신신경면역학이라는 이름의 학문이 시작되기 전에도 몸과 마음이 상관성이나 신경-내분비-면역계가 상호작용한다는 정신신경면역학의 핵심 개념은 스트레스 연구를 통해 이미 제시되어 있었던 것이다.

정신신경면역학은 신경내분비학, 면역학 등 생리학의 여러 분야를 통합하고, 여기에 마음을 연구하는 심리학을 결합함으로써 인간을 더욱 통합적, 전일적으로 연구하는 다학제적 학문이다. 현재 생명과학의 최전선에서는 생명과 물질의 경계를 넘나드는 미시적 규모의 연구와 생명체와 환경의 경계를 넘나드는 거시적 규모의 연구가 동시에 확대되고 있다. 후성유전학처럼 유전자라는 분자적 단위와 환경을 통합하는 연구, 양자의학이나 에너지의학처럼 생물학과 물리학을 통합하는 연구들이 그러하며, 행동의학, 건강심리학, 스트레스의학처럼 의학과 심리학을 통합하는 학문들도 실제 임상 현장에 활발히 적용되고 있다. 정신신경면역학은 이 모든 연구가 교류하는 학문적 플랫폼을 형성하고 있다(신경희, 2015). 나아가 정신신경면역학 연구들은 현대 과학의 기계론적이고 환원론적인 관점을 유기론적이고 통합적인 패러다임으로 대체해 가고 있다. 그래서 정신신경면역학을 하나의 학문이기 이전에 패러다임이라고 한다. 맥케인(McCain) 등(2005)은 "정신신경면역학은 건강의 역동에 기여하는 생리학적 양상들에 관한 이론적인 지식과 경험적인 지식 모두의 진보를 위한 통합적 패러다임"이라고 정의하였다.

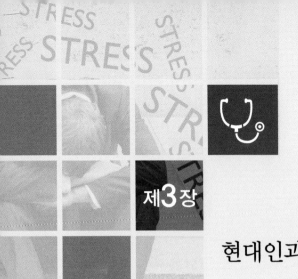

제3장

현대인과 스트레스

Stress of Modern Society

생물은 다양한 대사 작용을 통해 성장, 회복, 반응, 생식, 운동과 같이, 무생물에서는 나타나지 않는 여러 생명 현상을 만들어 낸다. 대사라는 용어가 변화라는 의미를 가진 그리스어에서 유래되었다는 사실이 알려 주듯이 생명체는 항상 변화하고 있으며, 그 변화는 육안적 수준, 현미경적 수준, 분자 수준에서 끊임없이 일어나고 있다. 따라서 생명이란 곧 변화하는 것이며, 잘 사는 것은 잘 변화하는 것이다. 그러한 변화를 추동하는 것은 생명체를 둘러싼 내적·외적 환경이며, 그 추동은 항상성을 위협하는 스트레스로서 생명체에게 인지된다.

스트레스는 고립된 시스템이나 내외가 균질한 혼합물의 상태에서는 일어나지 않는다. 생명체가 자신의 내부 환경과 동일하지 않은 외부 환경과 끊임없이 공간적·시간적 상호작용을 하는 과정 속에서 일어난다. 이것은 무엇을 의미할까? 스트레스의 원인 자체를 제거하거나 스트레스 반응을 억제하는 것만을 목표로 하는 것은 스트레스에 대한 올바른 접근이라고 할 수 없다는 것이다.

진화론적인 관점에서 보면 생명체에게 갖추어진 모든 신체적·심리적 기제는 생존에 필요하고 환경 속에서 적응적인 것이다. 스트레스라는 기제 또한 생명체로 하여금 환경의 변화를 감지하고 조화와 균형을 회복하기 위한 동기를 제공하는 필수적인 생존 기제다. 그러나 현대를 사는 우리에게는 스트레스가 가진 본래의 긍정적 측면보다는 웰빙과 건강에 악영향을 미친다는 부정적 측면만이 인식되고 있다. 왜 그럴까?

1. 현대 스트레스의 원인과 양상

원래 스트레스라는 기제가 생명체의 생존에 도움이 되는 것이었다면 스트레스로 인해 심신의 안녕이 훼손되고 질병이 야기된다는 사실은 모순적이다. 이러한 모순을 이해하기 위해서는 스트레스 반응이 형성될 당시를 살던 과거 인류의 삶과 현대인의 삶 사이에 존재하는 괴리를 이해해야 한다. 또한 인간 본연의 몸과 마음의 모습, 그리고 본래의 삶의 양식으로부터 이탈된 현대인의 삶에 대한 통찰이 요구된다.

1) 스트레스 반응의 기원

모든 생명체는 스트레스 반응을 한다. 스트레스는 자신의 생존과 안녕을 위협하는 상황에 대응하고 극복하기 위해 마련된 기제로서, 생명을 유지하기 위해서는 필수적인 것이다. 한스 셀리에(Hans Selye)는 "적당한 스트레스가 없으면 인간은 멸망하며, 어떤 사람으로부터 스트레스를 완전히 제거하면 그 사람은 무능해진다"고 하였다. 사람에게 스트레스가 없으면 발전하거나 변화하려는 욕구도 일어나지 않고 나태해지며, 결국 무료함과 무망감을 견디지 못해 우울증에 빠지고 심지어 삶을 포기하기까지 한다. 스트레스 없는 것이 생존에는 가장 큰 스트레스가 될 수도 있는 것이다. 또한 종(species) 차원에서도 스트레스가 있었기에 모든 생명체가 더 나아지는 방향으로 진화하기도 하였다.

모든 심리적·생리적 기제가 그러하듯이, 인간의 스트레스 반응도 인류의 오랜 진화과정에서 서서히 형성된 것이다. 다른 심리적·생리적 기제들처럼 스트레스 반응도 생존과 번식에 도움이 되기 위해 갖추어지고 진화해 왔다. 즉, 현대인의 스트레스 반응은 현대 문명이라는 환경 속에 적합하도록 만들어진 것이 아니다. 우리의 몸과 마음에 현재와 같은 스트레스 반응이 형성된 배경을 이해하려면 현생인류의 모습이 갖추어졌던 과거의 환경을 살펴보아야 한다.

약 500만 년 전에 인류의 조상인 유인원이 생겨나고, 10~25만 년 전에 현생인류와 닮은 호모 사피엔스(Homo sapiens)가 출현하며 인류의 역사가 시작되었다. 인류의 조상이 탄생한 시점부터 현재까지를 1년으로 압축해서 보면, 농경생활이 시작된 것은 12월 31일 정오 무렵이고, 산업화가 시작된 것은 늦은 밤에 이루어진 일이다. 신석기 시대가

시작된 시기도 겨우 8,000여 년 전에 불과한데, 진화론적으로
는 몇 만 년조차 큰 의미가 없는 시간이다. 심신의 각종 기제들
이 갖추어진 것은 농경생활 이전의 수렵채취 생활 시기로, 인
류가 아직 아프리카 대륙 밖으로 이동하기 이전이었다. 현재
와 같은 인간의 모습은 우리가 유물과 기록으로 살필 수 있는
역사보다 훨씬 이전인, 즉 인류의 조상이 아프리카 사바나 같
은 환경에서 살며 수렵과 채취 생활을 하던 환경에서 갖추어
졌던 것이다.

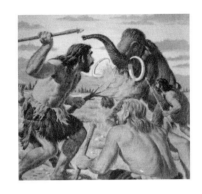

　그러한 환경에서 생존과 번식에 유리한 개체는 생리적 강인함, 심리적 기민함, 심신
의 신속한 반응력을 갖춘 개체다. 포식자나 자연재해를 신속히 지각하여 신체적으로 강
인하게 반응할 수 있는 개체일수록 생존의 확률이 높아진다. 특히 심리적으로는 임박한
포식자의 습격이나 재해를 확실히 탐지했을 때에만 대응에 나서는 것보다는 아직 확실
하지 않은 상황에서도 공포나 불안 같은 부정적 감정을 느끼고 위험에 대비하는 태도가
유리할 것이다. 찰스 다윈(Charles Darwin)도 진화에서 두려움의 긍정적 역할을 강조했는
데, 두려움을 많이 느낄수록 신체가 위험에 대처할 수 있도록 도와 생존을 가능케 하는
수단으로 파악한 것이다. 이처럼 안녕감보다는 불안감이 높을수록 생존에는 유리하다.
현대인의 심리와 생리도 여전히 그러하다. 스트레스를 일으킬 수 있을 만한 모든 잠재
적 자극에 접했을 때 긍정성보다는 부정성, 비반응성보다는 반응성을 나타낸다.

　2장에서 인간의 존재와 건강의 문제를 신체적 · 심리적 · 사회적 · 영적 차원으로 나
누어 살펴보았다. 진화생물학과 진화심리학적으로 스트레스 반응이 설계된 원리가 설
명되는 것처럼, 진화사회학은 스트레스 반응의 또 다른 측면을 알려 준다. 과거 인류에
게 있어서 생존에 도움이 되는 사회적 · 영적 태도는 어떤 것이었을까? 이기적이고 기만
적이고 비협조적인 개체는 집단에서 소외되고 자손을 남길 기회도 적어지게 되는 것은
지금이나 과거나 마찬가지일 것이다. 영성이란 '나'라고 인식되는 심리적 · 신체적 경
계를 넘어 보이지 않는 어떤 가치, 의미, 관계를 추구하는 품성이다. 현재와 현실에만 안
주하던 개체보다는 새로운 세계, 미지의 세상, 아직 존재하지 않는 어떤 것을 꿈꾸고 그
가능성을 실현해 내는 개체들이 결국 자신의 지평을 확장하며 더 나은 환경을 만들고
인류의 삶을 오늘날과 같은 모습으로 진보시켰다. 여기서 우리는 진화 과정에서 자연에
의해 선택되어 현재의 우리들에게까지 전해진 신체적 · 심리적 · 사회적 · 영적 본성을

모두 추론할 수 있다. 그러한 본성에서 어긋나는 삶을 살 때 스트레스나 고통을 느끼는 것은 당연하다.

그렇다면 스트레스라는 적응적 기제가 왜 현대인에게는 질병을 일으키고 삶을 피폐하게 할 만큼 과도하게 되었는지, 그리고 스트레스를 줄이기 위해서는 신체적·심리적·사회적·영적으로 어떤 삶의 양식과 태도를 취해야 하는지에 대한 실마리를 찾을 수 있다.

2) 적응력의 한계

스트레스란 분명 생존에 필요한 것인데, 왜 이것이 현대 사회에 이렇게 문제가 될까? 에드워드 윌슨(Edward Wilson)은 '바이오필리아 가설(biophilia hypothesis)'을 통해 인간은 자연과 공존하도록 유전자에 프로그램되어 있다고 보고, 우리가 스트레스를 받게 되는 근본적 이유가 인간의 원초적 삶과 역사로부터 벗어난 데 있다고 하였다(Wilson, 1984). 또한 고든 오리언스(Gordon Orians)는 '사바나 가설(savana hypothesis)'을 통해 우리는 인류가 진화해 온 환경인 사바나의 경관을 가장 좋아한다고 주장하였다(Orians & Heerwagen, 1992). 인류의 진화를 연구하는 대부분의 학자들은 인류가 두 발로 이동하고 팔을 자유롭게 움직일 수 있어서 평활한 지역에 적응하였으며, 그곳에서 풍부한 열매와 사냥감을 획득할 수 있었다고 한다. 그 결과 인간의 몸과 마음은 사바나의 삶에 적합하게 갖추어졌고, 자연과 교류하던 생활에 알맞게 되어 있으며, 그 반대 환경인 도시 생활은 육체적 억압과 심리적 부담을 야기한다는 것이다.

현대인이 느끼는 스트레스는 주로 사회적 관계와 인공 환경에 대한 부적응에 근본 원인이 있으며, 과거처럼 맹수, 재해, 기근 같은 생리적 위협이 스트레스가 되는 경우는 드물다. 그럼에도 불구하고, 과거에는 생존에 필수적이었지만 지금은 거의 효용이 없는 부적절한 생리적 반응이 순전히 심리적인 스트레스에 대해서도 여전히 동반되고 있다.

수렵채취 생활을 하던 시기의 스트레스는 대개 생리적인 적응을 요구하는 신체적 스트레스였다. 즉, 과거 인류의 스트레스 반응은 생존을 위협하는 맹수나 자연재해에 맞서 싸우거나 신속히 도피하는 상황에 적합하도록 만들어졌기 때문에 스트레스를 경험할 때 나타나는 심리·생리적 변화를 '투쟁-도피 반응(fight-or-flight response)'이라고 한다. 그러나 현대인의 스트레스는 대부분 심리적인 것이고, 심리적 스트레스에 대해서는 그와 같은 반응이 도움이 되지 않는다. 현대인의 생활환경은 과거의 생리적 스트레스 반응을 불필요한 것으로 만들 만큼 변화했지만 인간은 아직 그 변화에 어울리는 새로운 반응 기제를 갖추지 못했다. 심신의 스트레스 반응을 구성하고 조직화하는 것은 중추신경계이고, 생리적 스트레스 반응에서 지배적인 역할을 하는 것은 자율신경계의 교감신경계이지만, 인간의 신경계는 적어도 지난 5만 년 동안 그다지 변화한 것이 없다. '이완반응(relaxation response)'이라는 이완요법을 개발한 허버트 벤슨(Herbert Benson)의 설명처럼, 현대 사회에서의 투쟁-도피 반응은 종종 시대착오적인 것이고 그로 인해 교감신경계를 과도하고 불필요하게 자극하여 질병을 유발하게 되는 것이다.

급속한 환경 변화와 사람의 적응력 사이에는 또 다른 형태의 긴장이 스트레스라는 형태로 나타난다. 진화의 속도는 결코 현대 사회의 변화 속도를 따라잡을 수 없다. 앨빈 토플러(Alvin Toffler)는 이미 50여 년 전에 그의 저서 『미래의 충격(Future Shock)』에서 "미래의 충격은 인간을 산산이 부수는 스트레스이자 방향 감각의 상실을 의미하며, 이는 너무 짧은 시간 내에 지나치게 많은 변화를 겪은 인간 스스로가 만들어 내는 것이다"라고 하면서, 적응력의 한계를 지적하였다.

미래에 대한 기대가 없으면 살 수 없는 것이 인간이다. 그러나 현대 사회는 현실이 이미 기대를 앞서가고 있다. 인간은 미래를 추구하는 것이 아니라 현실에 떠밀려 가고 있다고 해도 과언이 아닐 정도로 변화의 속도를 통제하지 못하고 있다. 그것은 우리로 하여금 욕구를 충족시킬 기회를 박탈하기도 한다. 무엇인가를 기대하고 꾸준히 노력하며 조금씩 획득하는 과정 없이, 불필요한 욕구들까지 상업주의에 의해 먼저 주입되고, 그러한 비자발적인 욕구들이 발생과 동시에 채워지는 삶, 즉 기대와 노력과 충족이라는 행복의 본질적 요소들을 빼앗긴 삶을 살고 있는 것이다.

이 과정을 좀 더 자세히 살펴보자. 현대 과학 문명이 가져온 폐해 중 가장 심각한 것이 바로 사람의 희망이나 기대를 과학이 앞서가고 있는 것이라고 할 수 있다. 어떤 것을 필요로 하기도 전에 미리 만들어 내고, 그것에 대한 수요를 창출하기 위한 광고와 선전 속에서 인간은 자발적으로 꿈이나 희망을 가질 기회를 상실하고 있으며, 필요와 생산, 수요와 공급은 전도되고 있다. 결국 사람들은 무언가 부족한 상태, 즉 스트레스 상태를 기대감이나 삶의 성취감을 느낄 기회로 만들지 못하고, 잠시도 그 상태를 견디지 못하면서 점점 초조하고 신경증적이 되어 간다. 철학자인 버트란드 러셀(Bertrand Russell)은 이런 사람들은 원하는 것 중 일부가 부족한 상태가 행복의 필수조건이라는 점을 간과하고 있다고 하였다. 이는 앞 장에서 설명한 바와 같이, 스트레스가 우리에게 동기를 제공하고 그 동기의 충족에 의해 웰빙이 이루어지는 스트레스-웰빙의 선순환 관계를 또 다른 방식으로 설명하는 것이라 하겠다. 현대인은 지나치게 빠르게 변화하는 삶 속에서 욕구 발생 빈도가 충족 빈도를 압도하고, 결국 스트레스-웰빙의 선순환 고리가 단절되어 스트레스 상태에 항상 고착되어 지내고 있다고 할 수 있다.

3) 현대인의 신체적 스트레스

현대인이 스트레스를 경험하는 주된 상황들을 '3D'로 설명하기도 한다. 3D란 마음에 불안과 불편함을 느끼는 상태(discomfort), 마음이 안정되지 않고 분산된 상태(distraction), 판단이나 결정을 해야 하는 상태(decision making)를 의미한다. 여기서 알 수 있듯이, 현대의 스트레스는 신체적인 것이 아니라 대개 심리적인 원인에서 발생한다. 그렇다고 해서 신체적 스트레스가 전혀 없는 것은 아니다. 비록 현대인의 스트레스 중 신체적 스트레스가 차지하는 비중이 적기는 하나, 스트레스가 여러 만성질환의 원인이 되는 데에는 신체적 스트레스도 중요한 원인으로 작용한다.

현대의 삶은 과거와는 완전히 다른 방식으로 신체적 스트레스를 유발하여 심신에 괴로움을 주고 있다. 진화 과정에서 인간의 신체가 현대와 같은 기능과 모습을 갖춘 것은 끊임없이 활동하며 음식물을 구해야만 살 수 있는 수렵채취의 시기였고, 그 시기에는 기후와 계절의 변화로 인해 장기간 음식물을 섭취하지 못해도 견딜 수 있게 해 주는 생리적인 대응책이 있어야 했다. 신체 활동이 거의 없는 현대의 도시 생활방식, 소비되지 않고 축적되는 과도한 열량 섭취는 근본적으로 인간의 생리에 맞지 않는 것이다. 극단적으로 감소된 신체 활동은 동물원에 갇혀 있는 동물들이 겪는 것과 같은 스트레스를 인간의 몸에 가한다. 9장에서 소개할 이완요법들의 기본 원리는 신체적 이완이 심리적 이완을 가져온다는 것인데, 역으로 신체적 긴장에는 심리적 긴장이 반드시 따르게 된다. 동물을 대상으로 하는 스트레스 실험에서 실험동물에게 줄 수 있는 가장 극심한 스트레스 중 하나가 꼼짝할 수 없이 온몸을 구속(restrain)하는 것이다. 그러므로 운동이나 야외활동을 단지 스트레스로 인해 쌓인 생리적 긴장을 방출하거나 기분을 전환하기 위한 수단으로만 이해해서는 안 되는 것이다.

앞에서 살펴본 바와 같이, 인류가 현재와 같은 도시 생활을 한 것은 인류의 전체 역사에서 볼 때 극히 짧은 기간이며 최근에 일어난 일이다. 인간은 자연 속에서의 생활에 맞는 생리적·심리적 설계를 지니고 있으므로, 그것과 극단적으로 다른 환경인 도시 생활은 육체적·심리적 부담을 줄 수밖에 없다. 당뇨병은 이것을 증명하는 대표적인 질환이다. 우리나라의 경우 1970년대의 당뇨병 유병률은 약 2%에 불과하였으나, 1990년대 초에 이미 10%에 육박하는 급증 양상을 보였다. 세계보건기구(WHO)는 당뇨병이 전 세계의 유행병 상태에 이른 것으로 이미 오래전에 보고하였고, 2025년경에는 전 세계 인구 중 3억 명 이상이 당뇨병을 앓게 될 것으로 전망하고 있다.

당뇨병은 당분 대사에 필수적인 호르몬인 인슐린의 절대적 부족 혹은 상대적 부족으로 인해 생긴다. 인슐린을 생산하는 췌장 자체의 기능 이상으로 인해 인슐린 생산이 불가능한 경우를 1형 당뇨(type 1 diabetes mellitus, insulin dependent diabetes mellitus)라고 하고, 과도한 당분의 섭취나 지방의 축적으로 인해 인슐린이 상대적으로 부족하게 되는 것이 대개의 당뇨 환자에게 해당되는 2형 당뇨(type 2 diabetes mellitus, non-insulin dependent diabetes mellitus)다. 인간의 췌장이 인슐린을 생산하는 능력은 수렵채취 시대에 비해 거의 달라진 것이 없는데, 과도한 음식물 섭취와 신체 활동의 감소로 인해서 당분 대사에 과부하가 생기게 된 것이다. 결국 당뇨병을 야기하는 원인은 대부분 췌장의 문제가 아니라 신체 활동의 급감과 영양 과다를 야기한 도시적 생활환경과 생활양식이다. 자동차, 엘리베이터, 세탁기, 청소기 등 일상의 신체 활동을 대신해 주는 기술문명의 발달 덕분에 삶이 편해졌다고 생각하는 것은 사실상 우리 스스로를 기만하는 그릇된 믿음 중 하나다. 그것은 편하다고 생각하는 구부정한 자세가 실제로는 척추를 비롯한 근골격계에 훨씬 큰 부담을 주는 것과 같다.

4) 생존위협과 생존경쟁

과학 문명의 발달과 정보화 사회로의 이행은 사람들에게 지나치게 빠른 환경 변화에 적응하도록 요구하고 있고, 인구의 집중과 사회관계망의 확대 속에 성공지향의 생존경쟁은 유례없이 치열하다. 생존을 위협하는 맹수나 자연재해로부터의 스트레스는 감소된 반면, 사회적 생존경쟁과 환경 변화에 따른 스트레스가 증가한 것이다. 복잡해지는 삶에 적응하기 위한 신기술 습득의 부담은 '기술스트레스(technostress)'라는 신조어까지 만들어 냈다. 과거에는 가족이 대대로 일생 동안 같은 일에 종사하며 생계를 이었고 사

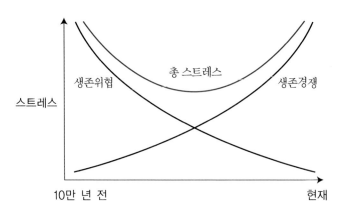

[그림 3-1] 스트레스의 변화 양상

회적 신분이나 지위도 안정적이고 예측이 가능하였으나, 현대에는 직업이나 사회적 역할의 잦은 변화로 인한 적응 요구가 과거에는 없었던 형태의 스트레스로서 큰 부분을 차지하고 있다.

인류사적으로 인간이 겪어 온 스트레스를 생존위협으로 인한 것과 생존경쟁으로 인한 것으로 구분하고 이들을 더한 것을 총 스트레스로 본다면, 바누아투나 부탄처럼 문명화가 덜 진행된 국가의 국민들에게서 삶의 만족도와 행복이 더 높게 나타나는 이유를 설명할 수 있다.

사람과 유사한 사회생활을 하는 원숭이들을 대상으로 제이 카플란(Jay Kaplan) 등이 실시한 연구에 의하면, 서열이 안정된 무리와 서열 경쟁이 계속되는 불안한 무리의 우두머리를 2년 후 평가하였을 때, 서열이 불안정하여 계속 변하는 무리의 우두머리 원숭이에게서 동맥경화, 고지혈증, 심근경색 등이 더 많이 나타났다(Kaplan et al., 1982). 이는 경쟁사회 속에서 겪는 스트레스가 현대인의 건강에 미치는 영향을 그대로 보여 주는 것이라 할 수 있다.

메이어 프리드먼(Meyer Friedman)과 레이 로젠먼(Ray Rosenman)은 스트레스에 취약하여 질병을 유발하기 쉬운 성격의 특징을 연구하여, 'A형 행동유형(type A behavior pattern)'을 정의하였다(Friedman & Rosenman, 1974). A형 행동유형을 정의하는 여러 성격 특징 가운데 핵심적인 요소는 경쟁심, 적개심, 분노 등이다. [주: A형 행동유형은 5장 3, '2) A형 행동유형 이론'에서 자세히 설명한다.] 이러한 태도들은 사회적으로 우위를 차지하려는 경쟁적 태도와 무관하지 않다. 버트란드 러셀은 "미국에서 만난 모든 사람에게 혹은 영국에서 사업하는 모든 사람에게 즐겁게 생활하는 것을 가장 방해하는 것이 무엇이냐고 물어보라. 그들은 '생존경쟁'이라고 대답할 것이다"라고 하였다. 현대의 자유평등사상과 사회적 지위의 가변성은 경쟁과 질투의 대상을 확대하였고, 기술 문명의 발달과 정보화 사회로의 이행은 그 영역을 사이버 공간으로까지 무한정으로 넓혀 놓고 있다.

인간은 과거나 지금이나 사회를 떠나서 홀로 살아갈 수는 없다. 친절을 뜻하는 단어 'kindness'는 '무리 안의 사람'이라는 의미를 갖는다. 즉, 친절은 인류(humankind)의 종성(種性, kind-ness)을 뜻하는 것이라고 할 수 있다. 관대함을 뜻하는 'generosity'도 인간의 보편적(general) 성품을 의미하는 것이라 할 수 있다. 이러한 품성들은 사회의 다른 구성원들로부터 환영 받을 수 있어 사회적으로 적응적인 가치가 높은 것이므로 인간의 마음이 형성되는 과정에서 본래의 성품으로 갖추어 왔다고 할 수 있다. 따라서 그와 같은 심리적·행동적 성품을 유지할 때 우리의 심리적 항상성이 유지된다. 그러나 인구가 증가하고 도시에 집중되면서 생존경쟁이 가열되고, 사회적 관계는 적대적이고 경쟁적인 상황으로 변화되었다. 경쟁심, 배타성, 이해타산적 태도가 마치 생존에 필수적인 능력인 것처럼 생애 초기 교육에서부터 조장되고 있다. 그리하여 인간의 심리적 항상성은 그 어느 때보다도 위협받고 있는 것이다.

5) 통제가능성과 예측가능성

스트레스 반응의 형성 여부는 스트레스성 사건을 위협으로 지각하는가, 그렇지 않은가에 달려 있다. 같은 사건이라도 위협으로 지각된다면 스트레스로 느껴지며, 그렇지 않다면 단지 하나의 도전이나 흥미로운 경험으로 받아들여진다. 이러한 맥락에서 스트레스 연구자들은 경쟁사회를 사는 현대인들에게 있어 스트레스를 결정하는 핵심적 변인은 '통제가능성(controllability)'과 '예측가능성(predictability)'이라는 데 동의한다. 로버트 사폴스키(Robert Sapolsky)는 "정신적 스트레스를 초래하는 원인들을 일반화해 보면, 우리가 피하고 싶은 일 목록의 제일 위에는 '앞을 예측할 수 없다는 것'과 '자신이 아무 것도 통제할 수 없다'는 것이 적혀 있다"고 하였다. 심리학자인 롤로 메이(Rollo May)는 현실에 당면할 때 불안이 생기는 이유는 결단성과 책임성이 따르기 때문이라고 했는데, 예측이나 통제의 능력이 확보되지 않은 상태에서 결정을 내리고 책임져야 하는 상황은 불안을 야기하고 현재 순간에 마음이 온전히 정박되지 못하게 한다. 이것이 앞에서

'3D'로 설명한 현대 스트레스를 특징짓는 세 요소, 즉 마음에 불안과 불편함을 느끼는 상태, 마음이 안정되지 않고 분산된 상태, 판단이나 결정을 해야 하는 상태인 것이다.

동물 연구에서나 사람을 대상으로 한 연구에서나 통제가능성과 예측가능성이 스트레스의 주요 변인으로 작용한다는 것을 확인할 수 있다. 바닥에 전기가 통하는 우리 속에 쥐 두 마리를 넣고, 한 마리에게는 스스로 전기 충격을 멈출 수 있는 레버를 설치해 주면, 똑같은 충격이 주어졌을 때 쥐들이 경험하는 스트레스가 다르다. 즉, 레버를 가진 쥐의 스트레스가 더 적다. 또한 전기 충격을 주기 전에 미리 불빛으로 예고 신호를 주면 동일한 스트레스에 대해서도 반응이 감소한다. 인간을 대상으로 한 연구에서도 마찬가지다. 자신이 스트레스 환경에 대한 통제권을 가지고 있다고 생각할수록 스트레스를 적게 받거나 스트레스로 인한 혼란을 덜 나타낸다. 마약성 진통제를 투여 받고 있는 환자에게 의료진이 투약 스케줄에 맞추어 진통제를 투약하지 않고 환자에게 진통제를 주면서 통증이 심할 때에만 직접 투약하라고 하면 진통제의 투여량도 줄어들고 환자에게 지각되는 통증도 감소한다. 똑같은 크기의 기계 소음 속에서 근무하는 근로자들 중 한쪽 그룹에게 기계를 멈출 수 있는 버튼을 주면서 소음으로 인한 고통이 매우 심할 때 사용하되 가급적 기계를 멈추지 말라고 하면 근로자들은 소음이 여전한 환경임에도 불구하고 스트레스를 덜 경험한다. 중요한 사실은 기계를 멈추는 일은 거의 발생하지 않는다는 것이다. 실제로 통제를 했는가, 하지 않았는가와 상관없이 자신이 그 상황을 통제할 수 있다는 믿음, 즉 통제가능성에 대한 지각이 변인이 된다.

스트레스성 사건을 통제할 수는 없더라도 그 사건의 발생을 예측할 수 있으면 스트레스의 강도가 감소한다. 쥐를 우리에 넣고 회피할 수 없는 전기 충격을 주면 그 스트레스로 인해 위궤양이 발생하는데, 쥐들에게 충격을 주기 전에 신호를 미리 제시하면 궤양의 발생이 감소한다. 인간의 경우에도 동일한 강도의 예측할 수 없는 전기 충격에 비해 예측가능한 충격을 덜 혐오스러운 것으로 느낀다. 월남전에서 남편을 잃은 아내들을 추적 조사했던 연구에 의하면, 전사한 군인들의 아내들보다 남편이 실종되어서 생사가 불확실한 아내들에게서 심신의 건강이나 삶의 기능이 더 불량한 것으로 나타났다.

복잡한 사회일수록 상황에 대한 예측력이나 통제력을 갖기가 어렵지만, 그 상황에 대한 충분한 정보를 획득함으로써 통제가능성과 예측가능성을 동시에 높일 수 있다. 예컨대, 버스정류장이나 지하철 플랫폼에서 차량의 운행 상황을 안내하는 것, 운전자에게 도로 교통량 정보를 보여 주는 것 등은 예측가능성과 함께 그 상황에서 자신이 선택할 수 있는 행동의 범위를 넓혀 주어 통제가능성을 높인다. 이처럼 결과를 예측하는 것은 상황을 통제하는 것에 영향을 미치므로 예측가능성과 통제가능성이라는 변인들은 서로 밀접한 관계를 갖고 있다.

인간은 본능적으로 예측가능성과 통제가능성을 확보하고 자기효능감을 높이려는 방향으로 행동을 한다. 빈틈없이 만들어진 시간 계획에 따라 움직일 때 안도감을 느끼며, 물질과 권력과 사회적 관계망을 확보함으로써 삶의 통제력을 확보하려 한다. 자본주의 사회에서는 물질이 통제가능성뿐 아니라 삶에 대한 예측가능성을 높이는 기능을 한다. 경제적 능력, 정보, 대인관계 모두 스트레스 연구자들이 중요한 스트레스 대처자원으로 손꼽는 것들이다. 그런데 현실에서는 대처자원을 확보하려는 노력의 결과가 기대와는 전혀 다르게 나타난다.

미국인을 대상으로 했던 한 연구를 보면, 생활비의 만족 수준에 관한 질문에는 거의 모든 사람이 부족하다고 답하였고, 삶의 질을 향상시키는 것이 무엇인지 묻는 질문에는 절대 다수가 돈이라 응답하였다. 우리나라 50대 남성의 자살 증가율은 다른 연령대들과 비교했을 때 가장 높은데, 자살 원인의 절반 이상은 경제적 고통인 것으로 조사되었다. 하지만 물질에 집착할수록 웰빙 수준은 크게 손상된다는 것이 많은 연구에서 증명되어 왔다. 규칙적인 생활이 예측가능성을 높여 스트레스 관리에 도움이 되기도 하지만, 한정된 시간 속에서 막대한 정보를 처리하고 의사결정을 해야 하는 상황은 심리적 공황을 야기하게 된다. 필립 짐바르도(Philip Zimbardo)는 이것을 현대인의 '시간 기근(time famine)'이라고 표현한 바 있다.

대인관계 또한 스트레스 대처자원으로서 중요한 요소다. 그러나 현대 스트레스의 단일 요인으로서 가장 핵심적인 것이 바로 대인관계다. 도(道)정신치료를 창시한 신경정신과 전문의 소암 이동식은 "세상 사람들의 화제가 남녀노소를 막론하고 누가 내게 잘해 주었다, 잘못했다, 무시했다, 인정을 해 주지 않는다 등이 대부분인 것을 보면 중생고가 어떤 것인지 실감할 수 있을 것이다"라고 하였다. 직장생활에서 가장 큰 어려움으로 나타나는 것도 대인관계이며, 청소년과 대학생들이 상담소를 찾는 큰 이유도 가족관계, 또래관계, 이성관계 등 관계의 문제다.

물질이나 권력에 대한 욕구, 시간에 대한 강박, 정보 선점을 위한 경쟁, 대인관계에 대한 집착은 스트레스 대처자원을 증가시키려는 노력으로 볼 수도 있다. 그러나 시간, 정보, 경제력, 대인관계 등은 추구하면 추구할수록 기대와 현실의 차이를 확인시키게 되며, 스트레스는 악순환 속에서 증폭된다. 더구나 물질에 대한 추구와 성공에 대한 경쟁이 심화될수록, 인간의 삶의 기반이자 가장 중요한 스트레스 대처자원인 사회적 관계는 훼손될 수밖에 없다.

정리를 해 보면, 현대의 스트레스는 어떤 것을 피하려는 것이 아니라 그것을 추구하려는 과정에서 야기된다. 현대인에게 스트레스를 유발하는 대표적 요인들은 역설적으로 스트레스 학자들에 의해 스트레스 대처자원으로 제시되는 것들이다. 이것은 무엇을 의미하는 것일까? 스트레스 관리란 피하고 싶은 것과 갖고 싶은 것, 행복과 불행, 스트레스와 웰빙이 서로 동전의 앞뒷면과 같은 관계를 가지고 있다는 깨달음을 가지고, 그것들에 대한 올바른 인식과 건전한 태도를 갖는 것으로부터 시작되어야 한다는 것이다.

2. 스트레스에 관한 새로운 통찰

스트레스의 기원에 대한 진화론적 이해, 그리고 현대인이 경험하는 스트레스의 본질에 대한 철학적 통찰로부터, 스트레스에 관한 새로운 인식 수립 또는 인식 전환의 필요성이 제기된다. 구체적으로 그 내용은 왜 스트레스를 관리해야 하는가, 스트레스 관리의 실체는 무엇인가, 스트레스 관리에서 가장 중점을 두어야 하는 요소는 무엇인가에 관한 것이다.

1) 스트레스 치유의 목적

암 환자들에게 "왜 암이 생겼다고 생각하는가?" 하고 물으면 많은 환자가 스트레스를 원인으로 지목할 만큼 스트레스가 질병을 유발한다는 믿음은 사람들의 인식 속에 이미 깊이 자리 잡고 있다. 그렇게 때문에 "스트레스를 왜 치유해야 하는가?" 하는 물음에도 그것이 질병을 일으키기 때문이라고 쉽게 답을 한다. 스트레스를 치유하는 목적이 건강하기 위해서라고 생각하는 사람들에게는 "왜 건강해야 하는가?"라는 질문을 다시 건네 볼 필요가 있다.

인간이 건강을 추구하는 목적은 건강 자체가 삶의 궁극적 목적이기 때문이 아니다. 아리스토텔레스(Aristotle)는 인간 삶의 궁극적 목적을 인간이 성취할 수 있는 최고의 선,

즉 '유데모니아(eudaimonia)'라 하였다. 이 말은 현대에 와서 웰빙, 행복, 성취 등으로 번역된다. 달라이 라마(Dalai Lama) 역시 행복과 성취감을 얻는 것이 모든 인간의 궁극적인 목표라고 하였다. 건강이든 스트레스 치유이든 그 목적이 행복과 웰빙을 위한 것임을 깨닫게 될 때, 건강을 추구하거나 스트레스를 치유하기 위해 선택하는 방법, 그리고 그것을 위해 돌아보고 돌보아야 할 삶의 범위는 모두 변화될 수밖에 없다. 그러한 면에서 스트레스의학은 전일주의 철학을 기반으로 한 동양의 심신의학 체계들과 매우 유사한 치유관과 치유 기법들을 공유하고 있다.

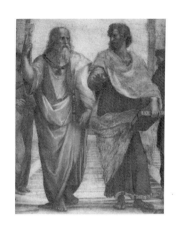

우리는 앞에서 스트레스는 인간의 전 차원에서 건강과 행복의 본질을 설명할 수 있는 개념이자, 인간에 대한 전인적 이해와 학문들 사이의 협력을 가능하게 하는 연결고리임을 살펴보았다. 모든 학문의 궁극적 목표는 결국 인간의 행복에 기여하는 것이다. 스트레스학은 동서양의 의학, 생리학, 심리학, 사회학, 철학 등 모든 학문이 만나는 통합의 구심점을 형성하고 있는 것이다.

우리는 인간이 본연의 이상적 모습에서 벗어났을 때 스트레스와 고통이 야기된다는 것과 이것은 심, 신, 영 모든 차원에서 동일하게 적용되는 원리라는 것을 확인하였다. 그것은 우리가 잊고 있었던 본래의 모습을 되찾아 그것에 어긋나지 않는 삶의 양식을 추구함으로써 건강과 행복이 구현될 수 있다는 사실을 시사한다. 이러한 원리에 대한 수용이 없다면 스트레스 치유라는 명목으로 채택되는 방법들은 그 자체가 또 다른 스트레스가 될 수 있다. 무엇보다도 중요한 점은 스트레스원을 회피하거나 스트레스 반응을 감소시키는 것보다는 잠재적으로 스트레스가 될 만한 자극들을 실제 스트레스로 구성해 내는 자신의 내적 기제에 더욱 주목해야 한다는 것이다.

2) 유스트레스와 디스트레스

한스 셀리에는 스트레스 중에는 좋은 스트레스인 유스트레스(eustress)와 나쁜 스트레스인 디스트레스(distress)가 있다고 하고, 개체의 안녕에 도움이 되는 일정한 수준의 스트레스를 좋은 스트레스라고 하였다. 모든 스트레스가 해로운 것은 아니라는 사실은 생리학적으로도 확인되었다. 창조적인 활동, 의욕을 불러일으키는 도전에 동반되는 스트레스는 유익한 스트레스다. 짜릿한 전율을 느끼게 하는 자극도 급성 스트레스 반응을 유발하지만, 이러한 스트레스들은 신체에 해롭기보다는 이로운 결과를 가져온다.

누구에게나, 어느 상황에서나 절대적으로 좋거나, 절대적으로 나쁜 스트레스는 없다. 그러나 가까운 사람과의 사별, 경제적 빈곤, 신체적 질병, 사회적 실패, 과도한 기대와 욕심 같은 것들은 대체로 나쁜 스트레스이고, 나쁜 스트레스는 불안, 짜증, 초조, 두려움, 걱정 등의 단어와 거의 동의어라 할 수 있다. 나쁜 스트레스는 심신의 불건강을 초래하고 삶에 부정적 영향을 미친다. 게다가 나쁜 스트레스는 좋은 스트레스보다 만성적으로 진행되는 경향이 있는데, 만성 스트레스는 면역 기능을 저하시켜 각종 질병에 대한 감수성을 높인다.

반면, 스포츠 경기, 자녀 출산, 결혼, 취업, 승진, 도전적 과제 수행 같은 것은 대체로 좋은 스트레스로 인식된다. 이들은 인지적 능력을 증가시키고, 정신적 경각심을 높이며, 신체의 에너지 수준을 높여 주고, 과제 수행력을 향상시킨다. 또한 창조적이고 생산적인 활동에 대한 동기를 증가시켜서 성장과 발전의 원동력이 된다. 좋은 스트레스에 대해서도 심신의 스트레스 반응이 유도되기는 하지만, 건강에 해로운 수준이 될 정도로 과도하게 활성화되지는 않으며, 베타-엔도르핀이나 옥시토신과 같은 호르몬들이 함께 분비되어 유해한 스트레스 반응을 상쇄시킨다. 짧고 심하지 않은 스트레스는 일시적으로 면역 반응을 증가시키고, 세포의 활성을 증진시킬 수 있다. 이처럼 적당한 수준의 스트레스는 심신에 활력을 불어넣고 몸의 저항력을 높인다.

피터 워(Peter Warr)는 비타민 모델(vitamin model)을 이용하여 스트레스가 우리에게 미치는 영향을 설명한 바 있다. 비타민은 반드시 섭취해야 하는 것이지만, 과도하게 섭취할 경우 인체에 유해한 영향을 줄 수도 있다. 마찬가지로 적당한 수준의 스트레스는 심신의 활력을 제공하지만 과도한 스트레스는 부정적 영향을 미치게 된다. 스트레스-능률 곡선을 보면 자신의 능력에 비해서 요구가 너무 높은 경우뿐 아니라, 너무 낮은 경우에도 수행 능력은 감소된다. 실제로 스트레스가 없는 것이 가장 나쁜 스트레스가 될 수도 있

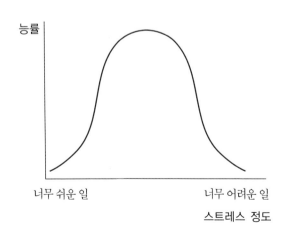

능률

너무 쉬운 일　　　　　　너무 어려운 일

스트레스 정도

[그림 3-2] 스트레스-능률 곡선

다. [주: 스트레스라는 말이 사용되기 전인 1908년에 여키스(Yerkes)와 도슨(Dodson)도 각성 수준과 수행 효율성 간의 관계를 연구하여, 너무 쉽거나 너무 어려운 일 모두 효율성을 감소시킨다는 것을 설명했다. 이를 '여키스-도슨 법칙(Yerkes-Dodson law)'이라 한다.] 직장 스트레스가 심했던 사람이 실직이나 해직 후 겪는 심신의 급격한 쇠약, 자녀 문제로 항상 힘들어하던 사람들이 자녀의 출가 후 겪는 빈둥지증후군(empty nest syndrome) 같은 현상은 스트레스가 없는 것이 오히려 더 큰 스트레스가 된다는 것을 보여 준다. 그와 같은 스트레스가 있을 때 암이나 성인병의 발병률이 증가하고 심신이 허약해지며 노화도 촉진되는 경우를 쉽게 볼 수 있다.

고통과 스트레스는 생명체에게 살아 있음을 알려 주는 신호이기도 하다. 그러한 모든 것으로부터 벗어나 더 이상 바랄 것이 없을 때 '죽어도 여한이 없다'는 표현을 하는데, 이것은 '여한이 있으면 살 수 있다'는 표현으로 바꾸어 볼 수도 있을 것이다. 그리하여 인간은 끊임없이 새로운 걱정거리를 만들어 내거나, 위험을 무릅쓰고 모험적 행위를 추구하면서 스스로를 자극하기도 한다. 그것은 살려는 본능적 욕구와 함께 주어진 살아 있음의 확인에 대한 본능이라고 할 수 있다. 따라서 고통 자체를 제거하려는 것은 자칫 더 부정적인 결과를 초래할 수도 있다. 스트레스도 마찬가지다. 스트레스는 좋지 않은 것이고 피한다는 생각에 좋은 스트레스까지 포기하게 된다면, 그 결과는 삶에 더 치명적일 수도 있다.

3) 스트레스 치유의 핵심 요소

스트레스에 대한 반응 여부와 반응 규모는 사건에 대한 인식과 평가, 그리고 그 사람의 고유한 생리·심리적 반응성에 의해 결정된다는 사실로부터, 어쩌면 스트레스를 만드는 것은 다름 아닌 자기 자신이라는 것을 알 수 있다. 그렇다면 스트레스 관리의 실체는 자기관리이며, 자기관리에서의 핵심 요소는 내적 태도와 반응 양식을 적응적으로 개선하는 것이다.

프랑스의 작가 알베르트 까뮈(Albert Camus)는 "지성인은 자기의 마음으로 자기 자신을 망보는 사람이다"라고 말한 바 있다. 어떤 사건이 스트레스가 될 것인지, 되지 않을 것인지를 결정하는 것은 마음의 작용이므로 자신의 마음을 망보는 것은 스트레스 치유와 관리에 있어서 핵심 기술이다. 현대 심신의학은 마음과 협력하여 생리적 반응들을 제어하고 변화시킬 수 있는 가능성들을 찾아내고 있다. 마음은 개체로 하여금 스트레스 반응을 개시할 것인지를 결정하는 첫 번째 열쇠와 반응의 정도를 제어하는 두 번째 열쇠를 모두 가지고 있기 때문이다. 이것은 한의학을 비롯한 동양의학들의 근본적 치유관이기도 하다. 『의식혁명(*Power vs. Force*)』의 저자 데이비드 호킨스(David Hawkins)는 "질병이란 마음의 작용이 무엇인가 잘못되고 있다는 증거이며, 마음이야말로 변화를 가져오는 힘이 존재하는 장소"라고 하였다. 건강한 마음을 기르는 것을 배제한다면 어떠한 스트레스 치유법도 지속적인 성과를 유지할 수 없다.

스트레스 치유 효과를 내세우는 다수의 접근법들은 스트레스로 인해 이미 발생한 심신의 증상을 완화하는 것을 목표로 하거나, 스트레스를 유발하는 원인이나 상황을 피하도록 하는 것에 초점을 두고 있다. 물론 심신의 증상을 완화시키는 것은 중요하다. 스트레스를 받는 상태가 만성적으로 계속되면 몸과 마음의 긴장으로 나타나고, 이러한 긴장이 계속되면 자율신경계, 내분비계, 면역계 등 몸의 여러 기능을 조절하는 생리적 체계에 이상이 생겨 각종 질병으로 이어지게 된다. 그러나 근본적 원인을 제거하지 않고 증상만 완화하는 것은 밑이 없는 독에 물을 계속 부어야 하는 소모적인 과정이 될 수밖에 없다. 신체적 고통이 있다면 고통 자체를 제거하기에 앞서 고통이 발생하는 원인을 파악하여 그 원인을 제거해야 근본적인 치유가 가능하며, 그러한 치유가 이루어지면 고통은 자연히 소멸된다. 스트레스도 그러하다.

그러나 스트레스의 경우, 스트레스를 유발하는 원인을 피하는 것에 초점을 맞추는 것도 최선의 방법은 아닐 수 있다. 어떤 것을 피해야 하는 상황이 끊임없이 계속되는 것도 커다란 스트레스이며, 그것은 삶의 질과 관련하여 포기해야 할 측면, 즉 기회비용을 동반한다. 마당에 있는 벌을 피하기 위해 계속 방 안에서만 지내야 하는 것과 마찬가지일 수 있다. 고통이나 스트레스라는 상황을 인지할 때 동반되는 불편한 감각과 감정은 새로운 균형과 에너지를 발생시키는 긴장이다. 새로운 균형과 에너지를 발생시키는 것이 바로 스트레스라는 기제가 생명체에게 갖추어진 목적이다.

불편한 경험 자체를 피하려 하기보다는 그 경험을 객관적·중립적으로 수용하여 그것이 자신 안에서 더 큰 고통과 질병으로 증폭되는 경로를 차단하고, 나아가 심신의 적극적인 대응력을 향상시킴으로써 결과적으로 자신이 놓인 상황도 더 우호적으로 개선할 수 있다. 이 과정을 시작하는 열쇠와 추진하는 에너지 역시 마음에서 비롯된다.

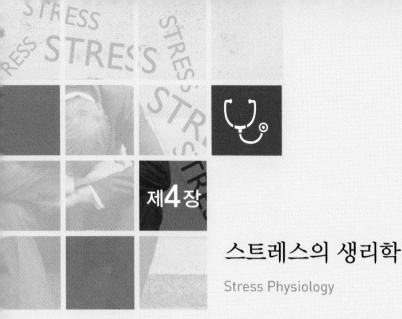

제4장

스트레스의 생리학
Stress Physiology

생체는 스트레스성 자극에 대해 적절히 반응함으로써 변화하는 환경에 적응하고 항상성을 유지할 수 있다. 이 반응은 생체의 에너지와 역량을 긴급한 곳에 재분배하는 방향으로 전개된다. 스트레스 반응이 지속되면 그로 인한 생리적 부담이 증가하여 신체에 기질적인 손상이 일어나고 병리적 과정이 시작된다.

뇌의 편도체는 스트레스성 자극에 대해 정서를 발생시킴으로써 심신의 스트레스 반응의 개시 여부를 결정한다. 시상하부는 편도체에서 만들어진 심리적 신호를 신체적 신호로 변환시켜 실질적인 생리적 스트레스 반응을 구성하는 데 핵심적인 역할을 하게 된다. 스트레스 반응에서 핵심적인 역할을 수행하는 것은 자율신경계와 내분비계다. 자율신경계는 시상하부-교감신경-부신수질 축(sympatho-adreno-medullary axis: SAM축)을 통해서, 내분비계는 시상하부-뇌하수체-부신피질 축(hypothalamic-pituitary-adrenocortical axis: HPA축)을 통해서 말초의 거의 모든 장기와 조직에 영향을 준다. 이 두 체계를 지휘하는 곳은 뇌의 시상하부다. 시상하부는 뇌의 다른 부위들이 신경전달물질을 생산하고 전달하는 과정에도 영향을 미쳐 감정, 각성 상태, 행동에까지 영향을 준다.

스트레스를 경험할 때 일어나는 일련의 생리적 반응 과정에서 분비되는 호르몬들을 스트레스 호르몬이라 한다. HPA축의 호르몬인 부신피질자극호르몬 분비호르몬(corticotropin releasing hormone: CRH), 부신피질자극호르몬(adrenocorticotropic hormone: ACTH), 부신피질스테로이드(corticosteroid), 그리고 SAM축에서 분비되는 에피네프린(epinephrine), 노르에피네프린(norepinephrine)은 생리적, 심리·행동적 스트레스 반응을 구성하는 주역들이다. 그 밖에 베타-엔도르핀(β-endorphine), 옥시토신(oxytocin), 프로락틴(prolactin) 등도 스트레스 과정에서 보상적 반응에 관여한다.

1. 스트레스 반응

개체에 따라 정도와 양상은 다르지만, 스트레스 반응은 생리적 · 정서적 · 인지적 · 행동적 증상들을 다양하게 유발한다. 분노나 두려움 같은 정서가 신체적으로 나타나는 것을 신체화(somatization) 반응이라 하는데, 우리가 흔히 경험하는 스트레스의 생리적 반응들도 여기에 포함된다. 두려움을 느낄 때 맥박이 빨라지고, 화가 나면 혈압이 상승하며, 긴장하면 근육이 경직되고, 우울할 때 수면장애를 겪게 되고, 걱정을 하면 각종 작업 수행 능력이 떨어지는 것 등이 그것이다.

스트레스를 경험할 때 나타나는 일반적인 생리적 증상으로는 혈압 상승, 맥박 증가, 호흡 증가 또는 호흡 곤란, 감각 이상, 근육의 긴장, 통증 지각의 증가, 위장관계 증상, 알레르기 등을 들 수 있다. 정서적으로는 분노, 불안, 공포, 우울, 짜증, 긴장 등이 나타난다. 인지적으로는 기억력, 주의력, 집중력 등에 장애가 나타난다. 행동 반응으로는 식욕의 변화, 수면의 변화, 음주, 약물복용, 우유부단함, 공격적 태도, 폭력적이거나 위험한 행동, 실수, 수행 능력 저하 등을 들 수 있다.

두통, 소화불량, 위장관 궤양, 불면증, 요통, 만성피로, 불안증, 우울증, 생리불순 등은 비교적 흔히 경험하는 스트레스성 질환이다. 협심증, 뇌졸중 등을 비롯한 심 · 뇌혈관계 질환과 당뇨병, 이상지질혈증 같은 대사성 질환, 성장장애, 불임, 악성종양 등도 스트레스와 밀접한 관계가 있다.

스트레스 시 생체에서 일어나는 변화들, 그리고 그것이 우리의 건강과 질병에 영향을 주게 되는 생리적 과정들에 대하여 먼저 살펴보기로 한다.

1) 항상성과 이상성

생리학 교과서에서 가장 먼저 설명되는 용어가 '항상성(homeostasis)'이다. 생리학의 모든 내용은 궁극적으로 신체의 항상성이 어떻게 유지되는가를 설명하는 것이라 할 수 있다. 스트레스라는 단어를 동사로 사용할 때에는 '압박하다' '압력을 가한다'라는 뜻인데, 결국 스트레스란 유기체의 항상성에 압력을 가하는 것이다. 앞 장에서 간략히 언급한 바와 같이, 생체는 내외의 환경으로부터 끊임없이 자극을 받고 있지만 항상 일정

한 생리적 상태를 유지한다는 개념은 클로드
베르나르(Claude Bernard)에 의해서 처음 소개
되었고, 이후 월터 캐넌(Walter Cannon)에 의해
항상성이라는 용어로 표현되었다.

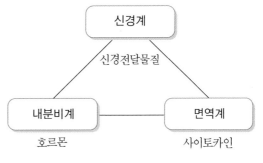

[그림 4-1] 항상성 삼각형

생명을 유지하는 것은 각종 감각기관을 통
하여 내외의 환경 변화와 자극에 대한 정보를
입수하고, 그 상황에 맞게 적절히 반응함으로
써 항상성을 유지하는 능력에 달려 있으며, 스
트레스는 이 항상성을 위협하는 자극이다. 항상성 조절의 핵심 기관은 신경계와 내분비
계 두 시스템이다. 신경계는 신경전달물질을 통해, 내분비계는 호르몬을 통해 정보를
수집하거나 조절 명령을 내린다. 그런데 이 전령물질들을 인식할 수 있는, 즉 이 전령물
질들과 결합할 수 있는 세포 수용체들은 신경계, 내분비계뿐 아니라 면역계를 포함한
여러 계통과 기관에서 발견된다. 한편, 면역계는 면역학적 자극에 관한 정보를 신경계,
내분비계와 공유함으로써 인체의 방어와 조절 기능에 기여한다. 그러므로 항상성은 신
경계, 내분비계, 면역계가 서로 연결된 협력체인 '항상성 삼각형(homeostasis triangle)'에
의해 유지되는 것이다(그림 4-1 참조).

피터 스털링(Peter Sterling)과 조셉 아이어(Joseph Eyer)가 제안한 개념인 '이상성
(allostasis)'은 내외로부터의 변화 요구에 대해 생체가 새로운 평형 상태를 만들어 안정을
유지하는 것을 의미한다(Sterling & Eyer, 1988). 즉, 생체에서는 항상 고정된 균형 상태가
유지되는 것이 아니라 상황에 맞는 새로운 균형 상태가 지속적으로 다시 만들어진다는
것이 이상성 이론의 핵심이다. '신항상성'이라고도 불리는 이상성은 '새롭게 수립된 항
상성' '다른 형태의 항상성'이라는 의미를 담고 있다. 스털링과 아이어에 의해 소개된
이상성 개념은 브루스 맥퀸(Bruce McEwen)과 엘리엇 스텔라(Elliot Stellar)에 의해 더욱 확
장 발전되었다. 특히 이들은 장기간 지속되는 스트레스 속에서 생체가 균형을 유지할
때 부담해야 하는 생리적 비용을 뜻하는 '이상성 부하(allostatic load)'라는 개념을 추가하
였다(McEwen & Stellar, 1993). 이상성 부하는 반복적인 생리적 반응의 기복과 생리적 시
스템의 활성 증가로 인하여 야기된 신체의 긴장을 뜻하는데, 이러한 부담은 결국 질병
의 위험을 높이게 된다.

항상성 모델에서는 모든 생리적 지표가 소위 '정상'이라는 특정 상태를 유지해야 건

강이고, 그것을 벗어난 지표는 의학적 치료의 대상이 되는 것에 비해, 이상성 모델에서의 건강은 내외 환경의 요구에 대한 반응과 적응력을 의미하는 것이며, 정상 범위를 벗어나는 생리적 지표 자체를 병리적 결과로 보지 않는다. 유기체의 생리적 지표들은 세포 간, 조직 간, 장기 간의 상호 소통과 피드백의 결과로 나타나는 것이며, 각 지표들의 변화는 고위 중추의 통제에 의해 하위 기제들의 작용이 조율된 것이다.

이상성 모델은 유기체가 변화를 통해 동적(動的)인 안정성을 유지한다는 의미를 내포하고 있으며, 유기체의 안녕을 위해서는 내적 환경이 고정되어 있는 것이 아니라 유연하게 변화되어야 한다는 것을 지적하고 균형의 역동성을 강조한다. [그림 4-2]에서 시소 위에 있는 두 사람의 모습은 항상성 모델과 이상성 모델의 차이를 보여 준다. 항상성 모델에서는 항상 대(大)자 형의 고정된 자세가 유지되어야 한다고 보지만, 이상성 모델에서는 시소에 작용하는 환경적 하중 변화에 따라 때로는 방(方)자 형의 새로운 균형 자세를 만드는 것이 건강한 생체의 반응이다. 다만, 이 상태가 오래 유지되면 근골격계의 부담이 점차 증가하고 병리적 변화가 초래될 수도 있다. 이처럼 변화의 요구가 지속되어 이상성을 유지하기 위한 생리적 부하가 가중되면 질병이 유발될 수 있다는 것이 이상성 모델에서의 병인론이다.

신경희(2013)는 이상성 개념이 '동태평형(動態平衡)'이라는 한의학의 중심 개념과 일치한다고 보았다. 한의학에서는 정상을 벗어난 어떤 상태, 즉 증상 자체를 질병으로 보지 않는다. 따라서 병명을 부여하기 전에 증상의 이면에 있는 원인에 주목한다. 예컨대, 고혈압은 그 자체가 병이 아니라, 여러 원인에 의해 몸이 만들어 낸 증상이다. 혈압은 자율신경계, 내분비계, 순환기계의 복잡한 기제에 의해 정밀하게 조절된다. 높은 혈압은

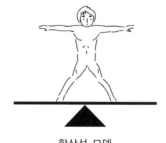

항상성 모델
항상 대(大)자 형의 고정된 자세가 유지된다.

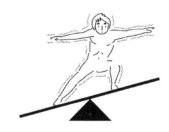

이상성 모델
필요에 따라 방(方)자 형의 균형 자세가 이루어지나
이 상태를 유지하려면 근골격계의 부담이 가중된다.

[그림 4-2] 항상성 모델과 이상성 모델의 차이

노인성 동맥경화나 혈류의 감소 같은 상태에서 말초로의 혈액 공급을 유지하기 위한 내적 조절의 결과일 수 있으므로, 정상을 벗어난 혈압 자체에만 주목하여 혈압강하제를 사용하면 오히려 기력의 감소나 장기의 허혈이 초래될 수 있다. 다만, 높은 혈압이 지속되면 심혈관계에 생리적 변화와 물리적 손상을 초래할 수 있으므로 증상에 대한 개입이 요구될 수 있다. 이것은 항상성 모델에서 설명하지 못했던, 스트레스에 의한 질병 발생의 기제를 이상성 모델이 설명하는 방식이기도 하다.

생물학적 시스템에는 하나의 또는 궁극적인 항상성 균형점은 존재하지 않는다. 계속적인 수정을 통해 새로운 균형을 찾아가는 과정은 '항동성(homeodynamics)' 이라는 용어로도 표현된다(Yates, 2008). 베벌리 루빅(Beverly Rubik)의 설명처럼, 우리의 몸은 하나의 일정한 상태보다는 수많은 가능성을 가진 자기-조직화(self-organizing) 시스템이다 (Rubik, 2002). 항동성이라는 개념 또한 영원히 변화하는 유기체의 생명 양식을 적절하게 설명하고 있다. [주: 항동성이라는 용어는 심장박동, 호흡운동 등의 생명 현상을 비선형적 카오스(chaos) 이론 같은 물리적 원리로 설명하는 데 더 유용하게 활용될 수 있을 것이다.]

2) 자율신경계와 투쟁-도피 반응

월터 캐넌은 유기체가 스트레스를 경험할 때 에피네프린, 노르에피네프린 같은 카테콜아민(catecholamine)들이 분비되고, 이들의 작용으로 인해 투쟁-도피 반응(fight-or-flight response)에서 일어나는 다양한 심리적 · 생리적 · 행동적 변화가 나타나, 위협에 맞서 싸우거나 신속히 도피할 수 있도록 한다고 설명하였다. 긴급한 위기 상황에서 투쟁-도피 반응을 준비하는 것은 교감신경계다.

신경계는 해부학적 위치에 따라 중추신경계(central nervous system: CNS)와 말초신경계 (peripheral nervous system: PNS)로 구분된다. 중추신경계는 뇌(brain)와 척수(spinal cord)로 구성된다. 말초신경계는 두개골과 척수 밖에 있는 신경계로서, 뇌에서 나오는 뇌신경 (cranial nerve), 척수에서 나오는 척수신경(spinal nerve)과 이어진다. 신경계를 기능적으로 구분하면 체성신경계(somatic nervous system)와 자율신경계(autonomic nervous system)로 나눌 수 있다. 체성신경계는 대뇌의 지배를 받는 신경으로, 감각기관에 분포하여 감각기로부터 오는 흥분을 중추신경계로 보내는 감각신경(sensory nerve)과 골격근에 분포하여 중추신경계로부터 반응기로 보내지는 운동신경(motor nerve)이 연결되어 있다. 자율신경계는 대뇌가 아닌 간뇌, 연수, 척수의 지배를 받으며, 내장 기관, 혈관, 피부에 분포하는 운동신경이다. 팔, 다리의 골격근을 움직이거나 피부의 자극을 인지할 수 있는 것은 체성신경계에 의한 것이며, 인지적 개입이 없이도 인체가 스스로 호흡, 혈압 같은 생리 기능을 조절하는 것은 자율신경계에 의한 것이다. 즉, 자율신경계는 생체의 기능 가운데 불수의적이고 자동적인 기능을 담당하는 신경계다.

자율신경계는 교감신경계(sympathetic nervous system: SNS), 부교감신경계(parasympathetic nervous system: PNS), 장신경계(enteric nervous system: ENS)로 구분된다. [주: 장신경계는 소화기관에 분포하는 신경계다. 과거에는 부교감신경계의 일부로 분류되었으나, 최근에 독립된 신경계로 구분되었다. 장신경계에 관해서는 6장 2, '2) 소화기계 질환'에서 더 자세히 다룬다.] 교감신경계와 부교감신경계는 서로 상반된 작용을 한다. 스트레스 상황에서는 교감신경계가 활성화되어 카테콜아민류의 스트레스 호르몬을 분비시켜 대응 활동을 준비한다. 티로신(tyrosine)이라는 아미노산에서 유래한 신경전달물질들을 카테콜아민이라 하는데, 에피네프린, 노르에피네프린, 도파민(dopamine) 등이 여기에 속한다. 에피네프린과 노르에피네프린은 각각 아드레날린(adrenalin), 노르아드레날린(noradrenalin)이라 불리기도 하는데, 이들은 급성 스트레스에 의해 분비되어 신체를 스트레스에 대응할 수 있는 상태로 신속히 준비시켜 준다. 부교감신경계는 교감신경계와 정반대의 생리적

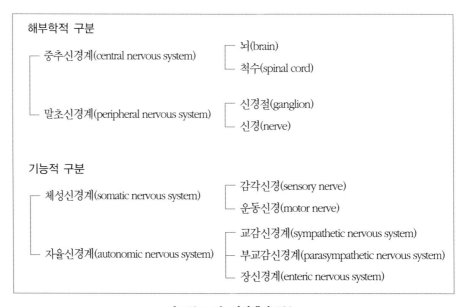

[그림 4-3] **신경계의 구분**

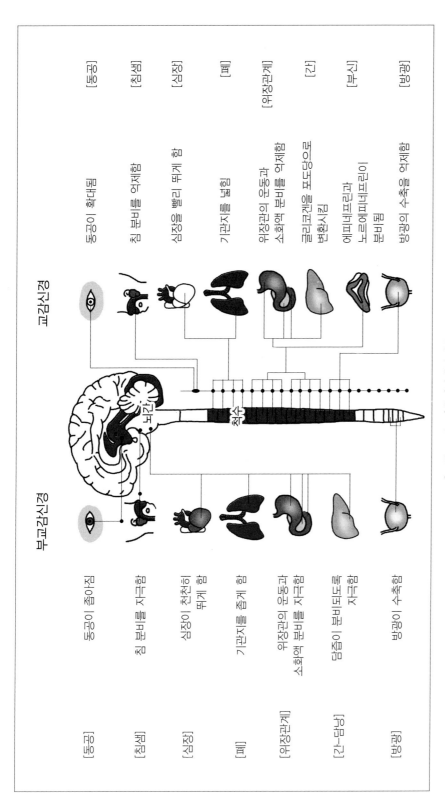

[그림 4-4] 자율신경계의 작용

작용을 한다. 주로 휴식 중이거나 수면 중일 때 활성화되어 생체를 수복하고, 소화와 흡수를 돕고, 에너지를 비축한다. 스트레스 반응이 교감신경계를 자극하는 반응이므로 많은 스트레스 관리 기술이 부교감신경계를 활성화하여 심신의 이완을 돕는 것을 목표로 하게 된다.

교감신경계가 활성화되면 심리적 각성, 심장 수축 증가, 위장관계 활동 감소, 호흡 증가, 땀샘 확장, 피부 기모근의 수축, 동공 확장 등의 생리적 변화가 나타난다. 투쟁-도피 반응은 바로 교감신경계의 활성화로 일어나는 것이므로, 스트레스를 경험하게 되면 심장의 박동이 증가하고, 호흡이 가빠지며, 혈관이 수축하여 혈압이 상승하고, 피부에서는 기모근의 수축으로 소름이 돋고 털이 곤두선다. 또한 타액 분비가 억제되어 입이 바짝 마르고, 소화액 분비가 감소하며, 소화관 근육이 긴장하여 음식물 소화가 잘 되지 않고 쉽게 체한다.

뇌에서 교감신경을 조절하는 중추는 시상하부와 뇌간에 많이 분포되어 있다. 뇌간(brain stem)은 대뇌피질 밑에 있는 중뇌(mid brain), 교뇌(pons, 뇌교, 교), 연수(medulla)를 함께 일컫는 용어이며, 뇌간 아래로는 척수가 이어진다. 뇌간 중에서 중뇌와 교뇌 사이의 경계 가까이에 있는 청반(locus ceruleus)은 노르에피네프린을 분비하는 교감신경계의 핵이다(그림 4-5] 참조). 청반이 활성화되면 노르에피네프린을 통해 전달되는 신호가 위로는 뇌의 여러 부위로 전달되어 각성, 흥분, 불안 등의 변화를 일으키고, 아래로는 척수를 거쳐 말초의 교감신경계에 신호를 전달하여 투쟁-도피 반응에서 일어나는 일군의 전신적 변화를 유도한다.

에피네프린은 신장 위에 위치한 부신의 안쪽인 부신수질에서 분비된다(그림 4-6] 참조). 부신수질에서 분비된 에피네프린은 혈류를 통해 말초의 여러 기관과 조직으로 전달된다. 노르에피네프린과 에피네프린은 분자의 화학기 수에서 한 개 차이가 난다. 이들의 기능은 영향을 미치는 조직(tissue)의 종류나 작용의 규모 면에서 다소 다르지만 전반적으로는 유사하며 투쟁-도피 반응의 여러 생리적 변화를 일으키는 데 관여한다. 다만, 노르에피네프린은 신경전달물질로서 신경

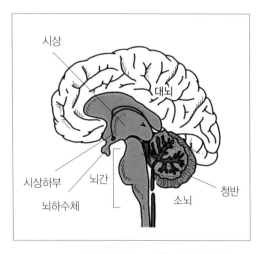

[그림 4-5] 시상, 시상하부, 뇌하수체, 뇌간의 위치

계를 경유하여 그 작용을 일으키고, 에피네프린은 내분비계 호르몬으로서 혈류를 타고 전신에 전달되어 보다 광범위한 효과를 미치게 된다. 신경계와 내분비계의 차이는 전용 통신망을 통해 정보가 전달되는 전화와 일반 운송망을 이용하여 전달되는 편지의 차이로 비유할 수 있다. 노르에피네프린은 신경세포(neuron)들의 연결망을 통해 신속히 전달되어 빠른 변화를 유발할 수 있다. 내분비계는 혈관을 통해 신호가 전달되므로 신경계에 비해 느리지만 더 오래 효과를 나타낼 수 있다.

스트레스 시에 분비되는 카테콜아민들은 코르티솔(cortisol)이라는 또 다른 중요한 스트레스 호르몬의 분비에도 영향을 미친다. [주: 부신피질에서 분비되는 호르몬은 당 대사와 관련된 당질코르티코이드(glucocorticoid)류와 무기질 대사와 관련된 무기질코르티코이드(mineralocorticoid)가 있다. 당질코르티코이드에는 코르티솔(cortisol), 코르티손(cortisone), 코르티코스테론(corticosterone) 등 여러 가지가 있는데, 사람에게는 코르티솔이 가장 중요하다. 코르티솔은 본 장 '3. 내분비계와 스트레스 반응'에서 자세히 설명한다.] 카테콜아민과 코르티솔 모두 스트레스 반응에 필요한 에너지를 각 조직에 공급하기 위하여 글리코겐 형태로 저장되어 있던 에너지를 포도당으로 전환하여 혈류로 이동시킴으로써 혈당을 높이고, 지방산을 유리하여 혈중 지방산 농도를 증가시키는 등의 생리적 변화를 일으킨다. 급성 스트레스에서 분비되는 카테콜아민은 면역 기능을 일시적으로 상승시킨다. 이러한 변화들은 모두 위급한 상황에 대처하는 데 필수적이지만, 생리적으로는 매우

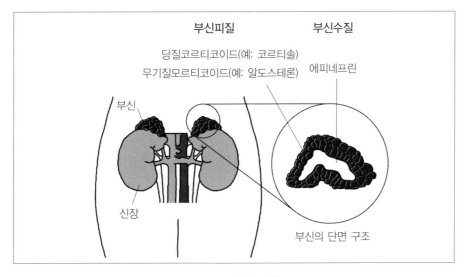

[그림 4-6] 부신과 부신호르몬

고비용을 요구하는 것이기 때문에 생체에서는 곧바로 급성 스트레스 반응을 제어하기 위한 보상적 반응들이 일어난다. 여기에는 코르티솔 같은 다른 스트레스 호르몬들이 관여한다.

최근에는 투쟁-도피 반응이 남성 위주의 이론이라는 지적과 함께 여성은 위급 상황에서 투쟁이나 도피를 준비하기보다는 가족을 돌보고 주위의 도움을 구하는 반응을 하므로 남성과 여성의 스트레스 반응은 동일하지 않다는 이론이 제시되었다. 이 이론을 제시한 셜리 테일러(Shelly Taylor) 등은 이 반응을 '보살피고-친구되는 반응(tend and befriend response)'이라고 명명하였다(Taylor et al., 2000). 투쟁-도피 반응을 구성하는 주요 전령물질이 에피네프린과 노르에피네프린이라면, 보살피고-친구되는 반응의 핵심 전령물질은 옥시토신(oxytocin)이다. 옥시토신은 출산 시 자궁수축을 일으키는 호르몬으로 잘 알려져 있는데, 한편으로는 모성행동을 일으키고 인간관계에서 안정감과 평안함을 느끼게 하는 호르몬이기도 하다. 옥시토신을 처녀인 암컷 쥐에게 투여하면 주변의 어린 쥐에게 완전한 모성행동을 하지만 어미 쥐의 옥시토신 분비를 인위적으로 억제하면 자신의 아기 쥐를 방치한다. 또한 옥시토신 기능에 결함이 있는 동물에게는 친밀감 형성이나 짝 결속 같은 사회적 행동에 장애가 일어난다.

3) 스트레스 반응의 두 경로

자율신경계의 카테콜아민 분비로부터 시작되는 스트레스 반응은 신속한 신체적 대응 활동을 준비할 수 있도록 한다. 그러나 스트레스의 원인이 바로 제거되지 않고 상황이 지속된다면 내분비계에서 코르티솔이라는 호르몬 분비를 증가시켜 장기적인 저항력을 준비한다.

코르티솔은 부신의 바깥 부분인 부신피질에서 생산되는 부신피질호르몬의 일종이다 (그림 4-6] 참조). 본래 코르티솔은 생명 활동에 필수적인 호르몬으로서 아침 기상 무렵에 최고로 상승하고 자정 무렵에 최저로 감소하는 일주기 리듬(circadian rhythm)을 가지고 항상 분비되고 있는데, 스트레스가 지속될 때에는 혈중 농도가 상승하게 된다. 카테콜아민이 스트레스 상황을 통제할 수 있는 능력을 준비한다면, 코르티솔은 스트레스 원인을 통제할 수 없는 상황에서 오래 견딜 수 있도록 신체의 대사 기능을 비상 상태로 전환시킨다. 즉, 교감신경계가 전방의 전투력을 갖추어 준다면, 내분비계는 후방에서 상황에 버틸 수 있는 저항력을 갖추어 준다. 이처럼 생리적 스트레스 반응은 자율신경계와 내분비계의 작용에 의해 만들어진다.

난파된 유람선의 승객을 예로 들어 보자. 생사의 기로에 선 위급한 순간에 승객들이 신속히 유람선에서 탈출하여 온 힘을 다해 바다를 헤엄쳐 근처의 무인도에 도착한다. 이 과정은 교감신경계에 의해 지원된다. 그런 다음에 마실 물이나 음식물이 없는 무인도에서 한동안 구조되지 못하고 지내야 할 가능성에 대비하여 생체를 준비시키는 것이 부신피질호르몬, 즉 코르티솔의 역할이다. 코르티솔은 손상된 신체의 수복, 면역세포의 감시나 병원체 제거 기능, 성장, 생식처럼 생존하는 데 긴급하지 않은 일들은 차후로 미루고, 당장의 시급한 생체 작용에만 자원과 에너지를 조달한다. 이러한 반응들은 단기적으로는 생존에 도움을 주지만 만성적으로 지속되면 신체 조직의 손상을 가져오고 면역력의 억제로 인해 각종 질병에 취약해지게 한다.

자율신경계 경로는 시상하부에서 시작되어 교감신경을 경유하여 부신수질로 이어진다. 이 반응 축을 '시상하부-교감신경-부신수질 축(sympatho-adreno-medullary axis: SAM축)'이라 한다. 역시 시상하부에서 시작되어 뇌하수체를 경유하여 부신피질로 이어지는 반응 축을 '시상하부-뇌하수체-부신피질 축(hypothalamic-pituitary-adrenocortical axis: HPA축)'이라 한다. 이 축은 내분비계 경로다. SAM축의 최종 산물은 에피네프린, 노르에피네프린이고, HPA축의 최종 산물은 코르티솔이다.

〈표 4-1〉 스트레스 반응의 두 가지 경로

기관	시상하부-교감신경-부신수질 축 (SAM축)	시상하부-뇌하수체-부신피질 축 (HPA축)
작용경로	교감신경계	내분비계(혈관)
전령물질	에피네프린, 노르에피네프린	부신피질호르몬(코르티솔)
전령물질 분비기관	부신수질(에피네프린), 교감신경계 신경말단(노르에피네프린)	부신피질
반응속도	즉각적	점차적
반응목적	신속한 대응 태세 준비	상황에 견디는 저항 태세 준비
개체 차원의 대응 형태	능동적 대응	수동적 저항

4) 급성 스트레스와 만성 스트레스

스트레스는 지속 시간에 따라 단기적으로 나타나는 급성 스트레스, 장기적으로 진행되는 만성 스트레스로 나눌 수 있다. 이들이 심신에 미치는 영향은 동일하지 않으며, 건강과 질병에도 서로 다른 방식으로 영향을 준다. 따라서 급성 스트레스와 만성 스트레스에 대해서는 개입 방식도 달라져야 한다(Pelletier, 1992).

급성 스트레스 때에는 교감신경계가 위험에 대처하기 위해 즉각적인 투쟁-도피 반응을 준비하여 각성 수준과 대응 활동을 증가시킨다. 급성 스트레스나 심리적으로 긍정적인 것으로 인식되는 스트레스에서는 교감신경계가 주로 작용하고, 만성 스트레스나 부정적으로 인식되는 스트레스에서는 코르티솔이 주요 역할을 한다. 겉보기에 사소한 일도 지속되거나 반복되고 일상적 근심거리들이 많은 경우에는 혈중 코르티솔 농도가 계속 높게 유지되면서 여러 가지 생리적 손상을 야기한다. 이처럼 급성 스트레스와 만성 스트레스가 심신에 미치는 영향은 다르다.

생활 속 사건들 중에서도 작지만 늘 지속되는 만성 스트레스가 갑자기 벌어지는 급성 스트레스보다 더 유해하다는 것이 여러 연구를 통해 밝혀지고 있다. 예를 들어, 이혼, 사별 등과 같은 주요 생활 사건보다 가사 부담, 경제적 어려움, 출퇴근길의 도로 정체 같은 일상의 사소한 만성 스트레스가 생체에 미치는 영향이 더 크다는 것이다(DeLongis et al., 1982; Eckenrode, 1984; Kanner et al., 1981). 이와 관련하여 현대 사회에서 스트레스 지수가 가장 높은 사람은, 이혼 후 홀로 자녀를 부양하면서 집과 거리가 먼 직장으로 통근을 하며 단순 노동 업무에 종사하는 40대 여성이라는 조사 결과가 있었다. 이들에게는 고도의 심리적 긴장감이나 커다란 삶의 변화를 겪는 일은 빈발하지 않지만, 일상에서 늘 만나는 만성 스트레스로 인해 혈중 코르티솔 농도가 항상 높게 유지되어 대사증후군, 감염성 질환, 악성종양 등의 위험률이 높고, 정서적으로도 우울과 불안의 가능성이 높다. 심리적 · 신체적 에너지가 점차 고갈되면 사소한 스트레스에도 대응할 능력이 감소되고, 반면 자극에 대한 민감성은 더욱 증가하여 심신의 건강을 해칠 수밖에 없는 악순환으로 이어지게 된다.

5) 일반적응증후군

한스 셀리에(Hans Selye)는 스트레스원의 종류가 무엇이든지 유기체는 그것에 대응(적응)하기 위하여 생리적으로 동일한(일반적인) 스트레스 반응을 보인다고 하고, 그러한 이유로 스트레스 반응을 일반적응증후군(general adaptation syndrome: GAS)이라고 명명하였다. 일반적응증후군은 경고반응단계(stage of alarm reaction), 저항단계(stage of resistance), 소진단계(stage of exhaustion)의 3단계로 구성된다. 경고반응단계에서는 교감신경계가 활성화되어 신체적 힘을 증가시키고 투쟁-도피 반응을 준비한다. 이어지는 저항단계는 스트레스원에 대해 버티면서 적응하는 단계이며, 부신피질호르몬(코르티솔)의 작용이 주축을 이룬다. 이 단계는 외적으로는 정상처럼 보이지만 내적으로는 정상이 아닌 소위 '적응의 질병'을 겪고 있는 단계다. 면역계의 저항 능력이 감소되어 크고 작은 감염증에 취약해진다. 저항단계에서 항상성이 회복되지 못하고 결국 저항력도 고갈되면 소진단계로 이어진다. 심신의 이상이 외부로 나타나고, 질병이 발생하며, 심하면 사망에 이를 수 있다.

이 3단계를 경계 근무 중에 적의 포격을 받은 군인의 예를 들어 설명할 수 있다. 먼저 포격이 있고 난 직후, 군인은 신속히 전투에 임할 준비 태세를 갖춘다. 이것이 1단계인 경고반응단계에 해당한다. 이어서 본격적으로 교전에 나서는 것이 저항단계다. 그러나 그 군인은 무한정 계속해서 전투에 임할 수 없다. 그가 지치기 전에 적이 제압되거나 다른 군인들의 지원이 이어지지 않는다면, 결국 에너지가 소진되어 더 이상 싸울 수 없는 상황이 된다. 이것이 소진단계다.

일반적응증후군 이론의 핵심은 지속되는 스트레스가 면역 기능을 저하시키고 신체에 각종 장애를 가져올 수 있다는 것과 그 원인은 부신피질에서 분비되는 호르몬 때문이라는 것이다. 셀리에는 스트레스 반응의 결과, 부신의 비대, 흉선의 위축, 소화기 궤양 등 3대 증상(triad of symptoms)이 일어날 수 있다고 지적하였다. 부신은 스트레스 호르

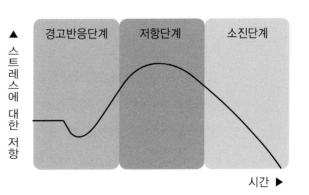

[그림 4-7] 일반적응증후군의 3단계

몬들을 분비하는 장기이며, 흉선은 면역계의 중추적 장기이고, 소화기 궤양은 코르티솔 같은 부신피질호르몬에 의해 흔히 유발되는 소화기계 질환이다.

생체 내 평형이 교란되었을 때 질병이 유발된다는 생각은 고대로부터 있어 왔으며, 내적 평형을 위협하는 자극에 적응하려는 반응으로 인해 오히려 질병이 유발될 수 있다는 견해 역시 중세에도 있었다. 셀리에의 일반적응증후군은 스트레스라는 개념을 현대 생리학 이론과 접목하고, 과거의 의학적 견해들을 현대적 병인론으로 다시 제시한 것이라 할 수 있다.

일반적응증후군 이론은 스트레스 반응 중 생물학적 공통성을 갖는 부분만을 설명하는 이론이다. 스트레스원의 종류와 무관하게 스트레스 반응은 같으며, 어느 유기체에서나 동일한 양상으로 진행된다고 설명하는 것은 명백한 한계가 있다. 즉, 일반적응증후군 이론은 개체마다 다르고, 상황에 따라 가변적인 내적 과정에 대하여 주목하지 못한다. 모든 스트레스 상황에서 생체가 항상 동일하게 반응한다면 그것은 적응적이라 할 수 없다. 심리적 스트레스를 배제하고 생리적 스트레스의 종류들만 보더라도 추위, 기근, 육체노동 등 수많은 스트레스가 있고, 각 상황에서 신체에 요구되는 적응적 반응은 동일하지 않다. 단순히 경고반응단계에서 촉발되는 투쟁-도피 반응의 상황만 보더라도, 투쟁을 해야 하는 경우와 도피를 해야 하는 경우에 동일한 심신의 변화가 요구되는 것은 아니다. 셀리에의 생리학적 연구 업적은 이후 심리적 과정의 중요성, 개체가 놓인 환경과 그 개체의 기질상의 특성 등에 관심을 기울인 많은 학자의 연구에 의해 보완되었다.

2. 중추신경계와 스트레스 반응

모든 생명체는 생체 내외의 변화와 자극을 지속적으로 감지하고 그에 따라 적절한 반응을 구성하여 생체의 항상성을 유지하지 않으면 생명을 지속할 수 없다. 스트레스는 생명체로 하여금 생존에 필요한 어떤 반응을 요구하는 내·외부의 변화나 자극이다. 스트레스성 자극은 감각기관을 통해 입수되어 중추신경계에서 인식된 후, 내분비계나 자율신경계를 통하여 생체 여러 기관에 생리적 변화를 유발하고, 심리와 행동에도 변화를 일으키게 된다.

이 과정 중에는 의식적으로 이루어지는 부분도 있지만 대개의 과정은 우리가 인식하지 못하는 사이에 무의식적으로 진행된다. 이러한 정보 수집과 반응 형성의 과정에는 두뇌라는 신경계의 고위 중추가 중심적인 역할을 한다. 그중에서도 변연계의 편도체는 수집된 정보에 감정적인 채색을 함으로써 심신의 스트레스 반응 개시 여부를 결정하며, 간뇌의 시상하부는 편도체에서 만들어진 심리적 신호를 신체적 신호로 변환시켜 실질적인 생리적 스트레스 반응을 구성하는 데 핵심적인 역할을 하게 된다.

1) 스트레스 반응의 구성

스트레스 반응이 형성되고 통합되는 곳은 두뇌다. 개체 내외의 변화나 자극은 신경계를 통해 두뇌에 전달되고 두뇌는 그에 대해 필요한 반응을 구성하므로 중추신경계, 특히 뇌는 스트레스라는 적응적 반응에서 핵심적인 역할을 하게 된다.

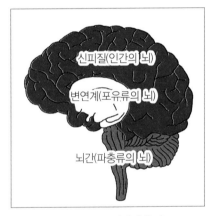

[그림 4-8] 삼위일체 뇌

1960년대에 폴 맥린(Paul MacLean)이 제안한 '삼위일체 뇌 이론(triune brain theory)'에 따르면, 인간의 뇌는 진화 과정에 따라 단계적으로 형성된 세 개의 층으로 구분할 수 있다(MacLean, 1990). 가장 먼저 형성된 층은 뇌의 아랫부분으로서 척수와 연결되는 뇌간이다. 뇌간을 파충류의 뇌라고도 하는데, 이곳은 호흡, 배설, 혈류, 체온과 같이 생명을 유지하는 것과 관련된 필수적인 기능을 담당하는 곳이다. 뇌간 위에는 대뇌의 안쪽 가장자리 부위인 변연계(limbic system)가 있다. 변연계는 포유류의 뇌라 하는데, 정서가 형성되는 곳이다. 변연계 위에 있는 대뇌피질은 진화적으로 가장 최근에 만들어졌기 때문에 신피질이라 한다. 이곳이 바로 인간을 인간답게 만드는 인간의 뇌, 이성의 뇌다.

대뇌의 아래와 뇌간의 위 사이, 즉 변연계의 안쪽에는 간뇌라 부르는 부위가 있다. 간뇌는 대뇌피질에 전달될 온갖 감각 정보를 처리하는 시상(thalamus), 그리고 자율신경과 내분비와 내장 기능을 조절하는 시상하부(hypothalamus)를 합쳐서 이르는 말이다. 스트레스 반응의 두 경로인 내분비계와 자율신경계의 작용은 간뇌의 시상하부에서부터 구성된다. 시상하부로 하여금 스트레스 반응을 개시하도록 하는 신호는 정서를 만드는 변

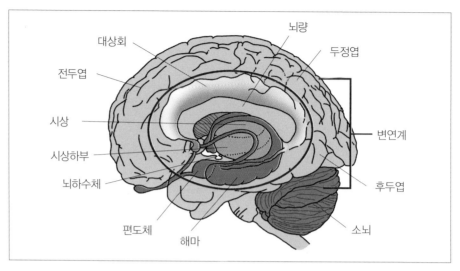

[그림 4-9] 대뇌피질과 변연계

연계로부터 제공된다. 변연계는 기억을 관장하는 해마(hippocampus), 정서 반응을 조절하는 편도체(amygdala), 감정과 보상을 매개하는 통로인 대상회(cingulate gyrus) 등을 포함하고 있다. 변연계는 과거의 경험 및 기억을 종합하여 현재 입수된 자극을 해석하고 그에 따른 정서를 발생시킨다. [주: 이러한 해석은 신피질에서 수행되는 의식적 과정이 아니라 무의식적 과정이다.] 변연계 구조물 중에서도 편도체가 그 핵심 역할을 하는데, 편도체는 특히 불안, 분노, 공포 같은 부정적 정서를 생성하는 데 특화되어 있다.

자극의 인식이라는 감각적 경험과 사고와 의지라는 의식적 기능은 모두 신피질에서 비롯된다. 신피질은 부위별로 전두엽, 두정엽, 후두엽, 측두엽, 뇌섬엽(섬피질)으로 나눈다. 이 가운데 전두엽은 사고력, 창조력, 예측력 등 고차원적 기능을 통합하는 동시에 변연계에서 형성되는 원초적 감정을 의식적으로 조절하는 역할도 한다. 신체의 외부에서 기원한 물리적 자극뿐 아니라 신체 내에서 일어나는 감각과 감정의 생성, 소멸과 같은 심리적 자극들도 전두엽에서 인지된다. 전두엽에서 인지된 정보는 변연계로 전달된다. 그러면 변연계는 그 자극에 감정적인 색을 입히는 작용을 한다. 예를 들어, 어떤 큰 소리가 청각계로부터 전달되었을 때 전두엽에서 그것을 재난을 알리는 방송이라고 판단하면 변연계는 그 자극에 두려움, 불안, 공포 같은 정서를 부여한다.

변연계의 편도체에서 발생한 정서적 신호는 자율신경 반응, 내분비 반응, 행동 반응을 유발하는 뇌의 각 영역으로 전달된다. 그 결과, 부신피질자극호르몬 분비호르몬

(corticotropin releasing hormone: CRH), 노르에피네프린, 세로토닌(serotonin), 도파민 (dopamine), 베타-엔도르핀 등 전령물질들의 분비가 시작된다. [주: CRH는 과거에 CRF(corticotropin releasing factor)라 하였다.] 시상하부에서 분비되는 CRH는 시상하부 아래에 연결되어 있는 뇌하수체의 앞쪽(뇌하수체 전엽)을 자극하여 부신피질자극호르몬 (adrenocorticotropic hormone: ACTH)을 분비하게 한다. 뇌하수체 전엽에서 분비된 ACTH는 혈류를 타고 부신으로 가서 부신피질을 자극하여 당질코르티코이드인 코르티솔을 분비하게 한다. 이것을 시상하부-뇌하수체-부신피질 축(HPA축)이라 한다. HPA축의 각 단계에서 생성된 스트레스 호르몬들은 심혈관계, 면역계, 내분비계, 근골격계 등 신체 전반에서 다양한 생리 반응을 일으킬 뿐 아니라 우리의 기분과 행동도 변화시킨다. [주: HPA축에 대해서는 이 장 3, '2) 시상하부와 HPA축'에서 다시 설명한다.]

대뇌에서 스트레스 반응을 일으키는 핵심 영역은 CRH를 분비하는 시상하부와 뇌간에 있는 교감신경 중추인 청반인데, 이들 두 시스템은 서로를 자극하여 활성화시킨다. 즉, 이들은 서로 정적으로 자극하는 양성피드백(positive feedback) 고리를 이루고 있다. 세로토닌이나 아세틸콜린 같은 신경전달물질들도 이들 시스템을 자극하는 반면, GABA(gamma-aminobutyric acid)나 베타-엔도르핀 같은 신경전달물질들은 이곳에서 일어나는 스트레스 반응을 억제한다.

HPA축에서 생성되는 최종 산물인 코르티솔은 신체 세포들이 에너지로 이용할 포도당을 혈류로 방출하고, 면역과 염증 반응을 억제하는 등 여러 생리적 변화를 일으켜 스트레스 상황에 오래 저항할 수 있는 신체 상태를 만든다. 한편으로는 CRH의 분비를 억제하고 청반에서의 교감신경 활성을 감소시킴으로써 급성 스트레스 반응을 진정시키는 역할을 한다. 즉, 코르티솔이 시상하부 수준에서 CRH의 분비를 억제하는 음성피드백(negative feedback)이 이루어지는 것이다.

청반은 생리적 각성 상태를 유발시키는 중심 부위다. 이곳에서 출발하는 노르에피네프린 신경망은 뇌에 넓게 퍼져 있어서 청반이 활성화되면 여러 뇌 영역이 동시에 노르에피네프린 신호를 전달받아 스트레스라는 위급한 상황에 대해 대비할 수 있는 각성 상태를 만든다. 노르에피네프린은 다시 시상하부를 자극하여 방어 상태를 준비하도록 한다. 이처럼 스트레스 상태의 두뇌에서는 청반의 노르에피네프린, 시상하부의 CRH, 뇌하수체 전엽의 ACTH 등의 분비 증가가 두드러지지만 갑상선자극호르몬, 바소프레신 (vasopressin, 항이뇨호르몬(antidiuretic hormone: ADH)), 베타-엔도르핀, 옥시토신, 프로락틴 등의 분비도 증가하여 스트레스 반응을 조절한다.

2) 스트레스성 자극의 전달 경로

인간은 이성의 동물이기 이전에 가장 감정적인 동물이다. 다른 동물들도 감정을 느낄 수 있지만 인간처럼 다채롭고 복잡한 감정의 레퍼토리를 가지고 있지는 않다. 사람에게서 인지가 먼저 만들어지는가, 감정이 먼저 만들어지는가 하는 문제는 심리학의 오랜 논쟁거리였다. 미국 심리학의 아버지인 윌리엄 제임스(William James)와 생리학자인 월터 캐넌도 신체적 변화가 먼저인지 정서적 경험이 먼저인지를 두고 상반된 견해를 보였고 이들의 지지자들이 치열하게 과학적 검증 경쟁을 해 왔다. 그러나 이제 스트레스 연구자들은 이 두 가지 주장이 모두 옳다는 것을 알고 있다.

개체 안팎에서 입수된 자극에 의해 생리적 스트레스 반응이 개시될지의 여부는 변연계에서 부정적인 정서가 발생하는가에 달려 있다. 변연계 중에도 정서를 담당하는 편도체는 두 가지 경로로 입력을 받는다. 우선 앞에서 설명한 바와 같이, 전두엽에서 이루어진 인지적 해석에 의해서 편도체의 정서 생성이 결정된다. 대뇌피질 중에서도 이마 쪽에 있는 전두엽은 인식, 예측, 판단, 추리 등과 관련된 고등 사고를 담당하는 곳이다. 전두엽에서 처리된 인지적 정보가 편도체로 전달되면 그곳에서 정서적 의미가 부여되는 것이다. 그런데 편도체는 대뇌피질에서 처리된 인지적 정보만 받는 것이 아니다. 우리가 의식적으로 깨닫지 못하는 사이에도 편도체는 신체를 통해 들어오고 있는 감각적 정보를 받고 그 자극에 대해 반응한다. 그리고 이 두 번째 경로는 훨씬 신속하게 처리된다.

예를 들어, 우리가 공포스러운 장면을 목격하게 되면 이 시각적 정보는 모든 감각 정보의 중간 경유지인 시상을 거쳐 시각중추가 있는 후두엽으로 전달되고, 그 후 인지적 처리를 하는 전두엽에서 해석된 다음 변연계의 편도체로 전달된다. 이 경로에 의해서는 시상-후두엽-전두엽-편도체 순으로 뇌가 활성화되어야 하지만, 사실상 편도체는 후두엽에 있는 시각중추가 활성화되기 훨씬 전인 0.001초만에 먼저 반응을 하는 것을 실험을 통해 알 수 있다. 이것은 감각 정보가 시상에서 편도체로 바로 전달되는 경로가 따로 있기 때문이다. 즉, 감각 정보가 편도체의 외측핵으로 전달되는 구심성 경로(afferent pathway)에는 두 가지가 있다. [주: 이 장 3, '3) 편도체와 해마의 HPA축 조절'의 글상자에 측핵, 중심핵 등 편도체의 정보 입출력 부위가 설명되어 있다.] 두 가지 경로는 대뇌 신피질을 거치는 시상-피질-편도체 경로와 시상에서 직접 연결되는 시상-편도체 경로다. 시상-편도체 경로는 단순한 자극에 대한 빠르고 부정확한 반응에 관여하고, 시상-피질-편도체 경로는 느리지만 자극을 세부적으로 처리하여 더욱 정확한 반응을 구성한다. 극히 짧은 시간 동안만 주어져서 의식적 지각이 불가능한 역치하 자극(subliminal stimulus)에 대해서도 편도체가 공포 반응을 형성할 수 있는 것은 시상-편도체 경로라는 짧은 경로가 작동하기 때문이다.

어떠한 경로를 통해서든 일단 편도체가 활성화되면 그 신호가 시상하부와 전두엽으로 투사되는데, 시상하부나 전두엽이 활성화되면 이 신호들이 다시 편도체에 영향을 주기 때문에 불안한 신호는 내부에서 계속 증폭되는 경향을 보이게 된다. 대뇌피질을 경유하는 긴 경로는 느리지만 상황에 대한 정확한 판단에 의해 작동하고, 짧은 경로는 충분한 상황 판단 없이 부정확하게 작동하지만 신속히 반응할 수 있도록 해 준다. 밤길을 가는데 길 앞 모퉁이에서 갑자기 검은 그림자가 불쑥 나타나는 경우를 생각해 보자. 그것이 무엇인가를 판단하기 전에 자신도 모르는 사이에 반사적으로 재빨리 물러서게 된다. 그 그림자가 마중 나온 가족이었음을 알게 되는 것은 이미 심장이 빨라지고, 머리카락이 쭈뼛하며, 온몸이 긴장된 다음의 일이다.

요컨대, 스트레스 반응은 전두엽에서 해석·평가된 인지적 결과에만 의존하는 것이 아니다. 원래 스트레스 반응이 우리 몸에 갖추어지던 시기는 진화론적으로 신피질이 아니라 포유류의 뇌가 작동하던 시기였다. 본래 스트레스는 사고나 판단이 아니라, 감정적 신호에 의해 만들어진 것이다. 다른 동물들이 그러하듯이 인간에게도 위험하다는 인지적 판단이 아니라 불안하거나 두렵다는 느낌에 의해서 스트레스 반응이 작동된다. 그러나 인간의 경우에는 전두엽에서의 판단과 해석에 의해서도 편도체가 지대한 영향을

〈표 4-2〉 편도체에 스트레스 자극을 전달하는 두 가지 경로

1. 긴 경로: 느리지만 정확하다.
스트레스성 자극 → 감각기관 → 시상 → 대뇌피질의 감각중추 → 전두엽 → 편도체 → 시상하부
[예] 시각적 자극　　시각기관　　정보중계　　후두엽의 시각중추　　인지적 해석　정서적 해석　생리적 반응

2. 짧은 경로: 신속하지만 부정확하다.
스트레스성 자극 → 감각기관 → 시상 ────────────────── → 편도체 → 시상하부

받는다.

전두엽과 변연계 사이에는 이들을 양방향으로 연결하는 신경망인 '전두-변연 연결'이 있다. 이와 같은 신경망이 존재한다는 사실은 스트레스 치유와 관리 기법에서 인지적·정서적 개입 전략들이 작용할 수 있는 신경학적 근거다. 대뇌피질 중에서도 계획, 판단, 분석, 추리 같이 가장 고등한 이성적 작업을 수행하여 뇌의 뇌라고도 할 수 있는 전두엽이 변연계와 연결되어 있기 때문에 전두엽은 우리의 정서적 변화를 인식할 수 있고, 편도체의 활성도 조절할 수 있다. 그리하여 스트레스 반응의 양상과 규모를 변화시킬 수 있게 된다. 늦은 밤길을 가는데 모퉁이에서 검은 그림자가 나타나는 경우를 다시 생각해 보자. 앞에서 말한 두 경로 중 짧은 경로가 작동하여, 아직 상황이 판단되지도 않은 사이에 이미 심신에 스트레스 반응이 유발된다. 그러나 긴 경로를 통해 전두엽에서 그 그림자의 실체가 자신을 마중 나온 가족일 것이라고 판단하거나, 위급 상황을 통제할 수 있는 충분한 방어 능력이 자신에게 있다고 판단한다면 스트레스 반응은 신속히 진정된다.

신경계는 우리 몸 구석구석까지 분포하고 있기 때문에, 스트레스 반응에서 자율신경계의 교감신경계가 활성화되면 신체의 거의 모든 기관에 동시에 변화를 일으키게 된다. 신체 외부에서 유입된 정보가 그러하듯, 신체 내부에서 일어난 스트레스성 변화에 대한 정보들 역시 중추신경계로 전달된다. 그러므로 스트레스 상황에서 일어난 신체의 반응이 다시 중추신경계에서 스트레스성 정보로 인식되어 스트레스 반응을 더 증폭시키게 되는 것이다. 우리가 의식하지 못하는 사이에도 편도체는 신체 내·외부의 정보를 받아들여 그에 상응하는 감정들을 지속적으로 만들어 내고 있다. 불현듯 불안감을 느끼며 심장이 빨리 뛰고 호흡이 가빠짐을 느끼는 것, 그러면 알 수 없이 갑자기 일어나는 신체의 반응 때문에 불안감은 공포로 바뀌고, 그로 인해 편도체가 더욱 활성화되면서 심신의 상태가 걷잡을 수 없는 공황상태에 빠지는 것, 이것이 불안장애의 한 유형인 공황장애의 모습이다.

대뇌피질의 작용은 의식적인 과정과 관련이 깊으나 변연계의 작용은 우리가 의식할 수 없는 무의식적 과정에 의해 지배된다. 그러나 신피질과 변연계는 해부학적으로나 생리학적으로나 완전히 분리되어 있는 것이 아니다. 따라서 전두엽의 기능을 계발하고 전두-변연 연결망을 강화하는 심신의학적 개입법들은 모든 스트레스 치유법의 근간을 이루게 된다.

3) 스트레스 반응의 개인차와 신경가소성

스트레스의 기제를 설명하고 치유의 원리를 이해하는 데 있어서 신경과학은 심리학, 생리학과 함께 중심적인 이론을 제공하고 있다. 스트레스 반응의 개인차를 이해하려면 신경과학적 기초는 더욱더 중요하다. 이 부분에 대해서는 5장에서 자세히 다룰 것이므로, 여기서는 간략히 요점만 살펴보기로 한다.

심리학의 구성주의 관점에 의하면, 인간의 행동이나 반응은 단순히 환경의 자극(정보)에 의해서만 결정되지 않고, 인간이 그 자극을 처리하는 방식(정보처리 방식)에 의해서 표상(representation) 혹은 구성(construction)된다. 정보처리라는 면에서 볼 때 인간은 환경의 자극에 의해 일방적으로 영향을 받는 존재가 아니라, 주어진 자극을 처리하여 의미 있는 정보를 만들며 그 정보에 따라 행동한다. 그런데 이 정보처리의 과정은 사람마다 모두 다르다. 그 차이의 생리적 기반은 신경세포들이 연결되어 만들어지는 신경망이다. 이 신경망은 동일한 유전자를 가진 일란성 쌍생아조차 다를 수밖에 없는데, 그 이유는 신경망이 DNA에 담긴 설계도에 의해서가 아니라 출생 전후의 환경에서 입수되는 각종 심리적·생리적 자극에 의해 형성되기 때문이다.

정보는 크게 감각적 정보, 인지적 정보, 정서적 정보로 구분할 수 있으며 이들은 서로 긴밀히 연합되어 있다. 정적을 깨는 날카로운 비명이 감각기관에 입수될 때, 전두엽에서 안심해도 좋다는 인지적 해석이 이루어진다든가, 편도체에서 유쾌함과 관련된 정서가 형성되지는 않는 것이다. 이들 정보를 처리하는 방식은 신체적인 정보처리 체계와 심리·행동적인 정보처리 체계로 구분할 수 있다. 정보처리 체계들은 컴퓨터의 정보처리 프로그램에 비유할 수 있는데, 사람마다 그 프로그램이 다르기 때문에 동일한 자극이 주어진다고 해도 자극을 처리한 결과에 따라 나타나는 반응들은 다를 수밖에 없다. 이처럼 어떤 자극에 대하여 각자가 나름의 의미와 반응을 구성한다는 것이 구성주의적 관점의 요지다.

정신신경면역학의 심신상관론적 관점에서와 같이, 구성주의 관점에서도 특정한 심리적 변화(자극, 정보)는 그에 상응하는 신체적 반응을 유발하게 되며, 이 두 체계는 별개의 것이 아닌 통합된 과정이라고 볼 수 있다. 신체적 정보처리 체계에는 신경계, 내분비계, 면역계, 순환기계와 같은 생리적 체계들이 포함되며, 심리·행동적 정보처리 체계에는 감각체계, 인지체계, 동기체계, 행동체계 등이 포함된다. 감각체계, 인지체계, 동기체계는 외부 세계와의 상호작용을 통하여 감각, 인지, 정서와 관련 정보를 구성하고, 행동체계를 통해서는 내적·외적 환경을 변화시키려는 외현적 시도를 하게 된다. 하지만 이 두 가지는 별도의 과정이 아닌 연합된 과정이기 때문에 어떤 사람의 고유한 신체적 반응은 그 사람의 고유한 심리·행동적 반응과 연합되게 된다. 그리고 이 정보처리 과정은 사람에 따라 다르게 형성되어 있는데, 그 생리학적 지도가 바로 신경계의 연결망이라 할 수 있는 것이다.

1970년대까지만 해도 뇌의 성장에는 결정적 시기(critical period)가 있어서 어린 시절에 뇌 성장이 끝나면 더 이상 뇌가 성장하거나 뇌 세포가 재생되지 않는다고 믿었다. 그러나 뇌는 평생 바뀐다는 것이 현대 과학의 정설이며, 해마를 비롯한 뇌의 일부 구조에서는 신경세포가 재생된다는 것이 확인되었다. 학습과 경험은 뇌의 신경망을 새롭게 형성할 뿐 아니라, 이미 형성된 신경망을 더욱 강화시키거나 소멸시킬 수 있다. 이것을 신경가소성(neuroplasticity)이라 한다. 개개인의 신경망 구성 양상들이 그 사람의 성격, 습관, 그리고 생리적 특성이나 질병에 대한 취약성의 차이로 나타나는 것이다. 따라서 스트레스 상황에 대한 심리적·생리적인 부적응적 반응 패턴을 수정하는 스트레스 치유의 과정에는 뇌의 기능적·기질적 변화가 반드시 수반된다. 예컨대, 여러 심신의학적 치유법이 긍정적 정서를 담당하는 대뇌피질의 두께를 실제로 증가시키기도 하고, 특정 뇌 영역의 활성을 증가시키거나 감소시킨다. 약물이나 수술과 같은 물리·화학적 개입은 신속히 증상을 완화시킬 수는 있지만 근본적인 치료가 되지는 못하기 때문에 회복 후 같은 자극에 노출되면 전과 같은 심신의 반응이 다시 유발되어 증상이 재발될 수밖에 없다. 신경과학이나 구성주의의 관점에서 보면, 모든 근본 치료는 반복적인 학습과 긍정적인 경험의 축적에 의해 신경망이 다시 형성됨으로써 이루어지는 것이다.

스트레스로 인한 고통과 질병으로부터 회복하는 과정에서 때로는 증상 완화를 위해 의학적 개입이 요구되기도 하지만, 진정한 회복은 치료자가 '고치는' 치료(治療)의 과정이 아니라, 환자 스스로가 능동적으로 변화되어 '낫게 되는' 치유(治癒)의 과정으로 완성된다. 따라서 스트레스는 치료되기보다는 치유되어야 하는 것이며, 나아가 모든 치유는 교육과 학습이라는 경험들을 필요로 하게 된다. 치료는 치료 행위를 하는 사람이 주체이지만, 치유는 회복되는 사람이 주체가 되는 것이기 때문에 환자(내담자)의 태도와 협력은 매우 중요하며, 환자(내담자)와 치유자의 관계는 치유에 큰 영향을 미치게 된다.

글상자 4-1 **치료와 치유**

치료(治療)와 치유(治癒)는 실제 용법에 있어서 잘 구분되지 않고 혼용되는 경우가 많다. 사전적으로도 치료는 '병이나 상처 따위를 잘 다스려 낫게 함'으로, 치유는 '병을 치료하여 낫게 함'으로 비슷하게 정의되어 있다. 그러나 치료의 '료(療)'는 '병 고칠 료' 자이고, 치유의 '유(癒)'는 '병 나을 유' 자다. 병을 고치는 치료(cure, treatment)는 외부에서 개입하는 힘이 주체가 되어 이루어지는 것이지만, 병으로부터 낫는 치유(healing)는 병을 앓는 사람 자신이 주체가 되는 것이다. 즉, 치유를 결정하는 것은 환자 자신이 가진 내적인 힘이다(신경희, 2015b).

이러한 내적 치유력을 한의학에서는 정기(正氣)로, 현대 의학에서는 면역으로 설명한다. 히포크라테스 또한 "인간은 태어나면서 몸 안에 100명의 명의를 지니고 있다"고 하였다. 우주가 스스로의 긴장을 해소하고 질서와 조화를 회복하는 능력을 가진 것처럼, 인간도 질병과 스트레스를 극복하고 안정을 회복하는 치유 능력을 가지고 있다.

예일대 의대 교수였던 셔윈 눌랜드(Sherwin Nuland)는 병이 낫는 것의 본질은 생존을 위협하는 요소들에 대처하는 선천적 방어, 즉 인간의 치유 능력에 있으며, 의료 요법의 목적은 이 같은 방어를 돕는 것이라 설명하였다(Nuland, 2008). 일부 감염성 질병들을 제외하면 현대 의학에서 원인이 밝혀져 있는 질병은 거의 없다. 따라서 근본 치료가 가능한 질병도 극히 일부에 지나지 않는다. 결국 질병에 대한 개입들은 증상을 다루는 대증치료(對症治療)일 뿐이다. 감기는 원인이 알려져 있어도 마땅한 근본 치료법이 없으므로 대증치료만 시행하게 된다. 그럼에도 불구하고 대부분의 감기는 완치된다. 다른 많은 질병도 그렇다. 이처럼 대증치료만 하고도 질병이 완치되는 이유는 환자의 치유 능력이 주도적 작용을 했기 때문이다. 동서양의 모든 전통의학은 이러한 내적 치유 능력을 돌보는 것을 질병 치료를 돕는 방편이 아닌, 치료의 목표이자 건강의 지표로 삼았다.

3. 내분비계와 스트레스 반응

호르몬(hormone)이라는 용어는 '자극하다'라는 의미를 가진 그리스어 '호르마오(hormao)'에서 유래하였다. 내분비계는 호르몬을 분비하여 세포들을 자극하고 생명 활동에 필수적인 대사, 성장, 생식 등을 조절한다. 갑상선, 부신, 성선(난소, 정소) 같은 말초의 내분비 기관을 지휘하는 곳은 뇌하수체(pituitary gland)인데, 사실상 뇌하수체는 시상하부(hypothalamus)라는 고위 중추의 통제를 받고 있다. 스트레스 상황에서 편도체로부터 신호를 받은 시상하부는 뇌하수체를 통하여 호르몬 분비를 지시함으로써 신체 각 기관의 작용을 조절할 수 있게 된다.

대체로 스트레스는 에피네프린, 노르에피네프린, 코르티솔, 베타-엔도르핀, 옥시토신, 바소프레신 등의 분비를 증가시키고, 에스트로겐, 프로게스테론, 테스토스테론, 성장호르몬, 인슐린 등의 분비는 억제한다. 그러나 스트레스의 국면(phase)에 따라서 호르몬들의 분비 양상은 달라진다. 초기에 증가했던 물질이 점차 평소보다도 낮은 수준으로 감소할 수도 있고 그 반대의 경우도 일어난다. 예를 들어, 성장호르몬의 경우에는 스트레스 반응 초기에 잠시 증가하는 것으로 나타나고, 코르티솔은 만성적인 스트레스 상태에서 부신의 피로가 누적됨에 따라 감소할 수도 있다. 이러한 복잡한 분비 양상의 변화에는 내분비계의 중요한 특성인 피드백 조절 기제도 관련되어 있지만 내분비계, 신경계, 면역계의 헤아릴 수도 없이 많은 전령물질이 서로 영향을 주고받는 고도의 복잡성이 더 크게 관여하고 있다.

1) 주요 스트레스 호르몬

스트레스 반응에서 분비되는 호르몬으로서는 HPA축에서 분비되는 부신피질자극호르몬 분비호르몬(CRH), 부신피질자극호르몬(ACTH), 코르티솔, 그리고 교감신경계의 노르에피네프린과 에피네프린이 주로 논의된다. 그 외에도 바소프레신, 옥시토신, 프로락틴, 베타-엔도르핀 등의 호르몬들이 함께 분비되어 스트레스 상황을 극복할 수 있는 생리적·행동적 변화를 돕고 과도한 스트레스 반응을 조절한다.

항이뇨호르몬(antidiuretic hormone: ADH)이라고도 하는 바소프레신은 CRH와 함께 시상하부에서 분비되는 스트레스 호르몬이다. 바소프레신은 뇌하수체 후엽에 저장되어 있다가 분비되며, 주된 생리적 작용은 신장의 수분 배출을 억제하고 혈관을 수축시켜 혈압이 상승되도록 하는 것이다. 한편, 스트레스 상황에서는 바소프레신과 CRH가 뇌하수체 전엽으로 하여금, ACTH와 베타-엔도르핀을 분비하게 한다. 또한 바소프레신은 여성에게서 옥시토신이 그러하듯, 남성의 유대감이나 애착 행동에도 관여한다.

옥시토신도 바소프레신처럼 시상하부에서 생산되어 뇌하수체 후엽에 저장되어 있다가 분비되며 출산 시 자궁 수축 및 수유기 유즙 분비에 관여하는 호르몬이다. 앞에서 보살피고-친구되는 반응(tend and befriend response)과 관련하여 옥시토신의 기능을 설명한 바와 같이, 옥시토신은 스트레스 상황에서 친구를 찾는 행동을 유발한다. 이처럼 옥시토신은 중추신경계 밖에서는 전형적인 호르몬으로 작용하지만 중추신경계 안에서는 신경계의 전령물질로 작용하며 애착 및 접근 행동과 관련된 사회적 행동을 매개한다. 또한 옥시토신은 편도체의 활성을 감소시킴으로써 생리적 스트레스 반응을 완화시키는 역할도 한다.

프로락틴(prolactin)은 모유 생산을 촉진하고 모성 본능을 만드는 호르몬으로 알려져 있다. 성장호르몬(growth hormone)과 구조적으로 매우 유사한 이 호르몬은 임산부와 수유부뿐 아니라 남성과 비임신 여성에게서도 분비되어 다양한 역할을 한다. 사실상 다른 어느 호르몬보다도 폭넓은 생물학적 활성을 가지고 있기 때문에 모성을 연상시키는 '프로락틴'이라는 이름은 이 호르몬의 매우 제한적인 측면만을 반영하는 것이다. 프로락틴은 면역세포인 림프구의 성장을 돕고 T림프구(T세포)에 의한 면역 반응을 가속화시킨다. 스트레스 시 분비되어 면역력을 향상시키고, 뇌의 측좌핵에 작용하여 노르에피네프린을 분비시켜 의욕을 불러일으키는 작용을 한다. 한편, 프로락틴은 옥시토신처럼 만족감과 편안함, 애정을 전달하는 것에도 관여한다.

엔도르핀은 신경계에서 분비되어 아편과 유사한 활성을 보이는 물질들을 집합적으로 일컫는 용어로서, 베타-엔도르핀, 다이놀핀(dynorphin), 엔케팔린(enkephalin) 등이 여기에 속한다. 이들 내인성 아편들은 통증 인지, 의식, 운동 조절, 자율신경 기능 조절을 포함한 대단히 많은 생리적 작용에 관여하고 있다. 베타-엔도르핀 분비는 ACTH 분비와 상관관계가 있다. 스트레스 시 ACTH 분비가 증가하면 베타-엔도르핀의 분비도 증가하게 된다. 이것은 ACTH와 베타-엔도르핀이 POMC(proopiomelanocortin)라는 한 가지 전구 단백질이 잘라져서 만들어지는 펩타이드 조각들이기 때문이다. 이렇게 생산된 베타-엔도르핀은 고통의 역치를 높여 진통 효과를 나타내기 때문에 전쟁이나 사고에서 큰 부상을 당하고도 전투에 계속 임하거나 사고 현장에서 도피할 수 있고, 강도 높은 운동을 하면서 오히려 도취감을 느끼기도 하는 것이다. [주: 이를 주자의 도취감 또는 러너스 하이(runner's high)라 한다.]

2) 시상하부와 HPA축

시상은 후각적 정보를 제외한 모든 감각 정보를 모으고 분배하는 정보의 중계소다. 시상 아래에 위치한 시상하부는 뇌간에 입력되는 정보를 제공하여 뇌간의 자율신경 조절 기능을 변경하고, 내분비 기능을 가장 고위에서 통제하며, 뇌의 다른 영역들과 의사소통하는 사통팔달의 역할을 한다. 시상하부를 '인간 본능의 중심' '자율신경계의 중추'라고도 한다. 즉, 시상하부는 의지와 상관없이 작동하는 모든 생리적 과정을 조절하는 시스템의 중추다.

변연계에서 형성된 정서적 스트레스 신호가 시상하부로 전달되면서 본격적인 생리적 반응이 시작된다. 따라서 시상하부는 정서적 언어를 육체적 언어로 변환하는 곳이라 할 수 있다. 앞서 설명한 바와 같이, 스트레스 반응은 자율신경계와 내분비계 두 가지 경로를 통해 구성되는데, 시상하부는 자율신경, 내분비를 조절하는 항상성 기구의 최고위 기관이다. 내분비계 최고위 중추로서의 시상하부는 뇌하수체로 하여금 부신피질자극호르몬(ACTH)을 방출시키는 호르몬인 부신피질자극호르몬 분비호르몬(CRH) 외에도 갑상선호르몬의 분비를 자극하는 호르몬(갑상선자극호르몬)을 분비시키는 호르몬(갑상선자극호르몬 분비호르몬), 성장호르몬을 방출시키는 호르몬(성장호르몬 분비호르몬)과 성장호르몬의 방출을 억제하는 호르몬(성장호르몬 분비억제호르몬), 성선(난소, 정소)을 자극하는 호르몬(성선자극호르몬)을 방출시키는 호르몬(성선자극호르몬 분비호르몬) 등을 분비한다.

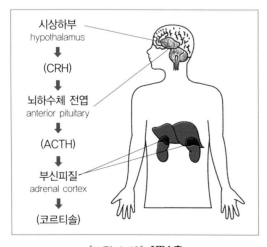

[그림 4-10] **HPA축**

스트레스 상황하에서 시상하부가 분비한 CRH는 HPA축을 활성화시켜 부신피질호르몬인 당질코르티코이드(코르티솔)를 방출시킨다. 시상하부는 부신수질에도 작용하여 에피네프린을 분비시키지만 이 경로는 교감신경계를 경유한 것이고, 부신피질에 대한 작용은 혈액을 경유하는 내분비계를 통한 것이다. CRH는 부신피질자극호르몬 분비호르몬이라는 이름이 의미하는 것 이외의 작용도 한다. CRH는 HPA축뿐 아니라 교감신경계 반응도 매개하는 호르몬이다(Heinrichs & Koob, 2004). CRH를 분비하는 신경세포들은 시상하부를 이루는 여러 핵 가운데 실방핵(paraventricular nucleus)이라는 핵에 주로 분포하고 있다. 실방핵의 세포들에서 분비된 CRH는 시상하부와 뇌하수체를 잇는 혈관계를 통해 뇌하수체로 가서 뇌하수체의 전엽을 자극한다. 시상하부 바로 아래에 위치한 뇌하수체는 직경 1.3cm 정도에 불과한 작은 기관이지만 수많은 조절 호르몬들을 분비하여 말초의 내분비선들을 지휘하므로, 시상하부가 사실상의 내분비계 최고 중추라는 것이 밝혀지기 전까지 지배자선 (master gland)이라 불리기도 했다. 뇌하수체의 앞쪽 부위인 뇌하수체 전엽은 CRH에 의해 자극을 받으면 ACTH를 분비한다. ACTH는 혈류를 타고 이동하여 부신피질을 자극함으로써 코르티솔을 분비하게 한다. 앞에서 설명한 바와 같이, 이 경로를 시상하부–뇌하수체–부신피질 축, 즉 HPA축(hypothalamic-pituitary-adrenocortical axis)이라 한다.

CRH는 코르티솔 이외에 다른 스트레스 호르몬의 분비를 촉진하는 것에도 관여한다. 시상하부와 뇌하수체에는 ACTH와 베타–엔도르핀의 전구 물질인 POMC를 분비하는 신경세포들이 있다. 앞에서 POMC가 잘려져 ACTH와 베타–엔도르핀이 만들어진다고 하였는데, CRH는 POMC를 만드는 신경세포를 자극하여 ACTH와 베타–엔도르핀이 생산될 수 있도록 한다.

부신피질은 일반적응증후군의 두 번째 단계인 저항단계를 유지하는 데 중심적인 역할을 한다. 즉, 지속되는 스트레스 상황에서 신체를 비상 상태로 전환시켜 스트레스 상황을 견디도록 해 준다. 스트레스 반응에서 주로 언급되는 부신피질호르몬은 주로 코르티솔이지만, 코르티솔은 스트레스 시에 부신피질에서 분비되는 여러 호르몬 중 하나다. 부신피질호르몬들은 크게 당 대사에 관여하는 호르몬인 당질코르티코이드와 무기질 대사에 관여하는 무기질코르티코이드(mineralocorticoid)로 구분된다. 당질코르티코이드에도 코르티솔, 코르티코스테론, 코르티손 등 여러 가지가 있는데, 사람에서는 이 중 코르티솔이 전체 당질코르티코이드 작용의 95%를 담당한다. [주: 설치류에서는 코르티코스테론이 중요한 당질코르티코이드다. 이 책에서 코르티코스테론이 언급된 부분은 쥐 등 설치류를 대상으로 한 연구에 관한 것이다.] 각종 염증성 질환, 면역 관련 질환에 폭넓게 사용하는 약물인 스테로이드제제들은 합성 당질코르티코이드다. 무기질코르티코이드는 나트륨, 칼륨 같은 전해질의 농도를 조절하여 혈압과 배뇨에 영향을 준다. 무기질코르티코이드에도 여러 종류가 있으나 알도스테론(aldosterone)이 가장 중요한 역할을 하며 전체 무기질코르티코이드 작용의 대부분을 담당한다.

한편, HPA축은 또 하나의 스트레스 반응 축인 SAM축과 서로 영향을 주고받는다. 노르에피네프린은 HPA축을 직접적으로 자극할 수 있으며, 만성 스트레스 동안에 코르티솔 농도를 높게 유지시키는 것과도 관련이 있다(Wong et al., 2000). 또한 HPA축의 CRH는 부신수질의 에피네프린 분비를 자극하는데, 이러한 CRH의 효과는 노르에피네프린에 의해 자극된다(Pacak, 2000; Pacak et al., 1995). 즉, 노르에피네프린과 CRH는 서로를 자극하는 관계다.

3) 편도체와 해마의 HPA축 조절

시상하부의 CRH 생산 세포는 편도체와 해마, 두 가지 조직으로부터 조절을 받는데, 이들이 CRH 생산 세포에 미치는 영향은 반대이므로 HPA축에 미치는 영향도 반대다. 편도체는 HPA축을 자극하여 스트레스 반응을 증가시키고, 해마는 HPA축을 억제하여 스트레스 반응을 감소시킨다.

해마에는 코르티솔 수용체가 특히 많이 분포하고 있어서 혈중 코르티솔 농도에 민감하게 반응한다. [그림 4-11]에서와 같이, 혈중 코르티솔 농도가 너무 높으면 HPA축

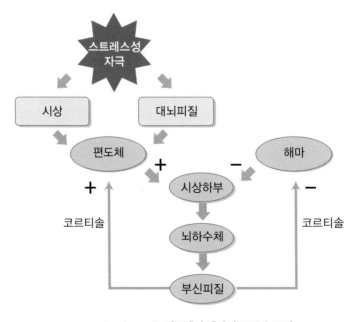

[그림 4-11]   편도체와 해마의 HPA축 조절

을 개시하는 호르몬인 CRH 분비를 억제하게 되는데, 이와 같은 해마의 피드백 기능은 과도한 코르티솔에 노출되면 훼손될 수 있다. 게다가 높은 코르티솔 농도가 지속되면, 즉 스트레스가 만성화되면 해마의 신경세포들은 위축되거나 사멸된다. 그 결과, 해마의 HPA축 조절 기능은 더욱 와해된다. 높아진 코르티솔은 편도체를 자극하고 편도체는 HPA축의 작용을 증가시키므로 해마는 고농도의 코르티솔에 계속 노출된다. 만성 스트레스는 이와 같은 기제로 편도체의 과도한 활성화와 해마의 위축을 일으키게 된다.

편도체는 시상하부의 실방핵으로 신경섬유를 투사하여 HPA축의 개시 호르몬인 CRH를 분비시킨다. 〈표 4-3〉은 실방핵을 포함하여 편도체로부터 입력을 받는 다른 뇌 부위들과 그 생리적 결과를 보여 주고 있다. 편도체는 시상과 대뇌 신피질로부터 정보를 받는다. 이러한 정보들은 편도체의 기저외측부에서 통합되며, 편도체 중심핵으로 전달되어 스트레스 반응을 매개한다. 〈글상자 4-2〉에 편도체의 핵들과 정보의 입출력 경로가 설명되어 있다.

〈표 4-3〉 편도체로부터 입력을 받는 뇌의 부위들

뇌영역	행동 및 생리 반응
외측 시상하부	교감신경계: 심박과 혈압 상승, 얼굴 창백
미주신경의 배측운동핵	부교감신경계: 궤양, 배뇨, 배변
상완방핵	호흡 증가
복측피개야	행동적 각성(도파민)
청반	경계심 증가(노르에피네프린)
복외측 피개핵	피질 활성화(아세틸콜린)
미측 교망상핵	경악반사 증가
중뇌수도 주변회백질	행동정지(동결반응)
삼차신경, 안면운동핵	공포의 안면표정
실방핵	CRH, ACTH, 당질코르티코이드 방출
기저전뇌핵	피질 활성화

글상자 4-2 **편도체의 입력과 출력 경로**

편도체는 기저핵(basal nucleus), 외측핵(lateral nucleus), 중심핵(central nucleus) 등 여러 개의 핵(신경세포 집단)으로 이루어져 있다. 편도체는 외측핵과 기저핵을 함께 일컫는 기저외측부(basolateral complex)를 통해 정보를 받아들인다. 특히 외측핵은 시상과 감각피질로부터 전달되는 시각 · 청각 · 후각 · 촉각 정보를 받아서 수렴하는 곳이다. 편도체의 흥분은 중심핵을 거쳐 자율신경계, 내분비계, 행동 반응을 유발하는 뇌의 각 영역으로 전해진다.

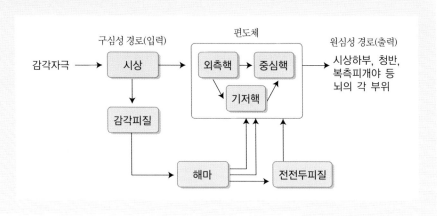

4) 코르티솔의 작용

부신피질에서 분비된 코르티솔은 혈류를 타고 전신으로 확산되어 여러 장기와 조직(tissue)에 도달하고 각종 생리적 변화를 일으킨다. 당질코르티코이드라는 이름에서도 알 수 있듯이, 코르티솔의 가장 대표적인 기능은 당 대사를 조절하는 것이다. 코르티솔은 저장되어 있던 단백질과 지방을 포도당으로 전환하여 혈류로 공급하고, 세포들이 긴급하지 않은 일에 포도당을 이용하는 것을 억제시킨다. 그 결과, 상승된 혈당이 심장근육이나 뇌 같은 중요한 장기에 우선적으로 공급될 수 있는 것이다. 혈당이 상승하면 상승된 혈당을 감소시키기 위해 췌장에서의 인슐린 분비가 증가된다. 혈액 속에 인슐린이 과도하게 상승하면 신체 조직들은 인슐린에 저항성을 나타내게 된다. 결국 고혈당은 고인슐린혈증으로, 고인슐린혈증은 인슐린저항성(insulin resistance)으로 이어지는 것이다. 인슐린저항성은 고혈압, 이상지질혈증, 비만, 당뇨 등의 질환이 네트워크처럼 연결되어 나타나는 대사증후군(metabolic syndrome)의 원인이다.

세계보건기구(WHO)는 이미 오래전에 흡연보다도 비만이 건강에 더 해롭다고 하였는데, 비만 중에도 복부비만은 더욱 큰 위험인자로 꼽는다. 만성 스트레스는 복부비만을 유발하는 것으로 알려져 있다. 코르티솔이 지방을 에너지로 빨리 동원하기 위해 복부로 지방을 이동시켜 축적하기 때문이다. 사지에 비해 몸통에 지방이 많이 축적되고, 특히 둔부보다 복부 둘레가 큰 중심형 비만, 소위 '사과형 체형'은 각종 성인병을 유발하는 원인이다. 복부비만은 혈압, 혈당, 콜레스테롤, 중성지방 등과 함께 대사증후군을 진단하는 기준들 가운데 하나다. 결과적으로 코르티솔의 분비를 증가시키는 만성 스트레스는 현대인을 괴롭히는 주요 질환들의 근본 원인이 되는 것이다.

게다가 코르티솔은 근육을 구성하는 단백질을 분해하여 아미노산을 유리시키기도 하는데, 이 아미노산은 손상된 조직의 단백질 합성에 다시 사용되기도 하지만 결국은 근육의 약화를 초래할 수 있다. 또한 코르티솔은 성장이나 생식 활동처럼 긴급하지 않은 생리적 작용을 억제시키는데, 그로 인해서 성장호르몬과 성호르몬의 분비가 감소되어 성장장애나 상처 회복의 지연, 배란 장애나 불임 등이 초래될 수 있다. 코르티솔이 면역 기능과 염증 반응을 억제하기 때문에 만성 스트레스는 사소한 감기로부터 악성종양에 이르기까지 수많은 질환들의 발생 위험을 높이게 된다.

생체에는 어떤 생리적 작용이 과도해져서 결과적으로 생체에 악영향을 주게 되는 것을 방지하기 위한 음성피드백 기제들이 존재하는데, 그 가운데는 코르티솔의 분비를 조절하는 기제도 있다. 코르티솔의 농도가 높아지면 음성피드백에 의해 CRH와 ACTH의 분비가 억제되고 HPA축 전체의 활성이 감소된다. 또한 교감신경계의 활성도 억제하여 급성 스트레스 반응을 진정시킨다. 스트레스 반응이 성공적이려면, 반응이 필요할 때 신속하고 충분하게 활성화되어야 할 뿐 아니라, 상황이 종료된 후에는 효율적으로 반응이 정리되고 원래의 상태를 회복해야 한다. 이를 위해서는 코르티솔의 조절 기능이 필수적이다. 즉, 코르티솔은 스트레스 반응의 개시와 소거에 모두 관여한다. 따라서 만성 스트레스에서 너무 높은 코르티솔 농도가 오래 지속되는 것도 해롭지만, 그 과정에서 코르티솔 분비를 조절하는 기제가 와해되는 것은 더 심각한 문제가 될 수 있다.

코르티솔은 생명 활동에 반드시 필요한 호르몬이지만 스트레스에 의해 과도하게 분비되면 해로운 결과를 초래할 수 있다. 코르티솔은 스트레스성 자극이 없더라도 일주기 리듬을 가지고 생체에서 분비된다. 아침 기상 전에 분비가 증가하여 기상 무렵 최고조

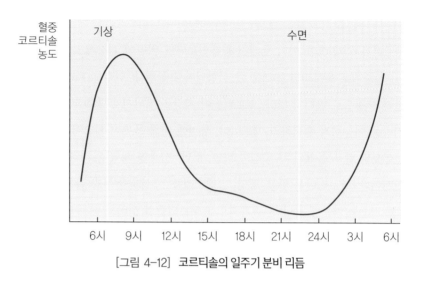

[그림 4-12] **코르티솔의 일주기 분비 리듬**

에 이르고 자정 무렵 가장 낮아지는 분비 양상을 가지고 있다(그림 4-12) 참조). 급성 스
트레스 시에는 혈중 코르티솔이 15~30분 무렵에 최고치에 이른 뒤 감소하기 시작하여
60~90분이 지나면 스트레스 이전의 상태로 회복되지만, 스트레스가 자주 반복되고 오
래 지속되면 코르티솔도 계속 높은 상태가 유지된다. 따라서 코르티솔은 만성 스트레스
의 생리학적 지표로 이용되고 있다.

코르티솔 분비에 영향을 미치는 물질은 HPA축에서 생산되는 CRH와 ACTH 이외에
도 여러 가지가 있다. 백혈구를 비롯한 면역세포들에서 분비되는 전령물질들을 집합적
으로 사이토카인(cytokine)이라 하는데, 그중 인터류킨-1(interleukin-1: IL-1), 인터류
킨-6(interleukin-6: IL-6), 인터류킨-18(interleukin-18: IL-18) 등의 사이토카인이 HPA축
에 작용하여 코르티솔 분비에 영향을 미치는 것으로 보고되고 있다. 예를 들면, 인터류
킨-1에 의해 HPA축의 작동이 개시될 수 있다. 스트레스 시 HPA축을 활성화시키는 것
이 인터류킨-1의 주요 기능 중 하나다(Payne et al., 1994).

같은 스트레스라도 주로 부정적인 정서를 동반하는 경우에는 코르티솔이 많이 분비
된다. 따라서 심리적 장애와 코르티솔의 상관성은 매우 높다. 실제로 코르티솔은 만성
스트레스뿐 아니라 우울증, 신경성 식욕부진(anorexia nervosa), 불안장애 등과 정적인 상
관관계가 있는 것으로 알려져 있다. 코르티솔은 신경세포에도 악영향을 준다. 기억을
담당하는 변연계 구조물인 해마의 신경세포는 코르티솔에 특히 민감하고 취약하다. 높
은 코르티솔 농도에 오래 노출되면 해마의 세포가 위축되거나 사멸되어 학습과 기억,

인지 능력에 장애를 초래한다. 코르티솔 수준과 알츠하이머병의 증상인 해마의 위축 정도는 상관관계가 있다(de Leon et al., 1993). 브루스 맥퀸과 로버트 사폴스키(Robert Sapolsky)는 스트레스를 많이 받는 노인들에 대한 연구를 통해 스트레스가 노화를 촉진하고 치매를 야기할 수 있다고 하였다(McEwen & Sapolsky, 1995).

코르티솔이 지속적으로 상승해 있는 경우에도 각종 질병의 위험이 높아지지만, 코르티솔이 적절히 분비되지 않는 경우에도 큰 문제가 된다. 코르티솔이 분비되지 않으면 면역 반응이나 염증 반응이 과도하게 진행될 수 있다. 그 결과, 스트레스 반응으로 생긴 염증성 사이토카인이 조절되지 않아 염증 반응이 더욱 심해지고 장기와 조직에 손상이 야기된다. 연구에 의하면, 섬유근육통, 아토피성 피부염은 HPA축의 활성 감소와 관련이 있다. 스트레스로 인해 나타나는 주요 증후군 중 하나인 만성피로증후군(chronic fatigue syndrome)에서도 HPA축 반응성의 감소가 보고되었다. 이것은 정상적인 코르티솔 분비 리듬이 와해되고 코르티솔을 분비하는 부신에 피로가 누적되어 필요한 만큼의 충분한 코르티솔이 분비되지 않아 결국 스트레스에 저항할 수 있는 능력이 저하되기 때문인 것으로 설명할 수 있다. 코르티솔은 신체에서 광범위하고도 필수적인 역할들을 수행하기 때문에 결핍 시 치명적일 수도 있다. 미국의 존 F. 케네디(John F. Kennedy) 대통령이 앓았던 질병으로 잘 알려진 애디슨병(Addison's disease)은 부신에서의 코르티솔 생산이 결핍되고 그 결과 세포 대사에 심각한 결과를 초래하는 질병인데, 이런 경우 반드시 호르몬제를 투여해야만 한다.

4. 면역계와 스트레스 반응

신경학자인 캔더스 퍼트(Candace Pert)는 정서 상태가 면역계에 직접 영향을 미친다고 주장하였다. 엔도르핀 같은 신경펩타이드(neuropeptide)들은 면역계에도 영향을 줄 수 있다. 면역세포들이 이 신경펩타이드들에 대한 수용체를 가지고 있기 때문이다. 더 놀라운 사실은 면역세포들이 그러한 신경펩타이드들을 직접 생산하기도 한다는 것이다. 최근 스트레스에 관한 생리학적 연구는 스트레스가 면역계에 미치는 영향을 규명하는 것에 집중되고 있다. 이러한 연구들을 통합하는 학문이 바로 정신신경면역학이다. 정신신경면역학적 연구를 통해 스트레스가 면역을 저하시키고 질병을 유발한다는 증거가 계속 축적되고 있다.

다윈(Darwin)은 『종의 기원(*On the origin of species*)』에서 "다양성은 면역성이며 면역성은 생명성이다"라고 하였다. 면역의 본질은 방어보다는 적응과 조절이다. 항상성 삼각형(homeostasis triangle)에 관한 부분에서 설명한 바와 같이, 면역계는 외부 병원체의 침입에 대한 방어 작용뿐 아니라 신체의 각종 조절 과정에 참여하므로 항상성을 유지하는 데에도 중요한 역할을 담당한다. 과거에는 항상성 유지라든가 스트레스에 대한 생체의 반응을 설명할 때 자율신경계와 내분비계의 역할을 중심으로 논하였으나, 현재는 면역계를 포함시켜 신경계-내분비계-면역계가 삼각형으로 연결된 항상성 삼각형 모형이 이용되고 있으며, 이 모형을 통해 스트레스가 질병을 일으키는 기제들을 설명하고 있다. 면역이 단순히 감염증, 알레르기, 자가면역질환 같은 면역학적 질환들과만 관련된 것이 아니라 악성종양, 각종 성인병의 발병과도 관련이 있다는 것이 밝혀지고, 스트레스가 면역계에 직접적인 영향을 미친다는 것이 확인되면서 '스트레스-면역-질병 모델'은 현대 의학의 병인론에 깊이 자리 잡게 되었다.

1) 면역계의 구성과 기능

면역계는 세균, 바이러스, 균류(fungus) 같은 외부의 이물질로부터 신체를 보호하는 조직, 기관 및 면역계 세포들로 구성되어 있다. 외부에서 침입한 병원체나 이물질들뿐 아니라, 기능을 다했거나 손상된 세포, 바이러스에 감염된 세포, 돌연변이가 일어난 암세포들도 제거한다. 협의의 면역은 이상과 같은 감시와 방어 기능을 의미하지만 광의의 면역은 신체의 물리적·화학적 항상성 상태를 위협하는 각종 상황에 대응하는 조절 기능을 포함한다.

면역계는 림프계라는 형태로 몸 전체에 퍼져 있다. 림프계는 혈관계 같은 순환계다. 혈관과 림프관을 순환하는 면역세포들은 골수(bone marrow)에서 생산된 다음, 골수나 흉선(thymus)에서 성숙한 후 방출된 백혈구들이다. 림프관 중간중간에는 둥글게 확장되어 있는 림프절들이 있다. 림프절 내부에는 림프구를 비롯한 많은 백혈구가 들어 있어 외부에서 유입된 항원(세균, 바이러스 등)에 대한 탐식 작용 등 일련의 면역 반응이 일어난다. 겨드랑이, 서혜부, 편도선, 충수 등에는 림프절들이 밀집되어 있어 감염증이 있을 때 통증과 부종이 느껴지면서 쉽게 인지되기도 한다. 림프절이 국소 조직의 항원을 걸

〈표 4-4〉 혈액세포의 종류

혈액세포		기능	종류
	백혈구	방어 기능	[과립백혈구] 　호산구 　호중구 　호염구
			[무과립백혈구] 　단구(단핵구) 　림프구 　−T림프구: 보조T림프구, 세포독성T림프 　구, 조절T림프구 　−B림프구: 형질세포, 기억세포 　−자연살해세포
	적혈구	기체 운반	−
	혈소판	지혈작용	−

혈장(Plasma)
혈소판(Platelets)
백혈구(Leucocytes)
적혈구(Erythrocytes)

55%
(혈장)

45%
(혈구)

러 내는 역할을 한다면 비장(spleen)은 혈류 속의 항원을 걸러 낸다. 비장은 왼쪽 상복부에 있는 붉은색의 껍질로 둘러싸인 기관이다. 림프관이나 혈관 밖의 조직들에도 특화된 면역세포들이 있고, 피부와 점막에도 면역세포들이 분포하여 생체 최전방에서 방어 기능을 수행한다.

면역계의 중추적 장기인 흉선은 가슴의 흉골 뒤에 위치해 있다. 흉선은 20세기 중반까지만 해도 그 역할이 명확히 인식되지 못했고, 심지어는 흉선의 비대가 호흡을 막아 영아돌연사증후군(sudden infant death syndrome: SIDS)을 일으키는 원인이 된다는 오해로 인해 흉선을 방사선으로 위축시키는 시술이 실시되기도 했다. 그러나 그 후 흉선이 면역과 관련된 중요 장기임이 밝혀지고, 스트레스에 의해 흉선이 위축된다는 사실이 알려지면서 스트레스가 생체의 방어 기능을 담당하고 있는 면역계에 직접적 영향을 미친다는 것이 확인되었다. 스트레스는 흉선을 위축시킬 뿐 아니라 순환 중인 면역세포의 수와 기능을 감소시키고 심지어 면역세포의 사멸을 유도하는 등의 다양한 방법으로 면역계를 약화시킨다.

백혈구 그룹에 속하는 면역세포들은 다른 혈구들과 마찬가지로 성인에서는 주로 골반의 장골(ilium), 척추뼈, 흉골, 사지의 장골(long bone) 안에 들어 있는 골수에서 생성된다. 백혈구는 세포질 안에 과립이 있는가 없는가에 따라서 구분하기도 하고, 핵이 하나의 명확한 형태를 갖는가, 여러 조각으로 나뉜 것처럼 보이는가에 따라서 구분하기도 한다. 예를 들어, 특이적 면역 반응을 담당하는 백혈구인 림프구는 과립이 없고, 하나의 형태로 보이는 핵을 가지고 있지만, 비특이적 면역 반응을 담당하는 호중구는 과립이 있고 핵이 여러 개로 나뉘어 있는 것처럼 보인다.

골수에서 만들어진 림프구들은 골수나 흉선에서 성숙한 다음 순환계로 들어간다. 골수에서 성숙되는 림프구는 B림프구(B세포), 흉선에서 성숙되는 림프구는 T림프구(T세포)다. T림프구는 보조T림프구(helper T cell), 세포독성T림프구(cytotoxic T cell), 조절T림프구(regulatory T cell) 등으로 세분된다[주: 조절T림프구는 과거에 억제T림프구(suppressor T cell)라고 불리던 것이다]. B림프구는 항체(antibody)를 생산하는 데 관여한다. 역시 림프구로 분류되는 자연살해세포(natural killer cell: NK세포)는 암세포, 바이러스 감염세포 등을 파괴하는 능력을 가지고 있다.

과립이 있는 백혈구들은 염색액에 의해 염색되는 양상에 따라 호염구(basophil), 호중구(neutrophil), 호산구(eosinophil)로 나눈다. 이들은 염증 반응이 있을 때 다른 면역세포들이 분비한 사이토카인 신호에 의해 항원(antigen)이 있는 곳으로 유인되어 가서 항원을 제거한다. 전체 백혈구의 60% 이상을 차지하는 호중구는 가장 활발하게 항원을 섭취하고 파괴하는 세포인데, 교감신경계가 항진되면 호중구의 수도 증가한다. 이들이 세균을 제거하기 위해 분비하는 활성산소는 정상적인 조직에도 손상을 일으킬 수 있다.

이상의 면역세포들 외에도 혈액 중의 단핵구(monocyte), 조직의 대식세포(macrophage) 등 식균 작용을 하는 면역세포들이 있다.

2) 면역 반응

면역 반응의 종류는 선천적 면역과 후천적 면역, 자연 면역과 획득 면역, 특이적 면역과 비특이적 면역, 세포성 면역과 체액성 면역 등 다양한 방식으로 구분할 수 있다. 태어날 때에는 B형 간염 바이러스에 대해 항체를 가지고 있지 않았지만, 한 번 바이러스에 감염이 되었다가 회복된 후 또는 예방접종 후에 항체가 형성되었다면 후천적 획득 면역이다. 이 항체는 A형 간염 바이러스나 C형 간염 바이러스와는 무관하게 오직 B형 간염 바이러스에 대해서만 방어 기능을 하므로 특이적 면역이라 한다. 특이적 면역은 특정한

종류의 항원(세균, 바이러스, 식품이나 꽃가루 같은 알레르기 유발원 등)만을 인식하여 처리
하는 면역이며, 열쇠와 자물쇠의 관계처럼 구조적으로 꼭 맞는 항원과 항체의 특이적
결합에 의해 이루어진다.

자연 면역이자 비특이적 면역의 대표적인 예는 염증 반응이다. 염증은 여러 물리 · 화
학적 자극에 대해 생긴 조직의 손상을 수복하기 위한 생체의 반응이다. 또 다른 비특이
적 면역의 예로는 바이러스 감염 세포에 대한 반응에서 방출되는 인터페론(interferon)의
작용을 들 수 있는데, 인터페론은 바이러스의 종류와 무관하게 그들의 번식을 억제한
다. 림프구 중 자연살해세포도 바이러스에 감염된 세포나 암세포로 변형된 세포를 비특
이적으로 파괴한다.

세포성 면역(cellular immunity)은 면역세포 중 T림프구가 중심이 되어 구성되는 면역
반응이다. 대개 진균(곰팡이), 바이러스, 종양세포는 세포성 면역에 의해 제거되는데, 면
역세포들이 침입한 병원체를 직접 공격하기 때문에 세포성 면역이라 한다. 비활성화 상
태의 T림프구가 면역 반응을 개시하려면, 먼저 대식세포 같은 식세포들로부터 항원에
대한 정보를 제공받아야 한다[주: 이를 항원제시(antigen presentation)라 한다]. 항원 정보를
받아 활성화된 T림프구는 세포성 면역에만 관여하는 것이 아니다. T림프구는 B림프구
를 자극하여 체액성 면역을 시작할 수 있도록 도와주기도 한다.

체액성 면역(humoral immunity)을 담당하는 B림프구는 T림프구처럼 직접 공격에 나서
지 않고 대신 항체를 생산하여 면역 반응을 수행한다. 항체는 면역글로불린(immuno-
globulin)이라고도 하는 체액 중의 단백질이다. B림프구가 항원을 인식하게 되면 항체를
만드는 형질세포(plasma cell)로 분화되어, 그 항원에 특이적으로 결합할 수 있는 항체를
다량으로 분비한다. 항체는 이물질 표면의 특정 부위(항원)에 결합하여 그들을 무력화
시키고, 식세포들에 의해 쉽게 섭취되도록 하거나 세포독성T림프구에 의해 파괴되도록
한다. 항체들은 체액 중에 분포하기 때문에 항체에 의해 매개되는 면역 반응을 체액성
면역이라 한다. 체액성 면역은 주로 세균의 침입에 대항하는 방법이다.

이상과 같이 면역 기능은 다양한 면역세포들의 소통과 협력에 의해 이루어지는데, 면
역세포에서 분비되어 면역세포 상호 간의 신호전달을 담당하는 전령물질들을 사이토
카인이라 한다. 이 신호는 면역 반응을 증가시키는 것일 수도 있고 억제시키는 것일 수
도 있다. 하나의 면역세포가 여러 종류의 사이토카인을 생산하기도 하며, 여러 사이토
카인이 하나의 면역세포에 동시에 작용할 수도 있다. 인터류킨류, 종양괴사인자(tumor

necrosis factor: TNF)류, 인터페론류, 케모카인류 등 현재까지 수백 종의 사이토카인이 발견되었다. 사이토카인들은 면역계 내에서만이 아니라 신경계나 내분비계에서도 전령물질로 작용한다. 예를 들어, 인터류킨-1은 뇌의 시상하부에 작용하여 CRH를 분비시키는 강력한 HPA축 조절자이며, 질병행동(illness behavior, sickness behavior)을 일으키는데 관여한다. 인터류킨-6 또한 중추신경계에 작용하여 질병행동을 일으킨다(Lutgendorf et al., 2008).

스트레스 반응에서는 인터류킨-1, 인터류킨-6, TNF-알파 등의 염증성 사이토카인이 증가하는데, 염증성 사이토카인의 증가는 여러 만성질환과 관련이 있다. 예를 들어, 인터류킨-6의 증가는 동맥경화, 당뇨병, 지방간, 암 등과 연관이 있는데, 특히 과체중이거나 비만인 사람은 반복된 스트레스에 노출되면 체중이 정상인 사람에 비해 인터류킨-6가 크게 증가한다. 과체중이거나 비만인 사람은 이미 어느 정도의 만성 염증을 지니고 있기 때문에 이들이 스트레스를 받으면 이러한 질병 위험이 이중으로 높아지게 된다.

3) 스트레스와 면역

스트레스 호르몬인 코르티솔은 사이토카인에 의해 전달되는 메시지를 차단함으로써 특정 면역 반응을 훼방한다. 또한 흉선에서 새로운 림프구가 생기는 것을 억제하고, 인터류킨이나 인터페론 같은 전령물질 분비를 억제하여 순환계에서 활동하고 있는 림프구들이 감염 경고에 대하여 반응하는 능력을 저하시키게 된다. 코르티솔은 B림프구보다 T림프구에 더 큰 영향을 준다. 따라서 체액성 면역보다 세포성 면역이 더 큰 영향을 받는다. 더욱이 코르티솔은 아포프토시스(apoptosis)라고 하는 세포자멸사 경로를 활성화하여 림프구 자체를 사멸시킬 수도 있다. 코르티솔뿐 아니라 교감신경계의 전령물질이나 베타-엔도르핀 같은 다른 스트레스 호르몬들도 스트레스 진행 국면에 따라 면역을 억제하는 역할을 할 수 있기 때문에 스트레스는 코르티솔과 무관한 경로로도 면역을 저하시킬 수 있다.

정신신경면역학 연구에서 밝혀진 바와 같이, 면역계는 내분비계 및 신경계의 신호를 공유할 뿐 아니라 스트레스 호르몬들의 직간접적 조절을 받으므로 스트레스로 인해 커다란 영향을 받는다. 급성 스트레스에서는 혈액에 순환하는 자연살해세포의 수가 증가하고 림프구의 증식력이 높아지는 등 면역 기능이 일시적으로 항진되지만, 만성 스트레스에서는 각종 면역세포들의 수와 활성이 감소하고 이들이 생산하는 일부 전령물질도 감소한다.

면역 반응이 효율적으로 일어나려면, 침입한 병원체나 손상된 자기 세포를 공격하여 제거하는 것을 담당하는 세포들과 불필요하거나 과도한 면역 반응이 일어나지 않도록 면역 반응을 억제하고 조절하는 세포들의 기능이 균형을 이루어야 한다. 따라서 면역세포의 수와 기능이 감소하게 되면, 면역계에 의해 제거되어야 할 병원체나 암세포들이 처리되지 않아 감염증이나 악성종양의 위험이 높아질 수도 있고, 반대로 면역 반응이 조절되지 않아 알레르기, 아토피 같은 과잉면역이나 면역계가 자기 세포를 공격하는 자가면역질환들의 발생 위험이 높아지게 될 수도 있다.

신경계에서 분비되는 신경전달물질들과 결합하는 세포 수용체는 신경세포에만 있는 것이 아니라 면역계를 비롯하여 신체의 다른 장기의 세포들에도 분포하고 있다. 면역계는 신경계에서 만들어지는 것과 같은 종류의 전령물질을 만들어 내고, 신경계는 이것을 자신이 만든 신경전달물질처럼 받아들인다. 한편, 면역세포 사이의 전령물질인 사이토카인들도 뇌에서 수용되기 때문에 면역학적 자극도 다른 감각적 자극처럼 신경계에 인식되고, 그 결과 전신적인 생리적 변화, 심리·행동적 변화를 유발할 수 있다. 역으로 스트레스 같은 심리적 자극은 신경계–내분비계–면역계의 연결 경로를 통해 면역 기능을 변화시키고 질병을 야기할 수 있는 것이다. 면역계 역시 교감신경계나 내분비계처럼 중추신경계의 영향을 받는다. 예컨대, 뇌의 시상하부가 파괴되면 내분비계나 신경계의 기능에만 영향이 나타나는 것이 아니라 면역 반응도 훼손된다.

많은 연구에서 스트레스가 면역을 억제하여 감염성 질환의 발병 가능성을 증가시키고, 알레르기, 천식 같은 과잉면역과 각종 자가면역질환을 악화시키며, 악성종양의 발생과 진행에도 영향을 미친다는 것이 밝혀지고 있다. 셸던 코헨(Sheldon Cohen) 등은 스트레스가 감염성 질환의 발병 위험을 증가시킨다는 것을 체계적 연구를 통해 입증하였다(Cohen et al., 1991). 그들은 감기 바이러스에 노출되었을 때 감기에 걸릴 가능성이 과거 1년간 겪은 스트레스에 비례함을 보여 주었다. 제니스 키콜트–글레이저(Janice Kiecolt-Glaser)와 로널드 글레이저(Ronald Glaser)의 연구에 의하면, 시험 스트레스를 겪는 동안 의대생들은 약해진 면역 반응을 보였고, 독감이나 감기 같은 평범한 질병에도 잘 걸렸다. 또한 학생들의 생활 스트레스나 시험 스트레스는 단순포진이나 엡스타인-바 바이러스 같은 잠복형 바이러스 질환의 재발을 증가시켰다(Glaser et al., 1985; Glaser et al., 1987). 자연살해세포를 자극하는 감마-인터페론은 시험 기간 중 90%나 감소되었다(Kiecolt-Glaser & Glaser, 1991). 전투 스트레스를 겪는 군인들에게 예방접종을 하면 항체가 효과적으로 형성되지 않는다. 치매 환자의 보호자들처럼 만성 스트레스를 받는 사람에게서는 B림프구, T림프구, 자연살해세포 등 면역세포들의 수와 기능이 저하되는 것으로 나타났다(Kiecolt-Glaser et al., 1991). 우울증 환자도 림프구의 수가 감소하고, 기능이 저하되며, 자연살해세포도 감소된다. 고독감을 지속적으로 느끼는 경우에는 특히 자연살해세포가 감소된다는 보고가 있다. 이러한 사실은 임상 현장뿐 아니라 질병관리 시스템 전반에 대단히 큰 함의를 가지고 있다.

면역계는 외부에서 유입된 세균, 바이러스 같은 병원체들뿐만 아니라, 우리 몸속에서 끊임없이 생겨나는 돌연변이 세포들도 제거한다. 그러므로 면역체계의 이상은 악성종양의 발생 위험과 재발 위험을 증가시킨다. 악성종양과 스트레스가 관련 있다는 발견은 최근의 것이 아니다. 2세기경에 활동했던 그리스의 의사 갈레노스(Galenos) 역시 우울한 여성에게서 암이 발생할 확률이 높음을 지적하였다. 스트레스 연구가 본격화되기 전인 1893년에는 정서적 스트레스와 암 발병 간의 연관성을 입증하는 경험적 증거가 발표된 바 있다. 한스 셀리에도 높은 수준의 스트레스가 자주 계속될 경우 스트레스 호르몬의 작용으로 인하여 궁극적으로 암을 생성하는 요인이 될 수 있다고 지적하였다.

교감신경계의 활동과 코르티솔 분비 모두 면역 기능을 조절하는 중요한 변수이므로 스트레스에 대한 자율신경계 반응성이 큰 사람일수록 면역계 기능에도 변화가 클 것으로 예측할 수 있다. 사람을 대상으로 하는 스트레스 연구에서는 대중 앞에서 연설을 시키거나 암산 과제를 주는 것 같은 심리적 스트레스원을 활용하는데, 대중연설 스트레스에 대해 심박수가 많이 상승했던 사람들은 이후 암산 과제에 대해서도 대조군에 비해 더 큰 심박수와 혈압 반응을 보여 주었고, 코르티솔 반응도 더 컸다(Sgoutas-Emch et al., 1994).

실험실에서 제공되는 것 같은 짧은 스트레스원에 대해서는 면역 기능이 일시적으로 상승되는 것을 관찰할 수 있다. 이처럼 짧고 심하지 않은 스트레스원에 대한 반응으로 면역계의 기능은 상승될 수 있다. 그러나 코르티솔 분비가 지속되면 효과는 역전된다. 피험자에게 스트레스를 제시하고 코르티솔 반응성을 측정하면, 코르티솔 반응성과 면역 억제의 관련성이 드러나는데, 이 피험자들은 면역계의 감시 기능이 감소되어 잠복형 바이러스들의 재활성화가 더 높게 나타난다. 여성 노인들과 여성 대학생들을 대상으로 하여 암산과 대중연설 스트레스를 주었던 연구에서도, 가장 큰 코르티솔 반응을 나타낸 여성들에게서 잠복해 있던 엡스타인-바 바이러스의 재활성화를 보여 주는 결과가 관찰되었다(Cacioppo et al., 1995).

그렇다면 스트레스를 감소시키는 것으로 면역 기능을 높일 수도 있는가? 많은 연구에서 이것에 대한 긍정적인 결과를 내놓고 있다. 마이클 안토니(Michael Antoni) 등은 AIDS의 원인인 인간 면역 결핍 바이러스(human immunodeficiency virus: HIV)에 감염된 남성들에게 스트레스 관리 프로그램을 제공한 결과, 암세포를 공격하는 자연살해세포와 HIV를 공격하는 T림프구가 증가하였음을 보고하였다(Antoni et al., 1991).

면역학(immunology)은 비교적 최근에 성립된 학문이지만, 면역과 관련된 개념은 오래전부터 있어 왔으며, 한의학에서는 그 핵심 개념인 '정기(正氣)'를 면역과 같은 것으로 설명한다. 정기가 쇠하면 심신의 활력이 저하되고, 질병이 유발되며, 생명이 단축된다. 즉, 면역은 단순히 이물질에 대한 방어 작용이 아니라 생명을 질병으로부터 보호하고 생명력을 유지하는 힘이다. 그러한 면역이 스트레스에 의해 훼손되며, 현대인들이 겪는 대개의 스트레스가 부적응적이고 과도하다는 사실은 곧 부적절한 스트레스를 다스림이 바로 건강관리의 핵심이라는 결론을 유도한다.

동물을 대상으로 한 연구에서는 스트레스가 직접적으로 질병을 유발한다는 명백한 증거들이 확보되었지만, 사람을 대상으로 하는 연구에는 많은 제약이 따르므로 사람의 스트레스와 질병 사이의 관계를 완전히 규명하기는 쉽지 않다. 이러한 한계에도 불구하고, 수많은 후향적 연구들로부터 스트레스가 질병의 발생을 촉진하거나 발생한 질병을 악화시키거나 질병으로부터의 회복을 저해한다는 증거가 축적되었고, 스트레스는 현대 의학의 병인론의 중심에 있다. 스트레스는 생리적 경로를 통해 면역을 억제하고 질병 발생과 악화에 영향을 주기도 하지만, 스트레스로 인해 야기되는 불건강한 생활양식도 건강을 저해하는 매우 중요한 경로이므로 스트레스가 건강과 질병에 영향을 미친다는 사실은 더더욱 부정할 수 없다. 이처럼 스트레스는 다수의 경로로 면역 기능에 직간접적으로 영향을 주고 신체에 병리적 변화를 유발할 수 있다.

5. 심신 스트레스 반응의 통합

생리학적 스트레스 이론이든, 심리학적 스트레스 이론이든 그 구심점이 되는 기능적·구조적 중심은 중추신경계의 뇌다. 뇌는 부위별로 서로 다른 독특한 임무를 수행하고 있다. 감각 정보를 처리하는 감각중추, 근육 운동을 조절하는 운동중추, 고등 사고를 담당하는 중추, 감정을 담당하는 중추, 내분비 조절 중추, 자율신경 조절 중추 등이 그것이다. 감각 정보를 처리하는 뇌 영역만 해도 시각을 처리하는 부위, 청각을 처리하는 부위, 촉각을 처리하는 부위가 모두 다르다.

그렇다면 각자 맡은 임무를 수행하고 있던 여러 두뇌 영역으로 하여금, 스트레스를 유발하는 상황에서 '스트레스 반응'에 동참하여 일사분란하게 통합된 작용을 나타내도록 만드는 동기는 무엇일까? 뇌과학자인 수잔 그린필드(Susan Greenfield)는 정서(emotion)가 곧 뇌의 통합적 활동을 일으키는 구성단위라고 하였다.

1) 뇌의 통합적 활동을 일으키는 정서와 동기

수잔 그린필드에 따르면, 정서라는 것은 여러 뇌 영역의 활동이 조율된 가운데 산출되는 전체적인 뇌의 상태로 정의할 수 있다. 감정(feeling)과 유사한 의미로 사용되는 단어인 정서는 정동(affect), 기분(mood)이라는 단어들과도 혼용되고 있다. 본능적인 욕구의 충족 또는 욕구의 좌절 상태에 따라 동반되는 심리·생리 과정을 정서라 할 수 있다. 따라서 정서에는 감정적·행동적·생리적 요소들이 포함되어 있다. 하지만 인간에게는 정서 반응에서 감정적 성분이 가장 현저하게 자각되므로 정서와 감정은 유사한 것처럼 느껴진다.

정서라는 말의 영어 단어인 'emotion'을 살펴보면 'e'와 'motion'으로 구성되어 있다. 즉, 심리적·신체적 행동(motion)을 일으키는(e-) 동기가 바로 정서라는 것이다. 유의할 점은 이때의 행동이라는 말이 단지 외부에서 관찰할 수 있는 신체의 움직임만을 의미하지는 않는다는 것이다. 정서는 심리적·생리적 행동의 동기를 발생시킨다. [주: 심리학이나 행동의학(behavioral medicine)에서 다루는 행동은 단지 움직이고 말하는 것 같은 외현적 행동에 국한되지 않고 지각, 감각, 사고 등의 내면적 행동과 생리적 과정을 포함하여 인간에게서 일어나는 모든 것을 포괄한다.] 스트레스성 자극에 의해 형성된 부정적인 정서는 즉시 심신에 그 정서에 상응하는 행동들을 일으킨다.

부정적 정서는 무의식적 과정을 통해 계속 증폭되는 경향이 있다. 자신이 의식하지 못하는 사이에 변연계에 입수된 불쾌한 감각자극은 생리적인 스트레스 반응을 일으키게 되고 심리적으로도 불쾌감을 가져온다. 그러한 심신의 변화는 또다시 스트레스성 자극으로 인식되고, 결국 '뭔지 모르지만 기분이 나쁘고 불편한' 상황 속에 있게 된다. 그 사이 몸은 스트레스 호르몬의 분비로 인한 생리적 영향을 계속해서 받고 있는 것이다. 따라서 내면에서 발생하는 정서를 스스로가 얼마나 잘 인식하고 돌볼 수 있는가라는 문제는 스트레스 치유뿐 아니라 심신의 질병 치료에 있어서도 매우 중요하다. 많은 심신의학적 개입법들이 자신의 정서 변화를 알아차리고 조절하는 능력을 키우는 데 역점을 둔다. 이러한 정서적 접근법들은 자신이 미처 깨닫지 못했던 내면의 동기들도 명확히 파악할 수 있게 한다.

앞에서 신경가소성의 원리에 근거하여 스트레스에 대한 부적응적 반응 패턴을 수정하는 치유의 과정에는 뇌의 기능적·기질적 변화가 수반된다고 설명하였다. 이를 심신의학의 정서적 접근법들과 관련하여 설명하면, 자신의 정서를 파악하여 그와 관련된 동기들을 수용하고 안전하게 표현하는 긍정적 경험이 축적되면 그 경험에 상응하는 인지적·생리적 신경회로가 새롭게 형성되고 강화되는 동시에 과거에 있던 부정적 회로들은 소거되면서 점점 적응적인 반응체계로 대체되는 것이다.

신경학자인 캔더스 퍼트는 우리의 마음과 몸을 잇는 것은 바로 정서이며, 이를 통하여 우리가 몸과 마음의 대화 속으로 들어갈 수 있다고 하였다. 신경생리학적으로 정서는 신경전달물질이 신경 경로들을 재조정한 결과라 할 수 있으며, 이 과정에는 심리적 변화뿐 아니라 생리적 변화 및 신체 활동의 변화가 수반된다. 따라서 퍼트는 정서가 자기관리에서 중요한 요소라고 하였다. 신경계에서 작용하는 대다수의 전령물질들이 펩타이드류에 속하는데, 이 펩타이드 전령물질들의 수용체 중 85~95%가 편도체, 해마 같은 변연계의 중심 구조에 들어 있다. 이 부위들은 바로 정서적 행동에 관여하는 곳이다. 이처럼 정서는 정신과 신체의 연결망을 통해 교환되는 정보의 내용이며, 신체의 세포, 조직, 기관, 기관계들이 여기에 연결되어 있다. 그러므로 정서는 일종의 정보이며, 물리·화학적으로 설명하자면 신경펩타이드와 이 펩타이드의 수용체로서, 비물리적으로 설명하자면 감정으로서, 마음과 몸을 연결하는 것이다.

2) 정서의 신경생리학적 의의

정서를 담당하는 변연계는 긍정적 신호보다는 부정적이고 위협적인 신호에 더욱 민감하다. 진화론적으로 보자면, 모든 상황에서 부정적인 측면을 보고 미리 대비하는 것이 긍정적·낙관적으로 생각하고 행동하는 것보다 생존에 유리하기 때문에 우리의 정서는 기본적으로 부정적인 방향으로 형성되도록 되어 있다. 그런데 일단 부정적인 정서가 형성된 상태에서는 주위의 긍정적인 정보보다 부정적인 정보에 더욱 민감해지게 된다. 따라서 스트레스가 심할수록 부정적·위협적 자극에 더욱 예민해지고 긍정적·호의적 자극에는 둔감해져 점점 스트레스가 증폭된다. 예를 들어, 선거에서 유세를 하는 후보자가 스트레스를 느끼면서 연설을 하게 되면, 반대 구호를 외치거나 자리를 떠나는 청중들만 눈에 들어오고, 자신을 지지하면서 경청하고 있는 청중들은 눈에 들어오지 않게 되어 결국 불안과 스트레스가 더욱 심해지는 것이다.

우리는 부정적 정서가 느껴질 때 '나'라고 느껴지는 경계, 즉 자아의 경계가 강화되고 그에 따라서 주위의 환경으로부터 자신을 분리하고 보호하려는 경향이 강해진다. 그 결과, 사고가 편협해지거나 자기중심적인 행동을 하게 된다. 이와 같은 자아 구성 작용은 위협을 느끼는 상황이나 자신에게 호의적이지 않다고 느껴지는 상황에서 더 강화되고, 그에 상응하는 심신의 긴장과 스트레스 반응을 유도하게 된다. 자신의 정서를 깨닫지 못하거나 외면하고 억압할수록 내적인 불안과 긴장은 계속 증폭된다.

정서를 바라보고 돌본다는 것은 자신의 정서를 객관적으로 관찰하여 수용하고 안전하게 표현하는 것을 의미한다. 정서를 표현한다는 것은 정서를 그대로 표출시킨다는 것과는 다르다. 화가 났을 때 참는 것도 심신 건강에 좋지 않지만 화를 폭발시키는 것도 심신에 악영향을 준다. 참거나 폭발시키거나 모두 심혈관계에 상당한 부담을 주는 것이다. 화가 난 자신의 마음을 객관적으로 받아들이고, 화가 났음을 상대방에게 합리적으로 표현하는 것만으로도 부정적 정서는 감소되고, 감정에 휩싸여 부지중에 하게 되는 과격한 행동이라든가 습관적으로 찾게 되는 불건전한 행위들도 감소될 수 있다. 또한 보다 신중하게 행동할 수 있게 되므로 문제를 해결할 수 있는 가능성도 높아진다. 감정을 관찰한다는 것을 신경학적으로 표현하자면, 이성과 사고의 중추인 전두엽이 감정의 중추인 편도체의 활성을 감시하고 조절하는 것이라 할 수 있다.

인간의 마음에서 의식의 영역은 무의식의 영역에 비하면 빙산의 일각에 불과하다는 심리학 이론은 스트레스의 신경생리학에서도 그대로 적용된다. 편도체의 활동은 무의식적 과정이지만 의식적 과정보다도 심리적·신체적으로 더 큰 영향력을 행사하고 있다. 사람이 의사 결정, 가치 판단, 계획, 추론 등을 하는 것은 모두 전두엽이 담당하는 일이라고 생각하지만, 정서를 만드는 변연계로부터 올라오는 신호들은 이 과정에 강력한 영향을 미치고 있다. 상황에 대한 정보를 충분히 수집하고 분석했다고 하더라도 '좋다' '싫다'라는 감정의 도움을 받지 않으면 아무런 결정도 할 수 없게 된다. 지극히 이성적으로 보이는 판단이나 도덕적 행위들도 실제로는 정서에 크게 좌우되고 있는 것이다.

전두엽 중 자신의 감정을 파악하고 조절하는 것과 관련된 부위의 결함도 윤리적·도덕적 판단에 장애를 초래할 수 있다. 또 전두엽에서 변연계로 향하는 신경망이 미약하거나, 좌·우뇌의 소통이 원활하지 않거나, 편도체가 지나치게 활성화되어 있어도 감정 조절에 장애가 생긴다. 전두엽은 출생 후부터 본격적으로 개발되어 성인이 되어야 완전히 성숙하지만, 편도체는 출생 무렵에 어느 정도 완성되어 있기 때문에 아동은 이성보다 감정에 따라 행동하는 경향이 있고, 감정을 조절하는 능력도 미약하다. 성인이라도 전두엽의 기능이 온전하지 않으면 자신의 감정을 억제하지 못하고 충동적인 행동을 하게 된다.

사고나 질병으로 전두엽이 손상된 사람에게서 감정이나 충동 조절에 장애가 발견되는 경우가 많다. 피니스 게이지(Phineas Gage)라는 유명한 환자는 철도 공사 현장의 폭발 사고로 인하여 전두엽이 크게 손상되었는데, 놀랍게도 인지 능력은 거의 훼손되지 않았으나 인격은 완전히 달라졌다. 특히 감정을 억제하고 자신의 행동을 조절하는 기능이 크게 와해되어 사회적으로 부적응적인 삶을 살다가 생을 마쳤다. 그에게서 손상된 부위는 전두엽 중에서도 정서 조절에 특히 중요한 복내측 전전두엽과 안와전두엽 부분이었다(Damasio et al., 1994)([그림 4–13] 참조). 이 부위들은 감정을 조절하는 자기조절의 중추로서, 욕구와 동기 그리고 도덕적 결정 등과 관련한 정보를 처리하기도 한다. 살인자의 뇌를 조사했을 때 전두엽의 활동이 정체되어 있다는 연구 결과도 있었는데, 최근의 한 연구에서는 특히 안와전두엽이 살인의 정당성과 관련된 감정, 즉 죄책감을 담당하기 때문이라는 것이 밝혀졌다(Molenberghs et al., 2015). 사이코패스(psychopath)들에게서도 안와전두엽 활동이 감소되어 있다는 보고가 있다.

앞에서 설명한 것처럼, 이성의 뇌와 감정의 뇌 사이의 유기적 상호작용에 결함이 있으면 간단한 일상적 선택도 하지 못할 수 있다. 따라서 자신의 정서를 관찰하고 돌보는

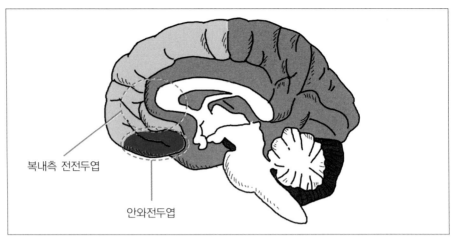

복내측 전전두엽

안와전두엽

[그림 4-13] 복내측 전전두엽과 안와전두엽

능력은 단순히 심리적 안정감을 가져오기 위해 필요한 것이 아니라 가치 지향적이고 만족스러운 삶을 살기 위해서도 매우 중요하다.

중추신경계에서 일어나는 일들에 관한 지금까지의 설명을 정리해 보자. 감각계에서 유입된 정보가 대뇌로 전달되어 대뇌피질에서 어떤 상황을 인지하면 변연계에 신호를 하게 되고, 변연계는 시상하부로 하여금 내분비계 호르몬 및 신경전달물질들을 방출하는 경로를 활성화하여 생리적 변화를 일으키고 필요한 행동을 취할 준비를 갖춘다. 이것이 스트레스성 자극이 스트레스 반응을 형성하게 되기까지의 생리적 과정이다. 전두엽과 변연계 사이에는 이들을 양방향으로 연결하는 전두–변연 연결이 있다. 변연계는 감정과 관련된 무의식적 신체 반응을 처리하는 곳이며, 감각기관을 거쳐 들어온 정보가 대뇌피질에서 인식되기 전에 미리 그 정보들을 입수하여 본능적이고 반사적인 행동과 생리적 변화가 신속히 야기되도록 한다.

그런데 우리의 뇌는 긍정적인 자극보다는 부정적이거나 위협적인 자극을 더 민감하게 포착하고 신속히 반응하도록 진화되어 왔기 때문에 과거보다 부정적 자극에 노출되는 빈도가 높은 현대인들은 그만큼 자주 스트레스 반응을 일으키게 된다. 현대인은 과거의 인류처럼 생리적 반응성을 필요로 하는 위협을 경험하는 일은 드물지만, 여전히 즉각적인 생리적 흥분을 촉발하는 변연계의 반응은 대개 심신에 소모적인 결과를 가져올 뿐, 불필요한 경우가 많다. 불필요한 스트레스 반응을 감소시키기 위해서 정서를 조절하는 전두엽 부위의 기능을 계발하고, 전두엽과 편도체의 연결망을 강화하는 전략을 적용할 수 있다. 이러한 전략들은 궁극적으로 이성의 중추가 감정의 중추를 조절하는 능력을 키우는 것이다. 정서를 관찰하고 객관적으로 표현할 수 있도록 하는 모든 훈련이 이러한 능력을 향상시킨다. 예를 들어, 정서 표현 훈련, 글쓰기, 명상, 인지적 자기조절 훈련, 뇌파 바이오피드백(뉴로피드백) 훈련 등이 모두 전두엽의 기능 향상과 전두-변연 연결망의 강화라는 신경계의 실질적인 변화를 가져올 수 있다.

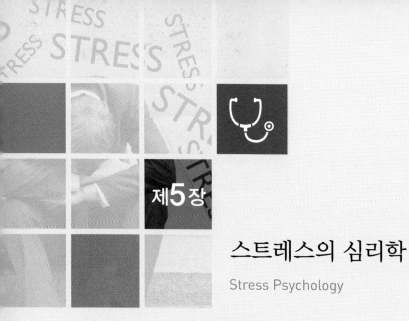

제5장

스트레스의 심리학

Stress Psychology

스트레스 연구의 초창기로부터 지속적으로 제기되어 왔던 문제 중 하나는 스트레스성 자극에 대한 각 개체의 반응이 동일하지 않다는 점이다. 즉, 스트레스 반응에는 자극의 원인 못지않게, 어쩌면 그보다 더 중요한 개인 내적 또는 환경적 중재 요인이 관여한다는 것이다. 이러한 개인차를 규명하는 것은 스트레스 연구의 오랜 과제가 되어 왔다. 같은 스트레스에 대한 반응이 사람마다 다르고, 같은 사람도 상황에 따라 반응이 다르다는 것은 누구나 경험적으로 알고 있는 사실이다. 스트레스 반응성의 개인차에는 체질적 요소, 심신의 발달학적 단계, 과거의 경험, 성격과 방어기제가 커다란 영향을 미친다. 그리고 자신이 가진 사회적 지지망이나 문제해결 능력 같은 스트레스 대처자원에 대한 지각도 중요한 변수로 작용한다.

20세기 후반 들어 비약적으로 발전한 뇌과학, 신경과학, 분자생물학은 그동안 심리학자들에 의해서만 설명이 시도되어 왔던 스트레스의 개인차 문제를 생리학적으로 탐구할 수 있는 기반을 마련해 주었다. 특히 신경계가 삶의 경험과 학습에 의해 지속적으로 리모델링된다는 신경가소성

(neuroplasticity) 이론, 태어난 후 환경에 의해 유전자 발현 양식이 변화된다는 후성유전학 (epigenetics) 이론 등을 통해서 스트레스가 어떻게 개체의 생리적 반응성과 취약성을 달라지게 하는지 설명할 수 있게 되었다.

이 장에서는 먼저 개인차의 발달학적 기원에 대하여 알아보고, 스트레스의 심리적 과정을 인지, 정서, 성격의 관점에서 살펴본 다음, 이 내용들을 4장에서 살펴본 생리학적 과정과 통합할 것이다. 이를 위하여 우리는 심리학의 다섯 가지 접근 방식을 모두 필요로 한다. 즉, 생물학적인 신경생리학적 접근(neurophysiological approach), 학습론적인 행동주의적 접근(behavioristic approach), 정보처리론에 기초한 인지주의적 접근(cognitive approach), 심층심리학적인 정신분석적 접근(psychoanalytic approach), 실존적·현상학적 관점을 포함하는 인본주의적 접근(humanistic approach)이 그것이다.

1. 스트레스의 개인차

스트레스원의 종류와 강도뿐 아니라, 그 스트레스원에 부여되는 개인적 의미에 따라 활성화되는 뇌의 부위들이 다르고, 스트레스 호르몬의 분비 양상도 달라진다. 스트레스에 관한 생리학적 이론은 스트레스 반응의 일반적 측면, 즉 비특이적 측면을 주로 설명해 왔다. 반면, 스트레스의 심리학적 이론은 스트레스 반응의 특이적 측면과 개인차의 여러 요소를 설명해 준다. 신경생리학의 신경가소성 이론과 인지심리학의 정보처리 이론은 특이적·비특이적 측면을 모두 아우르고 있다.

4장에서 중추신경계와 스트레스 반응에 관하여 설명하면서 신경가소성 이론과 정보처리 관점에 대해 간략히 소개하였다. 먼저 생리심리학 이론과 인지주의의 정보처리 관점을 좀 더 상세히 설명하고 나서 스트레스의 개인차를 만드는 생리적·심리적 변인들을 살펴보기로 한다.

1) 구성주의와 정보처리 관점

심리학에서의 초기 스트레스 연구는 행동주의적 접근이 주류를 이루었다. 행동주의 심리학은 인간을 비롯한 동물의 반응이 외부에서 주어지는 자극의 특성에 의해서 수동적으로 결정되며, 이러한 자극의 특성만 알면 개체의 행동을 예측하고 통제할 수 있다고 본다. 행동주의 심리학과 인지심리학은 밀접한 관계를 가지고 있으며, 이들은 현대 심리치료에서 널리 활용되고 있는 인지행동치료(cognitive behavioral therapy: CBT)의 이론과 기법을 발달시켰다. 이 과정에는 신경생리학과 인지과학의 발달이 지대한 역할을 하였다. 행동주의 심리학은 자극의 역할에 주목하고 생체의 반응은 자극에 의해 결정되는 수동적 과정이라고 보는 반면, 인지심리학은 그 자극을 처리하는 개체 내의 능동적인 처리 과정에 더 큰 의미를 부여한다.

인지과학과 구성주의는 동전의 앞뒷면과 같은 관계다. 인지과학이란 한마디로 인간을 포함한 생명체에서 일어나는 인식의 정보처리에 관한 과학이다. 구성주의는 행동주의나 인지주의 심리학에 비해 좀 더 철학적인 접근법이다. 구성주의의 상대적 개념은 객관주의라 할 수 있다. 종합대학 캠퍼스에서 학생들에게 양손의 검지를 수직, 수평으로 교차시켜 보이며 그것과 관련된 곳이 어디인지 물으면, 이공대 학생은 수학과 건물을, 신학대 학생은 채플실을, 의대 학생은 학교 의무실을 알려 줄지 모른다. 동일한 시각적 정보에 대해서 학생들이 각자 구성해 낸 의미는 다르다. 무엇보다도 학생들 중 어느 누구도 '검지를 수평, 수직으로 겹쳐 놓은 두 손' 그 자체와 관련된 곳이 어디인지를 두고 고민하지는 않는다. 그들이 생각하는 곳은 '+'라는 상징과 관련된 곳이다. 이처럼 구성주의적인 정보처리 관점은 외부 자극이 모든 개체에게 그 자극 자체로, 즉 있는 그대로의 물리적 사실로 경험되는 것이 아니며, 외부 세계는 개체가 그 정보를 처리하는 방식에 따라 다르게 구성되어 상이하게 경험되는 것이라고 본다.

정보처리 방식을 형성하는 배경은 과거에 축적된 경험이다. 단순한 예로, 어떤 사람에게 '한T萬ㅂ국O里ん사U長ㅂ람R城い'라고 쓰인 카드를 짧은 시간 동안 보여 주었을 때, 그 카드에서 포착되는 내용이 무엇인지는 카드를 보는 사람이 어떤 모국어를 사용하며 살아왔는가라는 과거의 삶에 의해 결정된다. 비록 두 사람이 카드에서 똑같이 'TOUR'라는 단어를 보았다고 하더라도, 행복한 여행 기억을 많이 가진 사람과 여행 중 생겼던 사고에 대한 트라우마를 가지고 있는 사람의 몸과 마음에는 이완 또는 긴장이라는 상반된 반응이 나타날 것이다. 지그문트 프로이트(Sigmund Freud)는 심적결정론(psychic determinism)을 통해서 개인의 현재는 과거 경험에 의해 결정된다고 하였다. 무의식 속에 저장되어 있는 과거 경험은 심리적 현재만이 아니라 생리적 현재를 결정하는 기초가 된다. 경험은 중추신경계의 신경회로 형성에 영향을 주어, 향후에 발생하는 특정 경험에 대한 심리적·생리적 반응성을 증폭시키거나 감소시킬 수 있다.

구성주의적 정보처리 관점에서 볼 때 생명 활동은 끊임없이 정보를 수집하여 그것에 의미를 부여하고 처리하는 과정이다. 정보 수집, 의미부여, 반응 양상은 그 개체가 가진 정보처리 체계들의 특성에 따라 다르다. 한편, 모든 정보처리 체계는 별도로 작용하는 것이 아니라 유기적으로 연결되어 있어 통합적으로 작용하게 된다. 신체적 정보처리 체계이든, 심리·행동적 정보처리 체계이든 어떤 부적응적 정보처리 체계가 있다면 그것에 의해 전반적인 스트레스 반응은 불리한 방향으로 진행될 수 있다. 이것은 어떤 특정 자극이 모든 사람에게 스트레스가 되지는 않는다는 것과 함께, 스트레스 치유에 있어서도 모든 사람에게 동일한 효과를 기대할 수 있는 치유법은 존재하지 않는다는 것을 시사한다.

복잡한 사회를 사는 현대인에게 있어서, 스트레스를 야기하는 자극들을 직접 통제함으로써 스트레스의 영향을 감소시킬 수 있는 가능성은 제한적이다. 자신의 스트레스 반응이 부적절하고 불필요한 것이라면 자극을 관리하려는 노력뿐 아니라, 내적 정보처리 체계들을 면밀히 평가하여 취약하거나 부적응적인 부분이 있는지 파악하고 그 체계를 변화시키는 데 유효한 치유 기법들을 선택해야 한다.

2) 개인차의 형성 시기

생물학적 나이가 같고 삶의 제반 조건이 비슷한 사람들도 나이가 들면서 노화와 건강 상태에 차이를 나타내는 데에는 유전적 요인보다 생활환경, 생활습관, 성격 같은 후천적 요인이 더 큰 영향을 미치는데, 그 가운데서도 결정적 요인은 스트레스다. 중추신경계의 활성화 양식은 유전적 배경에 더해 후천적 학습과 경험의 결과로 형성된다. 스트레스가 인지되면 신체는 단기적으로는 신경계, 내분비계, 면역계를 통하여 스트레스 반응을 하게 되고, 장기적으로는 스트레스 경험을 저장하여 후일에 참고하게 되는데, 이 과정에서 뇌의 구조적·기능적 변화가 일어나 향후의 스트레스 반응성을 만들게 된다. 반응성에는 신체적 반응성뿐 아니라 심리적·행동적 반응성이 포함되며, 이는 개체의 성격, 습관, 질병 취약성 등과 밀접한 관계가 있다.

발달심리학적 관점에서 스트레스 반응성 역시 장·단기적 성장 과정에서 형성되는 것이다. 신체의 구조가 형성되고 생리적 기능이 갖추어지는 동안, 생리적인 스트레스

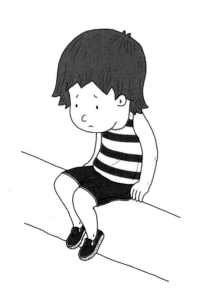

반응성, 인지적 양식, 성격 등도 함께 갖추어진다. 특히 발달의 결정적 시기일수록 외부 환경은 스트레스 반응성 형성에 지대한 영향을 미치게 된다. 심지어 태아 때의 경험도 중요한 요인으로 작용한다. 모체 안에서 영양 결핍과 같은 생리적 스트레스를 경험하면 그 경험이 태아의 대사에 각인되어 영양분을 더 많이 흡수하고 더 많이 비축하는 생리적 경향성이 높은 개체로 태어나게 되고(Roseboom et al., 2001), 그 결과 고혈압, 비만, 당뇨, 심혈관계 질환 등의 위험이 높아진다. 이와 관련하여 데이비드 바커(David Barker)는 '성인 질병의 태아 기원설(fetal origins of adult disease: FOAD)'을 제시한 바 있다(Barker, 1990). 이후 이 학설은 태아뿐 아니라 모든 발달 과정을 포함하는 '성인 질병의 발달 과정

기원설(developmental origins of adult disease: DOAD)'로 확장되었다(Barker, 2004).

　동물실험에서 모체에 스트레스를 가하면, 이때 모체에서 생긴 스트레스 호르몬의 영향을 받은 태아가 생후에 행동장애를 보이기도 한다. 사람에게서나 동물에게서나 영·유아기에 겪을 수 있는 대표적 스트레스 중 하나가 모체와 분리되는 것인데, 어린 쥐들을 매일 몇 시간씩 어미 쥐와 분리시키는 스트레스를 주면 스트레스 반응성이 높아지게 되고, 그 영향은 성장한 후에도 지속된다(Huot et al., 2001; Zhang et al., 2002). 동물 연구들은 생애 초기에 형성된 왜곡된 스트레스 반응이 개체의 삶 전체에 걸쳐 건강과 질병에 영향을 미친다는 것을 보여 주었다(Plosky & Meaney, 1993; Pryce et al., 2002; Rice et al., 2008). 스트레스에 의해 여러 뇌 영역에서 신경세포(neuron)와 교세포(glial cell) 사망 빈도가 높아진다. 이것은 스트레스가 뇌에 장기적인 영향을 미치게 될 것임을 암시한다. 스트레스는 중추신경계의 세로토닌 농도를 낮추는데, 생애 초기 스트레스는 행동 및 정서상의 변화와 함께 오래 지속되는 세로토닌 감소와 과장된 코르티솔 반응을 야기할 수 있다.

　중추신경계의 발달이 미완성된 시기에 스트레스를 받게 되면 불리한 스트레스 반응이 형성되어 평생 지속되므로 어린 시절에 경험하는 스트레스일수록 개체에게 미치는 영향은 광범위하고 지속적이다(Levine, 1957, 2002). 또한 정서를 담당하는 변연계가 형성되는 시기에 스트레스를 많이 받거나, 양육이 제대로 이루어지지 않거나, 학대와 같은 스트레스를 경험하면 이 조직의 발달이 영향을 받는다(Meaney, 2001). 그리고 성인이 된 후에라도 반복적·지속적 스트레스를 경험하게 되면 불리한 스트레스 반응이 새로 형성되거나 이미 형성된 반응성이 더 증가될 수 있다.

2. 심리적 요소들

　스트레스성 사건에 대한 인지적 해석과 정서적 유의미성에 관한 연구들은 스트레스의 개인차를 설명하는 주요 이론들을 제공해 왔다. 이 연구들은 대개 성격이나 인지 양식에 초점을 맞추어 진행되었다. 심리학에서는 대체로 아동기 무렵에 형성된 사람의 성격은 평생 변화되기 어렵다고 본다. 따라서 성격 관점에서 스트레스의 개인차를 설명하는 이론들은 개인차의 특성이 시간과 상황에 대해 비교적 안정적이고 변화되기 어렵다고 가정하고, 성격을 바꾸기보다는 주변 환경이나 반응 양식을 개선하는 치료적 접근을 한다. 반면, 인지적 관점에서는 인지 양식도 비교적 안정적이기는 하지만, 학습과 경험을 통해서 변화될 수 있다고 보기 때문에 부적응적인 사고방식을 적응적으로 수정하는 데 초점을 두게 된다.

성격을 통해 스트레스의 개인차를 설명하는 연구들은 여러 방향에서 활발하게 진행되어 왔으며, 그 결과 다양한 성격 이론이 제시되었다. 성격과 생리적 반응성의 관계에 관한 연구들에 따르면, 긍정적 성격을 가진 사람은 부정적 성격을 가진 사람에 비해 스트레스 반응이 낮게 일어나며, 세로토닌이나 베타-엔도르핀과 같은 보상 기제가 원활하게 작용하여 스트레스에 의한 부정적 영향을 덜 받는다.

성격이나 인지 양식 외에 개체가 처해 있는 사회적 환경, 가정환경, 경제적 여건, 주변의 지지, 교육 정도 등도 개체 간, 개체 내 스트레스 반응성 차이를 결정하는 요소로 작용한다. 이러한 요소들을 집합적으로 '대처자원'이라 하는데, 이들은 결국 인지와 정서에 영향을 주므로 앞에서 말한 요소들로부터 완전히 독립적으로 작용하는 변인이라고 할 수는 없다. 예를 들어, 전쟁터에서 얼마나 강력한 무기를 가지고 있는가에 따라서 곧 있을 전투가 위험하다고 판단되는 정도라든가, 그에 따른 불안 반응의 정도는 감소될 수 있는 것이다.

1) 인지, 정서와 스트레스

마음은 우리가 의식하지 못하는 동안에도 쉴 새 없이 신체 내외로부터 들어오는 자극들에 대해 정서를 만들고 새로운 동기를 창조하며 그에 따른 심신의 반응과 행동을 일으키고 있다. 스트레스성 자극이 유입되면, 먼저 그 자극이 위협적인 것인지 아닌지가 평가되고, 그 평가에 따라 적절한 심신의 대응 반응이 구성되어야 한다. 자극을 평가하고 그에 따른 정서를 발달시키는 과정들을 스트레스 반응의 심리적 요소라 할 수 있다.

궁극적으로 어떤 자극이 스트레스원이 될 것인지 아닐지의 여부는 그 사람의 내적 세계에서 해석된 자극의 인지적 의미와 그 의미에 부여된 정서에 의해 좌우된다. 따라서 어떤 면에서는 자극 자체보다 그것을 처리하는 내적인 처리 과정이 더욱 중요하다고 할 수 있다. 셰익스피어(Shakespeare)는 『햄릿(*Hamlet*)』에서 "이 세상에는 선한 것도 없고 악한 것도 없다. 다만 생각이 그렇게 만들 뿐이다"라고 하였는데, 이는 스트레스 반응에서

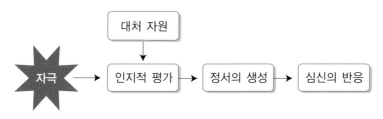

[그림 5-1] 스트레스의 과정과 심리적 요소들의 관계

심리적 요소들의 중요성과 개인차의 기원에 대한 설명을 함축하고 있는 표현이라 할 수 있을 것이다.

　심리학의 초창기 때부터 인지적 과정은 인간의 행동과 경험을 설명하는 데 핵심적인 부분이었다. 19세기 말에 심리학이라는 학문이 본격적으로 시작되기 이전에도 인지의 역할은 인간의 이성과 사고에 관한 철학적 논의의 중심이었다. 한편, 현대의 스트레스 이론에서처럼 인지와 정서의 관계를 간파한 최초의 견해는 아리스토텔레스(Aristotle)까지 거슬러 올라갈 수 있는데, 그는 분노를 정의하면서 신념과 동기를 연결시켜 정서에 대한 인지적 이론을 제안하였다.

　우리가 경험하는 세상은 결국 우리의 인지가 만드는 것이라는 견해는 불교의 '일체유심조(一切唯心造)'라는 말에도 잘 나타난다. 현대 스트레스 연구는 마음의 움직임이 신경계와 내분비계를 통해 신체 모든 곳을 조절하고 우리의 행동까지 형성한다는 것을 생리학적으로 규명하고 있다. 결국 자신의 심리·생리적 상태를 조절하는 힘은 긴장, 고통, 불안을 유발하는 상황 속에서 마음의 평정을 유지하는 능력에 달려 있다. 미국 심리학의 아버지로 일컬어지는 하버드대 심리학자인 윌리엄 제임스(William James)는 "우리 세대의 발견 중 가장 위대한 것은 마음의 자세를 바꾸는 것만으로 자신의 삶을 바꿀 수 있다는 사실이다"라는 유명한 말을 남겼다.

　그러나 심리학적인 스트레스 연구의 초창기에는 인지나 정서 같은 심리적 요소들이 체계적으로 통합되지 못했다. 스트레스와 관련하여 인지의 중요성에 관한 체계적 연구는 20세기 후반에 들어서면서 본격화되었다. 심리학에서 초기의 스트레스 연구는 주로 행동주의 심리학에서 수행되었고, 이 당시만 해도 객관적으로 관찰 가능한 부분인 행동에만 초점을 맞추었기 때문에 인지라고 하는, 개인마다 독특한 과정에 주목하지 않았다. 그러나 인지를 고려하지 않은 이론은 인간에게 적용하는 데 한계가 있을 수밖에 없었다. 그 후 리처드 라자러스(Richard Lazarus) 같은 연구자들이 인지적 평가 과정의 중요성을 강조하게 되고, 그 무렵부터 인지나 성격이라는 특징을 통해서 스트레스 반응의 개인차를 설명하는 연구들이 본격적으로 이루어지게 되었다.

인지적 평가의 역할에 주목한 연구들로부터 모든 사건이 잠재적으로 스트레스원이 될 수 있으며, 어떤 사건도 그것에 대한 개인의 인지적 평가 결과를 떠나서는 스트레스를 구성할 수 없다는 견해가 확립되었다. 스트레스에 대한 인지적 접근은 인지심리학의 구성주의 관점을 비롯하여 개인의 현상학적 의미를 강조하는 게슈탈트 심리학(gestalt psychology)과 실존주의(existentialism) 철학의 전통이 결합된 것이라 할 수 있다.

이상에서처럼, 스트레스 반응은 원인 자체보다 그 원인에 대해 의미를 부여하는 것, 즉 인지 양식에 의해 결정된다. 사건에 대한 주관적 지각의 차이와 스트레스의 관계를 잘 보여 주는 사례로 스카이다이버를 대상으로 한 연구가 있다(Fenz & Epstein, 1967). 스카이다이버들이 스카이다이빙을 하는 과정을 살펴보자. 스카이다이버들은 항공기에 탑승하여 장비를 갖추고 대기해 있다가 항공기가 적절한 고도와 위치에 이르면 뛰어내린다. 어느 정도 자유낙하를 하다가 낙하산을 펼치고 서서히 지상에 가까워져 마침내 착륙하게 된다. 대개 처음 스카이다이빙을 하는 사람들은 항공기에서 대기하는 동안이나 항공기에서 뛰어내린 다음보다는 뛰어내리기 직전에 가장 큰 스트레스를 느낀다. 따라서 이들의 스트레스 반응 그래프는 점프 순간까지 최고에 이르다가 점프 후 감소하는 '∩'형(역 U자형) 양상을 보인다. 그러나 베테랑 스카이다이버들의 경우는 전혀 다르다.

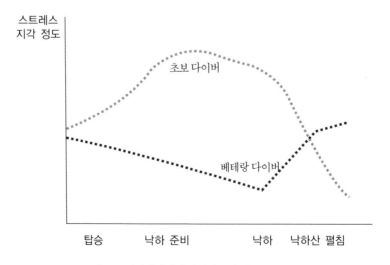

[그림 5-2] 초보 스카이다이버와 베테랑 스카이다이버의 스트레스 지각 차이

그들은 대기하는 동안 계속 스트레스가 감소하여 뛰어내릴 때 최소에 이르렀다가 뛰어내린 뒤 점차 상승하고 낙하산이 펼쳐진 다음 착륙 직전까지 최고조에 이르는 그래프를 보여 준다.

완전히 상반되는 양상을 보이는 두 그룹의 차이는 이들이 낙하와 착륙이라는 과정을 인지적으로 어떻게 평가하고 있는가에 의해 나타난다. 초보자의 경우 항공기에서 뛰어내릴 때를 가장 위험하고 두려운 순간으로 생각하지만, 사실상 스카이다이빙에서 가장 많은 부상과 사고가 발생하는 것은 착륙할 때다. 베테랑 스카이다이버들은 허공으로 뛰어내리는 것 자체에는 아무런 위험도 동반되지 않는다는 것을 잘 알고 있다. 이 결과는 인지-정서-심신 스트레스 반응으로 이어지는 과정의 첫 단계인 인지의 중요성을 잘 보여 준다.

2) 플라세보와 노세보

1994년 LA 지진 때 즉사한 사람 중 절반은 부상이 아니라 심장마비 때문에 사망했다. 1998년 월드컵 축구경기에서 영국이 아르헨티나에게 예상치 않게 패배한 후 4일간, 영국에서는 심근경색으로 인한 입원환자가 현저히 증가했다. 유명 가수의 공연장이나 운동 경기에서 과도한 흥분으로 실신하는 관중들에 대한 이야기는 뉴스에 자주 등장한다. 이처럼 순전히 정신적인 자극이 생리적 결과를 야기하는 것은 드문 현상이 아니다.

화가 나면 심장박동이 빨라지는 것처럼, 마음이 몸에 영향을 준다는 사실은 우리가 늘 경험하는 것이지만 현대 의학은 마음의 힘을 과학적으로 설명할 수 있는 지식이나 그것을 질병 치료에 이용하는 방법을 갖고 있지 않다. 하지만 마음의 힘이라는 것은 이미 의학계 안에서도 더 이상 덮어 둘 수만은 없는 뜨거운 감자가 된 지 오래다. 마음이 정말 신체적 질병을 일으키거나 낫게 할 수 있을까?

자신에게 투여된 약이 효과가 있을 것이라는 환자의 믿음 때문에 실제로는 아무런 효과가 없는 물질이 치유 효과를 나타낸다. 이를 '플라세보 효과(placebo effect, 위약효과)'라고 하고, 그 물질을 '플라세보(placebo, 위약)'라 한다. 우리가 가장 많이 사용하는 의약품으로 소화제와 진통제를 꼽을 수 있는데, 이런 약물을 복용했을 때 나타나는 효과 중 상당 부분이 사실은 플라세보 효과다. 통증 환자가 플라세보를 진짜 약으로 믿고 복용하면 통증이 30~50% 완화된다. 플라세보 효과에 관한 증거는 일일이 열거할 수 없을 만큼 많다. 허버트 벤슨(Herbert Benson)과 데이비드 매컬리(David McCallie)는 협심증 처방 요법들을 연구하여 그동안 여러 치료법이 개발되기도 하고 사라지기도 했는데, 지금은 더 이상 신뢰하지 않는 요법도 당시에는 성공률이 늘 높았다는 사실을 발견하였다. 한편, 파킨슨병 환자를 대상으로 했던 최근 연구에 의하면, 환자가 고가의 약물이라고 생각할수록 효과가 더 크게 나타났다(Espay et al., 2015). 복통이나 두통을 호소하며 약을 달라는 아이들에게 주는 플라세보 제품이 '오베칼프(Obecalp)'라는 이름으로 시판되고 있기도 하다[주: 오베칼프의 영문 철자를 거꾸로 읽으면 플라세보가 된다].

플라세보의 반대말은 '노세보(nocebo)'다. 자신이 복용한 약에 약효가 있을 것이라고 생각하면 효과가 정말 나타나는 것처럼, 그 약물에 부작용이 있을 것이라고 생각하면 실제 부작용이 나타나는 것이다. 신약의 임상시험에서는 플라세보를 이용한 대조시험을 통해서 약효와 부작용을 평가하는데, 실제 약을 복용한 그룹보다 플라세보를 복용한 그룹에서 부작용이 더 많이 나타나는 경우를 종종 볼 수 있다[주: 물론 약효도 플라세보를 복용한 그룹에서 더 크게 나타날 수도 있다]. [그림 5-3]은 한 항고혈압제의 임상시험에서 나타난 플라세보와 실제 약의 부작용을 보여 준다.

버나드 라운(Bernerd Lown)은, 한 의사가 회진을 하면서 수련의에게 "이 환자는 'TS(tricuspid stenosis, 삼첨판 협착증)'다"라고 설명을 했는데, TS를 'terminal situation(말기 상태)'라고 오해한 환자가 결국 사망하고 말았다는 사례를 소개하였다(Lown, 1996). 영험한 주술사가 자신을 저주했으니 이제 자신은 곧 죽을 수밖에 없다는 믿음이 실제로 그 사람을 사망에 이르게 한다는 '부두교 주술 살해(boodoo death)'에 관한 이야기는 플라세보와 관련된 많은 문헌에서 자주 인용된다. 암 진단을 치명적인 것으로 인식하지 못

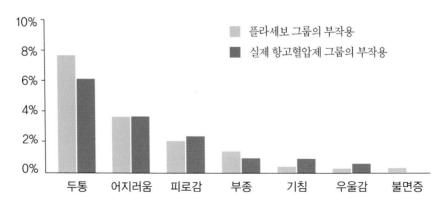

[그림 5-3] 항고혈압제 임상시험에서의 부작용 발생률

하는 정신박약아나 정서장애자에게는 암 발생률이 낮다는 보고도 있다.

이상의 내용이 우리에게 알려 주는 것은 무엇인가? 어떤 상황에 대한 우리의 내적인 신념과 태도가 질병을 일으킬 수도 있고, 반대로 치유의 힘을 발휘할 수도 있다는 것이다. 이것은 모든 전일적 의학의 기본 원리이기도 하다. 현대 의학의 언어로 표현하자면, 마음은 신경계와 내분비계를 통해 생리적 과정을 조절하고 행동을 형성할 수 있다.

3) 인지적 요소

스트레스의 개인차를 설명하는 인지적 요소로는 자기효능감, 통제소재, 귀인 양식, 신념, 낙관주의와 비관주의, 문제해결 양식, 내적인 동기, 주관적으로 지각된 사회적 지지망 등을 들 수 있다.

3장에서 현대인의 스트레스 특성을 논하면서 통제가능성과 예측가능성에 대해 알아보았다. 행동주의 심리학자인 스키너(Burrhus F. Skinner)도 "스트레스 연구에서 통제의 상실은 연구자들이 보편적으로 혐오적인 것으로 동의할 수 있는 몇 안 되는 심리적 외상 형태 중의 하나다"라고 말한 바 있을 만큼, 자신의 통제력에 관한 지각은 스트레스 경험의 결정적인 요소다. 통제가능성은 자기효능감(self-efficacy)이나 통제소재(locus of control)라는 용어로 심리학에서 연구되어 왔다.

자기효능감은 앨버트 반두라(Albert Bandura)가 처음 설명한 것으로, 개인이 특정 행위를 수행하거나 과제를 해결할 수 있다는 믿음을 뜻한다(Bandura, 1977). 높은 자기효능감은 건강관리, 금연, 질병 치료에 대한 순응도(compliance) 향상에 긍정적 영향을 준다. 통제소재는 줄리안 로터(Julian Rotter)에 의해 소개된 개념이다. 자신의 삶을 통제하는 힘이 자신 안에 있다고 믿는 사람은 내적통제소재(internal locus of control), 삶이 운명이나 타인에 의해 통제된다고 믿는 사람은 외적통제소재(external locus of control)를 가졌다고 본다(Rotter, 1966). 주어진 상황에 대한 통제의 소재가 자신에게 있다는 믿음은 적극적 태도와 능동적 행동으로 연결될 가능성이 높다. 연구에 의하면, 자기효능감은 스트레스를 완화시키고 면역계의 활동을 촉진시킨다. 반면, 통제력이나 예측력의 부족은 종양을 일으키는 원인이 되었고, 자기효능감과 반대되는 무기력은 남성의 조기 사망률을 예측할 수 있는 요인이 되었다.

귀인 양식 역시 통제가능성과 관련된 개념이다. 버나드 와이너(Bernard Weiner)가 수

립한 귀인이론(attribution theory)은 어떤 사건이 발생하게 된 원인이나 상대방이 하는 행동의 원인을 근본적으로 어디로 돌리는가를 다루는 사회심리학 이론이다(Weiner, 1986). 동일한 사건이나 행동에 대해서도 그 원인을 어디에다 돌리는가, 즉 어디에 귀인을 하는가에 따라 그 사람의 대응 행동은 달라진다. 귀인이론에서도 사건 자체보다는 사건을 어떻게 해석하는가 하는 지각이나 인지가 인간의 행동을 결정하는 데 중요하다는 것을 설명한다. 외적·안정적·전체적 귀인 양식을 가진 사람들은 생활 스트레스에 더 취약하고 우울증에도 취약하다. 예를 들어, 입시에 실패했을 때, 그 시험에 대한 자신의 준비(내적 귀인, 비안정적 귀인)보다 시험의 난이도(외적 귀인)나 자신의 운명(안정적 귀인)을 탓하고, 자신은 그 시험에서만 실패(부분적 귀인)하는 것이 아니라, 모든 일에 실패(전체적 귀인)할 것이라고 생각하면 더 많은 스트레스를 느끼게 되고, 적극적으로 대응하지도 못하게 되어 결국 그 상황에서 벗어나기가 더욱 힘들어진다.

인지주의 심리학의 대표적 학자인 아론 벡(Aaron Beck)은 인간의 감정과 행동은 객관적 현실보다는 주관적 현실에 의해 결정되며, 인간의 심리적 고통과 정신병리는 이러한 현상학적 장, 즉 인지 내용에서 경험되는 현실이 부정적으로 왜곡되는 데 기인한다고 하였다. 인지 내용은 자기 자신, 자신의 과거와 미래, 주변 세계에 대한 현상학적 장을 구성한다. 벡은 자기 자신, 자신의 미래, 세상에 대한 부정적 인지를 '인지삼제(cognitive triad)'라 하고 인지와 우울증의 관계를 설명하였다. 부정적 인지삼제의 본질은 비관주의적 태도와 무망감(hopelessness)이다. 반면, 낙관은 일종의 미래 지향적인 통제감으로 볼 수 있다.

삶을 이끄는 굳은 신념, 뚜렷한 가치관, 명확한 동기와 목표는 스트레스 상황을 해석하는 데에도 영향을 미치지만, 스트레스를 대하는 태도와 문제해결 양식에도 영향을 준다. 문제해결 양식은 문제 상황에 대처하기 위해 효과적인 전략을 발견하고 실천하는 인지행동적 과정이다. 동기와 관련된 문제는 성취동기라는 용어로 많이 설명되는데, 삶의 목표와 가치관이 분명하고 목표를 성취하려고 노력하는 사람일수록 그렇지 않은 사람들에 비해 스트레스에 대해 더 적극적이고 효과적으로 대처한다. 우리가 하는 모든 행동의 바탕에는 신념, 가치관, 삶의 동기라는 것이 자리 잡고 있다. 이러한 요소들은 삶의 방향과 태도를 좌우하고, 어떤 자극을 맞서 볼 만한 도전으로 인식하여 적극적으로 대처할 것인가, 회피하거나 포기할 것인가, 대처한다면 어떻게 대처할 것인가를 결정한다.

스트레스에 대한 인지적 평가 과정에는 자신이 가진 대처자원에 대한 지각이 주요 변수로 작용한다(Lazarus & Folkman, 1984a). 대처자원에는 신체적·심리적·사회적·물질적 자원들이 포함된다(Folkman, 1984). 사회적 지지망은 스트레스의 대처자원으로서 가장 중요하게 여겨지는 요소 가운데 하나다. 주위에 도움을 구할 수 있는 사람, 정서적 교류를 할 수 있는 사람이 많다고 생각할수록 스트레스를 더 잘 극복할 수 있다. 그들이 문제 해결을 돕는 것 같은 실질적 지지를 제공하지는 못한다 하더라도 사회적 지지망은 중요하다. 주위 사람들이 자신에게 우호적이고 협력적이라고 생각하는 것 자체만으로도, 그들이 적대적이고 경쟁의 대상이라고 인식하는 것보다 심리적 안정감을 주고 스트레스의 발생을 감소시킨다.

대개의 사람들은 심하지는 않더라도 부적응적이거나 불합리한 인지적 편향성을 조금씩 가지고 있다. 심리학에서는 이것을 인지적 오류(cognitive error)로 설명한다. [주: 9장 2, '3) 인지치료'에 인지적 오류의 종류와 사례들이 제시되어 있다.] 인지적 오류는 부정적 정서를 만들고 심신의 스트레스 반응을 유발한다. 따라서 스트레스 관리에 있어서 인지적 취약성이 있는지를 검토하여 좀 더 적응적인 방향으로 개선하려는 노력은 대개의 경우 누구에게나 유효하다.

인간은 단지 생각에 이끌려 다니는 수동적 존재가 아니다. 인간은 스스로 무엇을 생각할지, 무엇을 생각하지 않을지 결정할 수 있고, 심지어 현재 진행되고 있는 생각의 흐름을 멈추거나 바꿀 수도 있다. 이것을 인지심리학에서는 '상위인지' 또는 '메타인지(meta-cognition)'라 한다. 심신의학적 스트레스 치유법 중 많은 방식이 메타인지를 계발하는 것을 돕는다.

4) 스트레스 대응 반응의 유형

스트레스에 대한 반응 양식 중에는 문제 상황을 직면하여 적극적으로 해결하려고 노력하거나 자신의 심리적 태도와 부정적 정서를 조절하는 것 같은 긍정적 반응 양식도 있지만 문제 회피, 음주, 약물남용, 폭력적 행동 같은 부정적 반응 양식도 있다. 부정적 반응 양식의 결과는 그 사람의 심신 건강을 위협하거나 문제 상황을 악화시키는 데에서 끝나지 않고, 사회적인 문제로까지 확대될 수 있다.

동물의 경우를 보면 알 수 있듯이, 스트레스에 대한 행동 반응의 원형은 투쟁, 도피,

포기 중 하나다. 그런데 현대인들에게는 이 반응들이 원형 그대로 나타나는 경우는 드물고 목표도착 행동, 대체 행동, 현실도피 행동 등으로 변형되어 나타난다. 이러한 행동들은 대체로 현대인들의 삶에서 부적응적인 것이며 문제를 해결하는 것과는 거리가 멀다. 이에 비하여 문제를 해결하려는 적응적 행동 반응을 '대처(coping)'라 한다. 먼저 부적응적 대응 반응들에 대해 살펴보자.

스트레스성 자극에 대해서 우리가 취할 수 있는 반응은 다양하다. 진화론적으로 초기에 형성된 스트레스 반응의 원형은 투쟁하거나, 도피하거나, 포기하는 세 가지로 구분할 수 있다. 투쟁 또는 도피 반응은 직접 싸우거나 도망쳐서 스트레스 상황에서 벗어나는 것인데, 현대 사회에서는 불필요한 에너지만 소모시킬 뿐, 해결 방법이 되지 않는 경우가 대부분이고 오히려 더 파국적인 결과를 초래하기도 한다. 예를 들어, 매장 점원이 고객 때문에 스트레스를 받는다고 해서 고객과 투쟁을 할 수도 없는 것이고, 매장 밖으로 도피를 할 수도 없는 것이다. 이런 상황에서 사람들은 자신도 모르는 사이에 묘하게 변형된 행동들을 하게 된다.

먼저 목표도착 행동이라는 것이 있다. 말 그대로 행동의 대상, 즉 목표가 바뀌는 것이다. 스트레스성 자극을 제공한 대상과 직접 싸우거나 그 상황에서 피할 수는 없어도 어떻게든 반응할 필요를 느낄 때, 원래의 대상이 아닌 다른 대상을 선택해서 하게 되는 행동이다. 주변에 있는 물건을 파괴하거나 아무런 관련이 없는 제삼자에게 화풀이를 하는 것이 여기에 해당한다. 학교나 직장에서 자신보다 힘이 약한 대상을 괴롭히는 행동, 불특정 다수를 대상으로 저지르는 범죄도 목표도착 행동의 결과로 볼 수 있다.

대체 행동은 사람들에게 더 흔히 나타나는 반응이다. 이것은 스트레스로 인해 발생한 심신의 긴장을 완화하기 위해 무의식중에 하게 되는 습관적 행동들로서 손톱 물어뜯기, 머리 긁기, 다리 떨기 같은 것이 여기에 속한다. 특별한 이유 없이 자신도 모르게 얼굴이나 목, 어깨, 몸통 등의 신체 일부분을 아주 빠르게 반복적으로 움직이거나 이상한 소리를 내는 것을 틱 장애(tic disorder)라 한다. 틱 장애는 아동들에게 많이 나타나는데, 스트레스가 심할 때 틱 증상도 더 심해진다.

목표도착 행동과 대체 행동이 투쟁-도피 반응의 변형된 형태라고 한다면, 현실도피 행동은 동물이 포기하는 것에 해당하는 반응으로서, 가장 불건전한 대응 방식이라 할 수 있다. 동물의 경우라면 싸움도 않고 도망도 않는 포기는 곧 죽음을 의미하기 때문이다. 사람에게 있어서 포기는 대개 현실도피 행동으로 나타난다. 이것은 투쟁-도피 행동

에서의 도피와는 달리 실제로 스트레스 자극을
피하여 멀어지는 것이 아니라, 고통스러운 현실
로부터 정신적으로 도망치려는 행동이다. 현실도
피는 주로 특정 물질이나 특정 행위에 대한 탐닉,
의존, 중독 증상으로 나타난다. 그 대상은 주로 알
코올, 담배, 도박, 게임, 쇼핑, TV, 인터넷, 음식물,
약물, 음란물, 파티 등이다. 우리 주위를 살펴보면
병적인 중독 증상을 가진 사람들이 적지 않다. 병

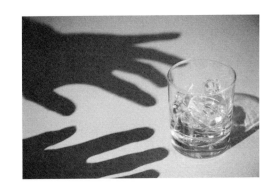

적인 수준의 중독은 아니더라도, 대부분의 사람이 어느 정도 탐닉하거나 의존하는 물질
이나 행위를 하나씩은 가지고 있다.

　미국인의 1/4 가량이 신경쇠약 직전까지 갈 정도의 과도한 스트레스를 경험하면서
지낸다. 10명 중 1명은 TV 중독, 8명 중 1명은 알코올 중독, 4명 중 1명은 니코틴 중독일
만큼 중독이 만연해 있는데, 그 주된 원인은 바로 스트레스다. 우리나라의 경우도 크게
다르지 않다. 중독포럼의 자료에 의하면, 우리나라 국민의 8명 중 1명이 중독자이며, 4
대 중독(알코올, 마약, 도박, 인터넷)의 중독자가 600만 명을 넘는다. 탐닉, 의존, 중독은 심
신의 질병을 야기하기도 하지만, 더 큰 문제는 이것이 스트레스를 피하는 것이 아니라
삶을 더욱 황폐하게 하는 또 다른 스트레스를 만드는 악순환으로 이어진다는 것이다.

〈표 5-1〉　**스트레스에 대한 대응 반응의 유형**

부적응적 반응	투쟁-도피 행동	직접 싸우거나 도망쳐서 스트레스 상황을 벗어나려는 것. 현대 사회 에서는 거의 도움이 되지 않음
	목표도착 행동	스트레스에 직접 대면하지는 못해도 무언가 반응할 필요를 느껴서 하 게 되는 행동(예: 물건의 파괴, 제삼자에게 하는 화풀이)
	대체 행동	스트레스로 인한 긴장을 완화하기 위해 무의식중에 하게 되는 반복적 행동(예: 손톱 물어뜯기, 머리 긁기, 다리 떨기 같은 반복적 행동)
	현실도피 행동	포기에 해당하는 반응. 실제로 스트레스 자극을 피하여 멀어지는 것 이 아니라, 고통스러운 현실로부터 정신적으로 도피하려는 행동(예: 각종 의존이나 중독 현상)
적응적 반응	대처 행동	문제중심 대처: 문제를 직접적으로 해결하여 상황을 개선하려는 노력 정서중심 대처: 스트레스로 야기된 부정적 정서를 완화하려는 노력

그렇다면 스트레스에 대해 가장 바람직한 반응 양식은 무엇일까? 바로 대처 행동이다. 어떤 대처 행동을 선택하게 될 것인지는 스트레스성 사건의 의미와 자신이 가진 대처자원에 대한 인지적 평가에 의해 좌우된다.

5) 평가와 대처

스트레스 없는 삶을 산다는 것이 본래 불가능한 일이라면, 스트레스가 되는 요인들에 대한 통제력을 키우는 것보다 더 효과적인 방법은 그 요소들을 스트레스로 구성해 내는 내적 과정과 대처 능력을 변화시키는 것이다. 스트레스성 사건에 대한 평가, 즉 내적 과정은 그 사건에 대응하는 방식을 결정한다.

인지적 지각과 평가의 중요성을 강조한 리처드 라자러스 등의 이론에 따르면, 평가(appraisal)란 어떤 대상이나 상황의 질에 대해 그 가치를 정하거나 판단하는 것이다. 그리고 대처(coping)란 환경적 요구와 개인의 내적 요구, 그리고 이들 사이의 갈등 상황이 개체의 대응 능력을 초과하거나 부담이 될 때 이를 행동적·인지적으로 해결하거나 관리하는 것으로 정의된다(Cohen, 1984; Lazarus & Folkman, 1984a). 간략히 정의하자면, 대처는 스트레스성 자극이나 그로 인한 감정을 관리하는 데 쓰이는 책략을 뜻한다. [주: 광의의 대처에는 앞에서 말한 원형적이고 부적응적인 반응 양식들도 모두 포함될 수 있지만, 이 책에서는 인지행동적 스트레스 관리법의 범주로 다루어질 수 있는 적응적 반응 양식들을 의미한다.]

라자러스 등은 평가를 일차평가, 이차평가, 재평가로 구분하여 설명하였고(Lazarus & Folkman, 1984a), 앞 장에서 폭설에 고립된 사람의 사례를 들어 세 가지 평가의 의미를 살펴보았다. 일차평가는 상황의 유형에 대한 초기평가로 그 사건이 자신에게 좋은지, 나쁜지 또는 위협이 되는지, 되지 않는지를 판단하는 것이며, 이차평가는 그 상황을 극복하기 위해 필요한 능력과 자신이 가진 대처 능력을 비교해 보는 것이다. 재평가는 이차평가의 결과를 토대로 일차평가의 내용을 수정하는 것이다. 이 과정들은 내적으로 매우 신속히 진행되며, 사건에 대한 인지적 평가가 이루어지면 그에 상응하는 생리적·행동적 반응이 일어난다. 자신에게 사건을 통제할 수 있는 힘이 있다고 평가되면, 적극적 행동에 나서게 되지만, 자신의 힘으로는 도저히 통제할 수 없다고 평가하게 되면 회피하거나 포기하려는 반응이 나타날 수 있다.

대처라는 용어는 1960년대부터 심리학 연구에서 사용되기 시작하였는데, 1970년대에 들어서면서 스트레스 연구에서 중요한 주제로 부각되었다(Brannon & Feist, 2008). 학자에 따라 대처 방식을 과제지향적 대처, 정서지향적 대처, 회피지향적 대처 등 세 가지로 나누기도 하고, 접근과 회피 두 가지로 나누기도 한다. 라자러스는 문제중심 대처와 정서중심 대처로 분류하였다(Lazarus, 1966). 두 가지 중 어떤 대처 방식을 선택할 것인가는 스트레스 상황에 대한 평가 결과에 의해 결정된다. 문제중심 대처는 스스로 문제 상황을 변화시킬 가능성이 있다고 평가했을 때 주로 사용하게 되는 대처 방법으로서, 스트레스를 유발하는 문제를 해결하기 위한 행동적인 노력을 말한다. 스트레스원과 상황에 대한 정보를 추구하는 것, 상황에 직면하는 것, 상황에 대한 책임을 지각하고 문제해결 행동을 실행하는 것 등이 여기에 포함된다. 구체적으로 예를 들면, 상대방에게 자신의 생각과 감정을 표현하는 것, 상황으로부터 떨어져 벗어나는 것, 체계적인 문제해결 전략을 계획하여 실행하는 것 등이 있다. 정서중심 대처는 자신이 상황을 변화시킬 수 있는 가능성이 적다고 평가될 때 사용하게 되는 대처. 이것은 문제 자체가 아니라 문제 상황에서 발생하는 부정적인 정서 상태를 완화하려는 노력으로서, 자신의 생각이나 감정을 바꾸려는 인지적 대처 방법을 말한다. 구체적으로는 사회적 지지 추구하기, 문제 상황과 정서적 거리 두기 등을 들 수 있다. 부정, 합리화, 억압, 승화 같은 무의식적 방어기제들도 넓은 의미에서 여기에 포함된다.

이상의 두 가지 대처 방식은 독립적으로 사용되기보다는 복합적으로 사용되며, 각각의 효과를 분리해서 보기도 쉽지 않다. 라자러스는 어떤 대처 방식이 더 좋고 어떤 대처 방식이 더 좋지 않다고는 볼 수 없으며, 적응을 위해서는 다양한 대처 방식이 모두 기여하게 된다는 점을 강조하였다. 이들은 상호 간에 영향을 주어 서로의 효과를 증진시키게 된다. 문제중심 대처의 경우에는 원인을 해소하고 문제 상황에서 완전히 벗어날 수도 있지만, 노력에도 불구하고 상황은 달라지지 않을 수도 있다. 정서중심 대처에서는 대개 현실적 위협 요소가 변화되지 않고 그대로 남아 있게 된다. 그러나 정서중심 대처의 경우, 객관적 상황의 변화 여부와 무관하게 자신의 인지 변화에 따라 스트레스 경험 자체를 달라지게 할 수 있다. 또한 정서중심 대처를 통해 정서적 고통과 불안이 어느 정도 완화되면 문제를 대면할 용기가 생겨 문제중심 대처를 시도할 수 있다. 따라서 가장 바람직한 것은 상황에 따라 두 가지 대처 방법을 적절히 함께 사용하는 것이다.

3. 성격과 스트레스

성격이란 언행을 통하여 관찰할 수 있는 개인의 특질이나 경향성이라고 할 수 있다. 성격은 스트레스 상황에서 나타나는 반응의 개인차와 스트레스에 대한 심신의 취약성을 설명하는 데 중요한 개념이 되어 왔다. 인지를 통해 스트레스의 개인차를 설명하는 것이 성격으로 개인차를 설명하는 관점보다 스트레스 과정 속에 있는 개인의 태도와 역할을 더 잘 설명한다는 견해도 있고 그와 반대되는 견해도 있으나, 사실 인지적 특성과 성격적 특성은 별개가 아니다. 인지−정서−심신 반응으로 이어지는 스트레스의 과정에서 볼 수 있듯이, 언행으로서 그 사람의 반응이 드러나기 전에 고유의 인지적 처리 과정이 선행되는 것이다. 그 고유의 처리 과정이 안정적으로 고착되어 무의식적·자동적으로 일어나는 수준이 될 때 그 사람의 성격이 된다. 스트레스와 관련하여 가장 널리 알려진 성격 이론이라 할 수 있는 'A형 행동유형'을 결정하는 것도 실제로는 스트레스 상황을 받아들이는 방식, 즉 인지 양식이라고 할 수 있다.

몸과 마음은 별개의 것이 아니므로, 마음에서 일어나는 반응은 몸에서 일어나는 반응을 수반하며 역으로도 마찬가지다. 따라서 어떤 사람의 고유한 성격에 상응하는 고유한 신체적 특성도 반드시 있게 된다. 여러 전통의학에서 이것을 체질로 설명한다. 모든 체질론은 기본적으로 그 사람의 생리적 특성뿐 아니라 성격적 특성을 함께 설명하고 있다. 우리는 체질론, 성격 이론, 스트레스 행동유형 이론을 종합하여 사람마다 스트레스의 원인과 결과(반응)가 다르고, 발생하기 쉬운 질병도 다르고, 유효한 스트레스 관리 전략들 또한 다르다는 것을 살펴볼 것이다.

1) 스트레스와 성격 이론

성격은 스트레스성 자극을 인식하는 방식, 생리적 반응의 양상과 규모, 전반적 행동 반응의 형태에 지대한 영향을 미치는 요소다. 성격 형성은 유전적 소인과 더불어 어릴 때의 교육, 환경, 스트레스 경험 등에 의해 영향을 받는다. 동양의학이나 고대 서양의학 모두 몸과 마음을 분리된 것으로 보지 않는 전일론적 심신의학이었으므로, 성격과 질병의 관계는 동양의학은 물론이고 고대 서양의학에서도 병인론의 중요한 부분을 이루고 있었다. 중국의 음양오행 사상에 기초한 체질론, 인도의 아유르베다 의학에서의 세 도 샤(3-dosha) 체질론이 그러하듯이, 히포크라테스(Hippocrates)와 갈레노스(Galenos)에 의 해 집대성되어 1,500년 이상 유럽의 의학을 지배했던 체액설에서도 인체를 이루는 네 가지 체액의 종류와 특정 성격을 연결하여 심신의 통합적 특성을 설명하고 있다. 현대 에도 자주 사용되는 '다혈질' '멜랑콜리(melancholia)'라는 표현은 체액설이 기원인데, 각각 체액 중 혈액, 흑담즙이 과도한 상태를 뜻한다.

심리학에는 수많은 성격 이론이 있으며, 성격과 건강이 관련이 있다는 것은 심리학 안에서도 오래전부터 논의되어 왔다. 그러나 스트레스에 특별히 초점을 둔 성격 이론들 은 비교적 최근에 발전하였다. 기존 심리학 이론에 스트레스라는 주제를 접목한 연구들 도 있지만, 스트레스 연구 범위 내에서 스트레스와 건강의 관계를 설명하기 위하여 새 롭게 제안된 성격 이론도 있다. 스트레스와 관련된 대표적 성격 이론으로는 메이어 프 리드먼(Meyer Friedman)과 레이 로젠먼(Ray Rosenman)의 'A형 행동유형(type A behavior pattern)'에 관한 연구(Friedman & Rosenman, 1974), 수잔 코바사(Suzanne Kobasa)의 '강건 성(hardiness)'에 관한 연구(Kobasa, 1979), 에미 워너(Emmy Werner)의 '회복탄력성 (resilience)'에 관한 연구(Werner, 1990) 등을 들 수 있다.

강건성은 스트레스에 대한 심리적 대처유형으로서 스트레스와 질병 간의 관계를 조 정할 수 있는 변인이다. 코바사는 강건한 성격(hardy personality)의 사람들은 '3C'라는 특 성을 가진다고 하였다. 3C는 삶에 대한 헌신(commitment), 도전(challenge), 통제(control) 를 뜻한다. 이들은 일, 가족, 공동체 등 자신이 의미를 느끼는 것에 적극적으로 몰입하 며, 스트레스성 자극을 위협이기보다는 도전적인 기회로 여기고, 그 자극을 자신이 통 제할 수 있다고 믿는다. 강건한 성격의 사람들은 그렇지 않은 사람들에 비해 질병을 덜 경험하는 것으로 나타나는데, 이것은 이 성격을 가진 사람은 스트레스에 대해서 건강을 해치지 않는 긍정적인 방식으로 대응한다는 것을 의미한다. 강건한 성격의 사람들은 비 록 A형 행동유형의 불리한 특성들을 가지고 있더라도, A형 행동유형에서 발병률이 높 은 관상동맥질환에 대해 저항성을 갖는다.

발달심리학자인 에미 워너는 하와이의 한 섬에서 1955년에 태어난 아이들을 대상으 로 수행된 전향적 종단연구를 통해서, 환경의 각종 어려움을 극복하고 발달 과업을 잘 이루며 건강하게 성장해 가는 능력을 탄력성 또는 회복탄력성(resilience)이라고 표현하 였다(Werner, 1990). 회복탄력성은 중대한 역경이나 어려움에 직면했을 때 쓰러지지 않고 다시 일어서는 것은 물론, 심지어 삶을 더욱 풍부하게 만들 수 있는 능력이라 할 수 있다. 회복탄력성은 전 생애에 걸친 건강과 웰빙에 중요한 인자라는 것이 밝혀졌으며, 현재까지도 많은 연구가 진행되고 있다.

2) A형 행동유형 이론

1950년대 후반, 샌프란시스코의 한 병원에 근무하고 있었던 심장병 전문의 메이어 프리드먼과 레이 로젠먼은, 심장병 환자들에게는 다른 질환을 앓는 환자들과 구분되는 행동 특성이 있다는 것을 우연한 기회에 발견하게 되었다(Friedman & Rosenman, 1959). 다른 진료과의 환자 대기실 의자에 비해서 심장병 환자들의 대기실 의자는 유독 손잡이와 방석 끝이 닳아 있는 것을 발견한 것이다. 의자 손잡이를 붙들고 방석 끝에 앉아 있는 모습은 긴장, 불안, 조급함을 반영하는 것이다. 여기서 착안하여 그들은 연구를 시작하고, 관상동맥질환 환자의 공통적 행동 특성을 구분하여 이를 'A형 행동유형'이라 명명하였다.

A형 행동유형은 경쟁심, 성취욕, 공격성, 조급함, 도전성, 적개심, 분노 등과 관련된 행동 특성을 보인다. 늘 목표를 이루기 위한 어떤 일을 하고 있고, 여러 가지 일을 동시에 하면서 바쁘고 분주하게 움직인다. 사소한 일에도 불필요한 경쟁심을 일으켜 남보다 더 빨리 더 많이 해내려 한다. 대화의 속도가 빠르고 남의 말을 듣기보다는 자신이 말하는 편이며, 말투는 강하고 지시적이며 단정적이다. 이들은 스트레스성 자극이 있을 때마다 민감하게 반응하므로 스트레스 호르몬 분비의 기복이 매우 심하고, 그로 인하여 심혈관계 손상이 야기되어 고혈압, 관상동맥질환의 발생 가능성이 높다. 프리드먼과 로젠먼의 연구에 의하면, A형 행동유형인 사람은 관상동맥질환 위험도가 7배나 높다. 한때 A형 행동유형은 흡연이나 콜레스테롤 수치 같은 위험인자들에 상응할 정도의 심장병 위험요소로 주목되기도 했다.

A형 행동유형과 반대되는 특징을 갖는 사람들은 'B형 행동유형'으로 정의한다. A형 행동유형과는 모든 면에서 상반되는 성향을 보이는 이 유형의 사람들은 매사에 서두르지 않으며 여유가 있다. 일이나 목표에만 몰두하기

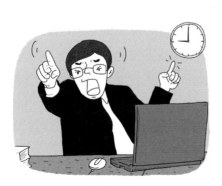

A형 행동유형

보다는 자기 만족감이나 사람들과의 관계를 의미 있게
생각하기 때문에 경쟁심이나 적개심이 비교적 낮다. 주
위와의 관계가 원만하므로 사회적 지지망도 비교적 양호
하다. 따라서 이 유형은 스트레스를 상대적으로 적게 경
험하게 되고 스트레스 관리 차원에서도 유리하다.

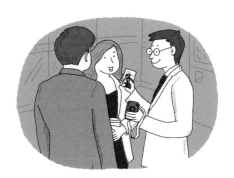

B형 행동유형

프리드먼과 로젠먼에 의해 A형과 B형 행동유형이 정
의된 이후, 다른 연구자들에 의해 'C형 행동유형' 'D형
행동유형'이 추가로 제시되었다. 1987년 리디아 테모쇼
크(Lydia Temoshok)는 악성흑색종 환자에 대한 연구를 통
해서, 부정적인 감정을 억제하는 경향이 있고 암 발생 위
험이 높은 성격 유형을 C형 행동유형으로 정의하였다
(Temoshok, 1987). C형 행동유형들은 사회적 행동 면에서
참을성이 많고, 자기주장이 강하지 않으며, 잘 양보하는
것으로 특징지어진다. 따라서 온순하고 희생적이고 협조
적인 사람으로 평가되고, 대인관계도 원만한 것으로 보
일 수 있다. 그러나 이들은 내적인 욕구와 감정이 항상
억압되어 있다. 특히 부정적 감정을 표현하지 않고 늘 억
누르면서 쌓아 두고 불쾌한 경험을 계속 반추하는 경향
이 있다. 문제가 있어도 적극적으로 자신의 상황을 알리
고 해결하려고 하지 않기 때문에 스트레스를 야기하는
문제 상황이 만성화되기 쉽다. 이들에게는 암과 함께 우

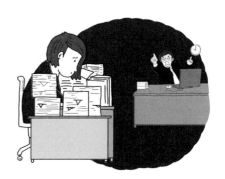

C형 행동유형

울증, 불안증, 무기력 같은 심리적 장애가 발생할 가능성
이 높다.

D형 행동유형은 요한 데놀레트(Johan Denollet)에 의
해 제안되었다(Denollet et al., 1996). D는 'distressed(괴로

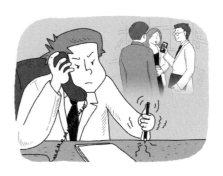

D형 행동유형

운, 스트레스를 받는)'의 머리글자다. 걱정, 성마름, 침울 같은 부정적 정서, 그리고 과묵
함과 폐쇄성으로 특징지어지는 이들은 C형 행동유형처럼 자기표현을 잘 하지 않는다.
그러나 다른 사람과의 우호적인 관계보다 자신의 주관과 내적 세계에 집중하는 경향
이 있기 때문에 C형 행동유형에 비해서 사회적 관계가 경직되어 있고 독립적으로 행

동한다. 이들은 A형 행동유형처럼 분노, 적개심, 경쟁심이 높지만, A형 행동유형처럼 표출하기보다는 C형 행동유형처럼 억누르고 드러내지 않는다. 따라서 C형 행동유형에서 발생하기 쉬운 질환들의 위험도 높지만, A형 행동유형처럼 관상동맥질환의 위험 역시 높다. 연구들에 따르면, 전체 인구 중 D형 행동유형인 사람은 20% 정도이지만 심장질환 환자 그룹 안에서는 약 20%부터 최고 50% 이상의 빈도로 나타난다. 이들은 D형 행동유형이 아닌 환자들에 비해 심근경색의 예후가 더 불량하였고 심근경색의 재발, 돌연사 등의 위험이 4배나 높았다.

프리드먼과 로젠먼의 초기 연구 이후 A형 행동유형에 관한 연구가 활발히 진행되었으나 연구 방법의 타당성이나 결과의 재현성에 대한 논란이 계속 있어 왔다. 무엇보다도 A형 행동유형의 특징이라고 정의되는 행동적 요소들의 범위가 너무 광범위하고 긍정적 요소와 부정적 요소, 적응적 요소와 부적응적 요소가 혼합되어 있다. A형 행동유형의 행동적 요소를 정의하는 특성들 가운데 성취욕, 도전성 같은 특성들은 스트레스와 관련하여 반드시 부정적인 결과를 야기한다고 볼 수는 없다. 많은 스트레스 연구에서 낮은 사회경제적 지위(socioeconomic status: SES)와 스트레스의 상관성이 검토되었다. 사회경제적 지위는 수입, 직업, 주거환경, 학력 등의 조합으로 측정하는데, 낮은 사회경제적 지위가 스트레스 반응의 만성적 활성화와 관련이 있다는 것이 연구들이 보여 주는 결과였다. 그런데 A형 행동유형의 경쟁심, 성취욕, 도전성은 사회경제적 성공에 있어서 일반적으로 유리하게 작용하는 요소들이다. A형 행동유형의 특징에 대한 지나치게 광범위한 정의 때문에 이와 같은 모순이 발생하게 되는 것이다. 이러한 문제들이 지적되면서, A형 행동유형과 관련된 이후의 연구들은 A형 행동유형의 여러 요소 중 적개심, 분노, 불안 같은 부정적 요소에 초점을 맞추어 진행되고 있다.

A형, B형, C형, D형 행동유형을 구분하는 방식은 인간의 성격이나 체질을 네 가지로 나누는 여러 이론과 매우 유사한 측면이 있다. 예를 들어, 체질론 가운데 사상체질론, 성격유형 이론 가운데 DiSC 성격유형 이론 등이 그러하다. 혈액형이 성격을 좌우한다는 이론은 과학적 타당성이 불충분하다는 견해가 지배적이지만, 실제 생물학적 혈액형과 관련 없이 어떤 사람의 성격을 A, B, O, AB 네 가지 중 하나로 분류하는 것은 그 사람에 대한 이해를 돕고 관계의 갈등을 감소시키는 데 있어서 나름의 실용적 가치가 있다.

A형 행동유형 이론, 사상체질론, DiSC 성격유형 이론, 혈액형 성격유형으로부터 각 유형의 전형적 특징들을 종합하여, 유형별로 스트레스를 받기 쉬운 환경과 스트레스

〈표 5-2〉 **유형별 스트레스 상황, 반응, 완화법**

행동 유형	혈액 형	DiSC	사상 체질	스트레스를 느끼기 쉬운 상황	스트레스를 느낄 때의 반응과 해소에 도움이 되는 방법
A	B	D	태양	• 자신에게 통제권이 없는 상황 • 자신이 상대보다 약하다고 느끼는 상황 • 반복적이고 단조로운 일을 할 때	• 원하는 일이 달성되지 않을 때 감정이 폭발하기 쉬움 • 화를 직접 표출하는 경향이 있음 • 육체적인 해소법이 가장 효과적임
B	O	i	소양	• 적대적인 분위기 • 자신이 사람들의 관심과 인정을 받지 못하는 상황 • 세밀하고 반복적인 일을 할 때 • 사람과의 접촉이 적거나 거의 없는 환경	• 스트레스를 받으면 말을 많이 함 • 다른 사람에게 마음속에 있는 말과 힘든 감정을 충분히 표현하면 스트레스가 완화됨
C	A	S	소음	• 예측 불가능한 일이 발생하는 상황 • 무질서하고 안정성이 없는 상황 • 혼란하고 결과가 예측 불가한 상황 • 뚜렷한 지침과 절차가 없는 일을 할 때	• 스트레스를 참고 억누르면서 곱씹음 • 갈등 상황을 싫어하고 피하려 함 • 조용하고 안정적인 환경에서의 휴식이 필요 • 충분한 수면(꿈)으로 억눌린 감정을 방출
D	AB	C	태음	• 비판, 간섭, 재촉 받을 때 • 자신의 기준보다 성과가 미흡할 때 • 사적인 표현, 감정적 표현을 하는 상황 • 무례한 대우를 받거나 존중받지 못할 때	• 화를 표현하지 않고 냉소적으로 반응함 • 스트레스의 원인을 밝히고 머릿속에서 상황을 정리하려 함 • 운동을 하든 음악감상을 하든 방해받지 않는 공간에서 혼자 있는 시간이 필요

를 표현하는 방식, 스트레스 조절에 도움이 되는 방법을 〈표 5-2〉에 정리하였다. 각 이론이 사람의 유형을 분류하는 기준은 모두 다르므로 유형들이 반드시 일치하지는 않는다. 예컨대, 태음체질은 A형이나 C형 행동유형으로 볼 수 있는 특성들도 포함하고 있다.

3) 부정적 성격 요소, 긍정적 성격 요소

처음 A형 행동유형의 특징으로 정의되었던 행동적 요소들의 범위가 너무 광범위하다는 것이 인식되자, 이후의 연구들은 그 요소들 가운데 적개심, 분노, 불안 같은 부정적 요소에 초점을 맞추어 진행하게 되었다.

특히 적개심이라는 하위 요소에 많은 연구자들이 주목하여, A형 행동유형 자체보다는 적개심이 더 위험요소가 된다는 것을 확인하였다. 적개심은 심혈관계, 뇌혈관계 질환과 관련하여 특히 부정적인 영향을 미친다. 적개심이 높은 사람들은 혈중 코르티솔 농도가 상승되어 있고 혈소판의 활성도 증가되어 있다. 레드포드 윌리엄스(Redford Williams) 등은 적개심이 높은 사람에게서 심장질환이 더 많이 나타남을 확인하였다(Williams et al., 1980). 의사들을 대상으로 했던 연구에서는 적개심이 높은 의사들이 낮은 의사들에 비해 관상동맥질환의 발생률이 4~5배 높았다(Barefoot et al., 1983). 의대생들을 대상으로 수행된 연구에서도 적개심이 높았던 의대생들은 적개심이 낮았던 그룹에 비해 25년 후 심장질환 이환율이 5배나 높았고 사망률도 6배 이상이었다. 전반적으로 B형 행동유형이라도 적개심이 높은 사람은 적개심이 낮은 A형 행동유형에 비해 관상동맥질환의 발생 가능성과 사망률이 높다. 적개심은 뇌졸중이나 뇌졸중의 전구증상인 일과성 허혈성발작(transient ischemic attack: TIA)의 위험을 2배 이상 증가시키는 것으로 나타났다(Everson-Rose et al., 2014). 이 연구에서 스트레스는 59%, 우울증은 86%, 뇌졸중과 일과성 허혈성발작을 증가시켰는데, 적개심이 스트레스를 일으키고, 조절되지 않는 스트레스가 지속되면 결국 우울증으로 이어진다는 점에서도 적개심은 가장 유해한 성격 요소라 할 수 있다. 적개심이 높은 사람은 주변의 모든 자극을 적대적으로 해석하여 불필요한 스트레스 반응을 일으킨다.

적개심의 구체적 특성에는 냉소성, 분노, 공격성의 표출 등이 포함된다. 『동의보감(東醫寶鑑)』에도 감정 가운데 분노가 가장 해로우며 인체의 모든 장기를 손상한다고 하였다. 특질분노(trait anger)가 높은 사람의 특징은 적대적 자극에 더 쉽게 주의가 향하고, 상대방의 애매한 행동을 더 적대적으로 해석하며, 노력이 필요한 통제 능력에서 손상을 보인다(Wilkowski & Robinson, 2010). 따라서 적개심은 계속해서 분노를 지피는 연료를 공급하게 된다.

쉽게 분노하고 화를 자주 내는 사람들은 혈압이 상승하여 혈관이 손상을 입게 되며 심장에 부담을 주어 심장질환의 발병 위험률이 높아진다. 분노가 교감신경계를 활성화하여 에피네프린, 노르에피네프린의 분비를 증가시키기 때문이다. 그 결과, 혈관벽과 심장에 직접적인 손상이 야기되고, 심장박동이 교란되며, 혈소판의 응집이 항진되어 혈류의 장애가 일어난다. 이는 동맥경화의 진행을 촉진하므로 심·뇌혈관질환의 발병률은 점차 증가한다. 스트레스 시 분비되는 염증성 사이토카인들도 이와 같은 병리적 과정을 촉진한다.

A형 행동유형의 불리한 성격 요소인 적개심, 분노, 불안 외에도 감정을 억압하고 자기표현을 하지 않는 자기 방어적이고 폐쇄적인 성격, 강박적이거나 완벽주의적인 성격은 스트레스성 질환의 위험성을 높이는 부정적 성격 요소들이다. 걱정이 많거나 무망감이 높은 성향도 스트레스에 취약하여 스트레스성 질환의 이환율을 높인다.

부정적 성격 요소와 반대되는 성격 요소들, 즉 긍정적이고 낙관적인 태도, 자신감, 개방성, 유연성 등은 스트레스에 대한 인지적 과정을 합리적인 방향으로 유도하고 문제해결과 관련된 대처 능력을 향상시키며, 대인관계를 비롯하여 스트레스를 일으키는 자극을 감소시키는 데에도 도움이 된다.

4. 스트레스 반응성에 관한 생리심리학적 이해

성격 기질, 인지적 평가 경향성의 차이처럼 스트레스의 개인차를 만드는 심리적 과정은 구성주의와 인지과학의 정보처리 관점에서 설명할 수 있다. 개인차를 만드는 중추신경계의 정보처리 과정은 심리적 반응의 차이뿐 아니라 생리적 반응의 차이도 만든다. 달리 말해서, 남들과 다른 방식으로 세상을 보고 느끼는 인지적 특성이나 정서적 특성을 가진 사람들은 생리적 반응성에 있어서도 그 사람들과 다른 특성을 갖는다는 것이다.

앞에서도 설명한 바와 같이, 적개심이 높은 사람들은 주어진 상황을 적대적인 인지도식(cognitive schema)을 가지고 해석해서 분노라는 정서를 만들고 화를 표출한다. 이 과정에서 교감신경계 항진은 심혈관계에 손상을 줄 수 있는 생리적 변화를 야기한다. 그런데 생리적 개인차는 신경계에 의해서만 나타나는 것이 아니다. 말초 장기들의 기질적 · 기능적 특성은 사람마다 동일하지 않기 때문에 자극에 대한 말초 장기의 반응 정도나 그로 인한 손상의 정도에도 차이가 있다. 요컨대, 스트레스에 대한 심리적 과정이나 대처 반응뿐 아니라 생리적 반응에서도 개체 간에 차이가 존재하며, 여기에는 신경계를 기반으로 한 정보처리 과정에서의 차이만 관련되어 있는 것이 아니라 말초 장기 수준의 특이성도 관련되어 있다. 당연한 결론이지만, 말초 장기 수준의 특이성에 있어서 유리한 조건을 가진 사람들, 즉 신체적으로 건강한 사람들은 스트레스성 자극의 영향을 덜 받고 스트레스성 질환에도 더 저항성을 갖게 된다. 스트레스 대처자원에 신체적 건강이 반드시 포함되는 이유다.

1) 생리적 반응성 차이의 기원

유전적 배경과 생애 초기 경험은 개체 간 반응성 차이를 만드는 가장 중요한 근원이다. 유전적 배경은 스트레스에 대한 기본적인 반응성을 결정하고, 생애 초기 경험은 후성유전학적 기제를 통해 그 기본 반응성을 편집한다. 유전적으로 취약한 소인을 가진 개체일수록 스트레스성 경험에 대해 부적절하게 대응하거나 대응에 실패할 가능성이 높아지므로, 유해한 자극으로 인한 영향을 더 많이 받게 된다. 따라서 이 두 근원은 밀접한 관계가 있으며, 이들의 상호작용이 개체의 삶 전반에 안정적인(쉽게 변하지 않는) 반응성을 형상하게 된다.

윌리엄 로발로(William Lovallo)는 개체 간 생리적 반응성 차이를 세 가지 수준으로 나누어 설명하였다(Lovallo, 2005). 첫 번째는 대뇌피질에서 일어나는 인지적 · 정서적 과정의 차이, 두 번째는 스트레스 반응을 통합하는 시상하부와 뇌간의 반응성 차이와 그로 인한 내분비계 · 자율신경계 활성화의 차이, 세 번째는 자율신경계와 내분비계의 영향을 받는 말초 장기들 자체의 기능적 · 기질적 차이다. 세 번째 수준의 예를 들자면, 말초 장기들이 가지고 있는 에피네프린 수용체의 수와 기능에는 사람마다 차이가 있으므로, 동일한 에피네프린이 분비된다고 하더라도 말초 장기가 반응을 일으키는 규모도 사람마다 차이가 있다는 것이다. 관련된 예로, 도파민 수용체에 결함이 있는 사람들은 수용체가 훨씬 많은 사람들에 비해 더욱 성마른 반응을 한다.

유전적(선천적) 원인이든 후천적 원인이든, 스트레스성 질환에 대한 말초 장기의 취약성도 사람마다 다르다. 심박수를 똑같이 상승시키는 상황이라고 하더라도, 어떤 사람의 심장은 다른 사람의 심장에 비해 더 치명적인 영향을 받을 수 있다. 그러므로 때로는 중추신경계 수준에서 형성된 차이보다 말초 수준의 차이가 더욱 중요할 수 있다. 이러한 차이는 이미 질병이 존재한다는 증거일 수도 있다. 자전거 운동부하 검사처럼 심리적 자극이 아닌 순수한 생리적 자극을 주었을 때, 스트레스 호르몬 분비나 자율신경 활성화 수준에서는 별다른 이상이 발견되지 않더라도, 심박동 리듬이 심하게 교란된다든지 흉통이 나타난다면 심장질환이 있다는 신호일 수 있는 것이고, 결국 스트레스에 더 취약하다는 것을 의미한다.

월터 캐넌이 활동할 무렵, 히네스(Hines)와 브라운(Brown)이 스트레스 반응성과 고혈압 위험성을 연결지어 설명하였다. 내과의사였던 이들은 고혈압 환자들이 스트레스에 대해 큰 혈압 반응성을 보이므로, 정상 혈압을 가진 사람들도 혈압 반응성이 크면 앞으로 고혈압이 될 위험이 높을 것이라고 추론하였다(Hines & Brown, 1932). 이를 '반응성 가설(reactivity hypothesis)'이라 한다. 과장된 스트레스 반응은 그 사람의 심혈관계에 결함이 있다는 증거이며, 궁극적으로 이 결함은 본태성고혈압을 야기할 것이라고 설명된다. 심장에서 일어나는 과다한 스트레스 반응의 근원이 적대감 같은 정서적 특징에 기인하든, 뇌간의 자율신경 반응성의 차이에 기인하든, 혹은 그 사람의 심장 자체의 기질적·기능적 특성에 기인하든, 과도한 반응성은 말초 장기에 악영향을 주게 되고, 그 결과 건강에 불리한 영향을 가져올 수 있다. 따라서 스트레스의 개인차를 실제 임상에 적용하기 위해서는 심리적 개인차뿐 아니라 생리적 개인차의 다양한 측면도 함께 고려해야 한다.

반응성 차이의 형성에 있어서 유전적 요인은 어느 정도 기여를 하는가? 유전적 요인들이 스트레스에 대한 심리적·생리적 반응성의 기본적 차이를 결정하는 요소라는 사실은 부정할 수 없다. 그러나 개체의 인지적 특성, 성격 같은 심리적 반응성 차이를 결정하는 데에는 경험과 학습이라는 후천적 요인이 지대한 영향을 미친다는 것을 우리는 알고 있다. 후천적 요인이 중요하다는 것은 생리적 반응성 차이에 있어서도 동일하게 적용된다. 같은 환경에서 자란 같은 종의 원숭이들을 비교해 보더라도 스트레스성 자극에 대한 심박수 반응이 다르다. 생애 초기의 경험은 거의 영구적으로 지속되는 심신의 반응성을 형성할 수 있다. 신경계와 신경망의 형성을 통해 개체의 개별성이 형성되는 생애 초기에 경험하는 반복적이거나 심각한 스트레스는 해로운 스트레스 반응성을 형성하고 이것은 평생 동안 영향을 미친다. 동물실험을 통해 보면, 생애 초기 어미 쥐의 보살핌이 새끼 쥐의 일생에 걸쳐 스트레스 호르몬 반응성과 세로토닌 활성을 변화시키는 것이 확인된다. 어릴 때 형성된 성격이 평생 지속되듯이, 어릴 때 형성된 생리적 스트레스 반응도 개체의 일생 동안 영향을 미치는 것이다.

2) 정서적·생리적 기질 차이에 관한 신경생리학적 증거

앞에서 개체의 인지적 특성과 정서적 특성이 형성·유지되는 것도 신경가소성 원리에 의해 설명될 수 있음을 보았다. 뇌의 특정 부위의 활동 패턴은 정서적·인지적 장애를 진단·평가하는 수단으로 활용될 뿐 아니라, 그러한 장애의 경향성을 미리 평가하는 데 이용될 수도 있다. 이를테면, 편도체나 뇌섬엽(섬피질) 같은 부위의 기능성자기공명영상(functional magnetic resonance imaging: fMRI) 프로파일은 특정 불안장애에 대한 취약성을 반영할 수 있다(Stein et al., 2007). 신경계의 활동을 관찰·기록할 수 있는 신경생리학적 기술의 발달은 특정 정신 상태에서 나타나는 뇌와 몸의 연결 방식을 밝혀내는 데 도움을 주었고, 그리하여 정서가 정신적 상태와 신체적 질병 사이를 연결하는 핵심이라는 사실도 드러나게 되었다(Critchley, 2009; Lane et al., 2009).

내측 전두엽, 안와전두엽, 전대상회, 편도체 등 정서의 생성 및 조절과 관련된 뇌 부위의 활동 패턴은 스트레스성 사건에 대하여 적절한 정서 반응을 할 수 있는 능력을 보여 줄 수 있다. 좌·우 반구의 비대칭적 활성화와 정서의 관계에 대해서도 많은 연구가 이루어졌다. 스트레스성 사건과 관련된 부정적 정서는 대뇌 우반구 구조들에 의해서 차별적으로 활성화된다(Cacioppo & Berntson, 1994). 뇌전도(electroencephalogram: EEG)에서 좌·우 전두엽의 비대칭성이 우측으로 더 크면 부정적 감정을 더 크게 경험할 뿐 아니라 긴장성으로, 그리고 급성 스트레스에 대한 반응으로, 스트레스 호르몬인 코르티솔을 더 많이 분비한다(Buss et al., 2003). 좌·우 전두엽에서 뇌전도 활성의 비대칭성을 측정하여 개체 간 차이를 관찰했던 연구에 따르면, 좌측 전두엽이 더 크게 활성화되는 사람들은 우측 전두엽이 더 활성화되는 사람들에 비해 더 긍정적으로 반응하는 경향이 있고 우울증에 대해서도 저항성이 있었다(Tomarken et al., 1992). 우울증과 관련된 또 다른 연구에서는 우울증이 있는 개체들에서 좌측 전전두엽의 대사 활성이 감소된 것을 관찰하였다. 이와 같은 좌·우뇌 비대칭성은 정서적 경험의 개체 간 차이를 만드는 중요한 요인으로 여겨진다. 신경생리학적 수준에서의 차이는 지속적인 경험과 학습에 의해 형성된 것이므로 비교적 안정적인, 즉 잘 변화되지 않는 특성을 형성한다.

우측 전두엽과 좌측 전두엽의 뇌전도 활성은 각각 부정적 사건, 긍정적 사건에 반응하여 변화한다. 원숭이에게 항불안제를 투여하여 부정적 정서를 감소시키면 좌측 전두엽의 뇌전도 활성이 증가된다. 아동을 대상으로 한 연구에서는 우측 전두엽의 활성이 더 큰 아이들은 부정적 감정을 더 크게 경험하고 스트레스성 자극이 주어졌을 때 더 많은 코르티솔을 분비하였다. 이러한 좌·우 전두엽의 뇌전도 차이는 중추신경계의 다른 부위들, 특히 스트레스의 생리적 반응을 구성하는 데 관여하는 부위들의 활성화 양식의 차이와도 무관하지 않을 것이며, 결과적으로 스트레스성 자극에 대한 자율신경계, 내분비계 반응도 다를 것이라고 추론할 수 있다. 면역 반응의 차이 또한 뇌전도상의 뇌 기능 변화와 관련이 있다. 리처드 데이비슨(Richard Davidson) 등은 좌·우 전두엽 비대칭성의 개인차가 면역세포인 자연살해세포(natural killer cell: NK세포)의 활성과 관련이 있으며 (Davidson et al., 1999), 명상 훈련 후 증가된 좌측 전두엽의 활성 증가가 예방접종에 대한 항체의 생산량과 정적인 상관이 있음을 보고하였다(Davidson et al., 2003).

요컨대, 사람들 사이에는 각자의 독특한 정서·행동·생리적 반응성의 기초가 되는 영속적이고 안정적인 신경생리학적 차이가 있다. 이 차이들은 유전적 요인과 후천적인 삶의 경험, 특히 생애 초기 경험이 함께 만들어 낸 결과다.

제2부

질병과 진단

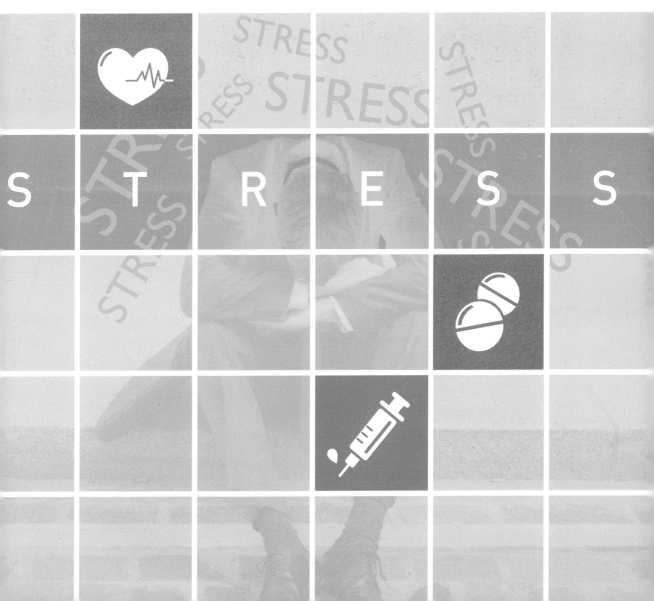

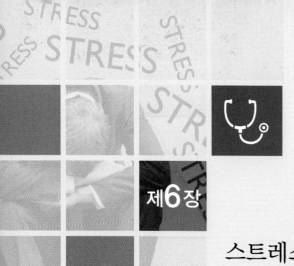

제6장

스트레스와 질병

Stress and Disease

토마스 맥커운(Thomas Mckeown)은 유전적인 질병을 제외한 인간의 모든 질병은 피할 수 있다고 하였다(Mckeown, 1988). 그는 질병의 기원이 생의학적 요인보다는 사회경제적 요인에 있다고 보았으며, 질병은 건강하지 못한 생활양식에서 기인한다고 하였다. 그가 말한 생활양식은 빈곤이나 풍요에 의해 좌우되는 위험요인들이다. 그러나 비슷한 사회경제적 생활환경에서 살아온 사람들도 시간이 지날수록 건강 상태나 노화 정도에 큰 차이가 나타나며, 동일한 집단에서도 나이가 증가함에 따라 집단 내 편차는 증가한다. 또한 노인 집단과 청년 집단의 생리적·인지적 기능에 관한 연구들을 보면, 집단의 평균은 청년 집단에서 높더라도, 노인 집단 중 상위에 있는 사람은 청년 집단 중 하위에 있는 사람들보다 우월할 수도 있다. 나이 차이가 거의 없는 형제들, 심지어 일란성 쌍생아 사이에도 시간이 지나면서 노화와 건강 상태에 차이가 나타난다. 따라서 노화와 질병의 개인차를 설명하는 데에는 유전적 요인보다 후천적 요인에 더 중요한 의미가 부여되며, 후천적 요인은 단지 사회경제적 요인들만을 포함하는 것은 아니다.

불건전한 생활환경, 생활양식, 부정적인 성격 같은 후천적 요인들은 모두 스트레스를 발생시키는 주된 요인이며, 이들은 어떤 방식으로든 서로 상호작용한다. 유전적 요인이 작용하는 부분에 있어서도 이들의 영향은 지대하다. 유전자의 발현에는 환경의 영향이 작용하기 때문인데 양육방식, 영양상태, 성격 등이 유전자들의 발현에 영향을 주며 심지어 자손에게까지 영향을 미칠 수 있다는 것이 밝혀지고 있다. 불리한 후천적 요인과 유전자 발현 변화를 잇는 과정은 스트레스라는 경험이 매개한다.

스트레스가 각종 질병의 발병이나 치료에 영향을 준다는 것은 오래전부터 경험적으로 인식되고 있었지만, 몸과 마음의 관계에 관한 보고서들을 대하는 의학계의 태도는 냉대나 회의로 일관되었다. 그러나 1970년대 후반부터 정신신경면역학, 행동의학 같은 신생 학문들이 과학적 기준과 요구를 충족하는 증거들을 쏟아 내면서, 1991년에는 드디어 유력 학술지인 『뉴잉글랜드의학저널(New England Journal of Medicine: NEJM)』에서도 마음과 질병의 관련성에 관한 연구(Cohen et al., 1991)를 게재하게 되었다. 그리고 다음 해인 1992년에는 스트레스가 정신장애, 자가면역질환, 관상동맥질환, 소화기장애, 만성통증 등 다양한 범위의 질환, 그리고 기타 의학적 또는 심리적 장애들에 미치는 영향에 대한 종설연구(Chrousos & Gold, 1992)가 미국국립보건원(National Institutes of Health: NIH)에서 발표되기에 이르렀다.

1. 스트레스와 질병의 관계

스트레스는 정신적 자극이든 물리적 자극이든, 또는 내적 자극이든 외적 자극이든 유기체의 항상성을 교란하는 자극에 대한 반응을 요구하는 상태라고 정의할 수 있으며, 이런 자극에 대한 생체 반응이 부적절하거나 개체가 감당할 수 있는 한계를 넘는 경우에는 질병으로 이어질 수 있다. 스트레스에 장기적으로 노출되는 것, 그리고 너무 자주 스트레스 반응이 활성화되는 것 역시 질병의 발생 가능성을 증가시킨다.

스트레스와 질병의 관계를 입증하는 수많은 연구 결과가 있다. 업무량이 많은 관제센터에서 일하고 있는 항공 관제사들은 업무량이 적은 관제센터의 항공 관제사들에 비해 고혈압 유병률이 높다. 수도원에서 생활하는 수녀들을 장기간 추적한 연구에 따르면, 수도원의 수녀들에게는 25년 넘도록 혈압 상승이 거의 없었으나, 인근 지역에 사는 같은 연령대의 여성들은 나이와 정적인 상관을 보이는 혈압 상승이 있었다. 자연재해 같은 외상성 스트레스는 건강에 즉각적인 변화를 일으킬 수 있다. 예를 들어, 1994년 LA 지진 당시 두 번째로 높았던 사망 원인은 심장마비로 인한 돌연사였다. 1991년 사막의 폭풍 작전(Operation Desert Storm) 중 공격의 표적이었던 도시들에서는 심장마비나 그와 관련된 원인으로 인한 사망률이 평소보다 2배 이상 높았다.

4장 '스트레스의 생리학'에서 설명한 바와 같이, 생리적 스트레스 반응은 시상하부에서 시작되며, 시상하부-뇌하수체-부신피질 축(HPA축)과 시상하부-교감신경-부신수질 축(SAM축)을 통하여 코르티솔, 에피네프린, 노르에피네프린 등의 스트레스 호르몬을 분비시킨다. 단기적이거나 정서적으로 긍정적인 스트레스에서는 에피네프린과 노르에피네프린의 역할이 주도적이지만, 지속적이고 부정적인 스트레스에서는 코르티솔이 주된 역할을 하게 되므로, 만성 스트레스와 관련된 질환들에 있어서는 코르티솔의 영향이 더 크다. 급성 스트레스 상태에서는 노르에피네프린과 에피네프린에 의해 중추신경계가 전반적으로 각성되어 기억과 학습 능력이 향상되며 자율신경계 중 교감신경계 기능이 항진되고 면역 기능도 높아진다. 그러나 이러한 긍정적 효과는 일시적이며, 이어서 분비되는 다른 스트레스 호르몬들과 스트레스 반응 과정에서 축적되는 생리적 산물들은 결국 신체에 악영향을 주게 되고, 질병, 노화, 성장 저하, 불임, 인지 능력의 저하 등 다양한 문제를 초래한다.

한스 셀리에(Hans Selye)는 스트레스의 가장 유해한 효과는 코르티솔이 지속적으로 분비될 때 나타난다고 하였다. 코르티솔 분비가 항진되면 심혈관계 질환, 복부비만, 골다공증 같은 신체적 질병뿐 아니라 우울증을 포함한 심리적 질병의 위험도 높아진다 (Brown et al., 2004). 신체에 있는 거의 모든 세포가 코르티솔에 대한 수용체를 가지고 있다는 사실은 이 호르몬의 영향을 받지 않는 곳이 거의 없다는 것을 뜻한다. 따라서 만성 스트레스는 전신의 모든 장기의 기능에 영향을 줄 수 있다. 여기에는 중추신경계의 장기인 뇌도 포함된다.

2. 스트레스와 신체적 질병

스트레스 같은 심리적 요인이 원인이 되어 발병하거나 악화되는 질병을 정신신체장애(psychosomatic disorder) 또는 정신생리적 장애(psycho-physiological disorder)라 한다. 순전히 심리적 요인이 신체적 질병의 발병이나 진행에 영향을 미친다는 사실은 생리학적인 스트레스 연구가 확립되기 훨씬 전부터 인식되고 있었다. 프로이트 학파의 심신증 연구는 정신신체의학(psychosomatic medicine)이 수립되는 데 지대한 영향을 미치기도 했다. 그러나 고혈압, 소화성궤양 같은 일부 질환들에만 관심이 주어졌을 뿐, 다른 질병들은 순수한 기질적 질환으로 취급하려는 태도가 일반적이었다. 과거에는 미국정신의학회(American Psychiatric Association: APA)의 『정신장애 진단 및 통계 편람(*the diagnostic and statistical manual of mental disorders: DSM*)』에서도 천식, 궤양, 고혈압, 편두통 등을 정신생리적 장애로 목록화하고 있을 뿐이었으나, 1980년의 개정판인 『*DSM-III*』에서는 생의학적 모델의 관점에 근거한 진단이 증가하는 한편, 정신생리적 장애라는 목록이 빠지고, 이러한 질환에 적용될 수 있는 "신체 상태에 영향을 미치는 심리적 요인들"이라는 포괄적인 범주가 마련되었다. 그리고 2000년에 개정된 『*DSM-IV-TR*』에 이르러서 "심리적 요인은 거의 모든 일반적인 의학적 상태의 발현이나 치료에 중요한 역할을 한다"고 하였다. [주: 현재 최신 개정판은 2014년에 발간된 『*DSM-5*』로, 아라비아 숫자로 버전을 표시하였다.]

월터 캐넌(Walter Cannon), 한스 셀리에, 조지 솔로몬(George Solomon) 같은 선구적 연구자들의 업적에 의해 심신의 연결 기제가 생리학적으로 밝혀지고, 이제 스트레스는 생의학의 병인론에도 깊숙이 들어와 있다. 스트레스가 직접적으로 신체적 건강을 해치기도 하지만 스트레스로 인해 유발되는 건강하지 못한 생활양식 역시 건강을 해치며, 그러한 생활양식은 또다시 스트레스원이 된다. 신체적 건강은 스트레스에 대한 근본적 저항력을 높여 준다. 반면, 신체적 불건강은 스트레스에 대한 취약성을 높인다. 신체적 불건강은 대응을 회피하게 하거나 불충분한 반응만 일으켜서 대응에 실패하게 함으로써 고질적인 스트레스 상황에 놓이게 하고, 때로는 무해하거나 잠재적으로 유익할 수 있는 스트레스원도 부적절하게 인식하고 과잉 반응을 하도록 만든다.

스트레스에 대한 생리적 대응이 실패하거나 반응이 지나치게 계속되는 경우 여러 가지 질병으로 진행될 수 있다. HPA축의 활성이 증가하는 것은 심장질환, 골다공증, 우울증, 대사증후군 등 수많은 병리적 과정과 상관관계가 있다(Chrousos, 2000). 스트레스와 관련된 질병으로는 고혈압, 당뇨, 심장질환, 뇌졸중, 소화성궤양, 두통, 만성피로, 불면증, 우울증, 불안증 등이 먼저 떠오르지만 사실상 스트레스와 무관한 질병은 없다고 하는 것이 보다 적절한 표현이다.

1) 심·뇌혈관계 질환

2004년 『란셋(Lancet)』지에는 세계 52개국 1만 1천 명의 심장마비 환자들을 대상으로 분석한 결과, 콜레스테롤, 당뇨, 고혈압보다도 스트레스가 심장질환에 더 큰 위험요인이라는 내용의 논문이 실렸다(Rosengren et al., 2004). 스트레스를 받으면 혈압이 상승하고, 스트레스를 많이 받은 사람들에게 관상동맥질환으로 인한 사망률이 높다는 것은 역학적으로나 경험적으로나 명백한 사실이다. 심혈관계 질환은 스트레스와 관련된 대표적인 질환으로서 동맥경화, 고혈압, 협심증, 심근경색, 혈전증 등을 포함한다. 스트레스 반응으로 교감신경계가 활성화되면 부신수질에서 에피네프린과 노르에피네프린이 분비된다. 이들은 심장박동을 증가시키고 혈관을 수축시켜 혈압을 상승시키며 죽상동맥경화 플라크의 형성을 촉진한다.

고혈압은 뇌졸중, 협심증, 심근경색 등을 일으키는 주요 위험요인이 된다. 고혈압의 발생에는 자율신경계, 순환기계, 내분비계의 여러 가지 요인이 관여하지만 특히 자율신경계는 혈압 조절에서 직접적인 역할을 한다. 본태성고혈압 환자에게서 자율신경계에 이상이 있다는 연구가 있어 왔다. 주요 고혈압 치료제 중 하나인 베타-차단제(beta-blocker)의 작용 기제는 심장의 근육 세포나 혈관의 평활근 세포가 가지고 있는 에프네프린, 노르에피네르린 수용체를 차단함으로써 교감신경계의 혈압 상승 효과를 억제하는 것이다.

자율신경계의 전령물질인 노르에피네프린은 혈소판을 활성화하여 심장과 혈관의 벽을 이루는 내피세포층에 손상을 일으키고 그 결과 동맥의 경화가 진행된다. 동맥경화증이 뇌에 혈액을 공급하는 동맥에서 일어나면 뇌졸중이 발생할 수 있다. 부신피질에서 분비되는 코르티솔은 에피네프린과 노르에피네프린의 이러한 작용을 상승시킨다. 또한 코르티솔은 좋은 콜레스테롤이라 불리는 HDL-콜레스테롤의 혈중 농도를 감소시키고, 나쁜 콜레스테롤이라 불리는 LDL-콜레스테롤과 중성지방의 혈중 농도는 증가시키므로, 만성 스트레스는 심·뇌혈관계 질환의 위험을 더욱 높인다. 스트레스 시 부신피질에서는 코르티솔 같은 당질코르티코이드 이외에도 알도스테론 같은 무기질코르티코이드의 분비도 증가된다. 알도스테론은 나트륨과 수분의 배출을 억제하여 혈압을 높이며, 심장근육의 칼륨과 마그네슘을 낮추어 부정맥을 유발할 수 있다.

스트레스는 고혈압, 흡연, 비만, 지방과 콜레스테롤의 과다 섭취 같은 다른 위험요소를 이미 가지고 있는 사람들에게서 심·뇌혈관계 질환의 발생과 진행을 더욱 촉진한다. 특별한 외상이 없는 상황에서 증상 발생 후 1시간 이내에 사망하는 것을 돌연사(sudden death)라 하는데, 돌연사의 70~80%는 관상동맥질환에 의한 것이다. 급성 스트레스 상황에서 에피네프린이 갑자기 대량으로 분비되면 심박동이 교란되어 심실세동이 올 수 있다. 관상동맥질환 위험이 높은 A형 행동유형의 사람이 흡연을 하게 되면 위험률이 7배나 증가할 수 있다.

원숭이를 대상으로 한 연구에서 스트레스에 대한 심박수 반응성이 높은 개체들은 그렇지 않은 개체들에 비해 몇 년 후 죽상경화증 부위가 더 광범위했고, 더욱 진행된 병소를 가지고 있었다(Manuck et al., 1989). 이러한 병리적 변화는 베타-차단제, 즉 교감신경계의 작용을 저해하는 약물에 의하여 조절될 수 있으므로 반응성이 높은 원숭이들에게서 심장 반응이나 그와 관련된 정서가 감소되면 건강상의 위험도 감소될 수 있음을 알 수 있다.

5장 4, '1) 생리적 반응성 차이의 기원'에서 반응성 가설과 관련하여 설명했던 바와 같이, 스트레스에 대해 심혈관계 반응이 크면 고혈압이 될 위험이 훨씬 높다. 사람을 대상으로 한 스트레스 연구에서 주로 제공하는 심리적 스트레스 중 하나가 암산 과제를 주는 것인데, 연구에 의하면 암산 과제에 대한 혈압 반응을 통해 수년 뒤 혈압이 상승할 것인지 예측할 수 있었다. 또한 어린이의 스트레스 혈압 반응을 통해 청년기의 혈압을 예측할 수 있었다. 스트레스를 받으면 나쁜 콜레스테롤인 LDL-콜레스테롤은 상승하고, 좋은 콜레스테롤인 HDL-콜레스테롤은 감소된다고 하였는데, 상승된 심혈관계 반응성도 혈중 LDL-콜레스테롤의 상승과 관련이 있었다. 또한 혈중 콜레스테롤의 증가는 적개심, 우울증, 불안증 등 스트레스와 밀접한 관계가 있는 심리적 성향이나 장애들과도 정적인 상관관계가 있었다(van Doornen & Orlebeke, 1982).

스트레스로 인해 교감신경이 항진되고 그로 인해 말초혈관이 수축되면 혈액 순환이 원활하지 않게 되어 수족냉증이 발생하기도 한다.

2) 소화기계 질환

기질적인 원인이 발견되지 않는 소화기계의 질환들을 포괄적으로 '기능성 소화기계 질환'이라 하고, 흔히 '심인성' '스트레스성'이라고 진단하게 된다. 연구에 의하면, 흔히 경험하는 소화기계 질환인 기능성 소화불량 환자들은 대조군에 비해 스트레스가 높았고, 심리 검사에서는 신경증, 우울, 히스테리, 건강염려증, 강박 등의 성향이 높았다.

소화기계는 자율신경계에 의해 조절되는데, 대체로 부교감신경계의 작용에 의해서는 소화액의 분비가 늘고 소장의 운동이 활발해져서 소화와 흡수가 촉진되며, 교감신경계의 작용에 의해서는 소화, 흡수가 억제된다. 따라서 스트레스는 소화액의 분비를 감소시키고 소화관을 통한 음식물의 이동을 저해하여 소화불량이나 배변장애를 일으킨다. 소화관 평활근의 긴장으로 인하여 설사, 경련 등이 일어나기도 한다.

소화성궤양은 한스 셀리에가 주목한 스트레스의 3대 증상 중 하나이며, 대표적인 스트레스성 질환으로 인식되어 왔다. 교감신경계가 항진되면 위산의 분비가 감소하므로 스트레스가 소화성궤양을 일으킨다는 것은 일견 모순처럼 보인다. 그러나 스트레스 반응은 교감신경계의 작용으로만 구성되는 것이 아니며, 교감신경계의 항진이 소화관에 미치는 영향 또한 위산 분비 감소에 국한되는 것이 아니다. 교감신경계의 항진은 소화관에 공급되는 혈류를 감소시켜 위벽에 경색과 괴사를 만드는데, 이렇게 손상된 부위는 궤양이 발생하기 쉽다. 더 큰 문제는 위산과 소화효소를 함유한 위액으로부터 위장관의 내벽을 보호해 주는 점막층의 생성이 코르티솔에 의해 억제된다는 것이다. 그러면 손상된 위장관 내벽이 위산과 소화효소에 노출되게 되고, 결국 위·십이지장에 궤양이 시작되거나 이미 있는 궤양이 더욱 악화되는 것이다.

설사, 변비 혹은 설사와 변비가 교대로 나타나는 과민성대장증후군(irritable bowel syndrome)으로 고통 받는 사람들이 증가하고 있는데, 이 역시 심리적인 영향이 주된 원인인 것으로 추측되고 있다. 과민성대장증후군 환자의 경우에는 여러 가지 자극에 의하여 장크롬친화성세포(enterochromaffin cell)에서 세로토닌이 과도하게 분비되고, 이로 인하여 장관이 자극되어 설사가 발생된다.

목 안에 지속적으로 이물감이 느껴지는 신경성 질환을 인두신경증 또는 종류감(globus symptom)이라 한다. 인두신경증 역시 심리적 스트레스와 관련이 깊은 것으로 알려져 있다. 인두신경증은 히포크라테스(Hippocrates)에 의해 문헌에 남겨졌을 정도로 역사가 오래된 질환인데, 대부분 강한 정서 때문에 발생하며 불안한 사람들에게 더 흔히 나타난다. 주로 중년 여성에게 잘 생기는 것으로 알려져 있으나 최근에는 젊은 남녀에게서도 많이 나타나고 있다. 스트레스 외에도 화병, 욕구불만, 우울증 등에 동반되는 경우가 많다.

일반적으로 자율신경계는 교감신경계와 부교감신경계 두 가지로 분류되지만, 식도에서부터 장에 이르는 소화관 벽 내부에는 장신경계(enteric nervous system)라는 독립된 신경계가 존재한다. 장신경계에는 척수만큼이나 많은 신경세포가 있다. 소화관은 중추신경계의 도움 없이도 독자적으로 소화관 안팎의 정보를 수집하여 판단하고 스스로의 운동을 조절할 수 있기 때문에 소위 '제2의 뇌' 또는 '복부두뇌'라고도 불린다. 중추신경계에서 구성된 스트레스 반응이 교감신경계를 통해 소화기관에 영향을 미칠 때에는 교감신경이 소화기관의 세포에 직접 작용하는 것이 아니라 장신경계를 통해 간접적으로 작용하는 것이다.

주로 신경전달물질로서 거론되는 세로토닌(serotonin, 5-hydroxytryptamine: 5-HT)은 95%가 중추신경계가 아닌 위장관계에 분포하여 위장관계의 운동을 조절한다. 또한 아세틸콜린, 도파민, 엔케팔린 역시 장의 운동성과 수분 흡수를 조절하는 물질이다. '속이 불편하다'든가 '창자가 끊어질 듯하다'는 표현은 정서와 소화기관의 관계를 잘 보여 주는 것인데, 영어에도 'gut feeling(직감)' 같은 표현이 있다. 소화기관은 인체에서 가장 많은 면역세포가 분포하는 곳이기도 하다. 이들로부터 분비되는 사이토카인들은 혈뇌장벽(blood-brain barrier)을 통과하여 중추신경계에 작용할 수 있다. 이처럼 중추신경계와 소화기관 사이에 분포하는 신경망들을 통해서 위장관계는 심리적 스트레스에 민감하게 반응하게 되고, 소화기관 내의 스트레스성 변화들도 중추신경계로 전달되어 심리적·행동적 변화를 일으킬 수 있다.

면역세포인 비만세포(mast cell)도 스트레스 상황에서 뇌로부터의 신호를 장신경계로 전달하는 데 관여한다(Santos et al., 1998). 음식물을 통해 유입되는 외부 항원이 비만세포를 통하여 장신경계를 자극하고 설사와 복통을 유발하는 것처럼, 심리적 스트레스도 장의 비만세포를 탈과립시켜 히스타민(histamine) 같은 물질을 분비하고 이것이 장신경계를 자극하게 된다. 이러한 '뇌-비만세포 연결(brain-mast cell connection)'은 스트레스와 과민성대장증후군의 관계를 설명하는 유력한 가설 중 하나다.

글상자 6-1 | **장신경계와 뇌-장관축**

과거에는 미주신경을 통해 대뇌에서의 조절신호가 내장으로 전달되며, 내장에 분포하는 신경세포들은 미주신경의 원심성섬유와 직접 시냅스를 형성하는 것으로 생각하였다. 그러나 위장관의 연동운동은 장관벽에 있는 신경세포들이 관여하는 일종의 반사작용이며, 대부분의 내장 신경세포는 중추신경계와 직접 연결되지 않는다는 사실이 밝혀져, 장신경계를 하나의 독립된 신경계로 분류하게 되었다. 장신경계는 위장관을 이루고 있는 점막상피, 근육, 혈관계, 감각신경계, 면역계 등의 기능을 통제하고 있으며 위장관의 다양한 생리작용을 조절하여, 복부두뇌(brain-in-the-gut)라고도 일컬어진다.

장신경계는 전선의 피복처럼 소화관을 싸고 있는 두 겹의 신경세포 그물, 즉 아우어바흐 신경총(myenteric plexus of Auerbach)과 마이스너 신경총(submucous plexus of Meissner)으로 이루어져 있으며, 약 1억 개의 신경세포를 가지고 있다. 아세틸콜린, 세로토닌 외에 콜레시스토키닌(cholecystokinine), 갈라닌(galanin), 오피오이드류(opioids: dynorphin, enkephalins, endorphins 등), 소마토스타틴(somatostatin), 물질 P(substance P) 등 20종 이상의 물질들이 장신경계의 신경전달물질로 작용하고 있다는 것이 밝혀졌다.

장신경계는 중추신경계와 독립적으로 작용하는 신경계로 간주되고 있지만 중추신경계로부터 일정 부분 조절을 받는다. 중추신경계와 장신경계는 교감신경과 부교감신경을 통하여 운동 및 감각 경로가 모두 연결되어 있다. 이러한 연결망을 '뇌-장관축'이라 한다. 감각 정보는 미주신경이나 내장신경의 구심성 신경섬유를 통하여 중추신경계로 전달된다.

소화기계 점막에 있는 내분비 세포가 분비하는 신경전달물질은 구심성 신경의 작용에 영향을 미친다. 세로토닌을 생산하는 장크롬친화성세포에서 세로토닌을 과도하게 분비하면 미주 구심신경의 세로토닌 수용체가 자극되고 뇌간의 신경세포가 활성화되어 구토가 일어나는 것이 그 예다.

따라서 위장관계에 나타나는 증상들은 중추신경계, 자율신경계, 위장관의 운동과 감각 기능이 통합되어 나타나게 된다. 즉, 내장의 구심성 감각 기능과 위장관 운동은 기능적으로 연합되어 있으며, 이들은 고위 중추에 의해서 영향을 받는다. 시각적·청각적 자극 같은 외인성 자극, 그리고 인간의 감정은 신경학적 연결망을 통해 위장관의 기능에 영향을 미칠 수 있고, 위장관에서 감지된 유해 자극에 대한 정보가 인체의 통증 지각, 감정, 행동에 영향을 미치기도 하는 것이다(Drossman, 1999).

3) 당뇨

스트레스는 오래전부터 당뇨병의 병인 중 하나로 지적되어 왔다. 당뇨병 환자의 정서 상태가 치료에 영향을 미친다는 것도 오래전부터 인식되어 왔으며, 많은 연구 결과는 스트레스가 혈당 조절에 실패하는 것과 관계가 있음을 시사하고 있다. 고경봉과 이현철(1992)의 연구에 따르면, 2형 당뇨 환자들의 73%에서 당뇨병 발생에 스트레스가 관련되었고, 병의 악화에 스트레스 인자가 관련된 경우는 57%이며, 당뇨병의 발병과 악화 모두에 스트레스가 관련된 경우가 78%로 나타났다. 스트레스는 당뇨병의 원인이 될 뿐 아니라, 혈당 조절에도 직접적 영향을 미친다. 당뇨 발병 및 증상 악화에 스트레스가 기여한다고 판단되는 경우, 신경안정제를 투여하면 스트레스가 완화되어 혈당 조절에 도움이 되는 것을 보더라도, 스트레스와 당뇨의 밀접한 관계를 알 수 있다.

당뇨는 혈액 중의 포도당을 세포 안으로 이동시키는 호르몬인 인슐린의 부족으로 야기된다. 포도당이 세포로 흡수되지 못하고 혈액 내에 축적되면서 크고 작은 혈관을 막고, 결국 말초 장기들을 점진적으로 손상시키는 질환이다. 1형 당뇨(type 1 diabetes mellitus)는 인슐린을 만드는 췌장의 베타세포가 파괴되어 인슐린을 생산하지 못하여 발생하며, 2형 당뇨(type 2 diabetes mellitus)는 췌장의 결함이 원인이 아니라 영양과다, 비만, 운동부족 등으로 인해 체내의 인슐린 요구량이 증가하고, 그렇게 증가된 인슐린에 대하여 세포들이 저항성을 갖게 되어 발생한다. 그 결과, 인슐린의 기능이 떨어지고, 이를 보상하기 위해 췌장은 더 많은 인슐린을 생산하다가 췌장의 기능까지 손상된다. 전체 당뇨병의 90% 이상이 2형 당뇨에 속하며, 스트레스와 관련해서도 주로 2형 당뇨가 논의되지만, 1형 당뇨의 발병에도 스트레스가 영향을 미친다는 것이 밝혀졌다.

스트레스 호르몬인 카테콜아민과 코르티솔은 혈당을 상승시킨다. 이들에 의해서 간에 글리코겐으로 저장되어 있던 당분이 포도당으로 분해되어 혈액으로 배출된다. 따라서 급성 스트레스는 '스트레스성 고혈당' 상태를 유발한다. 이것은 투쟁-도피 반응을 하기 위해 필요한 에너지를 신속히 공급하기 위한 것이지만, 대개 심리적 원인으로 발생하는 현대의 스트레스 상황에서는 혈당이 신속히 소비되지 못하여 고혈당 상태가 되고, 혈당을 감소시키기 위해 인슐린이 과도하게 분비되면 인슐린에 대한 저항성이 야기되는 것이다. 만성 스트레스에서는 당질코르티코이드(코르티솔)가 고혈당과 고인슐린혈증을 일으키는 주역이다. 당질코르티코이드라는 명칭이 의미하듯, 이 호르몬의 가장 중요한 생리적 역할은 혈당을 높이는 것이다. 다른 스트레스 호르몬인 베타-엔도르핀도 췌장의 인슐린 분비를 억제하여 혈당을 상승시킨다.

연구에 의하면, 당뇨 환자들은 당뇨병으로 진단되기 전 3년 동안 그렇지 않은 사람들보다 더 많은 스트레스성 생활 사건을 경험하였으며, 환자가 경험한 스트레스성 생활 사건의 빈도가 높을수록 혈당 조절이 잘 되지 않는 것으로 나타났다. 당뇨 환자는 식이요법, 운동, 약물복용 등 혈당 조절을 위한 엄격한 관리가 필수적인데, 스트레스는 이러한 조절 행동에 악영향을 주게 된다. 게다가 혈당 관리를 하는 것 자체가 스트레스가 되고 합병증으로 인해 삶의 질까지 저하되면 스트레스와 우울 증상이 더 심해지는데, 그 결과 다시 코르티솔이 상승하여 당뇨 관리는 악순환에 빠지게 된다. 따라서 당뇨 환자들에게는 체계적인 스트레스 교육과 관리가 절대적으로 필요하다.

4) 비만 및 섭식장애

스트레스로 인해 교감신경이 항진되면 체내의 에너지를 소비하여 체중 감소를 유발하는 대사가 진행되지만, 스트레스를 받을 때 많은 사람은 과식을 할 뿐 아니라 불규칙적인 식사를 하고 고당분, 고지방의 식사를 한다. 스트레스를 받으면 2/3 정도의 사람은 평소보다 더 많은 음식을 먹고, 나머지 1/3은 더 적게 먹는다. HPA축의 호르몬 중 CRH는 식욕을 억제하지만, 코르티솔은 식욕을 증가시키는 것으로 추정되고 있다.

특히 코르티솔은 당분과 지방이 많은 음식에 대한 욕구를 더 선택적으로 자극한다.

영양의 균형이 이루어지지 않은 과도한 음식 섭취는 운동이 부족한 경우보다 2배나 높게 비만을 일으킨다. 비만 중에서도 특히 복부비만은 만성적으로 스트레스를 받는 사람들의 신체적 특징이기도 하다. 스트레스 시 신체는 투쟁-도피 반응의 에너지를 공급하기 위해 지방세포로부터 중성지방을 유리시켜 혈류로 공급한다. 그러나 현대인들의 스트레스는 대개 생리적 대응을 필요로 하는 것이 아니기 때문에 혈중 지방은 소모되지 못한다. 코르티솔은 사용되지 않은 이 지방들을 주로 복부에 다시 비축해 둔다. 따라서 스트레스로 인해 코르티솔을 많이 분비하게 되면 식욕이 증가할 뿐 아니라, 그 열량을 복부에 집중적으로 저장하여 중심형 비만 체형이 된다.

비만은 각종 성인병의 원인이다. 비만은 심혈관계 질환과 직접적 상관관계를 가지며 고혈압, 심장병, 동맥경화의 위험을 높인다. 또한 비만인 사람에게는 부정맥, 간경화, 당뇨, 담석, 각종 암 등이 평균보다 높은 비율로 발생한다. 과체중은 근골격계에 무리를 주므로 관절염의 발생을 촉진시키거나 악화시킬 수 있다. 체질량지수(body mass index: BMI)가 높아질수록 일정 기간 내에 심장병, 악성종양, 당뇨 등으로 사망할 위험도 함께 높아진다. 미국 국립암연구소(National Cancer Institute: NCI)의 연구팀은 고도비만이 사람의 수명을 최고 14년까지 단축시킨다는 연구 결과를 발표하였다. 이에 비해서 정상 체중이면서 흡연을 하는 사람은 수명이 약 9년 감소하는 것으로 나타나, 고도비만이 흡연보다도 수명을 더 단축시키는 것이 확인되었다.

비만인 사람은 사회적으로 위축되거나 자신감을 잃고 삶에서 적극성이 감소되는 경향이 있다. 비만은 스트레스의 결과가 될 수도 있지만 스트레스의 원인이 될 수도 있다. 과체중이거나 비만인 사람에게는 스트레스가 더욱 해롭다는 것을 보여 주는 연구 결과도 있다(McInnis et al., 2014). 이들은 스트레스에 노출되면 정상 체중인 사람에 비해 체내에 염증을 유발하는 사이토카인인 인터류킨-6(interleukin-6: IL-6)가 크게 증가한다. 인터류킨-6의 증가는 동맥경화, 당뇨병, 지방간, 암 등과 관련이 있다. 과체중이거나 비만인 사람은 이미 미세한 수준의 만성 염증을 지니고 있는데, 여기에 스트레스가 가해지면 질병의 위험이 더욱 상승하는 것이다. 이것은 과체중이거나 비만인 사람이 질병 위험이 높은 중요한 이유 중 하나가 스트레스임을 보여 주는 것이다.

우울증 환자의 경우에도 식욕이 감소하는 경우와 증가하는 경우가 모두 나타날 수 있는 것처럼, 사람에 따라 스트레스가 식욕에 미치는 영향은 동일하지 않다. 여기에는 생

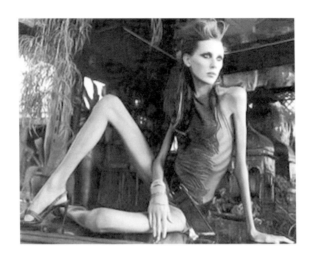

리학적 이해와 더불어 심리학적 이해가 동반되어야 한다. 식욕과 관련된 신경전달물질과 내분비 호르몬에는 여러 가지가 있다. 노르에피네프린, 당질코르티코이드(코르티솔), 베타-엔도르핀, 신경펩타이드-Y, GABA, 그렐린 등은 식욕을 증가시키고, 에피네프린, 도파민, 세로토닌, 콜레시스토키닌, 칼시토닌, 글루카곤, 렙틴 등은 식욕을 감소시킨다. 이 가운데 여러 물질이 스트레스 시 분비가 증가하거나 감소하는 것들이다. 따라서 스트레스 상태에서는 식욕의 변화가 나타나게 되고, 여기에 심리·행동적 습관이 더해지면 신경성식욕부진(bulimia anorexia), 신경성폭식증(bulimia nervosa), 폭식장애(binge eating disdoder) 같은 섭식장애로 이어질 수도 있다. 많은 호르몬의 복합적인 작용, 그리고 심리·행동적 반응까지 더해져 나타나는 복잡성 때문에 스트레스와 식사의 관계를 일반화할 수는 없다. 음식물을 섭취하는 행위는 생리적 동기와 심리적 동기 모두에 의해 유발될 수 있다. 5장 2, '4) 스트레스 대응 반응의 유형'에서 설명한 것처럼, 스트레스를 해소하기 위해 알코올이나 컴퓨터 게임에 의존하듯이 음식물에 의존하는 경우라면, 앞에서 설명한 호르몬들의 영향은 무효화될 수도 있다.

  세로토닌은 식욕을 감소시키는 물질이다. 스트레스는 중추신경계 세로토닌의 작용은 감소시키고 위장관계 세로토닌의 작용은 증가시킨다. 우울증 환자는 뇌의 세로토닌이 감소되어 있는데, 세로토닌의 작용을 증가시키는 항우울제의 부작용 중 하나는 식욕 감퇴다. 그런데 신체에서 작용하는 부위가 어디인지에 따라서 세로토닌의 생리적 효과는 다양하며, 때로는 과도한 세로토닌이 비만의 원인이 될 수도 있다. 이 내용은 다음 글 상자에 자세히 설명되어 있다.

글상자 6-2   스트레스와 세로토닌

　세로토닌은 신경전달물질의 하나로 잘 알려져 있다. 중추신경계의 세로토닌 신경세포에서 합성되는 세로토닌은 감정, 식욕, 수면, 기억, 학습 등과 관련이 있다. 세로토닌이 부족하면 우울증, 불안증, 강박증 등의 장애가 나타나기 때문에 세로토닌을 행복호르몬이라 부르기도 한다. 그런데 중추신경계에서 신경전달물질로 작용하는 세로토닌은 체내 세로토닌 중 5%밖에 되지 않는다. 중추신경계 밖에 있는 95%의 세로토닌은 혈관과 위장관 안에 존재하면서 여러 생리적 과정에 참여한다. 세로토닌이라는 이름도 원래 이 물질이 혈청(sero) 속에 존재하며 혈관을 수축시키는(tonin) 작용이 있다고 해서 붙여진 것이다.

　이 95%의 세로토닌 중 대부분이 소화기관에 분포한다. 소화기관 세로토닌 중 90%는 장에 있는 장크롬친화성세포라는 내분비세포에, 10%는 내장 신경에 분포한다. 장의 기계적 자극 또는 미주신경 자극에 의해 장크롬성친화세포로부터 세로토닌이 분비되어 위장관의 장신경계에 있는 세포 수용체에 작용하여 위장관의 운동과 감각기능에 관련된 역할을 담당한다.

　최근에는 과도한 세로토닌이 비만과 관련이 있다는 연구도 있었다. 세로토닌은 갈색 지방세포와 베이지색 지방세포가 활동하는 것을 방해하여 체내 열생성(thermogenesis)을 막는다. 지방세포에는 여러 종류가 있는데, 여분의 지방을 저장하는 것은 백색 지방세포이고, 백색 지방세포에 비해 적은 양이 존재하는 갈색 지방세포와 베이지색 지방세포는 오히려 지방을 태워 열을 생성한다. 비만인 사람들은 이 갈색 지방세포와 베이지색 지방세포의 활성이 떨어지는 경향이 나타나는데, 그 원인이 바로 세로토닌이다.

　중추신경계 세로토닌의 작용을 증가시키는 항우울제들은 식욕부진이나 소화기 장애를 일으켜 체중을 감소시키는 효과가 있다. 이것은 과도한 세로토닌이 비만과 관련이 있다는 연구와는 모순되는 내용 같지만 그렇지 않다. 중추신경계의 세로토닌과 말초의 세로토닌은 혈뇌장벽에 의해 분리되어 있어 동일한 양상으로 증감하지 않기 때문이다. 또한 뇌 세포가 세로토닌을 만들 때 관여하는 효소(Tph2)와 장크롬성친화세포가 세로토닌을 만들 때 관여하는 효소(Tph1)도 다르다. 만일 Tph2 유전자에 문제가 생긴다면 중추신경계의 세로토닌이 낮아지고 우울증이 나타나겠지만, Tph1 유전자에 문제가 없다면 말초에서의 세로토닌 합성은 지장을 받지 않는다.

5) 근골격계 통증

스트레스 시에는 교감신경계의 항진에 의해 근육이 긴장되어 근육통, 두통, 요통과 같은 근육 통승을 흔히 경험한다. 더구나 교감신경이 항진되면 말초로의 혈류가 감소되어 근육의 피로가 누적되고 통증이 심해질 수 있다. 스트레스의 생리적 반응 자체도 통증의 원인이 되지만, 스트레스와 관련된 부정적 심리 상태는 통증 지각을 더 예민해지게 한다. 통증에 대한 '관문조절이론(gate control theory)'에 따르면, 중추신경계로 전해지는 통증 신호의 전달을 조절하는 통증관문은 통증에 대한 주의, 정서적 상태, 인지적 해석 같은 심리적 요인들에 의해 열리거나 닫힐 수 있다(Melzack & Wall, 1965). 따라서 스트레스로 인해 발생한 신체적 통증은 심리적 스트레스가 되어 통증을 악화시킬 수 있다. 스트레스, 불안, 우울은 고통의 역치를 낮추어 동일한 통증에 대해서도 주관적 고통을 더 크게 만든다. 심리적 요인들은 통증에 대처하는 방식을 선택하는 것과도 관련이 있으므로 여러 경로로 통증에 영향을 준다.

스트레스에 의한 긴장과 통증이 가장 많이 나타나는 근육으로는 승모근, 척추기립근, 흉쇄유돌근, 교근 등을 들 수 있다. 그 결과, 목이나 어깨 결림, 긴장성 두통, 요통, 턱관절 장애(temporo-mandibular joint disorder: TMD, TMJ syndrome) 등이 흔히 유발된다. 어떤 부위에 통증이 나타날 것인지를 결정하는 데에는 각 사람이 가진 취약성이 변수가 된다. 헤르타 플로(Herta Flor) 등의 연구에 의하면, 스트레스는 신체적으로 취약한 몸 부위에서 통증을 일으킨다(Flor et al., 1992).

턱관절 장애는 이를 갈거나 악무는 습관으로 인해 생기는데, 입을 벌리기 힘들고 턱에서 딱딱거리는 소리가 나며, 안면 통증, 치아의 민감한 느낌, 두통, 이명 등의 여러 증상이 복합적으로 나타나는 질환이다. 지난 15년 사이에 국내 턱관절 장애 진료 건수가 2배 이상 급증하였는데, 턱관절 장애의 70% 이상이 정서적 스트레스가 원인이다.

명백한 병리적 이상이 없는 사람들도 요통을 경험하는 것은 드문 일이 아니다. 원인이 없는 요통이 반복되면서 신체 활동이 감소되어 근육의 약화를 초래하여 통증에 더 취약해질 수 있고, 스트레스와 우울감도 더 심해질 수 있다. 진통제를 사용하는 것은 쉽게 습관화될 수 있으므로 주의해야 하고, 의학적인 원인이 없다고 해서 통증을 방치하거나 휴식 같은 소극적 방식으로 대처하는 것 역시 통증을 만성화할 수 있다.

통증 조절에 흔히 쓰이는 인지행동적 개입법은 근육이완법이다. 근육의 긴장과 심리적 긴장은 서로 연결되어 있다. 근육이 긴장되어 있는 상태가 되면 뇌에서 일종의 스트레스로 지각되기 때문에 근육 긴장은 정서적 긴장과 불편감을 유발한다. 정서적 긴장은 다시 생리적 스트레스 반응을 일으켜 근육을 더 긴장하게 한다. 심리적으로 긴장해 있는 상황에서 근육이 이완될 수는 없다. 역으로 근육을 이완하게 되면 심리적 긴장도 완화된다. 따라서 근육을 이완시킴으로써 심리적 이완을 가져오고 스트레스 반응을 감소시키는 것이 여러 이완법의 기본 원리다. 이완법에는 점진적 근육이완법, 마사지, 호흡법, 명상, 요가, 스트레칭 등 여러 방법이 있는데, 이 가운데 특히 근육이완법, 마사지, 요가, 스트레칭 등은 근육 이완을 통해 심리적 이완을 가져오는 대표적인 방법들이다.

6) 두통과 편두통

일반적으로 두통이라 하면 긴장성 두통을 의미한다. 긴장성 두통은 우리가 가장 많이 경험하는 통증 가운데 하나로, 머리를 압박하거나 조이는 듯한 증상을 특징으로 한다. 긴장성 두통도 근육의 긴장으로 인해 발생하는 통증인데, 목이나 두피를 싸고 있는 근육이 과도하게 긴장해서 발생한다.

근육의 긴장으로 인해 발생하는 두통을 긴장성 두통이라 하는 반면, 주로 한쪽 머리에서 발생하는 편두통은 혈관성 두통이라 한다. 편두통은 두뇌에 혈액을 공급하는 경동맥의 갑작스러운 수축과 그 수축에 이어지는 팽창이 원인이 된다. 혈관이 팽창될 때 방출되는 물질들이 신경말단을 자극하여 통증을 유발하는 것이다. 편두통의 발작에는 불빛이나 맹점 같은 시각적 전조(aura)나 일시적 지각 왜곡이 선행하여 나타나기도 하며, 구토와 매스꺼움, 인지적 혼란, 우울, 자극 과민 등이 동반되기도 한다. 편두통의 발생에는 유전적 원인도 작용하지만 완벽주의, 조급증, 긴장 등의 성격 요인들도 관련이 있는 것으로 알려져 있다. 특히 스트레스는 가장 중요한 촉발 요인이다. 편두통의 좋은 예측인자는 1~3일 전의 스트레스다. 편두통 역시 신경전달물질인 세로토닌 작용의 기능 이상과 관련이 있는 신경학적 장애다. 세로토닌, 그리고 세로토닌과 밀접한 관계가 있는 노르에피네프린이 모두 우울이나 수면장애 같은 증상들과 관련된 물질이며, 이들의 증감은 다시 편두통에 영향을 주게 된다.

7) 면역질환

급성 스트레스의 초기에는 면역 반응이 항진된다. 그러나 이것은 생리학적으로 큰 비용을 요구하는 것이며, 과도한 면역 반응으로 인해 자신의 생체 조직이 손상될 수도 있기 때문에 원래의 수준으로 되돌리기 위한 조절 기제가 작동한다. 즉, 코르티솔이 분비되면서 면역 반응을 감소시키는 것이다. 만일 이러한 조절 기제가 불충분하거나 과도하게 작동하면 각종 면역질환들이 일어날 수 있다.

과거에는 신경계와 면역계가 서로 분리되어 있는 것으로 생각되었지만, 2장 '3. 정신신경면역학'에서 설명한 바와 같이, 신경계와 면역계는 서로의 전령물질들을 공유하며 유기적으로 상호작용하고 있다. 스트레스는 새로운 림프구의 생산을 감소시키고, 흉선과 림프절에서 유리되는 림프구의 수를 감소시키며, 이미 순환계에 존재하는 림프구들이 순환계 내에 머무는 기간을 단축시킨다. 또한 침입한 병원성 이물질에 대한 항체의 생산을 억제하고, 염증 반응을 억제한다. 면역세포들 사이에 오가는 전령물질들의 작용도 감소시켜 효과적인 면역 반응을 방해한다. 이상의 면역 억제 과정에는 코르티솔이 관여하고 있다. 스트레스로 인해 증가된 코르티솔은 각종 감염성 질환의 발생 가능성을 높이고, 악성종양의 발생과 재발 가능성도 증가시킨다. 고독, 무력감, 우울 등의 부정적 정서들이 면역 작용을 억제한다는 연구들도 보고되었다.

반면, 스트레스는 과잉면역을 일으키기도 한다. 효과적인 면역 반응의 전제는, 침입한 병원체나 손상된 자기 세포의 제거를 담당하는 세포들과 불필요하거나 과도한 면역 반응이 일어나지 않도록 면역 반응을 억제(조절)하는 것을 담당하는 세포들이 긴밀히 협조하여 기능의 균형을 이루는 것이다. 면역 기능이 감소된다는 것은 전자의 기능이 감소되는 것일 수도 있고 후자의 기능이 감소되는 것일 수도 있다. 따라서 스트레스로 인해 면역세포의 수와 기능이 감소하게 되면, 면역부전으로 인해 감염증이나 악성종양의 위험이 높아질 수도 있지만, 반대로 과잉면역으로 인해 알레르기, 아토피, 자가면역질환의 위험이 높아진다.

알레르기(allergy)란 정상적으로는 면역 반응을 일으키지 않아야 하는 물질에 대해서 불필요한 면역 반응이 일어나는 질환이다. 파블로프(Pavlov)의 고전적 조건화(classical conditioning) 방식으로 알레르기 유발 물질과 무해한 향기를 조건화시켜서 알레르기 반응을 학습시키거나 최면요법으로 음식물에 대한 알레르기 증상이 치료되는 사례들이 보고되었다. 이것은 심리적 스트레스 지각이 면역 반응에 영향을 미칠 수 있다는 것을 보여 주는 것이다.

스트레스는 자가면역질환(autoimmune disease)의 발생을 촉진하거나 악화시킬 수 있다(Stojanovich & Marisavljevich, 2008; Wilder, 1995). 면역계의 가장 본질적인 능력은 어떤 물질이 침입자인지 자신의 몸을 이루는 물질인지 구별하는 것, 즉 비자기(non-self)와 자기(self)를 구별하는 것이다. 면역계가 자기와 비자기를 구별하지 못하여 스스로의 조직을 공격하여 파괴하기도 하는데, 이로 인해 발생하는 질환을 자가면역질환이라 한다. 대표적인 자가면역질환에는 류머티스성 관절염, 건선, 전신성 홍반성 낭창(루푸스), 다발성 경화증, 1형 당뇨 등이 있다. 정신분석학자인 프란츠 알렉산더(Franz Alexander)는 화를 억제하고 감정을 표현하지 않는 사람들이 류머티스성 관절염에 취약하다는 주장을 하기도 했다.

8) 악성종양

면역감시이론(immune surveillance theory)에 의하면, 악성종양 역시 인체의 면역 및 방어 기능의 저하에 의해 유발될 수 있다. 인체에서는 매일 수천 개의 돌연변이 암세포들이 지속적으로 만들어진다. 면역계는 외부에서 침입한 이물질들만이 아니라 이러한 돌연변이 세포도 인식하여 처리하는 역할을 하고 있다. 따라서 스트레스로 인해 면역 기능이 저하되면 암의 발생과 진행이 촉진된다. 면역 기능이 저하되면 우리 몸에 들어온 발암물질들에 대해서도 방어 작용이 적절히 작동하지 못하게 되는데, 이러한 발암물질들이 세포와 유전자들에 변이를 초래하게 되고, 이렇게 변이된 세포들에 대해서도 면역계가 감시 기능을 하지 못하면서 암의 발생 가능성을 높이게 된다.

심리적 스트레스는 종양이 성장하는 미세환경을 바꿈으로써 암의 진행에 영향을 줄 수 있으며(Green-McDonald et al., 2013), 자율신경계와 HPA축의 활성화는 암과 관련된 세포의 신호전달 체계가 시작되도록 하는 생리적 압력을 가할 수 있다(Lutgendorf & Sood, 2011; Cole & Sood, 2012; Volden & Conzen, 2013).

암과 스트레스가 관련이 있다는 발견은 최근의 것이 아니다. 앞에서 이미 언급한 바와 같이, 그리스의 의사 갈레노스(Galenos)는 우울한 여성에게서 암이 발생할 확률이 높음을 지적한 바 있으며, 이미 1893년에 정서적 스트레스와 암 발병 간의 연관성을 입증하는 경험적 증거가 발표된 바 있다. 한스 셀리에도 높은 수준의 스트레스가 자주 계속되면 스트레스 호르몬의 작용으로 인해 궁극적으로 암이 생성될 수 있다고 하였다.

한 연구에서는 유전적으로 암 발생률이 높은 쥐들에게 스트레스를 주었을 때 80~100%의 쥐들에게서 8~18개월 내에 암이 발병했지만, 스트레스를 받지 않은 쥐들은 암이 발생하기 쉬운 유전적 취약성에도 불구하고 단 7%에서만 암이 발생하였다. 이는 스트레스가 암 발병의 주요 인자임을 보여 준다. 8,000명의 암 환자를 분석한 연구에서는, 배우자와 사별한 여성에게서 암 발생률이 가장 높았고, 그 뒤를 이어 이혼녀들에서 발생률이 높은 것으로 나타났는데(LeShan, 1966), 이것은 사람에게도 스트레스와 암 발생 간에 상관성이 있음을 보여 줄 뿐 아니라, 스트레스의 강도와 암 발생률 사이에도 정적인 상관관계가 있다는 것을 알려 주고 있다.

9) 피부질환

심리학자인 테드 그로스바르트(Ted Grossbart)는 피부는 정서적 삶을 살며, 심장과 마음에서 벌어지는 것들이 모두 피부에 반영된다고 하였다. 피부과 질환과 심리적 상태 간에 높은 상관성이 있음은 많은 연구에서 밝혀졌다. 피부과적 문제는 유전적 요인, 호르몬, 면역학적 자극원이 되는 물질의 접촉 등 다양한 원인에 의해 발생하지만, 피부는 심리적 변화에 따라서도 민감하게 반응하는 기관이다. 예를 들면, 두드러기는 알레르기 반응으로 나타날 수도 있지만 정서적 자극에 의해 촉발될 수도 있다. 최면으로 두드러기를 일으키거나 치료를 한 사례들도 보고되었다. 통계에 의하면, 피부질환의 40%가 스트레스와 관련되며, 피부과 환자의 75%가 치료 중 심리적 요인의 영향을 받는다. 따라서 피부질환의 진단과 치료에 스트레스 같은 심리적 요인이 고려되어야 한다는 견해가 임상에서 널리 수용되고 있다.

심리적 스트레스는 건선, 원형탈모증, 아토피 피부염, 습진 등의 피부병을 악화시킨다. 스탠퍼드 대학의 피부과 교수인 유진 파버(Eugene Farber)는 스트레스가 건선을 촉발하는 핵심적인 역할을 한다고 주장하였다. 일부 습진이 우울증이나 염려증과 관련된다는 주장이 제기되고 있으며, 신체화장애도 비특이적 습진과 연관이 있는 것으로 알려져 있다. 피부질환은 흔히 가려움증, 발적, 수포 같은 증상들을 동반하게 되는데, 이러한 증상들은 다시 스트레스를 야기하게 되며, 우울증이나 사회적 부적응의 원인이 될 수 있다.

스트레스에 의해 증가하는 코르티솔과 에피네프린, 스트레스에 의한 성장호르몬의 감소 모두 손상된 피부 조직의 수복을 지연시킨다. 따라서 외과계 질환의 치료와 수술 후 회복의 촉진에도 스트레스는 중요한 변인이 될 수 있다(Jamison et al., 1987; Linn et al., 1988). 수술은 심신에 엄청난 스트레스가 되며, 수술이 진행되는 동안 신체에서는 스트레스 호르몬이 다량으로 분비된다. 캐롤 홀든-런드(Carole Holden-Lund)는 환자들에게 이완요법이나 심상요법을 제공함으로써 코르티솔 수준이 낮아지고 수술상처가 더 빨리 회복되었음을 보고하였다(Holden-Lund, 1988).

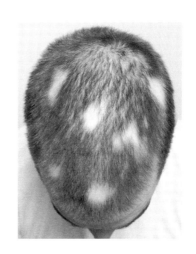

탈모의 유형에는 여러 가지가 있고, 유전, 영양 상태, 호르몬 불균형 등 여러 원인에 의해 촉발된다. 정서적 스트레스와 탈모증은 명백한 상관관계가 있다. 중년 이후 남성 환자가 대부분이던 과거와 달리, 성별과 연령을 막론하고 탈모 환자가 크게 증가하고 있는데, 스트레스가 가장 큰 원인으로 지목된다. 탈모 환자들이 탈모 때문에 겪는 스트레스도 매우 심각한데, 이것은 증상을 더 악화시킨다.

10) 갑상선 질환

갑상선은 스트레스에 의해 직접적인 영향을 받는 대표적인 장기다. 갑상선은 감정 변화에 의해 짧은 시간에 부어오를 수 있기 때문에 어떤 인디언 부족에서는 목의 굵기 변화를 보고 신혼생활의 만족도를 확인했다고 한다.

갑상선호르몬의 생산 저하나 생산 과다와 관련된 여러 증상은 교감신경계의 활성과 밀접한 관련이 있다. 스트레스로 인해 증가된 에피네프린이 갑상선을 자극하면 갑상선기능항진증이 유발될 수 있는데, 이 경우 치료를 위하여 교감신경계의 에피네프린 수용체를 차단하는 베타-차단제가 처방되기도 한다.

갑상선에 발생하는 대표적인 질환으로서, 갑상선기능저하증인 하시모토 갑상선염(Hashimoto's thyroiditis)과 갑상선기능항진증인 그레이브스병(Graves' disease)을 들 수 있는데, 이들 모두 자가면역성 질환이다. 스트레스에 의해 면역계의 조절 기능이 감소되면, 자가면역질환이나 과잉면역의 발생 위험이 증가하거나 증상이 더 악화될 수 있다는 것을 앞에서 설명하였다. 따라서 스트레스는 자율신경계를 통한 직접적인 경로로, 그리고 면역계를 통한 좀 더 간접적인 경로로 갑상선질환의 발병과 치료에 악영향을 줄 수 있다.

11) 성장장애와 골다공증

스트레스는 아동의 성장을 저해한다. 성장호르몬은 뇌하수체 전엽에서 분비된다. 시상하부는 뇌하수체의 성장호르몬 분비를 자극하는 호르몬인 성장호르몬 방출호르몬(growth hormone releasing hormone: GHRH)과 억제하는 호르몬인 소마토스타틴(somatostatin)을 분비하여 성장호르몬 분비를 조절한다. 스트레스는 억제 호르몬인 소마토스타틴의 분비를 과도하게 증가시킨다. 코르티솔 또한 성장호르몬의 분비를 억제하고 성장호르몬에 대한 신체의 반응성을 감소시킨다. 코르티솔은 뼈로의 칼슘 공급도 감소시키고, 새로운 뼈의 성장을 억제한다.

그런데 스트레스는 소마토스타틴과 코르티솔을 통해서 성장호르몬의 분비와 기능을 억제하는 것만이 아니라, 소마토메딘(somatomedin)이라는 물질의 분비와 기능도 저하시킨다. 성장호르몬은 간에서 생성되는 소마토메딘을 통해 성장을 유도한다. 즉, 성장호르몬 자체가 골격의 성장과 세포의 분열을 촉진하는 것이 아니라, 성장호르몬의 자극에 의해 분비되는 소마토메딘이 그 역할을 하는 것이다. 따라서 성장 부진은 성장호르몬의 결핍에 의해서만 기인하는 것이 아니다. 성장호르몬 수준이 정상이더라도 소마토메딘의 생성이 부족하면 성장에 장애가 올 수 있다. 스트레스를 받으면 소마토메딘의 방출이 억제되고 이 호르몬에 대한 신체의 감수성도 감소한다.

생거(Saenger)는 병원에 입원 중인 소년들에 관한 연구를 통하여, 스트레스가 성장에 영향을 미칠 수 있음을 보여 주는 인상적인 결과를 제시하였다(Saenger et al., 1977). 두어 달 동안 간호사의 따뜻한 간호를 받은 소년들의 성장호르몬 수준과 성장 속도는 입원 당시보다 2배 이상으로 증가하였으나, 그 간호사가 휴가를 떠난 3주 동안에는 거의 입원 당시의 수준으로 성장호르몬과 성장 속도가 감소하였으며, 간호사가 휴가에서 돌아오자 다시 최고 수준으로 회복되었다. 동물실험에서도 같은 결과가 확인되었다. 새끼 쥐를 어미 쥐와 격리시키면 성장호르몬 수준이 급격히 감소하며, 새끼 쥐와 어미 쥐를 접촉시키더라도 어미 쥐가 마취되어 양육 행동을 하지 못하는 상태이면 새끼 쥐의 성장호르몬은 계속 낮은 수준으로 유지된다. [주: 양육 결핍은 아동에게 가장 치명적인 스트레스다. 이러한 연구들은 신체 접촉을 동반한 양육 행동의 결핍이 아이들에게 커다란 스트레스가 되고, 그 결과 성장에 지대한 영향을 미친다는 것을 보여 준다. 어린 시절 양육 결핍으로 인한 스트레스가 그 사람의 전 생애에 영향을 미칠 수 있다는 것에 대해서는 8장 2, '2) 인간발달과 스트레스'에서 다시 설명한다.]

성장기가 지난 후에도 성장과 관련된 호르몬들은 계속 분비되는데, 이때는 골격을 성장시키는 것보다는 신체 조직을 수복·재건하는 데 주로 이용된다. 따라서 스트레스로 인하여 이 호르몬들의 분비와 기능이 감소하면 상처나 골절 후의 회복이 지연된다.

골다공증도 스트레스와 밀접한 관계가 있다. 뼈 조직은 계속해서 리모델링되고 있는데, 정상적인 뼈에서는 기존 뼈의 흡수(파괴)와 새로운 뼈의 생성이 역동적 균형을 이루므로 뼈의 밀도가 일정하게 유지된다. 뼈가 흡수되는 양이 생성되는 양을 초과하면 뼈기질이 감소하여 골다공증이 발생한다. 스트레스 호르몬들은 뼈의 생성을 억제하고 흡수를 증가시키는 방향으로 작용한다. 게다가 코르티솔은 칼슘 항상성에도 악영향을 준다. 소장에서의 칼슘 흡수는 억제하고 신장에서의 배출을 증가시킨다. 체내 칼슘이 부족해지면 충분한 칼슘이 뼈로 공급되지 못할 뿐 아니라 뼈에 저장되어 있던 칼슘의 유출이 증가되므로 뼈의 파괴가 촉진될 수밖에 없다.

폐경기 이후 여성은 에스트로겐의 분비 감소로 인하여 골다공증에 특히 취약한데, 근래에는 젊은 여성들에게도 과도한 체중조절, 운동 부족, 스트레스 때문에 골다공증 발생이 증가하고 있다. 그런데 골다공증은 여성들만의 문제가 아니다. 남성 골다공증 환자들도 의외로 많다. 「2012 건강행태 및 만성질환 통계」에 따르면, 우리나라 50세 이상 남성 2명 중 1명이 골다공증이나 골감소증을 앓고 있다(질병관리본부, 2012). 더 큰 문제는 환자 가운데 90%가 제대로 된 골다공증 진단과 치료를 받지 못하고 있다는 것이다.

12) 불임 및 비뇨생식기계 질환

스트레스 호르몬은 성호르몬의 분비를 방해하여 성적 욕구의 유발 및 성적 반응과 관련된 장애를 일으킨다. 단기적인 급성 스트레스보다 만성 스트레스에 더 큰 영향을 미친다. 인간과 동물을 대상으로 이루어진 연구들에 의하면, 심한 스트레스에 지속적으로 노출되었을 때 여성에게서는 무배란이 발생하고 남성에게서는 정자 감소증, 정자의 운동성 저하, 비정상적인 정자 생산이 관찰되었다. 만성 스트레스를 받는 남성은 남성호르몬인 테스토스테론 수준이 저하되어 있다.

시상하부에서 분비되는 호르몬들 중에는 뇌하수체의 성선자극호르몬 분비를 조절하는 호르몬, 즉 성선자극호르몬 분비호르몬(gonadotropin releasing hormone: GnRH)도 있다. GnRH는 뇌하수체를 자극하여 성선자극호르몬인 황체형성호르몬(luteinizing hormone: LH)과 난포자극호르몬(follicle-stimulating hormone: FSH)을 분비시킨다. LH와 FSH는 성선인 정소와 난소에 작용하여 성호르몬 합성, 정자 생산, 난자 배란 등을 유도한다. 스트레스는 GnRH의 분비를 감소시켜 성선 기능 저하를 유발하는데, 이것은 GnRH를 생성하는 부위의 활동을 스트레스 호르몬인 CRH가 억제하기 때문이다. 실제로 CRH를 주입하면, GnRH의 작용에 의해 증가해야 할 LH와 FSH의 혈중 농도가 감소한다. 그 결과, 여성에게는 무배란과 월경장애가, 남성에게는 남성호르몬 분비 장애 및 정자 생산의 이상이 초래된다.

남성의 경우 FSH의 감소로 인해 남성호르몬인 테스토스테론이 감소되는데, 이는 다시 중추신경계의 성욕 중추에 영향을 주어 성적 욕구의 상실과 성적 반응의 감소를 가져올 수 있다. 만성 스트레스는 발기부전, 조루, 만성전립선염과도 관련이 있다.

여성의 생식기관들은 감정 변화에 매우 민감하게 반응한다. 감정과 여성 생식기관이 밀접한 관계가 있다는 것은 오래전부터 인식되고 있었다. 심리적 원인에 의하여 일시적으로 일어나는 비정상적인 흥분 상태를 총칭하는 '히스테리(hysteria)'라는 말은 원래 자궁을 의미하는 용어이며, 중세에는 히스테리 같은 질병을 치료하기 위해 자궁을 적출해야 한다는 주장도 있었다.

유즙을 분비시키는 호르몬인 프로락틴(prolactin)도 스트레스 시 분비가 증가하는 주요 스트레스 호르몬 중 하나다. 모유 수유를 하는 동안 배란이 일어나지 않는 것은 이 프로락틴의 작용 때문이다. 프로게스테론(progesterone)은 수정란의 착상과 임신 중 자궁 상태를 유지시키는 호르몬인데, 프로락틴은 프로게스테론의 작용을 저해한다. 심한 스트레스는 프로게스테론의 분비를 감소시켜 자궁내막의 성숙을 저해한다. 게다가 증가된 프로락틴까지 프로게스테론의 작용을 억제하므로 수정란의 착상은 더욱 어려워진다.

월경 시작 1주일 전쯤부터 나타나기 시작하는 월경전증후군(premenstrual syndrome: PMS)도 스트레스에 의해 악화될 수 있는 내분비 장애의 일종이다. 배란 후 체내 세로토닌이 감소하여 월경 전에 가장 낮아지게 되는데, 에스트로겐, 프로게스테론의 변화와 함께 동반되는 세로토닌 결핍이 월경전증후군의 원인이다. 그런데 스트레스는 중추신경계의 세로토닌을 낮추기 때문에 스트레스로 인해 PMS 증상이 더 심해질 수 있다. PMS는 불안, 초조, 우울, 분노, 불면 같은 정서적 증상과 부종, 체중 증가, 두통, 어지러움 같은 신체적 증상을 동반하는 증후군으로서, 일부 여성은 일상생활이 불가능할 정도의 심각한 증상을 경험한다. 여성의 폭력 행위 중 85%가 월경 전에 발생한다는 연구 결과가 오래전 미국에서 발표되었는데, 심한 PMS를 이유로 범죄 행위의 피고인들이 처벌을 면하는 경우도 많이 있었다.

13) 노화

스트레스가 노화를 촉진하는 기제는 다양하다. 스트레스는 체내 활성산소를 증가시키고 미세 염증을 일으켜 세포를 손상시킴으로써 혈관을 비롯한 여러 조직(tissue)과 장기의 기능을 서서히 저하시킨다. 최근에는 스트레스가 텔로미어(telomere)를 단축시켜 노화와 죽음을 앞당긴다는 사실도 밝혀졌다.

노화라는 현상을 설명하는 이론에는 여러 가지가 있는데, 이들 중 가장 유력하게 제시되는 두 이론은 앞에서 설명한 스트레스의 노화 촉진 기제와 관련된 것이다. 첫 번째는 '산화 스트레스 이론'으로, 대사 과정에서 발생하는 활성산소와 관련하여 노화를 설명하는 이론이고, 두 번째는 '계획된 노화 가설'로 텔로미어의 단축과 관련하여 노화를 설명하는 이론이다.

자유기 이론이라고도 불리는 산화 스트레스 이론은 활성산소가 세포의 단백질, 지질, DNA 등을 손상시키거나 파괴하면서 점차 세포가 노화되고 사망한다는 것이다. 활성산소는 암, 당뇨, 심장병 등 각종 질병과도 밀접한 관계가 있는 것으로 밝혀졌다. 세포의 산소 대사 과정에서도 정상적으로 발생하는 산소 부산물인 활성산소는 산소이온과 과산화물을 포함하는 반응성이 높은 분자다. 사실 활성산소는 세포의 증식과 성장을 돕기도 하고, 면역세포들이 병원체를 공격하는 수단이 되는 등 다양한 생물학적 과정에서 중요한 기능을 수행한다. 즉, 일반적으로 인식되고 있는 것처럼 활성산소가 반드시 유해한 작용을 하는 것은 아니다. 낮은 농도의 활성산소는 세포 내의 필수적인 신호전달 물질로서, 세포의 신호전달과 항상성 유지에 반드시 필요한 산화-환원 신호의 매개체가 된다. 하지만 과도한 활성산소는 세포에 산화 스트레스를 가하여 세포 주기를 정지시키거나 세포의 사멸을 초래한다.

　그런데 활성산소는 정상적인 대사 과정에서만 생성되는 것이 아니다. 심리적 스트레스도 활성산소를 증가시키는 원인이 된다. 교감신경계가 항진될 때 백혈구 가운데 호중구가 증가하게 되는데, 이들은 활성신소를 많이 방출한다. 염증 반응에서 중심적인 역할을 하는 호중구와 대식세포 모두 활성산소를 많이 방출하는 세포들이다. 따라서 세포와 조직이 받는 산화 스트레스와 염증 반응은 매우 밀접한 관계가 있다. 심리적 스트레스 시에는 염증성 사이토카인들의 분비도 증가된다. 이처럼 산화 스트레스, 염증 반응, 심리적 스트레스는 깊은 상관관계가 있으며, 최근 이를 입증하는 연구 결과들이 많이 보고되고 있다. 결론적으로, 심리적 스트레스는 혈관을 비롯한 여러 장기와 조직에 산화 스트레스를 증가시키고 염증 반응이 지속되게 하며, 그 결과 신체적 질병과 노화가 촉진된다.

글상자 6-3   **활성산소, 염증, 만성질환의 관계**

　사람은 매일 호흡을 통해 약 500리터의 산소를 마신다. 그중 2~5%가 자유전자를 가진 산소화합물, 즉 활성산소종(reactive oxygen species: ROS)이 된다. 활성산소종에는 슈퍼옥사이드라디칼(superoxide radical), 과산화수소(hydrogen peroxide), 하이드록실라디칼(hydroxyl radical), 일중항산소(singlet oxygen) 등이 있는데, 이 가운데 슈퍼옥사이드라디칼은 대량으로 발생하는 매우 유해한 활성산소다.

　활성산소는 면역세포가 세균, 바이러스를 공격할 때 사용하는 무기이기도 하지만, 그중 일부는 사람의 세포를 구성하는 지질, 단백질, DNA를 공격하여 세포를 손상하거나 파괴시킨다. 이로 인해 각종 질병과 노화가 촉진되기 때문에 활성산소를 유해산소라고도 한다. 활성산소는 암, 당뇨를 비롯한 만성 염증성 질환의 원인으로 작용한다.

　활성산소가 염증성 질환을 유발하는 기제가 국내 연구진에 의해 규명되었다(Hwang et al., 2014). 항산화효소 단백질인 TRX(thioredoxin)와 염증 조절 단백질인 TXNIP (thioredoxin-interacting protein)의 상호작용이 활성산소에 의한 염증 조절에 영향을 미친다. 정상적인 세포 환경에서는 TXNIP가 TRX의 기능을 억제하기 위해 TRX와 결합체를 형성하고 있지만 세포가 스트레스 환경에 놓여 활성산소의 농도가 급격히 증가하면 결합체에서 TXNIP가 분리된다. 즉, 고농도의 활성산소는 TRX와 TXNIP의 결합체를 해체한다. 결합체에서 분리된 TXNIP는 가장 중요한 염증성 사이토카인인 인터류킨-1베타(IL-1β)의 분비를 촉진하여 염증을 유도한다. 만성질환들의 기저에는 이러한 염증 과정이 있다.

활성산소는 머리가 세는 것과도 관련이 있다. 세포가 활동하면서 생기는 활성산소는 체내 환원효소의 작용으로 물과 산소로 분해되는데, 나이가 들면서 환원효소의 생성이 감소되어 세포 내 활성산소 농도가 증가하면서 멜라닌을 생산하는 세포도 파괴된다. 과도한 스트레스에 의해서 증가한 활성산소 역시 동일한 과정으로 흰머리의 생성을 가속화시키는 것으로 추정할 수 있다. [주: 스트레스 호르몬도 흰머리를 생기게 한다. 노화에 따라 머리가 희어지는 것은 모낭 밑에 있는 멜라닌 생성 줄기세포의 고갈이 주된 원인인데, 에피네프린은 멜라닌 생성 줄기세포가 모낭을 떠나는 과정을 촉진한다.]

계획된 노화 가설은 유전자에 미리 정해져 있는 프로그램에 의해서 세포 기능이 저하된다는 것이다. 염색체의 양쪽 말단에 있는 텔로미어는 염색체 말단이 분해되거나 염색체끼리 융합하는 것을 막는 역할을 한다. 텔로머라제(telomerase)는 텔로미어를 만드는 효소다. 체세포가 분열할 때마다 텔로미어의 길이가 조금씩 짧아지므로 세포 분열이 일정 횟수 진행되고 나면 더 이상 분열할 수 없게 된다. 그러므로 노화는 텔로미어가 점점 짧아지는 것이며, 죽음은 더 이상 세포가 분열할 수 없게 되는 것이다.

그런데 텔로미어의 길이는 세포분열에 의해서만 짧아지는 것이 아니라 활성산소나 심리적 스트레스 등의 요인에 의해서도 짧아진다. 심리적 스트레스가 텔로미어의 단축, 텔로머라제의 감소, 노화와 상관관계가 있다는 증거는 에펠(Epel) 등에 의해 처음 발견되었다(Epel et al., 2004). 에펠 등은 산화 스트레스가 높을수록 텔로미어의 단축이 증가한다는 것도 보고했다. HPA축과 관련된 호르몬의 증가가 산화적 손상을 야기할 수 있다는 것도 보고되었는데(Zafir & Banu, 2009), 그 결과 텔로머라제 발현의 감소와 텔로미어의 단축이 가속화된다. 이와 관련한 또 다른 연구에서는 면역세포인 T림프구가 코르티솔에 노출되면 T림프구의 텔로머라제 활성이 유의하게 감소한다는 것이 발견되었다(Choi et al., 2008). 요컨대, 만성 스트레스는 코르티솔 같은 당질코르티코이드를 증가시키고, 증가된 당질코르티코이드가 산화 스트레스를 증가시키며, 산화 스트레스가 증가하면 텔로미어가 단축되고 텔로머라제의 발현이 감소한다.

최근 연구에서는 텔로미어의 길이가 만성 스트레스의 지표가 될 수도 있다는 것이 확인되었다. 스트레스를 많이 받는 사회적 환경이나 생활환경에 노출된 사람들의 경우 그렇지 않은 사람들에 비해 텔로미어의 길이가 짧은 것으로 나타났다(Mitchell et al., 2014). 이 연구에서는 9세 소년들의 DNA를 비교하여, 어려운 환경에서 자라는 소년들은 안정된 환경에서 자라는 소년들보다 20% 정도 텔로미어가 짧다는 것을 확인하였다.

앞에서 불임과 관련하여 설명한 바와 같이, 여러 스트레스 호르몬이 성호르몬의 생산을 억제한다. 성호르몬이 감소하면 심신의 활력이 저하되며, 젊고 아름다운 외모를 유지하는 것도 영향을 받는다. 그런데 코르티솔은 또 다른 간접적인 경로로 이 과정의 진행에 가세한다. 활력을 증진시키고 노화를 억세하는 효과가 있어서 항노화호르몬이라고도 불리며, 영양보조제(nutritional supplement)로 복용되기도 하는 DHEA (dehydroepiandrosterone)라는 물질이 있다. DHEA는 코르티솔의 작용을 차단하는 항스트레스 호르몬이기도 하다. 이것은 부신피질에서 코르티솔과 함께 만들어지며, 성선(정소, 난소)이 남성호르몬과 여성호르몬을 만들 때 재료가 된다. DHEA가 동화작용(anabolic)을 한다면 코르티솔은 이화작용(catabolic)을 하므로 서로 반대 작용을 하며, 이들의 적절한 균형은 건강을 유지하는 데 중요하다.

부신피질은 콜레스테롤로 프레그네놀론(pregnenolone)을 만들고, 이 프레그네놀론을 이용하여 코르티솔이나 DHEA를 만든다. [그림 6-1]과 같이, 부신피질이 코르티솔을 생산하기 위해 프레그네놀론을 많이 소비할수록 DHEA의 생산량은 감소될 수밖에 없다. 스트레스의 초기 국면에서는 부신피질이 코르티솔과 DHEA의 생산을 모두 증가시키고, 스트레스가 해소되면 모두 원래의 수준으로 감소시킨다. 하지만 스트레스가 속히 해소되지 않고 지속되면 코르티솔의 생산 증가가 지속되는 만큼 DHEA의 생산을 감소시킬 수밖에 없다. 더 큰 문제는 스트레스가 지나치게 오래 지속된 후에는 코르티솔과 DHEA의 균형을 원래대로 회복하는 능력이 와해되어 스트레스가 해소된다 하더

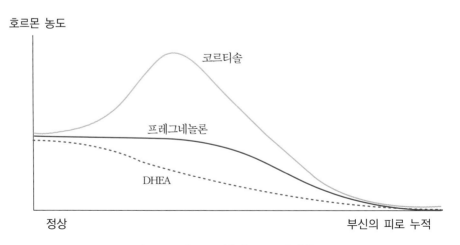

[그림 6-1] 코르티솔과 DHEA의 관계

라도 높은 코르티솔과 낮은 DHEA 상태가 유지된다는 것이다. 이 상태가 계속되어 부신의 피로가 누적되면, [그림 6-1]의 코르티솔 분비 곡선의 마지막 모습처럼, 기본적으로 필요한 수준의 코르티솔마저 생산하지 못하게 되는데, 이것이 바로 만성피로증후군(chronic fatigue syndrome) 상태다. 우리나라 성인 중 절반은 검사를 해도 진단할 만한 병명이 없는 여러 증상을 가지고 있는데, 이들 중 70%가 만성피로를 호소한다. [주: 이처럼 환자가 호소하는 증상(symptom)이 있어도 의사에게 발견되는 징후(sign)가 없는 것을 '기능적 신체증후군(functional somatic syndrome: FSS)' 또는 '의학적으로 설명할 수 없는 다중증상(multiple medically unexplained symptoms: MUS, MMUS)'이라 한다. 만성피로 외에도 각종 통증을 호소하는 경우는 30% 이상이며, 소화불량, 수면장애 등을 경험하고 있다는 사람들도 각각 20%에 달한다.]

14) 스트레스의 후성유전학적 영향

후생유전학(後生遺傳學)이라 불리기도 하는 후성유전학(後成遺傳學, epigenetics)은 유전자 자체, 즉 DNA 염기서열에는 전혀 변함이 없는 상태에서 DNA 메틸화(methylation) 같은 후천적 변화로 인해 유전자의 발현이 달라지는 현상을 연구하는 학문이다. 후성유전학자인 브루스 립튼(Bruce Lipton)은 하나의 줄기세포에서 복제되어 유전적으로 완전히 동일한 세포들도 배지(medium)의 환경에 따라서 어떤 세포는 지방세포, 어떤 세포는 근육세포, 어떤 세포는 뼈세포가 된다는 것을 실험으로 보여 주었다.

사람의 일란성 쌍생아도 시간이 지날수록 유전자 발현에 점점 차이가 벌어진다. 이러한 후성유전학적 변화를 만드는 것은 생활환경, 생활습관, 심리적 스트레스 등이다. 스트레스 시 분비되는 각종 스트레스 호르몬들은 체내의 화학적 조성을 변화시킴으로써 유전자의 발현 양상을 바꾼다. 특히 생애 초기의 스트레스가 세로토닌 수용체 유전자를 비롯한 특정 유전자들의 발현 양상을 변화시킬 수 있다는 사실이 여러 동물실험을 통해 확인되었다.

최근에는 부모 세대에 일어난 후성유전학적 변화가 다음 세대에까지 유전될 수 있다는 것을 보여 주는, 그리하여 유전학의 기본 원리들을 뒤엎는 연구들도 발표되고 있다. 2014년 『사이언스(Science)』지에는 정자와 난자가 유전정보만이 아니라 흡연, 음주, 식습관, 비만, 연령, 약물 노출 같은 환경정보도 전달한다는 연구 결과가 발표되었다(Lane et al., 2014). 모체가 겪는 스트레스가 태아에게 전달되고, 임신 중 태아가 겪는 스트레스가 태아의 대사를 편성하는 배경이 된다는 것은 데이비드 바커(David Barker)가 '성인 질병의 태아 기원설(fetal origins of adult disease: FOAD)'을 통해 이미 설명하였는데, 레인(Lane) 등의 연구는 여기서 더 나아가 임신 전 부모의 삶에 관한 정보가 정자와 난자에 유전정보와 함께 후성유전학적 정보로 제공되어 배아와 태반 형성에 영향을 미치고, 궁극적으로는 아이의 평생 건강을 결정하게 된다는 것을 시사하고 있다. 동물 연구에서도 스트레스, 불안, 감염 등이 정자와 난자에 변화를 일으키고 이것이 다음 세대의 건강에도 영향을 미치는 것으로 나타났다.

심지어 조부모의 삶이 손자의 수명과 관련되어 있음을 보여 주는 연구도 이미 오래전에 발표되었다. 스웨덴의 예방의학자인 비그렌(Bygren)은 큰 흉년과 큰 풍년이 반복되기로 유명한 노르보텐(Norrbotten) 지역 사람들에 관한 기록을 조사해서, 풍년이 들어 어린 시절에 과식을 했던 사람들의 손자들은 흉년이 들었던 어린 시절을 보낸 사람들의 손자들보다 평균 수명이 6년 더 짧았음을 보고하였다(Bygren et al., 2001).

글상자 6-4 **생활환경과 후성유전체**

DNA 염기서열의 변화 없이도 유전자 발현에 변화가 나타나게 하는 것을 '후성유전체(에피게놈, epigenome)'라 한다. 후성유전체는 DNA 자체 또는 DNA를 포장하여 염색체를 구성하는 단백질인 히스톤(histone)에 붙는 화학적 꼬리표라 할 수 있다. 메틸기와 아세틸기 등이 대표적인 후성유전체다. 이들은 DNA 염기서열을 변화시키지는 않지만, DNA가 접혀지거나 펼쳐지도록 함으로써 특정 유전자가 발현될 것인지 발현되지 않을 것인지를 결정한다.

이들 후성유전체는 DNA 염기서열처럼 고정되어 있는 것이 아니라, 식사나 질병, 생활환경 등의 요인에 반응하여 수시로 변화한다. 따라서 후성유전학적 변화를 결정하는 것은 환경적 요인이다. 후성유전체에 의한 유전자 발현 조절의 이상이 암, 당뇨, 심혈관계 질환, 치매, 자폐증 등 다양한 질병과 밀접한 관계가 있음이 보고되고 있다. 후성유전체의 불리한 변화에 의해서 이러한 질병이 나타나기도 하지만, 때로는 질병에 의해서 후성유전체의 변화가 나타나기도 한다.

3. 스트레스와 심리적 질병

스트레스는 인지, 정서, 행동에 영향을 미치는 각종 신경전달물질의 분비에 영향을 준다. 게다가 스트레스 때 분비되는 호르몬과 사이토카인들도 중추신경계에 작용하여 정서적·행동적 변화를 일으킨다는 것이 정신신경면역학에서 밝혀지고 있다.

스트레스는 불안, 공포, 분노, 우울, 흥분 등의 정서적 증상과 함께 기억력·주의력·집중력 장애 같은 인지적 증상을 일으킨다. 또한 의기소침, 위축, 우유부단함, 폭력적 행동, 회피적 행동 같은 행동상의 변화를 일으켜 일상적 기능에 부정적 영향을 주고 삶의 질을 저하시킨다. 스트레스는 모든 심리적 장애와 직·간접적으로 관련이 있지만, 특히 외상후스트레스장애, 적응장애, 우울증, 불안증 등은 스트레스와 직접적인 관계가 있는 장애로 거론되고 있다. 조현병(정신분열증)의 발생이나 재발도 심한 스트레스성 사건이 계기가 되는 경우가 흔하다.

스트레스는 세로토닌의 수치를 낮추어 우울감에 빠지게 한다. 중추신경계의 세로토닌 수준이 낮아지면 심신에 활기를 주는 노르에피네프린과 기쁨을 느끼게 하는 도파민의 생산도 함께 낮아지고, 결국 우울과 침체가 더 심화된다. 우울장애 환자들에서는 HPA축의 호르몬, 특히 코르티솔이 증가해 있고, 불안장애 환자들에서는 SAM축이 활성화되어 노르에피네프린과 에피네프린의 작용이 항진되어 있다. 공통적으로 편도체의 과도한 활성화와 해마 기능의 감소가 나타난다. 4장 3, '3) 편도체와 해마의 HPA축 조절'에서 설명한 것처럼, 이것은 스트레스의 결과일 수도 있고 원인이 될 수도 있다.

HPA축의 첫 번째 호르몬인 CRH는 편도체를 자극하여 불안을 증폭시키고 수면을 방해한다. 높은 수준의 코르티솔도 수면을 방해하는데, 심신의 회복에 매우 중요한 요소인 수면이 지장을 받으면 스트레스에서 회복되지 못하고, 스트레스로 인해 다시 수면이 영향을 받게 되는 악순환이 이어지게 된다.

스트레스 호르몬들은 서로 복잡한 조절 양식으로 얽혀 있기 때문에 스트레스가 만성화되면 스트레스 시 일반적으로 나타나는 호르몬 분비 양상이 역전되기도 한다. 스트레스 반응 초기에 신속히 증가했다가 곧 감소하는 교감신경계의 활성이 계속 높은 상태로 유지되기도 하고, 만성 스트레스의 지표인 높은 코르티솔 농도가 정상 수준 이하로 감소할 수 있다. 부족하거나, 과도하거나, 지지부진하게 오래 지속되는 것 모두 부적절한 스트레스 반응이다. 부적절한 스트레스 반응에서는 교감신경계의 항진과 더불어, 혈중 코르티솔의 과다 또는 과소가 나타나는데, 이러한 현상들은 우울증과 외상후스트레스장애에서 각각 발견된다(van Praag et al., 2004; Yehuda, 2002).

두뇌는 주어진 자극이 스트레스가 될 것인지 여부를 결정하고 심리·생리적 대응 양식을 형성하는 곳이므로 스트레스 반응을 지휘하는 핵심 장기이지만, 한편으로는 스트레스에 의한 영향을 가장 많이 받는 곳이기도 하다. 두뇌의 신경망은 평생에 걸쳐 지속적으로 리모델링되는데, 스트레스 과정 속에서 일어나는 신경계의 변화는 여러 심리·행동적 장애의 발생과 밀접한 관련이 있다. 특히 해마, 편도체, 전전두엽의 구조적·기능적 변화에 대한 많은 연구가 스트레스와 심리·행동적 반응성의 관계에 대한 생리적 증거를 제공하고 있다.

1) 외상후스트레스장애와 급성스트레스장애

외상후스트레스장애(post-traumatic stress disorder: PTSD)는 전쟁, 자연재해, 화재, 사고 등 재난을 당해서 자신의 힘으로는 어찌할 수 없는 압도적인 공포를 경험한 후에 나타난다. 진단 기준은 '실제적이거나 위협적인 사건의 경험 혹은 목격 이후 그로 인한 극심한 고통, 무력감 등을 경험하는 것으로, 관련 증상의 1개월 이상 지속'이다. 우울, 불안, 수면장애, 인지장애 등이 흔히 동반된다.

PTSD는 재난 당시의 외상성(traumatic) 경험을 악몽이나 플래시백(flashback) 현상을 통해 지속적으로 재경험하는 것을 특징으로 한다. 노르에피네프린은 해마에서의 부정적인 기억을 강화시킨다(Habib et al., 2000). PTSD는 자율신경계의 각성에 의해 촉발되는 것으로, 뇌간에 있는 교감신경 중추인 청반의 노르에피네프린 회로에 의해 기억 회로가 강화되어 나타난다. 즉, 자율신경계의 과도한 활성화로 인해 청반에서 해마와 편도체로 향하는 노르에피네프린 회로가 자극되어 과거 기억을 다시 불러오면서 외상성 사건을 반복해서 재경험하게 되는 것이다. 심한 외상성 충격을 받은 사람에게 그 즉시 베타-차단제를 투여하여 교감신경의 작용을 억제하면 PTSD의 발생 가능성이 감소한다. 한편, PTSD 환자에게서는 해마의 위축이 관찰되는데, 외상 병력이 심할수록 위축의 정도가 심하다.

PTSD 환자들에게 우울증이 동반되는 빈도가 매우 높다. PTSD 환자들은 뇌척수액 내의 CRH 농도가 높아져 있지만, 다른 우울증 환자들과는 달리 혈중의 코르티솔 농도가 정상보다 낮다.

급성스트레스장애(acute stress disorder)는 PTSD와 매우 유사한 증상을 나타내는 장애다. 극심한 외상성 사건을 경험한 후 1개월 이내에 발병하며, 해리성 증상이 2일 이상 4주 이내의 단기간 동안에 나타나는 장애를 말한다. PTSD에서처럼 우울, 불안, 수면장애, 인지장애 등이 함께 나타날 수 있다.

2) 적응장애

스트레스의 원인이 극단적이지 않은 경우에도 정신적 장애가 생길 수 있다. 미국정신의학회(American Psychiatric Association: APA)의 『정신장애 진단 및 통계편람-IV(*the diagnostic and statistical manual of mental disorders-4th edition: DSM-IV*)』 진단 기준에 의하면, 적응장애(adjustment disorder: AD)는 스트레스를 유발하는 것으로 확인되는 하나 혹은 여러 스트레스에 대한 반응으로서, 그 요인의 발생 이후 3개월 이내에 발병한다. 급성일 경우 스트레스의 원인이 사라지면 증상이 6개월 이상 지속되지 않지만, 만성일 경우에는 그 이상 지속될 수도 있다.

적응장애는 정서적·행동적 차원에서 통상적으로 예상되는 것보다 훨씬 심한 고통, 사회적·직업적·학업적 기능에서의 심각한 장애를 나타낼 수 있다. 증상은 다양한 양상으로 나타날 수 있는데, 우울감, 절망감을 느끼거나 신경과민, 불안감, 흥분 상태를 보이기도 하고, 다툼, 기물 파괴, 사회 질서 위반 같은 문제 행동을 나타내기도 한다.

정신과 외래환자의 20%, 다른 진료과에서는 그 이상의 환자들이 적응장애에 해당될 것으로 추정되고 있다. 적응장애의 주된 원인으로는 정서적 고립, 실직이나 실패, 대인관계의 갈등, 가족 부양이나 가사의 어려움 같은 일상적 문제들을 들 수 있다.

3) 우울장애

우울증은 평생 유병률이 15%, 특히 여자에서는 25% 정도에 이르는 흔한 질병이다. 심리학자인 마틴 셀리그먼(Martin Seligman)은 우울증을 정신병리학적으로 흔한 감기라고 하기도 했다. 우울증의 진단 기준은 최소 2주 동안의 우울한 기분 또는 거의 모든 활동에 있어서의 흥미나 즐거움의 상실이다. 우울, 슬픔, 무망감(hopelessness), 자살 사고혹은 자살 시도, 사회적·직업적으로 임상적인 심각한 고통 등의 주요 증상이 나타날수 있고, 식욕 변화, 불면증, 활력 저하, 신체적 무기력감, 무가치감, 죄책감 등이 흔히동반된다. 반면, 소아나 청소년에게는 쉽게 자극을 받는 과민상태가 나타나기도 하고,분노 및 공격성으로 표출되기도 한다. 공격성의 증가가 우울증의 전 단계라는 보고가있으며(van Praag, 1998), 우울장애 환자 중 30~40%는 분노발작(anger attack)을 경험한다(Fava, 1998).

세계적으로 매년 우울증 때문에 자살하는 사람의 수는 80만 명에 이르며, 젊은 층의자살은 2/3 이상이 우울증과 관련되어 있다고 한다. 2020년에는 우울증이 두 번째로 흔한 의학적 장애의 원인이 될 것이라는 예측도 있다. 우울증 위험을 높이는 요인은 유전적 요인, 생애 초기의 정신적 외상, 신경학적 요인, 내분비계나 면역체계의 이상 등 다양하다. 그러나 우울증을 유발하는 가장 흔한 원인은 스트레스다. 스트레스로 인한 대표적 증상 또한 우울증이므로, 스트레스와 우울증은 분리해서 설명할 수 없을 만큼 서로밀접한 관계를 가지고 있다.

심리학의 인지이론에서는 다른 심리적 문제가 그러하듯이, 우울증 또한 환경적 요인과 개인적 요인의 상호작용에 의해 발생한다고 본다. 환경적 요인에 해당하는 부정적생활 사건은 우울증을 촉발하거나 지속시킨다. 부정적 생활 사건은 주요 스트레스 사건(major stressor), 사소한 스트레스 사건(minor stressor), 사회적 지지의 부족(lack of social support) 등 세 가지로 나누어 설명된다. 주요 스트레스 사건으로는 가족의 사망, 실직,경제적 파탄, 사회적 실패 등을 들 수 있고, 사소한 스트레스 사건으로는 가사 부담, 언쟁, 교통 정체, 물건의 분실 등을 들 수 있다.

우울증 환자들은 혈중 코르티솔의 농도가 상승되어 있다. 카르텐(Karten) 등은 지속적으로 상승된 코르티코스테론(corticosterone)이 세로토닌에 대한 반응성을 감소시켜우울증을 유발하는 원인이 된다는 것을 보여 주었다(Karten et al., 1999). 우울증 환자들에게는 코르티솔 상승 시 함께 나타나기 쉬운 편도체의 과잉 활성화와 해마의 위축도발견된다.

우울증에서는 신경전달물질인 노르에피네프린, 세로토닌, 도파민의 수준이 비정상적으로 낮게 나타난다. 스트레스는 세로토닌의 분비를 감소시키는데, 시간이 지나면 노르에피네프린과 도파민 수준도 감소된다. 우울증 증상을 전반적으로 설명하기 위해서는 세로토닌뿐 아니라 이들 세 물질의 역할을 동시에 이해해야 하며, 최근에는 세로토닌보다 다른 두 신경전달물질에 대해 더 많은 관심이 모이고 있다. 단기적 급성 스트레스에서는 노르에피네프린이 증가하지만, 만성 스트레스에서는 코르티솔에 의해 노르에피네프린이 감소되면서 심신의 활력이 저하된다. 우울증의 두드러진 특징은 즐거움을 잃는 것, 즉 쾌감의 결여다. 최근에는 스트레스가 우울증을 유발하는 기제에, HPA축의 호르몬인 CRH와 쾌감호르몬인 도파민이 관련되어 있다는 연구 결과도 발표되었다. 짧고 도전적인 스트레스가 주어지면 CRH가 분비되면서 도파민의 분비를 촉진하는데, 스트레스가 지속되면 CRH가 도파민 분비를 더 이상 강화하지 못하고 오히려 자극을 기피하게 하면서 무쾌감증(anhedonia) 상태를 만들게 된다(Lemos et al., 2012).

면역계의 전령물질인 사이토카인들도 노르에피네프린, 세로토닌, 도파민 분비에 영향을 준다. 만성 감염증, 자가면역질환처럼 면역계가 과도하게 활성화되는 질환에서 우울증이 동반되는 경우가 많다. 감기 등 다른 질병 치료를 목적으로 복용한 소염제가 면역 반응을 억제하여 우울증을 완화시키기도 하며, 면역 기능을 상승시키기 위해 사이토카인을 투여하는 경우 우울증이 나타나기도 한다. 만성질환자들에게서 우울증이 치료되면 신체적 건강도 향상된다는 연구가 있다(von Korff et al., 1992).

4) 불안장애

불안장애는 불안과 공포를 주 증상으로 하는 장애다. 불안장애의 유형에는 공황장애, 특정공포증, 사회공포증, 강박장애, 범불안장애 등이 있고, 앞에서 설명한 외상후스트레스장애, 급성스트레스장애도 불안장애의 범주에 포함된다. 불안장애에는 우울증이 공병적 증상으로 동반되는 경우가 많다. 따라서 스트레스, 우울증, 불안증은 서로 깊이 얽혀 있고, 이들을 감별하여 진단하는 것은 사실상 쉽지 않다. 스트레스가 지속되다 보면 자율신경계와 편도체의 과활성화로 인해 불안증을 야기하게 되고, 그 상황이 계속되면 결국 우울증으로 이어질 수 있다. 스트레스가 매우 심하지만 드러내고 치료를 하는 것이 쉽지 않은 유명인들 가운데 공황장애를 비롯한 불안장애나 우울증이 심각한 수준으로 진행된 사례가 자주 보도되는데, 방치된 우울증이 결국 자살과 같은 극단적인 선택으로 이어지는 경우도 적지 않다.

공황장애에서 나타나는 공황발작은 생명이 위태로울 것 같은 극도의 두려움, 그리고 감각마비와 과호흡을 동반하는 생리적 반응이 폭발하며 교감신경계가 극심하게 활성화되는 것이다. 보통 10분 이내에 최대 발작 상태에 도달하게 된다. 강박장애는 반복적이고 지속적인 사고, 충동, 심상을 무시하거나 억압하기 위해 다른 생각이나 행동으로 중화하려는 시도로 나타난다. 손씻기, 정돈하기, 확인하기 같은 행동이나 기도, 숫자세기, 단어 반복하기 같은 정신적 활동을 끊임없이 반복한다. 강박장애로 진단되는 사람은 전체 인구 중 2.5% 정도이지만 대개의 사람에게 어느 정도의 강박적 경향이 있을 수 있다. 다른 불안장애나 우울증과 흔히 동반되며, 스트레스에 의해 악화와 호전이 반복되는 경향이 있다.

불안장애의 생리적 기제는 교감신경계의 과도한 활성화가 핵심이다. 불안, 공포라는 정서는 변연계의 편도체에서 생성되며, 반복적으로 특정 자극이나 상황에 접하게 되면 편도체에서는 공포의 조건화(conditioning)가 이루어진다. 편도체는 자율신경계로부터 몸의 긴장 상태에 관한 신호를 받아 불안과 공포를 유발하고 스트레스 반응을 일으킨다. 즉, 각성된 편도체는 교감신경계를 활성화하고, 활성화된 교감신경계는 다시 편도체를 각성시키므로 불안은 스트레스로, 스트레스는 불안으로 증폭된다. 또한 편도체는 코르티솔 신호에도 민감하게 반응하여 더욱 활성화된다. 따라서 스트레스와 불안, 공포는 서로를 자극하며 점점 더 증폭되는 고리를 형성하게 된다.

4장 3, '3) 편도체와 해마의 HPA축 조절'에서 해마와 편도체의 길항적 관계에 대해서 설명하였는데, 외상후스트레스장애 같은 일부 불안장애를 겪는 사람들에 있어서 해마의 용적이 감소해 있다. 불안장애는 편도체의 과활성화와 해마의 활성 감소 양쪽에 의해 영향을 받는다. 불안장애에서 발견되는 뇌의 기질적·기능적 변화에는 편도체의 과활성화, 해마의 위축과 더불어 전전두엽의 활성 변화도 포함된다. 인지적 왜곡에 의해서도 불안이 증가할 수 있지만, 감정을 조절하는 신피질의 기능장애도 불안장애와 깊은 관련이 있다. 실제로 편도체와 해마 모두 신피질로부터 정보를 받고 있다.

5) 조현병

정신분석학자들에 따르면, 정신적 분열은 환자가 겪는 어려움이나 스트레스를 구획화(compartmentation)하는 수단이 된다. 조현병(정신분열증)의 평생 유병률은 1%로, 인구 100명당 1명이 일생에 한 번 앓을 수 있는 병이다. 조현병의 원인으로는 유전적 요인이 강력한 영향을 미치는 것으로 알려져 있지만, 유전자가 완전히 동일한 일란성 쌍생아의 경우에 한 형제가 조현병일 때 다른 형제에게도 발병하는 경우는 57% 정도다. 따라서 유전적 요인이 절대적인 것은 아니며 뇌의 구조적·기능적 이상이나 도파민을 비롯한 신경전달물질의 과다 생산 같은 생물학적 원인, 가정환경 같은 다른 요인들 역시 발병에 중요한 영향을 미친다. 낮은 사회경제적 지위를 가진 사람들에게 조현병이 상대적으로 많이 발생한다는 것은 사회문화적 환경 요인 또한 중요한 작용을 한다는 것을 시사한다.

주빈(Zubin)과 스프링(Spring)은 스트레스(물리·생물학적 스트레스, 심리·사회적 스트레스)와 개인의 취약성(유전적 요인, 신경생리학적 요인, 출생 전후의 신체적·심리적 요인)이 상호작용하여 조현병 발병 여부를 결정한다는 '스트레스-취약성 모델(stress-vulnerability model)'을 제시하였다(Zubin & Spring, 1977). 주빈과 스프링에 의해 처음 제안된 이후, 여러 학자에 의해 스트레스-취약성 모델이 발전되어 왔으며, 스트레스와 취약성을 감소시키고 발병과 재발의 역치를 높이는 데 있어서 개인의 적극적인 역할이 주목되었다. 이 모델은 스트레스성 자극과 다양한 질병의 관계에 대한 이해를 증진시키는 데에도 중요한 기여를 하였다. [주: 스트레스-취약성 모델에 대해서는 8장 1, '3) 스트레스원 관리와 적응력 향상'에서 자세히 설명한다.] 스트레스에 대한 대처 능력을 향상시키고 취약한 환경 요인을 개선하는 것은 질병 발생의 가능성을 감소시키고 저항력을 높인다.

6) 수면장애

수면장애는 수면의 시작이나 유지의 장애, 과도한 졸음 등 수면의 양, 잦은 꿈이나 얕은 잠 같은 수면의 질과 관련된 문제다. 수면장애에는 불안, 우울, 알코올이나 약물 남용 등의 공병적 증상이 동반되는 경우가 많다.

가장 흔히 경험하는 수면장애인 불면증은 잠드는 시간이 너무 오래 걸리거나, 잠이 들어도 밤에 자주 깨거나, 아침에 너무 일찍 깨서 다시 잠들 수 없는 문제가 지속되고, 그로 인한 피로감, 자극 과민, 집중력 저하로 인해 일상적인 기능에까지 영향을 주는 것이다.

전체 인구 중 40%가 일생 중에 일시적인 불면증을 경험하고 있다. 불면증의 원인은 다양하지만 70% 이상이 스트레스 때문에 발생한다는 보고가 있다. 누구나 스트레스를 느낄 때에는 쉽게 잠들 수 없고, 잠들더라도 편안히 숙면을 취하기가 어렵다. 불면증 환자들에게 교감신경이 과도하게 활성화되어 있고, 혈중 코르티솔 수준이 높다는 것은 스트레스와 불면증의 관계를 잘 보여 준다. 스트레스로 교감신경이 항진되면 심신은 흥분 상태가 되어 쉽게 잠들 수 없게 된다. 과도한 코르티솔 분비도 수면을 방해할 수 있고, CRH 역시 수면을 방해하는 호르몬이다. CRH는 HPA축의 개시 호르몬이기도 하지만 불안, 공포, 각성을 매개하는 신경전달물질이기도 하다. 수면 중인 동물에게 CRH를 투여하면 수면이 억제된다.

수면은 심신의 피로를 회복시키고 스트레스에 대한 반응을 완화시켜 주는 중요한 치유의 과정이다. 그래서 『동의보감(東醫寶鑑)』에서는 잠을 자는 방법에 대해서도 설명하고 있다. 불면증은 피로와 스트레스를 적절하게 해소하지 못하게 하므로 스트레스에 대한 저항력을 감소시키게 된다. 결과적으로 스트레스로 인해 수면장애가 오고, 수면장애로 인해 스트레스에 더 취약해지는 악순환이 반복된다.

7) 인지장애

스트레스는 인지적인 효율성을 저하시키는데, 역으로 인지적 기능의 저하도 스트레스의 원인이 된다. 스트레스에 시달리면 자신이 처한 상황에 대한 왜곡된 해석, 편협한 사고, 방어적이고 자기중심적인 태도, 우유부단함과 판단 능력의 저하 등이 나타날 수 있다(Cotton, 1990).

단시간의 짧은 스트레스에서는 카테콜아민(에피네프린, 노르에피네프린)이 뇌를 각성시키고 기억을 촉진하지만, 만성 스트레스는 뇌를 황폐화시킨다. 카테콜아민의 각성과 촉진 작용은 두 가지 방식, 즉 베타-아드레날린 수용체를 경유하는 것과 포도당의 공급을 증가시키는 것에 의해 나타난다. 코르티솔 또한 낮은 농도에서는 기억을 증가시켜서 훗날을 위해 위험한 상황을 기억할 수 있도록 돕지만, 너무 많은 코르티솔은 기억을 손상시킨다. 부신에서 과도한 코르티솔이 분비되는 질환인 쿠싱증후군(Cushing's syndrome) 환자, 또는 질병의 치료를 위해 당질코르티코이드를 투여하는 환자들에게서 장기적으로 기억에 장애가 나타나기도 한다. [주: 코르티솔과 기억의 관계는 〈글상자 6-5〉에 자세히 설명되어 있다.]

스트레스가 기억에 미치는 영향은 기억의 유형, 스트레스의 유형에 따라 다르다. 대체로 정서적 기억은 더 강화시키고 선언적 기억(declarative memory), 작업 기억은 저해한다. 브루스 맥퀸과 로버트 사폴스키에 따르면, 선언적 기억을 비롯한 인지 기능의 손상은 코르티솔이 해마에 미치는 영향으로 인하여 초래되는 반면, 정서적 기억이 강화되는 것은 카테콜아민이 편도체에 미치는 영향으로 인한 것으로 설명된다(McEwen & Sapolsky, 1995). 삶의 특정 사건들을 회상하는 데에는 해마가 결정적 역할을 하며, 편도체는 이러한 사건들의 맥락적 측면을 회상하는 데 필수적이다(LeDoux, 1993).

만성 스트레스에서는 신경세포의 소실이 일어나는데, 특히 기억과 학습에 관여하는 변연계 구조인 해마는 코르티솔에 의해 가장 큰 영향을 받는 곳이다. 해마가 과도한 코르티솔에 오래 노출되면 신경세포의 축삭이 위축, 소실되고 신경세포가 사멸될 뿐 아니라 새로운 신경세포의 생산도 억제된다(McEwen, 2000a; Ohl et al., 2000). 따라서 만성적인 스트레스는 인지 능력과 학습 능력에 장애를 초래하고 뇌의 노화와 치매를 야기할 수 있다.

스트레스는 또 다른 경로로도 치매의 위험을 높인다. 스트레스 호르몬들은 혈당을 상승시킨다. 급성 스트레스에서도 카테콜아민의 작용에 의해 즉시 혈당이 상승하여 스트레스성 고혈당 상태가 되고, 만성 스트레스에서도 코르티솔에 의해 고혈당이 지속되어 인슐린저항성까지 유발된다. 그런데 고혈당은 알츠하이머 치매 위험을 높인다. 알츠하이머 치매의 원인으로 지목되는 단백질인 베타-아밀로이드(β-amyloid) 플라크 형성이 고혈당에 의해 촉진되기 때문이다.

글상자 6-5   **해마의 인지 기능과 코르티솔**

해마는 선언적 기억, 즉 사실과 사건에 대한 기억의 형성과 관련된 부위다. 그런데 해마는 많은 당질코르티코이드(코르티솔) 수용체를 가지고 있어 스트레스의 영향을 받기 쉽다. 두뇌의 일부 영역에서는 신경세포가 재생된다. 해마의 치아이랑(dentate gyrus)이 바로 그러한 부위인데, 이곳은 측두엽 측내실의 뇌척수액으로 운반되는 코르티솔에 가장 많이 노출되므로 해마의 새로운 세포 성장이 억제될 수 있으며, 기존의 세포들도 세포사에 더 취약하게 될 수 있다(McEwen & Sapolsky, 1995; Sapolsky, 1996). 우울증 환자나 쿠싱증후군(Cushing's syndrome) 환자에서는 혈중 코르티솔이 상승해 있는데, 두 경우 모두에서 해마의 크기가 감소되어 있는 것을 발견할 수 있다.

해마에는 두 가지 종류의 당질코르티코이드 수용체가 있다. 이 수용체들은 당질코르티코이드와의 결합 친화성이 다르다. 친화성이 높은 수용체는 친화성이 낮은 수용체보다 10배 정도 결합력이 강하다. 당질코르티코이드 농도가 낮을 때에는 친화성이 높은 수용체들과만 결합할 수 있지만, 농도가 높을 때에는 친화성이 낮은 수용체들과도 결합할 수 있게 된다. 고친화성 수용체가 활성화되면 장기기억이 강화되지만, 저친화성 수용체가 활성화되면 반대의 효과가 나타난다. 대체로 코르티솔이 해마의 기억 형성에 미치는 영향은 부정적이지만, 과도하지 않은 수준의 코르티솔은 기억을 강화하는 데 기여할 수도 있다는 것을 의미한다.

해마뿐 아니라 내측 전전두엽(medial prefrontal cortex)도 만성 스트레스의 영향으로 시냅스 연결이 감소된다(Wellman, 2001). 반면, 편도체 기저외측부의 크기는 증가된다(Vyas et al., 2002). 해마, 내측 전전두엽, 편도체 모두 정서 조절에 핵심적인 영역인데, 이상과 같은 변화들은 모두 정서 조절 장애 및 과도한 스트레스 반응 유발과 관련된 것이다.

8) 행동장애

연구자들은 스트레스가 자기조절(self-control)의 동기와 능력을 손상시키고, 부정적인 정서가 자기파괴적(self-destructive) 행동을 촉발한다고 설명한다. 스트레스가 각종 의존증, 중독, 폭력적 행동, 틱 등을 유발하거나 악화시키는 원인이 된다는 것은 5장 2, '4) 스트레스 대응 반응의 유형'에서 자세히 다루었다. 투쟁, 도피, 회피라는 본능적 스트레스 반응의 양식들은 다양한 행동장애로 변형되어 나타날 수 있다.

스트레스는 섭식장애, 물질 관련 장애, 충동조절장애 등 많은 병리적 증상과 관련이 있다. 스트레스가 과중한 사람들은 충동적으로 행동하는 경향이 있다(Tice et al., 2001). 즉각적으로 욕구를 충족시킬 수 있는 것에 빠져들기도 하고, 해야 할 일들을 뒤로 미루거나 방기하기도 한다. 이러한 행위들이 부정적인 정서를 감소시키고 문제 상황으로부터 잠시 벗어나 평정심을 되찾는 데 도움이 될 수도 있지만, 반복되거나 지속되면 정상적인 삶의 기능을 훼손함은 물론, 심신의 장애를 초래할 수도 있다.

중독은 뇌의 실질적인 변화가 동반되는 질병이다. 중독에 빠진 뇌에서는 도파민 같은 신경전달물질이 과도하게 분비되면서 도파민에 대한 내성이 생기고 중독의 대상인 물질이나 행동을 하지 않으면 고통을 견딜 수 없게 된다. 그런데 중독이 시작된 뒤에는 스트레스가 더욱 악화될 수 있다는 사실도 생리학적으로 확인되었다. 뇌의 중격 부위에 있는 D2형 도파민 수용체는 스트레스를 받으면 더욱 민감해지는데, 그 결과 중독으로 변형된 뇌가 더 심하게 변형되어 원래의 상태로 회복되기가 점점 더 힘들어진다(Sim et al., 2013). 결국 스트레스는 변형된 뇌가 중독성 자극을 더욱 탐닉하도록 고착시키고 재발 가능성을 높이게 된다.

9) 분노조절장애

스트레스는 여러 분노장애의 원인이 된다. 간헐성 폭발장애(난폭하거나 공격적인 언행이 폭발적으로 나타남), 외상후 격분증후군(커다란 외상적 사건을 겪은 후 지속적으로 좌절감, 억울함, 굴욕감에 시달리며 분노를 표출하고 폭력적 행동을 보임), 분노발작(분노 감정, 폭력적 충동과 함께 열감, 안면홍조, 심계항진, 가슴 답답함 등의 신체 증상을 동반함) 등이 분노장애의 유형이다.

분노조절장애는 앞에서 설명한 분노장애의 하나이자 충동조절장애(impulse control disorder)의 일종인 간헐적 폭발장애(intermittent explosive disorder)를 일반적으로 이르는 말이다. 분노조절장애의 경우 간헐적인 공격 충동이 억제되지 않아 심각한 파괴적 행동을 하게 된다. 부당함, 모멸감, 좌절감 등을 느끼게 했던 사건을 경험한 후, 그 당시의 울분, 분노, 억울함 등이 사라지지 않고 지속적으로 남아 있는 상태가 됨으로써 나타나게 된다. 『DSM-5』상에서는 재산 손괴나 신체 손상을 동반하지 않은 육체 폭력 또는 언어 폭력이 최근 3개월 동안 1주일에 2일 이상 발생하거나, 재산 손괴나 신체 손상을 동반하는 감정 폭발이 1년 이내에 세 번 이상 발생하는 것 등이 구체적 진단 기준으로 되어 있다. 공격성 및 감정 폭발의 정도가 계기가 되는 심리적 상황이나 스트레스의 정도에 비례하지 않는다. 즉, 매우 사소한 자극에 의해서도 감정이 폭발하여 법적인 문제까지 야기하는 심각한 상황에 이르게 될 수 있다.

분노장애들은 매우 흔히 나타난다. 그 가운데 분노발작만 하더라도 우울증 외래환자의 1/3에서 나타난다. 분노조절장애의 경우에는 성인의 평생 유병률이 4~6% 정도에 이르는 것으로 알려져 있으며, 여성보다 남성에서 2배 정도 더 많이 발생한다. 분노장애는 우울장애나 불안장애 같은 다른 장애를 동반하는 경우가 많다. 조현병이나 반사회적 인격장애 등에서도 공격적인 행동이 나타날 수 있으므로 이들 질환과 분노장애의 감별 진단이 요구된다.

10) 화병

화병은 울화병의 준말로, 분노를 중심으로 하는 정서장애의 일종이다. 분노 같은 감정이 해소되지 못하여 화(火)의 양상으로 폭발하는 증상이 있는 증후군이다. 내부에 응어리진 분노나 원한의 강도가 점점 심해져 스스로 통제할 수 없을 만큼 깊어지면서 발생하게 된다.

화병은 다른 나라에서는 보고된 적이 없고 우리나라 사람들에게만 있는 정신질환이다. 미국정신의학회에서 발간한 『DSM-IV』에서는 화병을 'hwabyung'이라 표기하고, "한국 민족 증후군의 하나인 분노증후군으로 설명되는, 분노의 억제로 인해 발생하는 병"이라고 설명하였다. 어떤 부당한 대우나 부정적 사건, 충격 등을 겪게 되면, 심리적 외상에 대한 즉각적 반응 이후에 일정 기간의 적응 과정을 거치게 된다. 이 과정에서 단기적으로 인지 및 정서에 영향을 받으면 급성 스트레스 반응이나 격분 증후군으로 이행할 수 있고, 장기적으로는 스트레스 대처 방식이나 기질, 성격에 따라서 신체 증상 중심 혹은 정서 중심의 화병이 나타날 수 있다(김종우 외, 2013).

화병의 유병률은 연구에 따라 큰 편차가 있지만 인구 중 대략 3~7%에서 나타나는 것으로 보인다. 남성보다 여성에서 더 많이 발생하며, 특히 중년 여성들에게 많이 발생한다. 화병은 우울증과의 공병률이 매우 높다. 화병 증상과 우울증이 번갈아 나타나기도 하고 두 가지가 동시에 나타나기도 한다. 화병은 억울하고 분한 마음, 사소한 일에도 화가 치미는 것 같은 심리적 증상들과 더불어, 가슴이 답답하거나 숨막힘, 안면이나 가슴의 열감 같은 신체적 증상들을 동반한다는 것이 특징이다.

11) 신체화장애

신체화장애(somatization disorder)는 신체형장애(somatoform disorder)의 일종이다. 심리적 원인에 의해 신체 증상이 나타나는 것을 신체형장애라 한다. 신체형장애의 유병률은 우울장애나 불안장애 못지않게 높다. 물리학에서 어떤 에너지가 다양한 형태의 다른 에너지로 변환될 수 있듯이, 심리적 스트레스도 형태를 바꾸어 신체 문제로 나타나게 된다. 이 경우 근육통, 두통, 과민성대장증후군, 소화불량, 현기증, 숨가쁨 등 다양한 신체 증상을 호소하지만, 의학적 검사에서는 아무런 이상이 발견되지 않아 '기능적' '정신신 체적' '심인성' 증상이라는 진단이 이루어지게 된다. [주: MMUS 또는 MUS(multiple medically unexplained symptoms: 의학적으로 설명할 수 없는 다중 증상), FSS(functional somatic syndromes: 기능적 신체증후군)라는 용어도 신체형장애와 관련이 있다. MMUS, FSS에 대해서는 '마치며' 장 '1. 스트레스의학과 현대 의학'에서 설명한다.]

신체형장애는 신체화장애, 전환장애(conversion disorder), 동통장애(pain disorder), 건강 염려증(hypochondriasis), 신체변형장애(body dysmorphic disorder) 등으로 구분된다. 이 가 운데 신체화장애는 의학적으로 원인을 알기 어려운 신체적 불편감과 증상을 경험하며 다른 사람에게 호소하는 것인데, 만성화 경향이 있고, 스트레스가 심해지면 증세가 악 화된다. 전환장애는 심리적 갈등이 신체 증상으로 전환되어 나타난 것으로, 신체화장애 와 유사해 보이지만, 신체화장애가 다양하고 모호한 신체 증상을 호소하는 데 비해 전 환장애에서는 한두 가지 비교적 분명한 신체 증상을 나타내며, 환자는 증상에 대해 걱 정하지 않거나 무관심할 수도 있다.

연구들 간의 편차가 크지만, 미국에서는 임상에서 신체적 원인이 없이 신체 증상을 호소하는 환자가 10~40%에 이르며, 우리나라에서도 정신과 이외의 진료에서 신체형 장애 환자의 비율이 11.5%에 달한다는 보고가 있었다(이만홍, 1981). 신체형장애들의 유 병률은 남성보다 여성에서 훨씬 높다.

글상자 6-6 신체형장애의 또 다른 문제

화병이나 신체형장애처럼 검사상 신체적 원인이 발견되지 않는 장애를 가진 사람들을 위한 의료비 지출은 엄청나다. 더 근본적인 문제는 그 비용이 정신의학적 · 심리학적 진료보다는 신체적 진료를 위해 더 많이 쓰인다는 것이다(Escobar et al., 1987). 의료경제학자인 마이클 캐슈너(Michael Kashner)는 이들이 진단과 치료를 위해 반복적으로 의료기관을 찾으면서 지출하는 비용이 평균 의료 비용보다 10~14배가 높다고 하였다. 이들은 자신에게 아무런 의학적 문제가 없다는 진단 결과가 제시되어도 무의미한 의료기관 방문을 중단하지 않는다. 오히려 검사 행위 자체가 자신의 증상에 대한 신념을 강화시키고 더욱 주의를 집중하게 만든다.

1980년에 열린 미국 연방 알코올 · 약물남용 및 정신건강행정부(Federal Alcohol, Drug Abuse and Mental Health Administration: ADAMHA) 회의에서 신체적 질병이 없고 스트레스가 원인인 환자들에 대한 건강보험 재정 부담 문제를 지적하고, 이들에게는 심리적인 접근법이 필요하다는 결론을 내렸다. 이후 실시된 수많은 연구에서 신체형장애 환자들에 대한 심리적 치료가 신체 증상을 완화할 뿐 아니라, 의료기관 방문 빈도를 줄여 준다는 것을 실제로 확인하였다.

연구 대상이나 증상의 범위에 따라 편차가 크기는 하지만, 일차진료의를 찾는 환자 중 15~70%가 이러한 장애를 가지고 있는 것으로 조사된다. 일차진료 현장에서 전인적 진단과 통합적 방법론에 대한 관심과 변화가 요구되는 이유 중에는 보험 재정의 효율적 운용이라는 현실적 이유도 포함된다.

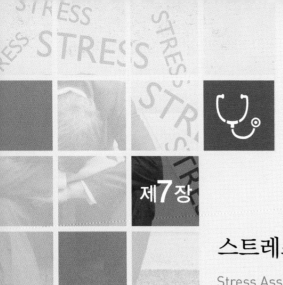

제7장

스트레스 평가

Stress Assessment

스트레스 진단 · 평가에는 스트레스 반응에 동반되는 여러 생리적 지표의 변화를 측정하는 객관화된 방식이 널리 이용되고 있다. 대표적으로 에피네프린, 코르티솔 같은 스트레스 호르몬들을 측정하거나 면역세포들의 양적 · 기능적 변화를 측정하는 방법이 여기에 속한다. 더불어 혈당, 혈압, 혈중지질 같은 지표들을 측정하여 장기와 대사 기능의 상태를 평가함으로써 스트레스성 질환 발생의 위험성을 예측할 수 있다. 검사실에서 인위적인 스트레스를 부여하고 그에 대한 반응성을 측정하여 스트레스에 대한 취약성을 예측할 수도 있다. 이러한 생리적 검사들은 스트레스가 신체에 부담을 주는 정도에 대해 객관적인 정보를 제공할 수 있지만, 스트레스의 원인이나 심리적 고통의 정도, 손상된 삶의 영역 등에 대해 알려 주지는 못한다. 더구나 스트레스로 인한 불안, 우울이 매우 심각한 수준이더라도 생리적 검사에서는 특이한 변화가 관찰되지 않을 수 있다. 또한 급성 스트레스에 대해서는 생리적 검사가 의미가 있지만, 만성 스트레스일수록 생리적 검사의 의미는 제한적이다.

생리적 검사와 심리 · 행동적 검사는 상호 보완적으로 피검자에 대한 자료를 제공한다. 생리적 검사가 스트레스로 인해 심신이 영향 받은 정도를 보여 줄 수는 있지만, 스트레스 관리를 위한 개별적 전략을 마련하는 데에는 스트레스성 자극에 대한 인지나 행동 반응 양식처럼 주관적인 측면을 평가할 수 있는 검사가 필수적이다. 스트레스 행동유형에 관한 장에서 설명한 바와 같이, 사람마다 스트레스를 받기 쉬운 환경, 발생하기 쉬운 질병, 유효한 관리 전략들이 모두 다르기 때문이다.

심리·행동적 검사는 주로 설문지 방식의 자기보고식 검사, 면접을 통한 진술, 그림 심리 검사 등으로 이루어진다. 스트레스 평가를 위해 별도로 개발된 척도들을 주로 사용하게 되지만, 필요에 따라서는 미네소타 다면적 인성검사(Minnesota multiphasic personality inventory: MMPI)를 포함하여 우울, 불안 등을 평가할 수 있는 별도의 심리 검사들도 실시하게 된다. 심리·행동적 검사를 통해서는 스트레스의 원인, 심신에 자각되는 증상의 종류와 정도, 스트레스에 대한 대처 방식, 스트레스 대처자원, 스트레스로 인해 주로 영향을 받는 생활 영역 등을 알 수 있다. 또한 학교나 직장에서 경험하는 스트레스를 평가하기 위해 개발된 지표들도 활용할 수 있다. 이러한 검사를 통해 피검자의 스트레스를 다면적으로 평가하고 스트레스 관리를 위한 입체적인 전략을 마련할 수 있다.

1. 생리적 평가

에피네프린, 코르티솔 등 스트레스 호르몬을 측정하는 방법, 면역계 세포의 기능과 수를 측정하는 방법, 자율신경계의 조절 능력을 평가하는 방법, 뇌파를 측정하는 방법, 인위적 스트레스에 대한 반응성을 측정하는 방법 등이 실시된다.

1) 스트레스 호르몬 측정

에피네프린, 노르에피네프린은 급성 스트레스의 지표로, 코르티솔은 만성 스트레스의 지표로 이용된다. 검체로는 주로 혈액, 타액, 소변을 이용한다. 혈액은 스트레스 호르몬 이외에도 많은 생리적 지표를 검사할 수 있는 검체이지만 채혈을 위해 주사 바늘을 꽂는 것 자체도 심리적 스트레스를 줄 수 있다. 소변에서도 에피네프린, 노르에피네프린, 코르티솔 등을 측정할 수 있다. 소변은 일정 시간의 농축된 생리적 결과물이므로 혈액 검사보다 신뢰할 수 있는 결과를 제공할 수도 있다. 그러나 대개 호르몬 검사를 위해서는 단회뇨가 아니라 하루 동안의 소변을 모은 24시간뇨를 검체로 사용하게 되므로 매우 번거로울 뿐 아니라, 채뇨를 하는 데에도 심리적 부담이 작용하여 배뇨량에 영향을 주기도 한다.

근래에는 타액을 이용한 검사가 널리 이용되고 있다. 스트레스에 의해 변동되는 호르몬들 중 타액에서 측정할 수 있는 것으로는 코르티솔, DHEA, 에스트로겐, 프로게스테론, 테스토스테론 등이 있다. 타액은 다른 검체보다 채취가 용이할 뿐 아니라 진단 가격도 상대적으로 저렴하다. 타액 내 코르티솔이 혈중 코르티솔 농도를 잘 반영한다고 알려져 있지만, 스트레스에 대한 타액 코르티솔 수준 변화는 스트레스 유형에 따라 다를 수 있다. 교감신경계가 활성화되면 타액 안에 알파-아밀라아제(α-amylase)가 증가하기 때문에 알파-아밀라아제 측정법도 교감신경계 활성화를 반영하는 지표로서 이용되고 있다. 최근에는 타액에서 측정한 자유라디칼 제거 능력(free radical scavenging activity: FRSA)을 스트레스의 지표로 활용하는 것도 검토되고 있다. FRSA는 신체의 항산화 능력을 반영하는 지표다. 모발에서 무기질을 측정하여 부신의 기능을 진단하는 방법도 이용되고 있다.

모든 생리적 지표, 특히 스트레스 호르몬들은 기본적인 일주기 변화 리듬을 가지고 있으며 운동, 기온, 식사, 흡연, 카페인 섭취 등에 의해 영향을 받을 수 있음을 반드시 고려해야 한다.

2) 코르티솔 각성 반응 검사

일주기 리듬, 즉 하루를 주기로 하는 인체의 리듬을 결정하는 것은 소위 생체시계 (biological clock)라 불리는 시상하부의 시교차상핵(suprachiasmatic nucleus: SCN)이다. 코르티솔이 일주기 리듬을 가지고 있는 것도 시교차상핵의 영향을 받는 것이다. 시교차상핵은 시상하부의 CRH 분비 영역(실방핵)을 자극하여 HPA축을 활성화시킴으로써 부신피질에서 코르티솔이 분비되도록 한다.

코르티솔의 분비 리듬 곡선은 기상 직후에 가장 높이 상승하고 취침 전에는 가장 낮아지는 형태를 취한다. 보통 기상 직후부터 30분 사이에 코르티솔 농도가 150~300% 까지 급격하게 상승하게 된다. [주: '[그림 4-12] 코르티솔의 일주기 분비 리듬'을 참고하라.] 이러한 현상을 코르티솔 각성 반응(cortisol awakening response: CAR)이라 한다. CAR은 시상하부에서 시작되는 HPA축의 주도적 작용에 의해 나타나는 것이지만, 몇몇 연구에서 시교차상핵을 포함한 뇌의 여러 영역, 즉 해마, 편도체, 전전두엽, 시상하부 등도 CAR 조절에 중요한 역할을 한다는 것이 제안되었으며, 성별, 건강 상태, 건강 행동, 스트레스 지각 등 여러 인자에 의해서도 영향을 받는다는 것이 알려지고 있다(Clow et al., 2009; Fries et al., 2009).

코르티솔 각성 반응 검사는 기상 직후부터 코르티솔 농도가 최고치에 이를 때까지 분비 곡선의 기울기를 보는 검사다. 만성 스트레스, 만성피로, 부신의 기능부전 등에서는 이 기울기가 완만해지고 코르티솔의 최고 농도도 정상 수준보다 낮게 나타난다. 한편, 급성 관상동맥 장애를 나타낸 D형 행동유형의 환자에게서 CAR이 상승되어 있다는 연구도 있다(Whitehead et al., 2007).

3) 면역 기능 평가

혈액을 채혈하여 면역세포들의 수와 기능, 면역세포에서 분비되는 전령물질인 사이

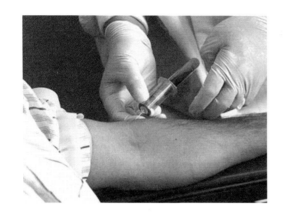

토카인의 수준, B림프구에서 생성되는 항체(면역글로불린)의 변화 등을 측정할 수 있다. 측정되는 주요 면역세포로는 B림프구, T림프구와 그 아형(subtype)들, 자연살해세포(natural killer cell: NK세포) 등이 있으며, 이들의 수, 기능, 비율의 변화 등이 평가된다. 사이토카인들은 면역계 내의 전령물질이기도 하지만 면역계와 신경 · 내분비계 간 의사소통의 주된 중재자로서, 특히 염증 및 감염과 관련된 면역 조절에 중요한 역할을 한다. 스트레스 반응에서는 인터류킨-1(interleukin-1: IL-1), 인터류킨-6(interleukin-6: IL-6), 인터류킨-12(interleukin-12: IL-12), 인터류킨-18(interleukin-18: IL-18), 종양괴사인자-알파(tumor necrosis factor-α: TNF-α) 등의 염증성 사이토카인들이 증가하는데, 염증성 사이토카인의 증가는 여러 만성질환과 관련이 있다. [주: 4장 4, '2) 면역 반응' 및 6장 2, '4) 비만 및 섭식장애'를 참고하라.] 염증성 사이토카인들은 암의 진행에 있어서도 중요한 역할을 하기 때문에 암 환자의 생존이나 암 전이를 예측하는 지표가 되기도 한다(Powell et al., 2013).

항체는 B림프구에서 만들어지는 단백질로서, 항원(이물질)과 결합하여 항원의 작용을 방해한다. 항체는 직접 항원을 제거하지는 못하지만 다른 면역세포들을 자극함으로써 그들의 작용에 의하여 항원이 효과적으로 제거되도록 만든다. 스트레스로 인해 면역계가 영향을 받으면 항체의 생산이 감소한다. 예를 들어, 스트레스가 심한 상태에서 예방접종을 실시하면 항체가 잘 형성되지 않게 된다. 항체에는 면역글로불린 A(Immunoglobulin A: IgA), 면역글로불린 D(Immunoglobulin D: IgD), 면역글로불린 E(Immunoglobulin E: IgE), 면역글로불린 G(Immunoglobulin G: IgG), 면역글로불린 M(Immunoglobulin M: IgM) 등 다섯 가지 종류가 있다. 항체가 만들어지는 시기, 담당하는 면역 반응, 분포하는 장소 등에서 조금씩 다르다. 스트레스와 관련해서는 IgG, IgM이 주로 측정된다.

면역계의 활동 역시 스트레스 이외의 여러 요인에 의해서 영향을 받으며, 스트레스가 진행되는 국면에 따라서도 변동한다. 따라서 면역 기능 평가 결과를 곧바로 피검자가 겪는 스트레스 정도로 해석할 수는 없다. 그러나 면역 기능은 감염증이나 과잉면역 같은 면역 관련 질환뿐 아니라 악성종양, 생활습관병 등과도 밀접한 관계를 가지고 있으

므로 스트레스에 의한 질병 발생 위험을 평가하고 예후를 평가하는 데 의미 있는 지표
로 활용될 수 있다.

4) 심박변이도 검사

심박변이도(heart rate variability: HRV) 검사는 심장박동 주기 간의 박동 변이 정도를 측
정하는 검사다. 심전도의 주파수 범위 분석을 통하여 자율신경계의 균형 정도를 평가할
수 있다. 심장의 동방결절은 신경계의 통제가 없어도 계속해서 자발적으로 박동을 발생
시키지만, 이 기본 박동은 자율신경계에 의해 조절을 받는다. 따라서 심박수는 신체
적·심리적 상태 변화에 대해 민감하게 반응한다. 건강한 사람은 심박수의 변화가 크고
복잡하게 나타나지만, 질병이나 스트레스 상태에서는 그 변화 정도가 감소된다. 심박변
이도와 건강·장수의 상관성을 보여 주는 증거도 있다(Zulfiqar et al., 2010).

심박변이도 검사를 통하여 스트레스 상황에서의 자율신경계 조절 능력, 즉 교감신경
계를 길항하는 부교감신경계의 기능을 평가할 수 있다. 변이도가 클수록 부교감신경이
효과적으로 교감신경을 견제하는 것으로 볼 수 있다. 자율신경계의 조절 능력이 크다면
혈중 산소 농도, 체온, 혈압 등의 변화에 대해 자율신경계가 효과적으로 반응하여 신속
히 생리적인 균형을 회복할 수 있다. 심박변이도의 감소는 지속적으로 변화하는 심신의
환경에 대한 생리적 적응력이 감소함을 뜻한다. 따라서 스트레스 관련 질환의 발생 위
험도 높게 예측될 수 있다.

심신의 스트레스 상태에서는 교감신경이 항진되고 안정된 상태에서는 부교감신경이
항진된다. 보통 숨을 들이쉴 때에는 교감신경이 항진되어 심박수가 증가하고, 내쉴 때
에는 부교감신경이 항진되어 심박수가 감소된다. 따라서 모든 이완요법의 기초가 되는
호흡법에서는 내쉬는 숨을 길게 조절한다.

5) 혈관경직도 검사

동맥의 경직은 심혈관계 질환과 관련된 위험요소다. 혈관경직도의 증가는 고혈압, 말
기 신장질환, 동맥경화증 등과 명백한 상관관계가 있다. 따라서 혈관경직도 검사는 뇌
혈관 질환, 관상동맥질환의 발생 가능성에 대한 정확한 지표이며, 뇌졸중이나 심장병으

로 인한 사망에 대해서도 중요한 지표가 된다.

맥파전달속도(pulse wave velocity: PWV)와 발목–상완 혈압지수(ankle brachial pressure index: ABI)를 측정하여 혈관경직도를 판단할 수 있다. 맥파전달속도의 증가는 심혈관계 장애 위험도의 증가를 반영한다. 맥파전달속도의 이상은 혈관 손상의 지표일 뿐만 아니라 관련 질환의 예후인자이며 이를 통해서 고혈압, 신장병, 동맥경화증의 정도를 평가할 수 있다. 심장의 박동은 동맥을 통하여 전신으로 퍼져 나가는데, 동맥벽이 경화되면 박동이 전달되는 속도가 빨라진다. 박동을 감지하는 센서들을 몸에 부착하고 센서들 사이의 거리와 박동이 도달되는 데 소요되는 시간을 계측해서 맥파전달속도를 구한다. 맥파전달속도가 클수록 동맥경화가 현저하다고 판단한다. 맥파전달속도는 연령이나 기타 일반적인 죽상경화의 위험인자들과는 독립적으로 심혈관계 질환의 강력한 예측인자이며, 사망률을 예측할 수 있을 것으로 보고되고 있다. 맥파전달속도는 혈관 노화의 지표이기도 하다. 나이가 들수록 맥파전달속도가 높아지고 고혈압, 당뇨병, 이상지질혈증 등에서도 높아진다.

발목–상완 혈압지수는 발목과 팔의 수축기혈압(systolic blood pressure: SBP) 비율이다. 발목–상완 혈압지수 검사는 말초동맥질환의 존재를 평가하는 방법이며, 폐색성 동맥경화증의 정도를 판단할 수 있다. 수치가 낮은 것은 관상동맥질환이나 뇌졸중 위험의 증가와 관련이 있다.

연령이 증가함에 따라 점차 동맥의 경화가 진행되고 이에 따라 맥압(수축기혈압과 이완기혈압의 차이)이 증가하는데, 스트레스는 이 과정을 촉진한다. 스트레스 호르몬들은 혈압을 높여 혈관이 받는 물리적 부담을 가중시키고, 혈당과 혈중 지질을 높이고, 산화 스트레스를 가함으로써 혈관 내피 세포의 기능을 감소시키며, 혈소판 응집을 증가시켜 혈류를 방해하고, 혈관에 미세한 염증을 지속시킨다. 이러한 작용들이 모두 동맥의 경화를 가속화한다.

6) 뇌 기능 평가

임상에서 뇌 기능을 분석하여 뇌의 발달 상태나 정신장애를 진단, 평가하는 방법은 오래전부터 이용되었다. 뇌파를 측정하는 방법도 뇌 기능 분석법의 하나로 활용되어 왔는데, 신경생리학의 발전과 더불어 뇌파에 대한 연구 결과가 축적되면서 검사의 활용

〈표 7-1〉 의식 상태에 따른 뇌파 구분

뇌파	주파수	의식 상태	구분
델타(δ)파	0.1~3 Hz	깊은 수면 상태	↑ 서파
세타(θ)파	4~7 Hz	수면 상태	
알파(α)파	8~12 Hz	휴식 상태, 안정된 각성 상태	
저베타(low β)파	13~20 Hz	주의 집중을 요하는 정신 활동 상태	↓ 속파
고베타(high β)파	21~30 Hz	긴장, 흥분, 스트레스 상태	

범위가 넓어졌다. 또한 다양한 장비가 개발되어 측정이 용이해졌다. 최근에는 뇌파를 이용한 뇌 기능 평가가 심신의 스트레스, 정서와 감정의 불균형 상태 등을 종합적으로 평가하기 위한 목적으로 널리 이용되고 있다.

뇌파는 신경세포들의 작용에 의해 나타나는 뇌의 전기적 활동 상태에 대한 정보를 제공한다. 뇌파는 주파수에 따라 크게 델타파, 세타파, 알파파, 베타파(저베타파, 고베타파) 등으로 구분된다. 안정 시에는 주파수 8~12Hz 대역의 알파파가 우세하지만, 각성 상태나 긴장 상태에서는 13~30Hz 대역의 빠른 속파(fast wave)가 우세하다. 속파 중 저베타파는 인지적 작업(학습, 암기, 계산) 같은 정신 활동에서 발생하므로 활동파라고도 한다. 잡념에 빠져 있을 때에도 저베타파가 활발해진다. 뇌에 과도한 부하가 발생하면 주파수 20Hz 이상의 고베타파가 나타난다. 분노하거나, 흥분하거나 스트레스가 높은 상태에서는 고베타파가 현저하게 나타난다.

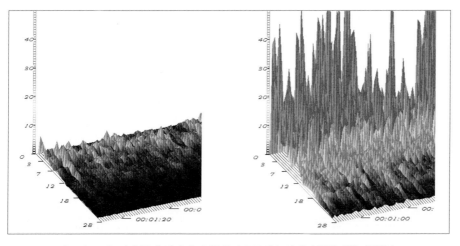

[그림 7-1] 명상 중의 안정된 뇌파(좌)와 스트레스 상태의 불안정한 뇌파(우)

좋은 뇌파와 나쁜 뇌파가 따로 있는 것은 아니다. 고도의 집중을 요구하는 상태에서도 알파파가 우세하다든지, 휴식 중에도 고베타파가 우세하다면 바람직하지 않은 것이다. 비수면 상태에서 세타파 이하의 서파(slow wave)가 나타난다면 병리적으로 해석될 수 있지만, 깊은 이완상태에서는 이러한 서파가 나타날 수도 있고, 어떤 명상법은 고베타파보다도 높은 감마(γ)파를 유도하기도 한다. 따라서 뇌파를 단순하게 일률적으로 해석해서는 안 된다.

뇌파 비대칭(asymmetry, laterality)은 뇌의 좌우, 전후 등 대응 부위에서 출현하는 뇌파가 대칭적이지 않고 차이를 보이는 것을 말한다. 정상적으로 알파파는 좌반구보다 우반구에서, 베타파는 우반구보다 좌반구에서 더 크다. 알파파가 좌반구에서 더 큰 경우 우울증을 의심할 수 있으며, 베타파가 우반구에서 더 큰 경우 우울과 함께 불안을 의심할 수 있다.

7) 스트레스 반응성 검사

스트레스 반응성 검사는 피검자에게 인위적으로 심리적 자극이나 생리적 자극을 가하여 혈압, 심박수 등 심혈관계 지표의 변화나 스트레스 호르몬의 변화를 측정하는 것이다. 이용하는 심리적 자극으로는 암산, 비디오 게임, 대중연설, 반응시간 과제(reaction time task), 어구전철 과제(anagram task), 색깔-단어 검사(color-word test, Stroop test) 등이 있으며, 생리적 자극을 주는 방법으로는 한냉승압 검사(cold pressor test), 트레드밀 운동 부하 검사, 자전거 운동 부하 검사 등이 있다. 검사 실시 전과 후에 스트레스 호르몬, 심박수, 혈압 등을 측정한 후 비교하여 반응성을 평가한다.

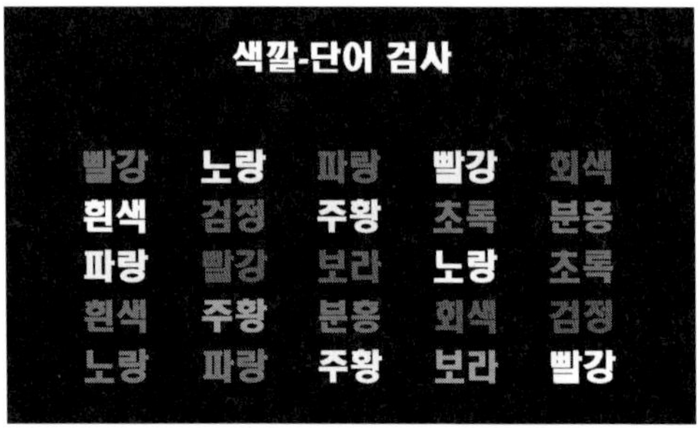

[그림 7-2] 색깔-단어 검사지의 예

반응시간 과제는 피검자로 하여금 컴퓨터 스크린에 글자가 나타나면 재빨리 버튼을 누르는 것처럼 어떤 신호가 주어지면 신속히 반응하도록 요구하고, 피검자가 신호에 대한 반응을 일으킬 때까지의 시간을 측정하는 것인데, 이러한 과제가 피검자에게 심리적 긴장을 유발시켜 스트레스 반응을 일으키게 된다. 어구전철 과제는 'areko' 처럼 철자가 뒤바뀐 단어에서 원래 단어인

'korea'를 찾아내도록 하는 과제다.

색깔-단어 검사는 단어가 의미하는 색깔과 인쇄된 단어의 색깔이 서로 다른 단어들이 쓰인 카드를 주고 그 단어의 색깔을 읽도록 하는 검사다. [그림 7-2]는 색깔-단어 검사지의 한 예다. 카드의 가장 첫 단어는 빨강으로 읽지만 마지막 단어는 노랑으로 읽어야 한다.

검사 도구의 종류와 검사 방법에 따라 다르지만, 검사 전후 생리적 지표의 변화 정도가 상위 25%에 속하는 사람은 반응성이 높은 것으로 볼 수 있다.

운동 부하 검사에서는 트레드밀이나 고정식 자전거 위에서 달리게 하는 생리적 스트레스를 준 뒤 혈압, 심박수 등의 변화를 측정한다. 한냉승압 검사는 찬물에 손을 넣게 한 뒤 혈압과 심박수의

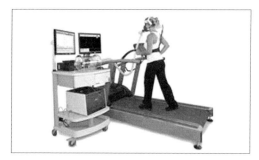

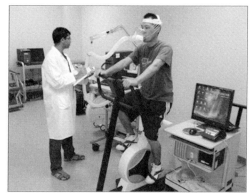

[그림 7-3]　운동 부하 검사

변화를 측정한다. 손을 한냉 자극에 노출시키면 혈관이 수축하고 혈압이 상승하게 되는 원리를 이용한 것이다. 혈압의 상승 정도에 따른 혈관 운동신경의 긴장성을 알아볼 수 있는 검사다.

심리적 스트레스에 대한 반응성 검사는 일상생활에서 겪는 스트레스로 인한 질병의 위험성에 관하여 의미 있는 정보를 제공한다. 심리적 스트레스 반응성 검사가 생리적 스트레스 반응성 검사보다 관상동맥질환이나 돌연사의 위험을 더 잘 예측한다는 보고가 있다(Jiang et al., 1996). 단점으로는 실험실에서 부여하는 과제들은 쉽게 익숙해질 수 있기 때문에 반복적인 검사를 하게 되면 결과의 정확성과 재현성이 감소된다는 점을 들 수 있다. 동일한 검사라도 그것이 제공하는 스트레스의 정도는 사람마다 다르다는 점도 고려해야 한다. 수학을 전공하는 대학생에게 암산 과제를 제공하거나, 게임을 좋아하는 청소년에게 비디오 게임 과제를 제공한다면 이들의 반응성은 상당히 희석되어 나타날 것이다.

이상에서 소개한 생리적 스트레스 검사법은 객관적인 정보를 제공한다는 장점이 있

다. 또한 간편하게 검사할 수 있는 방법들이 개발되면서 일반 의료기관에서도 실시가 용이하게 되었다. 그러나 생리적 스트레스 검사법은 그 결과를 피검자가 실제 상황에서 경험하는 스트레스의 정도로 해석하는 데 한계가 있다. 대개의 지표가 스트레스에 의해서만 특이적으로 변화하는 지표가 아니기 때문이다. 다만 피검자가 스트레스에 대해 얼마나 더 생리적으로 취약하며, 스트레스로 인한 질병 발생의 위험성이 얼마나 더 높은지를 평가하는 데에는 유용한 방법이다. 따라서 생리적 검사와 함께 다면적인 심리·행동적 검사들이 동반되어야 한다.

2. 심리·행동적 평가

심리·행동적 평가에서는 스트레스가 인지되는 정도, 스트레스의 원인, 스트레스에 대한 반응 양식, 대처 능력 등에 관한 다양한 검사가 가능하다. 검사를 많이 하는 것이 좋은 것은 아니다. 피검자에 따라 꼭 필요한 검사를 선택하여 실시하는 것이 중요하다. 심리 검사도 부담이 되어 스트레스가 될 수 있으므로 검사의 수를 가능한 한 줄이고 쉽게 답할 수 있는 간단한 지표를 사용하는 것이 바람직하다. 문항이 많고 복잡한 검사지는 정확하고 면밀한 평가가 필요할 때 한하여 사용하는 것이 좋다. 또한 필요한 모든 검사를 한 번에 해야 하는 것은 아니다.

대개의 심리 검사는 반복해서 실시하면 정확도가 감소하므로 검사를 실시할 때에는 피검자에게 정확한 지시문으로 안내해서 검사를 반복해야 하는 일이 발생하지 않도록 하고, 재검사를 하거나 치료 전후 성과를 비교할 때에는 충분한 시간이 경과했는지 검토해야 한다.

1) 전반적 스트레스 정도 평가

스스로 지각하는 스트레스의 정도를 평가하는 검사법들이 개발되어 있다. 정신건강 평가를 위한 일반 선별검사(screening test)에 활용할 수 있는 것으로서, 간이 스트레스량 측정지와 웰니스 평가지를 소개한다. 그다음에 소개될 스트레스 반응 척도는 문항수가 많고 계산하는 과정이 번거로울 수도 있으나 여러 하위 영역을 구분하여 구체적으로 평가할 수 있다.

간이 스트레스량 측정지(brief encounter psychosocial instrument: BEPSI)는 5개의 문항으로 구성된 간략한 스트레스 정도 검사지로서, 일반 의료기관에서도 널리 이용되고 있다. 이 검사지는 1988년에 프랭크(Frank)와 지잔스키(Zyzanski)가 개발하였으며(Frank & Zyzanski, 1988), 이를 기초로 배종면 등이 한국형 설문지(BEPSI-K)를 제작하였다(배종면 외, 1992)(〈표 7-2〉 참조). 지난 한 달을 돌아보아 각 문항에 1~5점을 부여하고 합산한 다음 항목 수인 5로 나눈다. 1.8점 미만은 저스트레스군, 1.8~2.8점 미만은 중등도 스트레스군, 2.8점 이상은 고스트레스군으로 평가한다.

웰니스 평가지(〈표 7-3〉 참조)는 미국 YMCA가 1980년에 웰니스(Wellness)라는 건강 프로그램에서 개발한 스트레스 측정 방법이다. 총 20개 문항으로 구성되어 있고, 해당되는 문항에만 기표하도록 한다. 해당되는 문항이 6개에 가까우면 주의를 요하는 단계이고, 7개 이상이면 적극적인 관리가 요구된다. 16개 이상이라면 전문가에 의한 상세한 진단과 도움이 필요하다.

고경봉 등이 개발한 한국형 스트레스 반응 척도(〈표 7-4〉 참조)는 네 가지 영역의 스

〈표 7-2〉 간이 스트레스량 측정지

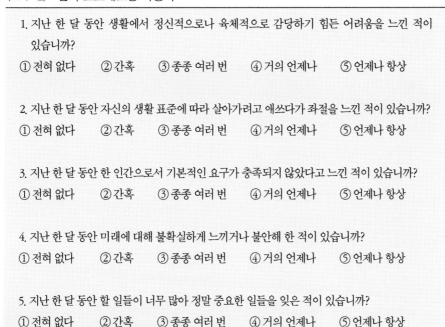

1. 지난 한 달 동안 생활에서 정신적으로나 육체적으로 감당하기 힘든 어려움을 느낀 적이 있습니까?
   ① 전혀 없다　　② 간혹　　③ 종종 여러 번　　④ 거의 언제나　　⑤ 언제나 항상

2. 지난 한 달 동안 자신의 생활 표준에 따라 살아가려고 애쓰다가 좌절을 느낀 적이 있습니까?
   ① 전혀 없다　　② 간혹　　③ 종종 여러 번　　④ 거의 언제나　　⑤ 언제나 항상

3. 지난 한 달 동안 한 인간으로서 기본적인 요구가 충족되지 않았다고 느낀 적이 있습니까?
   ① 전혀 없다　　② 간혹　　③ 종종 여러 번　　④ 거의 언제나　　⑤ 언제나 항상

4. 지난 한 달 동안 미래에 대해 불확실하게 느끼거나 불안해 한 적이 있습니까?
   ① 전혀 없다　　② 간혹　　③ 종종 여러 번　　④ 거의 언제나　　⑤ 언제나 항상

5. 지난 한 달 동안 할 일들이 너무 많아 정말 중요한 일들을 잊은 적이 있습니까?
   ① 전혀 없다　　② 간혹　　③ 종종 여러 번　　④ 거의 언제나　　⑤ 언제나 항상

트레스 반응, 즉 감정적 · 신체적 · 인지적 · 행동적 반응을 평가할 수 있는 검사법이다 (고경봉 외, 2000). 긴장, 공격성, 신체화, 분노, 우울, 피로, 좌절 등의 일곱 가지 하위 척도 별 점수와 전체 점수를 평가한다. 총 39개의 문항으로 되어 있다. 지난 일주일을 돌아보 면서 가 문항에 대해 0~4점으로 평가한 후, 하위 척도별로 문항의 합계를 내고 전체 점 수도 합산한다. 전체 점수 70점 정도를 평균으로 본다. 대체로 90점 이상이면 스트레스 가 높은 것으로, 115점 이상이면 스트레스가 매우 심한 것으로 볼 수 있다. 하위 척도의 점수는 피검자들 간의 비교나 치료 전후의 비교에 이용할 수 있다.

〈표 7-3〉 웰니스 평가지

문 항	해당 여부
1. 재미있는 일이 있어도 즐길 수 없다.	
2. 커피, 담배, 술 등의 사용량이 늘어나고 있다.	
3. 쓸데없는 일에 마음이 자꾸 끌린다.	
4. 매사에 집중할 수 없는 일이 자주 생긴다.	
5. 아찔할 때가 있다.	
6. 타인의 행복을 부럽다고 느낀다.	
7. 기다리게 하는 것을 참지 못할 때가 있다.	
8. 금방 욱 하거나 신경질적이 된다.	
9. 잠이 깊이 들지 않고 중간에 깬다.	
10. 때때로 머리가 아플 때도 있다.	
11. 잠들기 어렵다.	
12. 식욕에 변화가 있다.	
13. 과거에 비해 자신감이 떨어진다.	
14. 등과 목덜미가 아프거나 쑤실 때가 있다.	
15. 쉽게 피로하고 늘 피곤함을 느낀다.	
16. 다른 사람이 내 말을 하지 않을까 두렵다.	
17. 사소한 일에도 가슴이 두근거린다.	
18. 나쁜 일이 생기지 않을까 불안하다.	
19. 타인에게 의지하고 싶은 마음이 강해진다.	
20. 나는 이제 틀렸다는 생각이 든다.	
해당 문항 수 합계	

〈표 7-4〉 스트레스 반응 척도

문 항	전혀 그렇지 않다	그렇지 않다	보통이다	그렇다	매우 그렇다
	0점	1점	2점	3점	4점
1. 일에 실수가 많다.					
2. 말하기 싫다.					
3. 가슴이 답답하다.					
4. 화가 난다.					
5. 안절부절못한다.					
6. 소화가 안 된다.					
7. 배가 아프다					
8. 소리를 지르고 싶다.					
9. 한숨이 나온다.					
10. 어지럽다.					
11. 만사가 귀찮다.					
12. 잡념이 생긴다.					
13. 쉽게 피로를 느낀다.					
14. 온몸에서 힘이 빠진다.					
15. 자신감을 잃었다.					
16. 긴장된다.					
17. 몸이 떨린다.					
18. 누군가를 때리고 싶다.					
19. 의욕이 떨어진다.					
20. 울고 싶다.					
21. 신경이 날카로워졌다.					
22. 내가 하는 일에 전망이 없다.					
23. 멍하게 있는다.					
24. 누군가를 미워한다.					
25. 한 가지 생각에서 헤어나지 못한다.					
26. 목소리가 커졌다.					
27. 마음이 급해지거나 일에 쫓기는 느낌이다.					
28. 행동이 거칠어졌다(난폭운전, 욕설 등).					

29. 무엇인가 부수고 싶다.					
30. 말이 없어졌다.					
31. 머리가 무겁거나 아프다.					
32. 가슴이 두근거린다.					
33. 누군가를 죽이고 싶다.					
34. 얼굴이 붉어지거나 화끈거린다.					
35. 지루하다.					
36. 참을성이 없다.					
37. 얼굴 표정이 굳어졌다.					
38. 나는 아무 쓸모없는 사람이다.					
39. 움직이기 싫다.					

	하위 척도	해당 문항	하위 척도별 합계	전체 합계
합계	긴장	2+16+17+30+31+37		
	공격성	18+28+29+33		
	신체화	6+7+10		
	분노	4+24+25+26+27+34		
	우울	5+15+19+22+23+35+38+39		
	피로	1+12+13+14+36		
	좌절	3+8+9+11+20+21+32		

2) 행복지수 평가

스트레스를 느끼는 정도와 주관적 행복감이 반드시 반비례하는 것은 아니다. 예를 들어, 스트레스 정도가 매우 높은데 행복지수도 함께 높은 경우가 있다. 이 경우는 스트레스 자체를 삶의 도전이라 여기고 자신이 노력하면 극복할 수 있다는 신념을 가진 사람들에게 나타난다. 반면, 두 가지가 모두 낮은 경우도 있다. 이 경우는 심신의 활력이 매우 저하되어 있어 어떤 자극에도 반응하지 못하거나, 겉으로 보기에는 삶이 평온하지만 무기력과 무망감에 빠진 고령자들에게서 종종 볼 수 있다. 다른 검사에 임하는 피검자의 태도나 응답 성향을 잘 관찰하여, 필요시 행복지수도 함께 검토해 본다. 행복지수는 스트레스 치유를 위한 개입의 필요성이나 그 개입의 성과를 판단하는 데 더욱 유용하다. 무엇보다도 스트레스 관리의 궁극적 목표는 행복, 웰빙인 만큼 주관적 행복감의 상승은 스트레스 치유의 성과를 평가할 때 가장 의미 있는 지표가 될 수 있다.

2003년에 영국 BBC 방송을 통하여 피트 코헨(Pete Cohen)과 캐롤 로스웰(Carol Rothwell)이 행복지수 산출 공식을 발표하였다. 이들은 18년 동안 1,000명의 남녀를 대상으로 80가지 상황 속에서 자신을 더 행복하게 만드는 5가지 상황을 선택하도록 하는 실험을 하였다. 그 결과 행복은 3가지 요소에 의해 결정된다고 보고, 이를 근거로 행복지수 산출법을 제시하였다. 3가지 요소란 인생관, 적응력, 유연성 등 개인적 특성을 가리키는 P(Personal characteristics), 생존의 기본적 요소인 건강, 돈, 인간관계, 소속감 등을 가리키는 E(Existence), 자존감이나 자아실현 같은 고차원적 욕구의 상태를 가리키는 H(Higher order)다.

코헨과 로스웰이 제시한 행복지수 산출법은 4가지 문항, 즉 P에 관한 2문항, E에 관한 1문항, H에 관한 1문항에 각각 1~10점으로 응답한 다음 가중치를 곱하여 합산하는 간단한 방법이다(〈표 7-5〉 참조). P의 가중치는 1, E의 가중치는 5, H의 가중치는 3이다. 이를 공식으로 요약하면 '행복=P+(Ex5)+(Hx3)'이 된다. 2003년 국내 주간지 『주간동아』에서 조사한 결과에 따르면, 한국인의 평균 행복지수는 100점 만점에 약 64점이었다.

코헨과 로스웰의 행복지수 산출법은 3가지 요소 가운데 개인적 특성인 P보다 생존의 기본 요소인 E는 5배 중요하고, 고차원적 욕구인 H는 3배 더 중요한 것으로 보고 있다.

〈표 7-5〉 코헨과 로스웰의 행복지수

영 역	문 항	점수(1~10점)
P (Personal characteristics)	1. 당신은 사교적이고 원기왕성하며 변화를 잘 받아들이는가?	(가중치: 1)
	2. 당신은 긍정적인 인생관을 가지고 있는가? 실패해도 빨리 일어서는가? 삶을 스스로 잘 통제하고 있는가?	(가중치: 1)
E (Existence)	3. 건강, 돈, 안전, 선택의 자유, 공동체 의식 등 삶의 기본적 욕구가 잘 충족되는 편인가?	(가중치: 5)
H (Higher order)	4. 필요할 때 도움을 구할 사람들이 주위에 많이 있는가? 지금 하고 있는 일을 열심히 하는 편인가? 목표를 달성하기 위해 애쓰고 있는가?	(가중치: 3)
합계: (P의 점수 × 1) + (E의 점수 × 5) + (H의 점수 × 3)		

〈표 7-6〉 행복지수 평가 지표

각 항목이 자신과 얼마나 일치하는가를 평가하고 다음 기준을 참고하여 0~10점까지 점수를 고른다.

전혀 아니다		상당히 그렇지 않다		별로 그렇지 않다	보통 이다	약간 그렇다		상당히 그렇다		매우 그렇다
0	1	2	3	4	5	6	7	8	9	10

문 항	점 수
1. 갖고 싶은 것을 살 수 있을 만큼의 경제적 여유가 있다.	0 1 2 3 4 5 6 7 8 9 10
2. 여가 생활을 즐길 만큼의 경제력이 있다.	0 1 2 3 4 5 6 7 8 9 10
3. 생활하는 데 불편하지 않을 만큼 경제력을 갖추었다.	0 1 2 3 4 5 6 7 8 9 10
4. 물질적으로 풍요로운 사람이라고 생각한다.	0 1 2 3 4 5 6 7 8 9 10
5. 환경에 의해 좌지우지되지 않을 만큼 경쟁력을 갖고 있다.	0 1 2 3 4 5 6 7 8 9 10
6. 자기계발에 필요한 비용을 충당할 수 있다.	0 1 2 3 4 5 6 7 8 9 10
7. 우리 사회의 직장 구조가 안정적이라고 생각한다.	0 1 2 3 4 5 6 7 8 9 10
8. 우리나라의 교육제도와 교육환경을 신뢰할 수 있다.	0 1 2 3 4 5 6 7 8 9 10
9. 우리 사회는 서로 신뢰할 수 있는 분위기가 조성되어 있다고 생각한다.	0 1 2 3 4 5 6 7 8 9 10
10. 우리 사회의 치안 유지가 잘 되어 있다고 생각한다.	0 1 2 3 4 5 6 7 8 9 10
11. 우리나라의 문화 예술적 환경이 만족스럽다고 생각한다.	0 1 2 3 4 5 6 7 8 9 10
12. 우리나라의 자연환경이 쾌적하다고 생각한다.	0 1 2 3 4 5 6 7 8 9 10
13. 나는 남들이 호감을 갖는 외모를 가지고 있다.	0 1 2 3 4 5 6 7 8 9 10
14. 균형 잡힌 외모를 갖고 있다.	0 1 2 3 4 5 6 7 8 9 10
15. 다양한 스타일을 소화할 수 있는 외모를 갖추고 있다.	0 1 2 3 4 5 6 7 8 9 10
16. 외모로 인해 스트레스를 받지 않는다.	0 1 2 3 4 5 6 7 8 9 10
17. 건강에 대해 자신이 있다.	0 1 2 3 4 5 6 7 8 9 10
18. 현재 앓고 있는 질병이 없다.	0 1 2 3 4 5 6 7 8 9 10
19. 활동에 제약받지 않을 만큼 건강하다.	0 1 2 3 4 5 6 7 8 9 10
20. 자녀가 올바르게 성장하고 있다. (미혼인 사람은 응답하지 않음)	0 1 2 3 4 5 6 7 8 9 10
21. 자녀들은 서로 우애가 돈독하다. (미혼인 사람은 응답하지 않음)	0 1 2 3 4 5 6 7 8 9 10
22. 자녀가 건강하게 자란다. (미혼인 사람은 응답하지 않음)	0 1 2 3 4 5 6 7 8 9 10
23. 자녀가 공부를 잘한(했)다. (미혼인 사람은 응답하지 않음)	0 1 2 3 4 5 6 7 8 9 10
24. 부모님과 화목하게 지낸다.	0 1 2 3 4 5 6 7 8 9 10
25. 부모님께 인정받는다.	0 1 2 3 4 5 6 7 8 9 10
26. 친척들과 원만한 관계를 유지한다.	0 1 2 3 4 5 6 7 8 9 10

27. 부모님을 존경한다.	0 1 2 3 4 5 6 7 8 9 10
28. 우리 부부(나와 이성 친구)는 서로 인정하고 존중해 준다.	0 1 2 3 4 5 6 7 8 9 10
29. 나는 배우자(이성 친구)와 대화를 자주 한다.	0 1 2 3 4 5 6 7 8 9 10
30. 내 배우자(이성 친구)는 가정(나의) 일을 잘 도와준다.	0 1 2 3 4 5 6 7 8 9 10
31. 내 배우자는 가정을 우선시하고 가정에 충실하다(이성 친구는 내게 충실하다).	0 1 2 3 4 5 6 7 8 9 10
32. 나는 배우자(이성 친구)와 만족스러운 신체적 접촉을 하고 있다.	0 1 2 3 4 5 6 7 8 9 10
33. 마음이 통하는 친구가 많이 있다.	0 1 2 3 4 5 6 7 8 9 10
34. 가족처럼 지내는 친구나 이웃이 여러 명 있다.	0 1 2 3 4 5 6 7 8 9 10
35. 타인과 원만한 관계를 유지하고 있다.	0 1 2 3 4 5 6 7 8 9 10
36. 특정한 분야(직업이나 가정)에서 능력을 인정받고 있다.	0 1 2 3 4 5 6 7 8 9 10
37. 나는(또는 배우자는) 남들이 선망하는 직업을 가지고 있다.	0 1 2 3 4 5 6 7 8 9 10
38. 내가(또는 배우자가) 하고 있는 일은 남들로부터 존경을 받는다.	0 1 2 3 4 5 6 7 8 9 10
39. 나는 남들이 부러워할 만한 사회적 지위를 가지고 있다.	0 1 2 3 4 5 6 7 8 9 10
40. 직장이나 가정에서 일한 결과에 대해 타인으로부터 인정받아 왔다.	0 1 2 3 4 5 6 7 8 9 10
41. 내가 살아온 삶에 대해 자랑스러움을 느낀다.	0 1 2 3 4 5 6 7 8 9 10
42. 내가 지금까지 이룬 것에 대해 만족감을 느낀다.	0 1 2 3 4 5 6 7 8 9 10
43. 지금까지 내가 추구하는 삶을 살아왔다고 자부한다.	0 1 2 3 4 5 6 7 8 9 10
44. 지금 하고 있는 일에 만족하며 성취감을 느낀다.	0 1 2 3 4 5 6 7 8 9 10
45. 내 꿈을 실현하기 위해 끊임없이 노력한다.	0 1 2 3 4 5 6 7 8 9 10
46. 나 자신의 잠재력 개발을 위해 최선을 다한다.	0 1 2 3 4 5 6 7 8 9 10
47. 나는 목표 달성을 위해 끊임없이 노력한다.	0 1 2 3 4 5 6 7 8 9 10
48. 나 자신의 성장을 위해 꾸준히 노력한다.	0 1 2 3 4 5 6 7 8 9 10
49. 성취할 수 있는 목표와 계획을 세워 생활한다.	0 1 2 3 4 5 6 7 8 9 10
50. 계획한 일을 반드시 이루어 나간다.	0 1 2 3 4 5 6 7 8 9 10
51. 장래에 대해서 계획하고 대비하고 있다.	0 1 2 3 4 5 6 7 8 9 10
52. 늘 내가 추구해야 할 일에 열정을 가지고 임한다.	0 1 2 3 4 5 6 7 8 9 10
53. 내가 해야 할 일을 스스로 알아서 한다.	0 1 2 3 4 5 6 7 8 9 10
54. 문제가 생기면 스스로 해결하려고 노력한다.	0 1 2 3 4 5 6 7 8 9 10
55. 어려운 환경에 처하더라도 잘 대처해 나갈 수 있다.	0 1 2 3 4 5 6 7 8 9 10
56. 부모님이나 배우자에게 기대기보다는 자율적으로 행동한다.	0 1 2 3 4 5 6 7 8 9 10
57. 문화 생활을 자주 즐기는 편이다.	0 1 2 3 4 5 6 7 8 9 10
58. 스포츠 및 레저 생활을 자주 즐긴다.	0 1 2 3 4 5 6 7 8 9 10
59. 일상을 벗어나 여행을 자주 간다.	0 1 2 3 4 5 6 7 8 9 10

60. 가족과 함께 여가 생활을 자주 즐긴다.	0 1 2 3 4 5 6 7 8 9 10
61. 자기계발과 재충전을 위해서 시간과 돈을 투자하고 있다.	0 1 2 3 4 5 6 7 8 9 10
62. 모든 일을 긍정적으로 해석한다.	0 1 2 3 4 5 6 7 8 9 10
63. 특별히 욕심내지 않고 긍정적으로 산다.	0 1 2 3 4 5 6 7 8 9 10
64. 어느 상황에 처하든지 쉽게 만족하는 편이다.	0 1 2 3 4 5 6 7 8 9 10
65. 종종 남을 위해 봉사활동을 한다.	0 1 2 3 4 5 6 7 8 9 10
66. 어려운 이웃을 위해 봉사할 때 큰 보람을 느낀다.	0 1 2 3 4 5 6 7 8 9 10
67. 소득(혹은 용돈)의 일부를 어려운 이웃이나 단체에 기부하고 있다.	0 1 2 3 4 5 6 7 8 9 10
68. 신앙과 종교는 나의 삶에서 중요하다.	0 1 2 3 4 5 6 7 8 9 10
69. 종교는 내 인생에서 큰 의미가 있다.	0 1 2 3 4 5 6 7 8 9 10
70. 종교적 가르침(예: 성경, 불경)에 따라 살려고 노력한다.	0 1 2 3 4 5 6 7 8 9 10

행복지수 계산

행복 요인	해당 문항의 합계(a)		가중치(b)	점수(a x b)
경제력(V1)	1+2+3+4+5+6		2	
사회 · 정치 · 문화 · 환경(V2)	7+8+9+10+11+12		1	
외모(V3)	13+14+15+16		1	
건강(V4)	17+18+19		1	
자녀의 바른 성장(V5)	20+21+22+23 (미혼자는 13점 부여)		1	
부모와 친지 간의 원만한 관계(V6)	24+25+26+27		1	
배우자(이성)와의 사랑 및 신뢰(V7)	28+29+30+31+32		1	
대인관계(V8)	33+34+35		1	
사회적 지위 및 인정(V9)	36+37+38+39+40		2	
자기 수용감(V10)	41+42+43+44		3	
자기계발 및 목표 추구(V11)	45+46+47+48+49+50+51+52		1	
자립성(V12)	53+54+55+56		1	
여가 및 자유(V13)	57+58+59+60+61		2	
긍정적 인생관(V14)	62+63+64		2	
사회봉사(V15)	65+66+67		2	
종교(V16)	68+69+70		1	
점수 합계				
행복지수 (점수 합계 / 10)				

그런데 행복에 영향을 미치는 요소들의 종류와 각 요소가 행복에 기여하는 정도는 사회적 환경, 문화, 가치관에 따라 동일하지 않을 것임을 쉽게 예상할 수 있다. 김명소와 한명석(2006)은 매슬로우(Maslow)의 욕구 위계를 이용하여 한국인의 행복에 영향을 미치는 요소를 생존(E), 관계(R), 성장(G)으로 구분하고, 이 중 성장에 가장 높은 가중치를 부여하여 '행복=(Ex2.5)+(Rx2.5)+(Gx5)'라는 공식을 제시하였다. 다음에 소개할 한국인을 위한 행복지수 평가 지표는 이러한 공식을 기초로 개발된 것이다(김명소, 한명석, 2006).

한국인을 위한 행복지수 평가 지표(〈표 7-6〉 참조)에는 공식의 세 가지 요소인 생존, 관계, 성장이 16가지 하위 요소들, 즉 경제력, 사회·정치·문화·환경, 외모, 건강, 자녀의 바른 성장, 부모와 친지 간의 원만한 관계, 배우자(이성)와의 사랑 및 신뢰, 대인관계, 사회적 지위 및 인정, 자기 수용감, 자기계발 및 목표 추구, 자립성, 여가 및 자유, 긍정적 인생관, 사회봉사, 종교로 세분화되고, 각 하위 요소별로 가중치가 부여되어 있다. 총 70개의 문항으로 구성되어 있고, 문항마다 0~10점 사이의 점수를 택하여 답한다. 각 하위 요소에 해당하는 문항들의 점수를 더한 다음, 가중치를 적용하여 합산한다. 합산한 점수를 10으로 나누면 행복지수가 산출된다. 피검자 군의 특성에 따라 편차가 있으나 대략 58점 정도를 평균적인 수준으로 볼 수 있다.

스트레스가 건강과 질병에 미치는 영향과 관련하여 최근에는 스트레스성 사건 자체보다 개인의 인지적 평가, 대처능력, 질병행동의 특성, 사회적 지지 여부를 더 중요하게 보는 경향이 증가하고 있다. 이 지표는 그러한 관점을 반영하여 개인의 내외 환경 요소를 다면적으로 평가하고 있다. 이 검사는 전반적 행복감뿐 아니라 스트레스 대처자원으로 작용하는 요소들의 상태를 구체적으로 평가하는 데 유용하다.

문항이 많으므로 기본 검사로 구성하기에는 적합하지 않을 수 있다. 계산 과정도 복잡하므로 피검자는 문항에만 응답하도록 하고, 계산 프로그램을 이용해서 결과를 분석하도록 한다. 검사 자체를 컴퓨터로 실시하는 것도 좋다.

3) 스트레스 요인 평가

일상에서의 스트레스 요인들과 그로 인한 스트레스의 정도를 평가하는 지표로서, 스트레스 인자 지각 척도(Linn, 1985)와 일상적 스트레스 평가서(Brantley & Jones, 1989)를 소개한다.

린(Linn)이 개발한 스트레스 인자 지각 척도(global assessment of recent stress scale: GARS)는 최근의 생활 사건에 대한 스트레스 지각을 평가하는 것이다(〈표 7-7〉 참조). 지난 일주일을 돌아보아 자신이 받은 스트레스의 양을 평가하도록 한다. 스트레스가 발생하는 주요 영역들과 정도를 알 수 있다. 각 문항에 0~9점으로 평가하며, 가능한 점수 범위는 0점에서 72점이다. 점수가 높을수록 스트레스를 많이 경험하는 것을 의미한다.

브랜틀리(Brantley) 등이 개발한 일상적 스트레스 평가서(daily stress inventory: DSI)는 미국에서 상용화되어 널리 활용되고 있는 검사법이다. 우리나라에서는 김재진 등(1998)이 한국어 척도를 개발하였다(〈표 7-8〉 참조). 이 검사지는 일상생활에서 일반인들이 어느 사건에서 얼마나 스트레스를 받는지를 평가하기 위하여 고안되었다. 총 58문항으로 구성되어 있고, 1~7점 척도로 평가한다. 잠자기 전에 그날 있었던 일을 돌아보고 작성한다.

일상적 스트레스 평가서는 일정 기간 동안 매일 작성해야 하며, 문항수가 많기 때문에 선별검사나 일반 진단검사로는 적합하지 않지만, 타당도가 높은 척도이므로 스트레스 연구 등에서 널리 활용된다. 흔히 경험되는 사소한 스트레스 요인들의 수와 상대적인 강도를 측정하게 되며, 매일의 평가를 통해 한 주일간 혹은 한 달간의 스트레스를 연속적으로 측정한다.

〈표 7-7〉 스트레스 인자 지각 척도

1. (자신이 원했든지 아니든지 간에) 일, 직업 및 학교와 관련된 압박감의 정도는?

0	1	2	3	4	5	6	7	8	9
전혀 없음	거의 없음	드물게 있음	약간 있음	웬만큼 있음	상당히 있음	약간 심함	웬만큼 심함	꽤 심함	극도로 심함

2. 대인관계(가족 및 기타 중요한 사람들과의 관계)에 있어서의 압박감의 정도는?

0	1	2	3	4	5	6	7	8	9
전혀 없음	거의 없음	드물게 있음	약간 있음	웬만큼 있음	상당히 있음	약간 심함	웬만큼 심함	꽤 심함	극도로 심함

3. 대인관계의 변화(사망, 출생, 결혼, 이혼 등)로 인한 압박감의 정도는?

0	1	2	3	4	5	6	7	8	9
전혀 없음	거의 없음	드물게 있음	약간 있음	웬만큼 있음	상당히 있음	약간 심함	웬만큼 심함	꽤 심함	극도로 심함

4. (자신 혹은 타인의) 병이나 상해에 의한 압박감의 정도는?

0	1	2	3	4	5	6	7	8	9
전혀 없음	거의 없음	드물게 있음	약간 있음	웬만큼 있음	상당히 있음	약간 심함	웬만큼 심함	꽤 심함	극도로 심함

5. 금전적인 문제로 인한 압박감의 정도는?

0	1	2	3	4	5	6	7	8	9
전혀 없음	거의 없음	드물게 있음	약간 있음	웬만큼 있음	상당히 있음	약간 심함	웬만큼 심함	꽤 심함	극도로 심함

6. 일상적인 것이 아닌 사건들(범죄, 자연재해, 우발사고, 이사 등)로 인한 압박감의 정도는?

0	1	2	3	4	5	6	7	8	9
전혀 없음	거의 없음	드물게 있음	약간 있음	웬만큼 있음	상당히 있음	약간 심함	웬만큼 심함	꽤 심함	극도로 심함

7. 일상생활 중에 일어나는 사소한 변화(동사무소, 우체국 등을 가는 일 등) 때문에 생기는 압박감의 정도는?[일상생활 중 변화가 없다면 그것(권태) 때문에 생기는 압박감의 정도를 표시하십시오.]

0	1	2	3	4	5	6	7	8	9
전혀 없음	거의 없음	드물게 있음	약간 있음	웬만큼 있음	상당히 있음	약간 심함	웬만큼 심함	꽤 심함	극도로 심함

8. 지난 일주일 간 전반적으로 느낀 압박감의 정도는?

0	1	2	3	4	5	6	7	8	9
전혀 없음	거의 없음	드물게 있음	약간 있음	웬만큼 있음	상당히 있음	약간 심함	웬만큼 심함	꽤 심함	극도로 심함

〈표 7-8〉 일상적 스트레스 평가서

* 각 문항에 점수를 부여한다.

        1점: 일어났지만 스트레스는 아니었다.
        2점: 아주 경미한 스트레스였다.
        3점: 경미한 스트레스였다.
        4점: 어느 정도 스트레스였다.
        5점: 심한 스트레스였다.
        6점: 매우 심한 스트레스였다.
        7점: 공포감(공황상태)에 빠졌다.

문 항	1점	2점	3점	4점	5점	6점	7점
1. 대화하는 도중에 누가 끼어들어 방해를 받았다.							
2. 다른 사람 때문에 일을 제대로 하지 못했다.							
3. 아이(들) 때문에 화가 났다.							
4. 다른 사람에게 무시당했다.							
5. 어쩔 수 없이 사람을 만나야(모임에 참석해야) 했다.							
6. 어떤 사람이 나와의 약속을 어겼다.							
7. 어떤 사람으로부터 듣기를 기대했던 말을 듣지 못했다.							
8. 어떤 사람이 허락 없이 내 물건을 빌려 갔다.							
9. 배우자(이성 친구)와 말다툼을 했다.							
10. 다른 사람(배우자, 이성 친구 제외)과 말다툼을 했다.							
11. 권위자(윗사람, 상사)와 맞서게 되었다.							
12. 난처하거나 당혹스러웠다.							
13. 일(공부, 시험)의 성과가 엉망이었다.							
14. 많은 사람 앞에서 말(발표, 연주)을 해야 했다.							
15. 평소에 익숙하지 않은 일을 하게 되었다.							
16. 일(공부)을 끝마칠 수가 없었다.							
17. 출근/약속 시간에 지각을 했다.							
18. 운동시합/게임에서 실력을 제대로 발휘하지 못했다.							
19. 오늘 하루 계획했던 일을 다하지 못했다.							
20. 일들이 정리되지 않고 뒤죽박죽이었다.							
21. 어떤 것이 이해가 되지 않았다.							
22. 바람직하지 못한 습관(과식, 흡연 등)을 중단하였다.							
23. 내가 특별히 싫어하는 일을 당했다.							
24. 미래에 대해 곰곰이 생각하였다.							
25. 나쁜 소식을 들었다.							

항목						
26. 다른 사람의 문제에 대해 걱정하였다.						
27. 끝마치지 못한 일에 대해 곰곰이 생각하였다.						
28. 일/활동 중에 방해를 받았다.						
29. 원하지 않던 신체적 접촉(혼잡, 떠밀림)이 있었다.						
30. 명상/휴식 도중에 방해를 받았다.						
31. 마음을 심란하게 하는 TV쇼/영화/책 등을 보았다.						
32. 재산상 손해를 입었다.						
33. 경미한 사고를 당했다.						
34. 경제적 문제로 고민하였다.						
35. 차가 고장 났다.						
36. 날씨가 나빴다.						
37. 교통이 막혀 애를 먹었다.						
38. 예상하지 못한 비용을 지출하였다.						
39. 예상보다 훨씬 더 기다렸다.						
40. 수면에 방해를 받았다.						
41. 무서운 상황을 경험하였다.						
42. 다해 놓은 일을 누가 망쳐 놓았다.						
43. 비난을 받거나 욕설을 들었다.						
44. 식당이나 업소 종업원에게 무례한 대우를 받았다.						
45. 오해를 받았다.						
46. 어떤 사람이 새치기를 하였다.						
47. 병/임신이 아주 걱정스러웠다.						
48. 어떤 것을 제자리에 두지 않아 찾기 어려웠다.						
49. 제시간에 맞추기 위해 서둘러야 했다.						
50. 해야 할 일이나 어떤 사실을 깜박 잊었다.						
51. 사려고 한 물건이 가게에 없었다.						
52. 어떤 사람과 경쟁을 하였다.						
53. 병 혹은 신체적 불편함을 겪었다.						
54. 누가 나를 빤히 쳐다보았다.						
55. 음식(개인물품)을 다 먹고(써 버리고) 없었다.						
56. 하고 싶지 않던 일을 했다.						
57. 외모에 신경이 쓰였다.						
58. 위험을 가까스로 모면했다.						
합 계						

4) 스트레스 취약성 평가

1985년 보스턴대학교 메디컬센터의 라일 밀러(Lyle Miller)와 알마 스미스(Alma Smith)에 의해 개발된 스트레스 취약성 평가는 평소의 생활양식, 생활환경, 대처자원을 전반적으로 검토하여 스트레스에 취약한 정도를 평가한다(〈표 7-9〉 참조). 20개의 문항으로

〈표 7-9〉 스트레스 취약성 평가

문 항	항상 그렇다	대체로 그렇다	종종 그렇다	그렇지 않은 편이다	전혀 그렇지 않다
	0점	1점	2점	3점	4점
1. 최소 하루 한 끼는 따뜻하고 균형 있는 양질의 식사를 한다.					
2. 적어도 일주일에 4일은 7~8시간 수면을 취한다.					
3. 사람들과 적당히 애정을 주고받고 있다.					
4. 사는 곳에서 반경 1km 안에 긴급하게 도움을 청할 사람이 있다.					
5. 적어도 일주일에 두 번은 땀이 날 때까지 운동한다.					
6. 하루 피우는 담배는 반 갑 이하다.					
7. 일주일에 음주 횟수는 2회 이하다.					
8. 정상 체중을 유지한다.					
9. 수입은 생활에 지장이 없는 정도가 된다.					
10. 종교적(영적) 신념이 있으며 그로부터 힘을 얻는다.					
11. 클럽이나 모임에 정상적으로 나간다.					
12. 인맥을 어느 정도 유지하고 있다.					
13. 사적인 문제를 터놓고 의논하는 사람이 있다.					
14. 카페인이 든 음료를 마시는 횟수는 하루 3회 이하다.					
15. 화 나거나 걱정이 있을 때 상대방에게 솔직히 말한다.					
16. 가족과 집안 문제를 상의하여 결정한다.					
17. 일주일에 적어도 한 번은 재미있는 일을 한다.					
18. 나는 내 시간을 효율적으로 사용한다.					
19. 시력, 청력, 치아 등이 건강하다.					
20. 매일 잠시라도 혼자 조용히 지내는 시간을 갖는다.					
합 계					

이루어져 있고, 0~4점으로 응답하도록 되어 있다. 총점이 0~10점이면 스트레스에 잘 대처할 수 있는 조건을 갖추고 있는 것으로 볼 수 있다. 11~29점까지는 대체로 양호한 것으로 평가된다. 30~49점은 다소 취약, 50~74점은 상당히 취약, 75점 이상이면 극도로 취약한 것으로 볼 수 있다.

5) 스트레스 대처 방식 평가

캘리포니아 카이저퍼머넌트 메디컬센터(Kaiser Permanente Medical Center)의 짐 보이어스(Jim Boyers)가 1999년에 개발한 스트레스 대처 양식 질문지(coping style questionnaire)는 스트레스를 경험할 때 자신의 행동 방식을 평가한다(〈표 7-10〉 참조). 각 문항에 해당 여부를 표시한 다음, 표시한 짝수 항목과 홀수 항목의 수를 비교한다. 짝수 항목이 많으면 잘 대처하고 있는 것으로, 홀수 항목이 많으면 대처 방식에 개선이 필요한 것으로 볼 수 있다.

홀수 항목이 더 적다는 것만으로 대처 방식이 양호하다고 판단할 수는 없다. 짝수 항목이 적은데 홀수 항목이 좀 더 적어서 그러한 결과가 나온 것이라면, 좋은 대처 방식의 레퍼토리도 거의 가지고 있지 않다는 의미가 된다. 따라서 홀수 항목에 해당하는 방법들을 지양하는 동시에, 짝수 항목에 해당하는 방법들은 더 많이 활용하도록 노력하는 것이 바람직하다.

대처 방식을 영역별로 세분하여, 피검자가 주로 어떤 대처 방식을 사용하고 있는지 검사할 수 있다. 〈표 7-11〉은 김정희(1995)가 개발한 스트레스 대처 방식 척도에서 일부 문항들을 제거하고 계산이 용이하도록 스트레스통합치료연구소가 수정한 것이다. 이 척도는 30개의 문항으로 구성되어 있으며, 대처 방식을 다섯 가지 하위 영역, 즉 과제에 집중, 사회적 지지 추구, 타협, 긍정화, 기분 전환으로 나누어 평가한다.

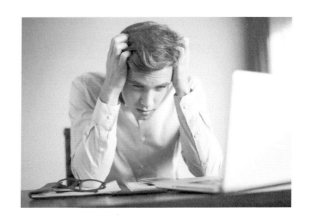

〈표 7-10〉 스트레스 대처 양식 질문지

문 항	해당 여부
1. 일을 위해 개인적인 감정은 자제한다.	
2. 친구들을 만나서 대화하고 위안을 얻는다.	
3. 평소보다 많이 먹는다.	
4. 운동을 한다.	
5. 주변 사람들에게 화를 내고 짜증을 부린다.	
6. 모든 일을 멈추고 편안한 자세로 잠깐 동안 휴식을 취한다.	
7. 담배를 피우거나 카페인 음료(커피, 홍차, 콜라 등)를 마신다.	
8. 문제의 근원이 무엇인지 파악하고 상황을 변화시키기 위해 노력한다.	
9. 감정적으로 위축되어 하루를 조용히 보낸다.	
10. 문제에 대한 시각을 바꾸고 좀 더 낙관적으로 바라본다.	
11. 평소보다 잠을 많이 잔다.	
12. 며칠 휴가를 내고 일에서 벗어난다.	
13. 쇼핑으로 기분을 전환한다.	
14. 친구들과 가벼운 수다를 떨거나 농담을 하면서 나쁜 기분을 털어 낸다.	
15. 평소보다 술을 많이 마신다.	
16. 혼자 즐기는 취미나 흥미 있는 일에 몰두한다.	
17. 신경안정제, 수면제 같은 약을 복용한다.	
18. 영양가 있는 음식들을 먹는다.	
19. 문제되는 상황을 무시하고 지나가기만을 바란다.	
20. 기도, 명상 등을 한다.	
21. 문제 상황을 걱정하면서 행동하는 것을 두려워한다.	
22. 내가 할 수 있는 일들에 집중하려고 하고, 내가 할 수 없는 것들은 포기한다.	
홀수 문항 합계	
짝수 문항 합계	

각 문항을 0~4점으로 평가한 후 하위 영역별 문항들을 골라 합산한 다음 평균 점수를 산출한다. 다섯 가지 대처 방식의 하위 영역들이 사용되는 정도를 비교해 본다. 30개 문항 가운데 상대적으로 점수가 낮은 문항들을 살펴보고 해당 대처 방식을 개발함으로써 다양한 스트레스 상황에서 더욱 유연하고 효율적인 대처가 가능하도록 한다.

〈표 7-11〉 스트레스 대처 방식 척도

문 항	전혀 아니다	약간 그렇다	보통이다	상당히 그렇다	아주 많이 그렇다
	0점	1점	2점	3점	4점
1. 문제의 해결책을 찾으려고 적극적으로 노력한다.					
2. 다른 사람들과 정보를 교환한다.					
3. 상대방의 기분을 맞추어 준다.					
4. 가능하면 모든 일을 기분 좋게 받아들이려고 마음먹는다.					
5. 일기를 쓴다.					
6. 문제를 해결하기 위해 최선을 다한다.					
7. 그 일을 잘 알고 있는 사람에게 정보를 구한다.					
8. 다른 사람들의 도움을 받아들인다.					
9. 상대방을 이해하려고 노력한다.					
10. 앞으로 할 일에 대해 구체적인 계획을 세운다.					
11. 문제해결을 위하여 내가 해야 할 일을 하나씩 해 나간다.					
12. 조언을 청해 듣는다.					
13. 긍정적이고 낙관적인 방향으로 생각한다.					
14. (시, 수필 등) 글을 쓴다.					
15. 시간을 효율적으로 활용하려고 애쓴다.					
16. 새로운 대안이나 목표를 찾는다.					
17. 그 일에 대하여 누군가에게 적극적인 도움을 찾는다.					
18. 나 자신을 버리고 상대방의 입장에 맞추려고 노력한다.					
19. 상대방의 이해를 구하려고 노력한다.					
20. 갈등 상대와 화해하거나 타협한다.					
21. 상대방과 친해지기 위해서 내가 먼저 적극적으로 행동한다.					
22. 긍정적인 미래를 생각한다.					
23. 산책이나 여행을 한다.					
24. 굳은 결심을 하고 극복하고자 한다.					
25. 문제 자체를 분석해 보거나 조사해 본다.					
26. 주변에 있는 사람들과 이야기한다.					
27. 남을 도와주거나 호의를 베푼다.					
28. 마음을 편안하게 갖는다.					
29. 그 상황을 나에게 유리하게 해석한다.					
30. 마음을 다스리는 행동을 한다.					

	하위 영역	해당 문항	영역 합계 (a)	문항수 (b)	영역 평균 (a/ b)
평 가	과제에 집중	1+6+10+11+15+16+24+25		8	
	사회적 지지 추구	2+7+8+12+17+26		6	
	타협	3+9+18+19+20+21+27		7	
	긍정화	4+13+22+28+29		5	
	기분 전환	5+14+23+30		4	

6) 회복탄력성 평가

지난 20여 년 동안 회복탄력성(resilience)에 관한 연구가 다방면에서 활발히 이루어졌다. 회복탄력성이 건강, 웰빙, 성공에 미치는 영향에 대한 관심이 크게 증가하면서, 삶의 각종 도전에 대한 저항력 또는 회복력을 설명하는 핵심 개념이 되고 있다.

아동 · 청소년은 성인에 비해 스트레스성 자극이나 환경에 대한 결정권, 통제력 등이 제한될 수밖에 없기 때문에 실질적인 대처기술 못지않게 회복탄력성이라는 내적 자원이 중요한 대처자원이 된다. 원래 회복탄력성에 대한 연구도 스트레스성 환경에 놓인 아동들을 관찰하는 발달심리학적 관점에서 시작되었다. [주: 5장 3, '1) 스트레스와 성격이론'을 참고하라.]

〈표 7-12〉는 신우열 등(2009)이 중학생부터 대학생까지 적용할 수 있도록 개발한 회복탄력성 평가 척도다. 총 27개 문항으로 이루어져 있으며, '전혀 그렇지 않다'에서부터 '매우 그렇다'까지 5점 척도로 평가한다. 일부 문항은 역채점하므로 주의해야 한다. 점수가 높을수록 회복탄력성이 높은 것을 의미한다. 일괄적으로 적용할 수 있는 절단점을 제시하기는 어려우나, 대략 90점 정도면 평균 수준으로, 105점 이상이면 상위 15% 내에 드는 우수한 회복탄력성을 가진 것으로 볼 수 있다.

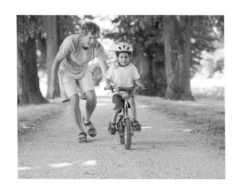

성인들에게 적용할 수 있는 회복탄력성 평가 척도들도 많이 개발되어 있지만, 회복탄력성에 대한 연구자들의 정의가 아직 일치하지 않음으로 인하여 이를 평가하는 기준과 방법에도 차이가 있으며 표준 측정법으로 인정할 수 있는 것은 아직 없다(Windle et al., 2011).

〈표 7-12〉 회복탄력성 평가 척도

문 항	전혀 그렇지 않다	그렇지 않다	보통 이다	어느 정도 그렇다	매우 그렇다
1. 문제가 생기면 여러 가지 가능한 해결 방안에 대해 먼저 생각한 후에 해결하려고 노력한다.	1	2	3	4	5
2. 어려운 일이 생기면 그 원인이 무엇인지 신중하게 생각한 후에 해결하려고 노력한다.	1	2	3	4	5
3. 나는 대부분의 상황에서 문제의 원인을 잘 알고 있다고 믿는다.	1	2	3	4	5
4. 나는 어려운 일이 닥쳤을 때 감정을 통제할 수 있다.	1	2	3	4	5
5. 내가 무슨 생각을 하면 그 생각이 내 기분에 어떤 영향을 미칠지 잘 알아챈다.	1	2	3	4	5
6. 이슈가 되는 문제를 가족이나 친구들과 토론할 때 감정을 잘 통제할 수 있다.	1	2	3	4	5
7. 당장 해야 할 일이 있으면 나는 어떠한 유혹이나 방해도 잘 이겨 낼 수 있다.	1	2	3	4	5
8. 아무리 당황스럽고 어려운 상황이 닥쳐도 나는 내가 어떤 생각을 하고 있는지 스스로 잘 안다.	1	2	3	4	5
9. 일이 생각대로 잘 안 풀리면 쉽게 포기하는 편이다.	5	4	3	2	1
10. 나는 감사해야 할 것이 별로 없다.	5	4	3	2	1
11. 내가 고맙게 여기는 것을 모두 적는다면 아주 긴 목록이 될 것이다.	1	2	3	4	5
12. 세상을 둘러볼 때 내가 고마워할 것이 별로 없다.	5	4	3	2	1
13. 내 인생의 여러 가지 조건이 만족스럽다.	1	2	3	4	5
14. 나는 내 삶에 만족한다.	1	2	3	4	5
15. 나는 내 삶에서 중요하다고 생각한 것들은 다 갖고 있다.	1	2	3	4	5
16. 열심히 일하면 언제나 보답이 있으리라고 생각한다.	1	2	3	4	5
17. 맞든 아니든, '아무리 어려운 문제라도 나는 해결할 수 있다'고 믿는 것이 좋다고 생각한다.	1	2	3	4	5
18. 어려운 상황이 닥쳐도 나는 모든 일이 다 잘 해결될 거라고 확신한다.	1	2	3	4	5
19. 나와 정기적으로 만나는 사람들은 대부분 나를 싫어하게 된다.	5	4	3	2	1
20. 서로 마음을 터놓고 이야기할 수 있는 친구가 거의 없다.	5	4	3	2	1
21. 서로 도움을 주고받는 친구가 별로 없는 편이다.	5	4	3	2	1
22. 나는 재치 있는 농담을 잘한다.	1	2	3	4	5

23. 나는 내가 표현하고자 하는 바에 대한 적절한 문구나 단어를 잘 찾아낸다.	1	2	3	4	5
24. 나는 분위기나 대화 상대에 따라 대화를 잘 이끌어 갈 수 있다.	1	2	3	4	5
25. 사람들의 얼굴 표정을 보면 어떤 감정인지 일 수 있다.	1	2	3	4	5
26. 슬퍼하거나 화를 내거나 당황하는 사람을 보면 그들이 어떤 생각을 하는지 잘 알 수 있다.	1	2	3	4	5
27. 동료가 화를 낼 경우 나는 그 이유를 꽤 잘 아는 편이다.	1	2	3	4	5
합 계					

7) A형 행동유형, D형 행동유형 평가

프리드먼(Friedman)과 로젠먼(Rosenman)이 정의한 A형 행동유형 성향을 평가하는 도구로, 보트너(Bortner)의 A형 행동유형 평정 척도, 젠킨스(Jenkins) 활동검사지, 플래밍험(Framingham) A유형 척도지, 찰스워스(Charlesworth)와 네이션(Nathan)의 A형 행동유형 평가지, 로젠먼의 구조화된 면접 기법 등을 이용할 수 있다. 여기서는 보트너가 개발한 평정 척도를 소개한다(Bortner, 1969).

보트너의 평정 척도(⟨표 7-13⟩ 참조)에는 서로 상반되는 행동 양식으로 구성된 14개의 문항이 제시되어 있다. 문항마다 24단계의 칸 중 자신의 행동 양식에 가깝다고 생각하는 위치에 표시한다. 실제 검사에서는 각 칸에 쓰인 숫자가 보이지 않도록 하여 피검자가 칸의 상대적 위치만 고려할 수 있도록 한다.

표시된 14개 항목의 점수를 더해서 14로 나누어 평균을 구한다. 평균 점수 15점 이상은 A형 행동유형으로 볼 수 있다. 11~15점은 A형과 B형 행동이 혼재되어 있는 것으로 본다. 10점 이하는 B형 행동유형으로 본다.

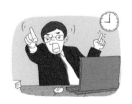
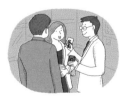
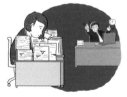
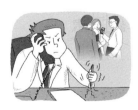

A형 행동유형　　　　B형 행동유형　　　　C형 행동유형　　　　D형 행동유형

〈표 7-13〉 보트너의 A형 행동유형 평정 척도

A형 행동유형 평정 척도		
1	약속 시간에 절대로 늦지 않기 위해 최선을 다한다.	약속 시간을 지키는 것에 크게 신경 쓰지 않는다.
	24 23 22 21 20 19 18 17 16 15 14 13 12 11 10 9 8 7 6 5 4 3 2 1	
2	사소한 일에는 경쟁하지 않는 편이다.	모든 상황에서 승부욕을 보이는 편이다.
	1 2 3 4 5 6 7 8 9 10 11 12 13 14 15 16 17 18 19 20 21 22 23 24	
3	다른 사람이 이야기를 끝낼 때까지 기다리지 않는 편이다. 일단 고개를 끄덕이고 상대방의 말을 끊은 후 상대의 말을 요약해 정리한다.	잘 들어 주는 편이다. 상대의 이야기가 아무리 장황해도 끝까지 들어 준다.
	24 23 22 21 20 19 18 17 16 15 14 13 12 11 10 9 8 7 6 5 4 3 2 1	
4	항상 바쁘다. 언제나 시간이 부족하다고 느낀다.	주변 상황이 아무리 급해도 서두르지 않는다.
	24 23 22 21 20 19 18 17 16 15 14 13 12 11 10 9 8 7 6 5 4 3 2 1	
5	인내심 있게 기다릴 줄 안다.	기다리는 것을 잘 참지 못한다.
	1 2 3 4 5 6 7 8 9 10 11 12 13 14 15 16 17 18 19 20 21 22 23 24	
6	목표를 달성하기 위해 최선을 다한다. 맡은 일에 끝까지 노력한다.	되는 대로 일한다. 별로 걱정하지 않는다.
	24 23 22 21 20 19 18 17 16 15 14 13 12 11 10 9 8 7 6 5 4 3 2 1	
7	한 번에 한 가지 일을 하며 다른 일을 시작하려면 이전 일을 끝내야 한다. 지금 일에만 집중한다.	항상 여러 가지 일을 한꺼번에 한다. 다음에 해야 할 일을 생각하며 일한다.
	1 2 3 4 5 6 7 8 9 10 11 12 13 14 15 16 17 18 19 20 21 22 23 24	
8	말을 할 때 힘차고 단호하다.	천천히 침착하게 말하며 앞뒤를 생각하며 말한다.
	24 23 22 21 20 19 18 17 16 15 14 13 12 11 10 9 8 7 6 5 4 3 2 1	
9	내 장점이 다른 사람들에게 인정받기 원한다.	다른 사람이 어떻게 생각하든 내 만족이 중요하다.
	24 23 22 21 20 19 18 17 16 15 14 13 12 11 10 9 8 7 6 5 4 3 2 1	

10	나는 모든 것을 빨리 처리한다.																	침착하고 느긋하게 일을 처리한다.						
	24	23	22	21	20	19	18	17	16	15	14	13	12	11	10	9	8	7	6	5	4	3	2	1

11	모든 것을 침착하게 받아들이고 걱정하지 않는다.												모든 것을 심각하게 생각하면서 일을 진행해 나간다.										
	1	2	3	4	5	6	7	8	9	10	11	12	13	14	15	16	17	18	19	20	21	22	23	24

12	내 감정을 침착하고 솔직하게 표현한다.												감정이나 분노를 과장되게 표현한다.										
	1	2	3	4	5	6	7	8	9	10	11	12	13	14	15	16	17	18	19	20	21	22	23	24

13	일 외에도 관심거리가 많다.												일 외에는 관심이 없다.										
	1	2	3	4	5	6	7	8	9	10	11	12	13	14	15	16	17	18	19	20	21	22	23	24

14	내 일이나 상황에 만족한다.												나는 야심적이고 사회적 지위가 더 나아지기를 바란다.										
	1	2	3	4	5	6	7	8	9	10	11	12	13	14	15	16	17	18	19	20	21	22	23	24

| 평 균 | | | | | | | | | | | | | | | | | | | | | | | | |

A형 행동유형처럼 심장질환의 위험이 높은 D형 행동유형을 정의한 요한 데놀릿 (Johan Denollet)은 14문항으로 구성된 D형 행동유형 평정 척도(Type D Scale-14: DS14)를 개발하였다(Denollet, 2005). 이 진단지는 부정적 정서성(negative affectivity: NA)을 평가하는 7문항과 사회적 폐쇄성(social inhibition: SI)을 평가하는 7문항으로 이루어져 있다. 문항 1과 3은 점수를 역으로 합산한다.

부정적 정서성은 성별에 따라 점수 해석이 다르다. 남자의 점수일 경우에는 7~10점은 평균보다 높음, 11~16점은 높음, 17점 이상은 매우 높음으로 해석한다. 여자의 점수일 경우에는 9~12점은 평균보다 높음, 13~18점은 높음, 19점 이상은 매우 높음으로 해석한다.

사회적 폐쇄성은 남녀 동일하게 12~15점은 평균보다 높음, 16~21점은 높음, 22점 이상은 매우 높음으로 해석한다. 부정적 정서성과 사회적 폐쇄성 점수가 모두 10점 이상이면 D형 행동유형에 해당하는 것으로 본다.

〈표 7-14〉 D형 행동유형 평정 척도

문 항	그렇지 않다	그렇지 않은 편이다	보통이다	그런 편이다	그렇다
	0점	1점	2점	3점	4점
1. 사람들을 만날 때 쉽게 접근한다.					
2. 사소한 일로도 자주 소동을 일으킨다.					
3. 종종 잘 모르는 사람들과 대화를 한다.					
4. 자주 불행하다고 느낀다.					
5. 자주 안달하고 화를 낸다.					
6. 종종 사회적 상호작용이 억제되어 있다고 느낀다.					
7. 세상을 비관적으로 본다.					
8. 대화를 시작하기가 어렵다.					
9. 자주 부정적인 기분이 된다.					
10. 나는 폐쇄적인 편이다.					
11. 사람들과 거리를 두는 편이다.					
12. 자주 어떤 일에 대해서 걱정하게 된다.					
13. 자주 맥없고 우울해진다.					
14. 사교적인 만남에서 어떤 이야기를 해야 할지 잘 모르겠다.					
합 계	부정적 정서성 (2+4+5+7+9+12+13)				
	사회적 억제성 (1(역채점)+3(역채점)+6+8+10+11+14)				

8) 적개심, 분노 평가

프리드먼과 로젠먼이 A형 행동유형을 정의한 후 이어진 여러 연구에서 A형 행동유형의 특징적인 요소들이 모두 해로운 것은 아니라는 주장이 제기되었다. 따라서 A형 행동유형의 특성 중 명백히 부정적인 특성들에 대해 주목하게 되었는데, 적개심, 분노, 불안 등이 이에 속한다.

일반 심리 검사 척도들 중에서 적개심, 분노, 불안을 평가할 수 있는 방법이 많이 있다. 예를 들어, 미네소타 다면적 인성검사(Minnesota Multiphasic Personality Inventory: MMPI)를 이용하면 적개심과 불안을 비롯하여 우울증이나 강박증의 성향도 함께 평가할

〈표 7-15〉 적개심 측정법

	문 항	해당 여부
냉소성	슈퍼마켓 소량 품목 계산대에 있을 때 앞 사람이 구입한 상품이 품목 수를 초과하지 않는지 세어 본다.	
	엘리베이터가 오지 않고 있을 때 다른 층에서 어떤 사람이 오래 잡고 있다고 생각한다.	
	가족이나 직장 동료가 어떤 일에 실수하지 않았는지 자주 확인한다.	
분노	교통이 정체되거나 은행, 슈퍼마켓 등에서 오래 기다릴 때 심박동과 호흡이 빨라지는 경험을 한다.	
	일이 잘못되면 소리를 내어 욕을 하고 싶다.	
	누군가 나를 비판하면 곧 화가 치밀어 오른다.	
공격성	엘리베이터가 한 층 위에 오래 서 있을 때 문을 두드린다.	
	다른 사람이 나를 괴롭히면 나중에 되갚을 생각을 한다.	
	뉴스를 시청하다가 뉴스 내용에 대해 소리 내서 불평할 때가 많다.	

수 있다. 그러나 문항이 너무 많고 오랜 시간이 소요되므로 분명한 필요가 확인되는 경우가 아니라면, 스트레스 진단에 포함하기에는 부적합하다. 적개심, 분노, 불안 등 개별적 특성을 평가할 수 있는 간단한 척도들이 개발되어 있고 비교적 쉽게 활용할 수 있다.

적개심과 분노를 평가하는 검사로서, 레드포드 윌리엄스(Redford Williams)가 개발한 적개심 측정법, 레이몬드 노바코(Raymond Novaco)의 분노 유발 검사, 찰스 스필버거(Charles Spielberger) 등이 개발한 분노 표현 척도 등이 있다.

윌리엄스의 적개심 측정법(〈표 7-15〉 참조)은 냉소성, 분노, 공격성 등 세 가지 하위 영역으로 구성되어 있으며, 각 하위 영역에 3개씩의 문항이 주어져 있다. 모든 하위 영역에서 1개 이상의 문항이 해당되거나 전체 9문항 중 4개 이상이 해당되면 적개심이 높다고 볼 수 있다.

노바코의 분노 유발 검사(anger provocative inventory)는 일상에서 흔히 겪을 수 있는 25가지 상황이 문항으로 제시되어 있다(〈표 7-16〉 참조). 각 상황에서 분노를 느끼는 정도를 0~4점으로 응답한다. 합계 0~45점은 분노 유발 정도가 매우 낮은 것으로, 46~55점은 평균보다 낮은 것으로, 56~75점은 평균 수준으로, 76~85점은 분노 유발 성향이 강한 것으로, 86점 이상이면 매우 강한 것으로 볼 수 있다.

〈표 7-16〉 분노 유발 검사

문 항	거의 화나지 않는다	조금 화난다	어느 정도 화난다	매우 화난다	대단히 화난다
	0점	1점	2점	3점	4점
1. 새로 구입한 가전제품의 포장을 풀어 전원을 꽂았으나 작동하지 않는다.					
2. 수리공이 부당한 요금을 청구한다.					
3. 다른 사람의 잘못은 지적되지 않고 유독 내 잘못만 지적된다.					
4. 차를 진흙이나 눈구덩이에 빠뜨렸다.					
5. 사람들이 내 말에 대답하지 않는다.					
6. 어떤 사람이 대단한 사람인 것처럼 거드름을 피운다.					
7. 식당에서 커피 넉 잔을 조심스럽게 운반하고 있는데 누가 부딪혀 커피를 쏟았다.					
8. 옷을 걸어 놓았는데 누군가 건드려 바닥에 떨어뜨려 놓고 그냥 지나간다.					
9. 상점에 갔는데 점원이 계속 따라다니며 구매를 권유한다.					
10. 놀림이나 조롱을 당한다.					
11. 어떤 사람과 함께 어디에 가기로 했는데 그 사람이 약속 시간 직전에 약속을 취소한다.					
12. 교통신호가 아직 바뀌지 않았는데 뒤차가 경적을 계속 울린다.					
13. 운전 중 길을 잘못 들어 다시 나오는데 누군가 나에게 운전을 못한다고 뒤에서 소리친다.					
14. 다른 사람이 자기 실수를 내 탓으로 돌린다.					
15. 집중하려 애쓰는데 주변 사람이 발로 바닥을 계속 두드린다.					
16. 중요한 책이나 물건을 빌려 간 사람이 돌려주지 않는다.					
17. 내가 매우 바쁜데 배우자가 오늘 약속했던 중요한 일을 내가 잊었다고 불평한다.					
18. 중요한 문제를 상의하려는데 상대방이 이야기할 기회를 주지 않는다.					
19. 어떤 사람이 별로 알지도 못하면서 우기고 논쟁을 하려 든다.					
20. 다른 사람과 대화하는데 어떤 이가 끼어든다.					
21. 급하게 어딘가 가는데 앞차가 너무 느리게 운전하고 있고, 추월을 할 수도 없다.					
22. 길을 가다가 껌을 밟았다.					
23. 길을 지나는데 근처에 있던 무리가 조롱한다.					
24. 어딘가 급히 가다가 뾰족한 곳에 걸려 좋은 옷이 찢어졌다.					
25. 동전을 자판기(공중전화)에 넣었는데 작동하지 않고 동전만 잃었다.					
합 계					

〈표 7-17〉 분노 표현 척도

문 항	거의 아니다 1점	가끔 그렇다 2점	자주 그렇다 3점	항상 그렇다 4점
1. 참지 못하고 생각 없이 바로 화를 낸다.				
2. 불 같은 성격을 가지고 있다.				
3. 화를 내는 횟수가 잦다.				
4. 다른 사람의 잘못 때문에 내 일이 지장을 받으면 화가 난다.				
5. 내가 하는 일을 인정받지 못하면 속이 상한다.				
6. 화가 날 때 격노한다.				
7. 화가 날 때 나쁜 용어를 사용한다.				
8. 다른 사람 앞에서 비난받으면 격분한다.				
9. 좌절감을 느낄 때에는 누군가를 마구 때려 주고 싶다.				
10. 일을 잘했는데도 좋지 않은 평가를 받으면 화를 낸다.				
합 계				

노바코의 분노 유발 검사는 일상에서 분노를 일으키는 정도를 평가하는 데 비해서, 스필버거 등이 개발한 분노 표현 척도(Spielberger et al., 1970)는 실제로 얼마나 분노를 표현하게 되는지 평가한다(〈표 7-17〉 참조). 이 척도는 10개의 항목으로 구성되어 있으며, 각 항목을 1~4점으로 평가한다. 총점이 15점 미만이면 화를 잘 내지 않는 것으로, 15~21점은 보통으로, 22점 이상은 화를 잘 내는 것으로 볼 수 있다.

9) 화병 진단

화병은 우리나라 사람들이 분노라는 감정을 처리하는 데 매우 취약하며, 화를 참고 속으로 삭이는 경향이 높다는 것을 잘 보여 준다. 심리·생리적 기질도 취약성을 제공할 수 있겠지만, 사회·문화적 환경이 더욱 중요한 취약성의 근원으로 생각된다. 분노를 억누르고 가슴 속에 쌓아 두는 것이 심혈관계 질환이나 암 발생의 위험을 높인다는 것은 C형 행동유형을 설명하면서 이미 언급한 바 있다.

김종우 등(2004)이 개발한 화병 면담 검사(〈표 7-18〉 참조)를 소개한다. 이 검사지는 총 7개의 문항군으로 이루어져 있다. 화병 진단 기준에 포함되어 있는 증상들을 확인하기 위한 4가지 영역의 문항들 외에도 스트레스 관련 유무 및 심리 · 사회적 기능 저하를 평가하기 위한 2개 문항, 제외 기준을 확인하기 위한 1개 문항이 포함되어 있다.

이 검사지는 면접자 평가 방식이다. 증상이 존재하지 않을 경우 1점, 증상이 존재하기는 하나 강도가 진단 기준에 미치지 못할 때에는 2점, 증상이 존재할 때에는 3점을 부여한다. 모든 항목이 진단 기준에 충족되었을 때 최종적으로 화병으로 진단된다.

화병은 우울증과의 공병률이 높으므로 우울증과의 감별이 중요하다. 우울증 환자는 전반적 태도가 침울하고 정신적 증상을 주로 나타내며 우울감을 가장 많이 호소하는 반면, 화병 환자는 적극적으로 자신을 표현하며 신체 증상을 주로 나타내고 분노와 억울함을 더 많이 호소한다.

〈표 7-18〉 화병 면담 검사

평가 내용	문항	해당 여부
A. 핵심 신체 증상 (4가지 중 3가지 이상)	가슴의 답답함	
	열감	
	치밀어 오름	
	목이나 명치에 뭉쳐진 덩어리가 느껴짐	
B. 핵심 심리 증상 (2가지 중 1가지 이상)	억울하고 분한 감정을 자주 느낌	
	마음의 응어리나 한	
C. 관련 신체 증상 (4가지 중 2가지 이상)	입이 마르거나 목이 마름	
	두통이나 어지러움	
	잠들기 어렵거나 자주 깸	
	가슴이 두근거림	
D. 관련 심리 증상 (3가지 중 2가지 이상)	사소한 일에도 화가 나거나 분노가 치밂	
	삶이 허무하게 느껴지거나 자신이 초라하고 불쌍하게 느껴짐	
	두렵거나 깜짝깜짝 놀람	
E. 심리 · 사회적 기능 저하	집안일, 직장일, 대인관계상의 어려움	
F. 관련 스트레스	증상과 관련된 스트레스	
G. 의학적 질병	의학적 질병 유무, 약물 복용 여부	

10) 불안 평가

불안의 형태나 그 정도에 대한 평가 방법도 매우 다양하다. 흔히 사용되는 것으로는 벡(Beck)의 불안척도(Beck's anxiety inventory: BAI), 스필버거 등의 상태−특성 불안 척도 (state-trait anxiety inventory: STAI), 테일러(Taylor)의 현재성 불안척도(manifest anxiety scale: MAS), 해밀턴(Hamilton)의 불안척도(Hamilton anxiety scale: HAS) 등이 있다. 그 외에 투사

〈표 7-19〉 벡의 불안척도

문 항	전혀 느끼지 않았다	조금 느꼈다	상당히 느꼈다	심하게 느꼈다
	0점	1점	2점	3점
1. 가끔씩 몸이 저리고 쑤시며 감각이 마비된 느낌을 받는다.				
2. 흥분된 느낌을 받는다.				
3. 가끔씩 다리가 떨리곤 한다.				
4. 편안하게 쉴 수가 없다.				
5. 매우 나쁜 일이 일어날 것 같은 두려움을 느낀다.				
6. 어지러움(현기증)을 느낀다.				
7. 가끔씩 심장이 두근거리고 빨리 뛴다.				
8. 침착하지 못하다.				
9. 자주 겁을 먹고 무서움을 느낀다.				
10. 신경이 과민해져 있다.				
11. 가끔씩 숨이 막히고 질식할 것 같다.				
12. 자주 손이 떨린다.				
13. 안절부절못해 한다.				
14. 미칠 것 같은 두려움을 느낀다.				
15. 가끔씩 숨쉬기 곤란할 때가 있다.				
16. 죽을 것 같은 두려움을 느낀다.				
17. 불안한 상태에 있다.				
18. 자주 소화가 잘 안 되고 속이 불편하다.				
19. 가끔씩 기절할 것 같다.				
20. 자주 얼굴이 붉어지곤 한다.				
21. 땀을 많이 흘린다(더위로 인한 것은 제외).				
합 계				

적 심리 검사도 가능하고, 피부전도, 심박수, 호흡 등의 생리적 지표를 측정하여 불안을 평가하는 방법도 있다.

아론 벡(Aaron Beck)의 불안척도(〈표 7-19〉 참조)는 불안 증상의 인지적·정서적·신체적 영역을 포함하는 21개 문항으로 구성되어 있는데, 특히 우울과 불안을 구별하기 위한 목적으로 개발된 것이다(Beck et al., 1988). 지난 한 달 동안 경험한 불안의 정도를 0~3점까지의 척도상에 표시하고 전체 점수를 합산한다. 국내에서 이 척도를 이용하여 수행되었던 연구 결과들에 근거해서 보면, 15점 이상이면 평균보다 불안이 높은 것으로, 22~26점이면 관찰과 개입을 고려해야 하는 불안 상태로, 27~31점이면 심한 불안

〈표 7-20〉 **특성불안 척도**

문 항	거의 그렇지 않다	가끔 그렇다	자주 그렇다	거의 언제나 그렇다
1. 나는 기분이 좋다.	4	3	2	1
2. 나는 쉽게 피로해진다.	1	2	3	4
3. 나는 울고 싶은 심정이다.	1	2	3	4
4. 나도 다른 사람들처럼 행복했으면 한다.	1	2	3	4
5. 나는 마음을 빨리 정하지 못해서 실패를 한다.	1	2	3	4
6. 나는 마음이 놓인다.	4	3	2	1
7. 나는 차분하고 침착하다.	4	3	2	1
8. 나는 너무 많은 여러 문제가 밀어닥쳐서 극복할 수 없을 것 같다.	1	2	3	4
9. 나는 하찮은 일에 너무 걱정을 한다.	1	2	3	4
10. 나는 행복하다.	4	3	2	1
11. 나는 무슨 일이든 힘들게 생각한다.	1	2	3	4
12. 나는 자신감이 부족하다.	1	2	3	4
13. 나는 마음이 든든하다.	4	3	2	1
14. 나는 위기나 어려움을 피하려고 애쓴다.	1	2	3	4
15. 나는 울적하다.	1	2	3	4
16. 나는 만족스럽다.	4	3	2	1
17. 사소한 생각이 나를 괴롭힌다.	1	2	3	4
18. 나는 실망을 너무 예민하게 받아들이기 때문에 머리에서 지울 수가 없다.	1	2	3	4
19. 나는 착실한 사람이다.	4	3	2	1
20. 요즘의 걱정이나 관심거리를 생각하면 긴장되거나 어찌할 바를 모른다.	1	2	3	4
합 계				

상태로, 32점 이상이면 극심한 불안 상태로 평가할 수 있다.

〈표 7-20〉의 스필버거의 특성불안 척도(STAI-X-2)는 상태불안과 특성불안을 측정하기 위해 개발한 상태-특성불안 척도 중에서 특성불안을 측정하는 검사다(Spielberger et al., 1970). 총 20개의 문항으로 구성되어 있으며, 지금 현재 느끼는 상태를 1~4점 척도로 평가한다. 역채점 문항들이 있으므로 주의해서 합산한다. 54~58점은 특성불안 수준이 약간 높은 것으로, 59~63점은 상당히 높은 것으로, 64점 이상은 매우 높은 것으로 볼 수 있다.

11) 우울 평가

스트레스와 관련하여 가장 빈번히 나타나는 심리적 증상은 우울증이다. 우울증의 원인은 많지만 급성 및 만성 스트레스가 가장 중요한 위험요소로 생각되고 있다. 스트레스, 불안, 우울은 실제로 구분하기도 쉽지 않고, 흔히 혼합되어 나타난다. 스트레스를 느끼는 것 자체는 심리적 장애가 아니지만, 불안증과 우울증은 정신과적 장애이므로 이들을 서로 감별하기 위한 검사가 필요한 경우가 많다. 대개 스트레스는 스트레스를 주는 환경에서 벗어나면 증상이 완화된다. 그러나 스트레스성 자극이 옆에 없어도 긴장, 불안, 우울 같은 심리적 증상이 계속된다면 좀 더 면밀한 검사를 해야 할 필요성이 있다. 무엇보다도 자신의 증상을 스트레스라고 생각하는 피검자들 중에는 실제 우울증 환자에 속하는 경우가 많다는 것을 기억해야 한다.

여기서는 비교적 간단한 문항으로 구성된 우울증 척도를 소개한다. 이영호(1993)의 무망감 우울증 척도(〈표 7-21〉 참조)는 무망감(hopelessness)과 우울에 관한 이론을 기초로 개발된 것으로서, 인지적 증상, 정서적 증상, 동기적 증상, 자존심 저하 증상 등 4개의 영역에 대해 각 5개 문항씩, 총 20개의 문항으로 구성되어 있다. 0~3점으로 점수를 부여한다. 합계 25~29점은 무망감과 우울의 증상이 약간 있는 것으로, 30~34점은 상당히 있는 것으로, 35점 이상은 매우 심한 것으로 평가할 수 있다.

〈표 7-22〉는 노인을 위해 개발된 단축형 우울증 선별검사 척도(short form of geriatric depression scale: SGDS)다(Sheikh & Yesavage, 1986). 노인들이 쉽게 답할 수 있도록 문항 수도 적고 응답 방식이 간편하다. 특히 우울증의 일반적인 특징에 속하지만, 노인에게는 흔히 나타날 수도 있는 신체적 증상들에 관한 문항은 포함하지 않고 있다. 해당 여

부에 따라 0점 또는 1점으로 평가되는데, 문항마다 점수가 다르므로 합산 시 주의해야
한다. 이 선별검사에서 10점 이상이면 우울증 가능성을 배제할 수 없으므로 추가적인
검사를 고려해야 한다.

〈표 7-21〉 무망감 우울증 척도

문 항	아니다	가끔 그렇다	자주 그렇다	항상 그렇다
	0점	1점	2점	3점
1. 의욕이 없다.				
2. 앞날에 대해서 비관적인 생각이 든다.				
3. 외롭고 허탈하다.				
4. 내가 별 볼일 없는 사람이라는 생각이 든다.				
5. 눈물을 쏟거나 울고 싶어진다.				
6. 내가 바라는 대로 된 일이 없다.				
7. 나는 남보다 무능하고 재치도 없는 것 같다.				
8. 슬프고 울적하다.				
9. 일을 하는 데 예전보다 훨씬 힘이 들고 느려졌다.				
10. 내 자신이 쓸모없는 사람이라는 생각이 든다.				
11. 기운이 빠져서 아무 일도 하기 힘들다.				
12. 무슨 일이든 노력해 봤자 안 될 것 같은 생각이 든다.				
13. 내 모습이 마음에 들지 않는다.				
14. 매사가 귀찮아진다.				
15. 아무 일도 제대로 될 것 같지 않다.				
16. 비참한 느낌이 든다.				
17. 궁지에 빠진 느낌이 든다.				
18. 내가 하는 일들이 엉망인 것 같다.				
19. 나에게는 좋은 일이 생기지 않는 것 같다.				
20. 다른 사람들이나 세상 일에 대해 관심이 없다.				

합계	하위 영역	해당 문항	영역별 점수	전체 점수
	인지적 증상	2+6+12+15+19		
	정서적 증상	3+5+8+16+17		
	동기적 증상	1+9+11+14+20		
	자존심 저하 증상	4+7+10+13+18		

〈표 7-22〉 단축형 노인 우울증 선별검사 척도

문 항	예	아니요
1. 현재의 생활에 대체적으로 만족하십니까?	0	1
2. 요즘 들어 활동량이나 의욕이 많이 떨어지셨습니까?	1	0
3. 사신이 헛되이 살고 있다고 느끼십니까?	1	0
4. 생활이 지루하게 느껴질 때가 많습니까?	1	0
5. 평소에 기분은 상쾌한 편이십니까?	0	1
6. 자신에게 불길한 일이 닥칠 것 같아 불안하십니까?	1	0
7. 대체로 마음이 즐거운 편이십니까?	0	1
8. 절망적이라는 느낌이 자주 드십니까?	1	0
9. 바깥에 나가기가 싫고 집에만 있고 싶습니까?	1	0
10. 비슷한 나이의 다른 노인들보다 기억력이 더 나쁘다고 느끼십니까?	1	0
11. 현재 살아 있다는 것이 즐겁게 생각되십니까?	0	1
12. 지금의 내 자신이 아무 쓸모없는 사람이라고 느끼십니까?	1	0
13. 기력이 좋으신 편이십니까?	0	1
14. 지금 자신의 처지가 아무런 희망도 없다고 느끼십니까?	1	0
15. 자신이 다른 사람들의 처지보다 더 못하다고 느끼십니까?	1	0
합 계		

12) 그림 심리 진단

그림 심리 진단은 투사적 기법의 심리 검사로서 피검자의 내적 세계에 대해 풍부한 정보를 제공하는 원천이 된다. 특히 인지 능력이 낮거나 언어 소통이 어렵기 때문에 자기보고식 평가지를 적용할 수 없는 피검자들에게 폭넓게 적용할 수 있다. 또한 언어로 표현하는 것보다 심리적 저항을 낮추어 주므로 일반 피검자들에게도 유용한 검사다.

빗속의 사람 그림 검사(draw a person in the rain test: PITR)는 아놀드 애브람스(Arnold Abrams)와 에이브러햄 암친(Abraham Amchin)에 의해 개발된 것으로 알려져 있는 인물화 검사의 하나다. 외적인 스트레스 요인을 비가 오는 상황으로 상징화하여 그 속에서 보이는 태도를 관찰함으로써 현재 느끼는 스트레스 정도와 대처 능력, 대처 방식 등을 전반적으로 평가하게 된다. 피검자의 자기 개념과 외부 환경에 대한 지각을 표현해 주는 검사로서, 외적인 스트레스 요인에 관한 피검자의 인식 및 태도와 더불어 심리적 성

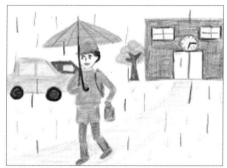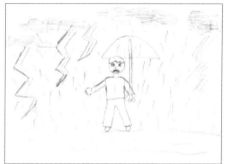

[그림 7-4] **빗속의 사람 그림**

향, 강점, 취약점 등을 알 수 있다. 또한 투사적 표현과 감정 노출의 효과를 통해 현실 인식 능력도 확인할 수 있다.

A4 용지, 4B 연필, 지우개를 준비한다. 또는 도화지와 채색 도구(파스텔, 크레파스, 물감 등)를 준비한다. 피검자에게 빗속에 있는 사람을 그리도록 지시문을 준다. 피검자가 그림을 그리는 동안 검사에 임하는 태도를 조용히 관찰하여 검사 소요시간, 그림을 그리는 순서, 수정하는 태도와 수정하는 곳 등을 살펴본다. 그림을 그린 후에는 사후 질문을 통해 추가적인 정보를 얻는다. 사후 질문에서는 주로 그려진 인물이 누구인지, 비는 언제부터 내렸으며 얼마나 더 내릴 것으로 생각되는지, 그림 속 인물의 기분은 어떠한지 등을 묻는다.

빗속의 사람 그림 검사에서 피검자가 느끼는 스트레스나 외부 압력의 지각 정도는 비, 구름, 웅덩이, 번개의 크기와 양, 굵기 등을 통해 나타난다. 빗줄기가 많고 굵을수록 스트레스를 많이 받는 상태다. 필압도 스트레스의 강도를 나타낸다. 스트레스에 대응하는 자신의 능력에 대한 인식은 우산, 비옷, 장화, 보호물 등으로 드러난다. 인물의 표정, 인물의 크기와 위치를 검토한다. 스트레스를 받더라도 자신이 무기력하다고 생각하지 않으면 우산 등의 도구나 지형지물에 의해 비를 충분히 피하고 있으며 표정도 두렵거나 불안하지 않은 반면, 작은 불안에도 심하게 반응하는 사람은 겁에 질리거나 무기력하게 비를 맞는 상황을 표현한다.

그림 심리 검사의 결과를 해석하기 위해서는 기본적인 그림 검사에 대해 익숙해야 하며, 많은 피검자의 그림을 접하여 그림을 읽는 능력을 키워야 한다.

3. 생활환경, 생활 사건 평가

1950년대를 전후하여 생활 속에서 일어나는 크고 작은 변화가 스트레스성 자극으로 작용하여 질병과 사고를 유발한다는 인식이 수립되고 이와 관련된 연구들이 활발히 전개되었다. 스트레스는 적응의 노력을 요구하는 환경의 변화라고 정의되기도 한다. 좋은 일이든 나쁜 일이든 우리가 겪는 각종 생활 사건은 우리에게 적응의 노력을 요구하는 스트레스가 된다.

커다란 생활환경의 변화나 심리적 충격의 규모가 심신의 적응 능력을 초과하면 질병을 일으킬 수 있다. 큰 외상성 충격이나 재해가 아니더라도 일상의 크고 작은 일들이 누적되면 같은 결과를 초래할 수 있다. 최근의 스트레스 연구들에 따르면, 주요 생활 사건(major life event)보다 일상생활에서 생기는 골칫거리와 잔일거리들이 질병 발생과 더 상관성이 높은 것으로 나타난다.

토머스 홈즈(Thomas Holmes)와 리처드 라헤(Richard Rahe)에 의하면, 삶에 변화가 많으면 그것에 적응하기 위해서는 많은 에너지가 요구되는데, 재적응을 위한 에너지는 사람마다 한정되어 있기 때문에 너무 많은 생활 사건이 일어나면 에너지가 소진되고 결국 심신의 질병으로 이어질 수 있다. 따라서 최근에 경험한 생활 사건들을 양적으로 평가하고 이를 통해서 재적응을 위해 소모된 에너지를 측정함으로써, 질병이나 사고의 위험을 예측하는 것이 가능하다.

1) 생활 스트레스 평가

생활 스트레스 평가법으로는 홈즈(Holmes)와 라헤(Rahe)가 개발한 사회 재적응 평정 척도(social readjustment rating scale: SRRS)(Holmes & Rahe, 1967)와 어윈 사라슨 등(Sarason et al., 1978)이 개발한 일상생활 스트레스 척도(life experiences survey: LES) 등이 있다.

가장 널리 알려져 있는 스트레스 측정 도구 중 하나인 사회 재적응 평정 척도는 임상과 연구에서 폭넓게 활용되고 있다. 이 척도에서는 지난 1년 동안 겪은 스트레스성 생활 사건들을 평가하는데, 여기에는 부정적 사건뿐 아니라 긍정적 사건들도 포함된다. 예를 들어, 결혼은 비록 긍정적 사건이기는 하지만 새로운 환경에 적응하기 위한 많은 노력과 에너지를 요구하는 스트레스성 사건이다.

사회 재적응 평정 척도는 결혼이 주는 스트레스를 50점으로 하고, 결혼을 기준으로 해서 다른 생활 사건들의 상대적 스트레스 점수(가중치)를 부여하였다. 지난 1년 동안 경험한 스트레스성 생활 사건들의 횟수와 각 사건에 주어진 스트레스 가중치를 곱한 후 합산한다. 합계 300점 이상이면 위험이 높은 것으로 평가하고, 150~300점이면 중간 정도로 본다.

사회 재적응 평정 척도의 점수와 그 사람의 정서적·신체적 건강은 밀접한 관련이 있음이 확인된다. 점수가 클수록 질병이나 사고의 위험이 높다. 점수가 200~300점인 사람들 가운데 반 이상에서 다음 해에 건강에 이상이 나타나고, 300점 이상인 사람들은 80% 가량이 다음 해에 질병을 앓게 된다는 보고가 있다.

그러나 스트레스의 원인이나 그것에 대한 반응 정도가 개인마다 다르듯, 문화와 가치관에 따라서도 스트레스의 요인이나 그것이 주는 스트레스 정도는 동일하지 않다. 우리나라에서는 홍강의와 정도언에 의해 한국형 사회 재적응 평정 척도가 개발되었다(홍강의, 정도언, 1982). 홈즈와 라헤가 개발한 척도에서는 배우자 사망이 1위이고, 1~3위가 모두 배우자와 관련된 문제일 정도로 배우자와의 관계에서 발생하는 문제가 중요한 스트레스성 생활 사건으로 지각되고 있으나, 한국형 척도에서는 자녀 사망이 1위이며, 배우자 외에도 부모, 형제, 자녀, 친척 등과 관련된 문제가 차지하는 비율이 높다. 스트레스 가중치의 기준이 되는 결혼과 점수가 같거나 높은 사건들의 수도 한국형 척도가 훨씬 많다. 또한 가중치 점수가 30점 이상인 항목수도 한국형 척도가 2배나 된다. 이를 통해 한국인이 지각하는 스트레스 수준이 미국인들보다 더 높은 것으로 추정할 수 있다.

한국형 척도도 있지만, 홈즈와 라헤의 척도가 국내외에서 널리 사용되고 있으므로 여기서는 두 척도를 모두 소개하도록 한다(〈표 7-23〉, 〈표 7-24〉 참조).

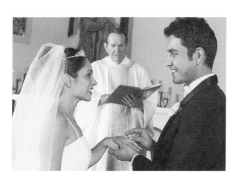
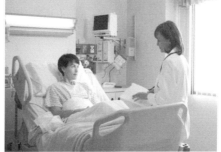

〈표 7-23〉 홈즈와 라헤의 사회 재적응 평정 척도

생활 사건	스트레스 가중치 (a)	지난 1년간 경험 횟수 (b)	스트레스 점수 (a x b)
1. 배우자의 사망	100		
2. 이혼	73		
3. 배우자와의 별거	65		
4. 감옥이나 수용소에 구류	63		
5. 가까운 가족의 사망	63		
6. 대형 사고나 질병	53		
7. 결혼	50		
8. 직장에서의 해고	47		
9. 배우자와의 재결합	45		
10. 퇴직	45		
11. 가족의 건강 문제	44		
12. 임신	40		
13. 성생활의 문제	39		
14. 새로운 가족이 생김	39		
15. 직무의 재조정(합병, 구조조정, 파산 등)	39		
16. 재정 상태의 큰 변화	38		
17. 친한 친구의 죽음	37		
18. 직장에서 전혀 다른 업무로 바뀜	36		
19. 배우자와 논쟁 횟수가 크게 변화됨	35		
20. 저당이나 대부금 부담이 수입의 25% 이상(주택 구입이나 사업 등)	31		
21. 저당물을 찾는 권리의 상실	30		
22. 직장에서의 책임의 큰 변화(승진, 좌천 등)	29		
23. 자녀가 집을 떠남(결혼, 대학 입학 등)	29		
24. 사위, 며느리 또는 사돈 간의 문제	29		
25. 눈에 띄는 훌륭한 성취	28		
26. 아내가 직장 일을 시작했거나 하던 일을 그만둠	26		
27. 학업을 시작하거나 중단함	26		
28. 생활 조건의 큰 변화(집수리, 집 주위 환경 변화)	25		
29. 개인 습관이 바뀜(의복, 태도, 교제 등)	24		

30. 직장 상사와의 문제	23		
31. 작업 시간이나 조건의 큰 변화	20		
32. 이사	20		
33. 전학	20		
34. 여가 활동의 큰 변화	19		
35. 종교 활동의 큰 변화	19		
36. 사회 활동의 큰 변화(사교모임 등)	18		
37. 저당이나 대부금 부담이 수입의 25% 미만(자동차, TV, 냉장고 등 구매)	17		
38. 수면 습관의 변화(수면의 양, 수면 시간 등)	16		
39. 가족 모임 횟수의 큰 변화	15		
40. 식사 습관의 변화(식사량, 식사 시간 등)	15		
41. 휴가	13		
42. 크리스마스 등 명절과 휴일	12		
43. 경미한 법규 위반	11		
합 계			

⟨표 7-24⟩ 한국형 사회 재적응 평정 척도

생활 사건	스트레스 가중치 (a)	지난 1년간 경험 횟수 (b)	스트레스 점수 (a x b)
1. 자식의 죽음	74		
2. 배우자의 죽음	73		
3. 부모의 죽음	66		
4. 이혼	63		
5. 형제의 죽음	60		
6. 배우자의 외도	59		
7. 별거 후 재결합	54		
8. 부모의 이혼이나 재혼	53		
9. 별거	51		
10. 해고나 파면을 당함	50		
11. 친한 친구의 죽음	50		
12. 결혼	50		
13. 감옥에 갇힘	49		

14. 결혼 약속이나 약혼	44		
15. 큰 병에 걸리거나 큰 부상을 당함	44		
16. 사업상의 큰 재정비	43		
17. 직업 종류를 바꾸는 것	43		
18. 정년퇴직	41		
19. 해외 취업	39		
20. 유산	38		
21. 임신	37		
22. 입시나 취업 실패	37		
23. 자녀가 집을 떠남(결혼, 입대, 기숙사 등)	36		
24. 새로운 가족이 생김(출생, 입양, 부모 부양)	36		
25. 가족의 건강이나 행동의 큰 변화	35		
26. 어떤 일에서 훌륭한 성과를 거둠	35		
27. 주택이나 사업체 등 부동산 취득	35		
28. 정치적 신념의 변화	35		
29. 시집, 처가, 기타 친척과의 문제 발생	34		
30. 학업의 시작이나 중단	34		
31. 부채	34		
32. 직책의 변화	34		
33. 친밀한 사람과 거리가 멀어지는 것	34		
34. 금전상의 큰 손실	34		
35. 성생활의 어려움	33		
36. 같은 일을 하는 다른 직장으로 옮김	33		
37. 손자, 손녀의 탄생	32		
38. 직장에서의 책임량 증가나 감소	32		
39. 직장 내 상사와의 말썽	31		
40. 부인이 직장을 새로 나가거나 그만 둠	31		
41. 체면이 손상되는 일	31		
42. 직장에서 일하는 시간이나 조건의 큰 변화	31		
43. 소득상의 큰 변화	30		
44. 종교나 믿음의 변화	29		
45. 주거환경의 큰 변화	29		
46. 이사	29		

47. 부부싸움 횟수의 큰 변화	29		
48. 가까운 장래 문제에 대한 큰 결심	28		
49. 자가용이나 비슷한 금액의 물품 구입	28		
50. 새 친구를 사귀거나 모르는 사람과 밀접한 관계를 맺음	27		
51. 계나 정기적금에 투자	27		
52. 여가 선용의 방법이나 시간의 큰 변화	26		
53. 가족끼리 모이는 횟수의 큰 변화	26		
54. 수면시간의 큰 변화	25		
55. 식사 습관의 큰 변화	25		
56. 개인적 습관의 변화(옷차림, 생활양식, 친구관계 등)	25		
57. 전학	24		
58. 사회 활동의 큰 변화(클럽 활동, 영화 구경, 방문 등)	23		
59. 텔레비전, 냉장고, 기타 비슷한 금액의 물품 구입	22		
60. 가벼운 위법 행위(교통규칙 위반 등)	22		
61. 이성교제의 어려움(연애의 실패 등)	22		
62. 휴가	21		
63. 군입대	19		
합 계			

사회 재적응 평정 척도에서는 주요 생활 변화만을 스트레스성 자극으로 다루었으나 이후의 연구들에서는 사소한 일상의 골칫거리도 스트레스성 자극이 되며, 이러한 자극들이 각종 신체적 질병과 우울증을 비롯한 심리적 장애들과 더 상관성이 높다는 것이 확인되었다(Kanner et al., 1981; DeLongis et al., 1982; Eckenrode, 1984; Lazarus et al., 1985).

크고 작은 생활 사건들과 질병의 상관성은 적응의 실패가 질병을 유발한다는 한스 셀리에(Hans Selye)의 생리학적 이론에 의해서도 뒷받침된다. 그러나 생활환경에서의 스트레스성 자극이 심신의 질병을 유발한다는 연구들에는 아직 일관성이 부족하다는 지적이 있어 왔다. 최근에는 사건 자체보다도 그 사건들을 인식하고 반응하는 개인의 심리적 성향과 대처 방식이 더 중요하다는 주장이 지지를 얻고 있다. 동일한 사건에 대해서도 그것이 스트레스로 인식될지, 어느 정도의 스트레스가 될지는 사람마다 모두 다르기 때문이다. 2005년 독일의 한 주부가 주차위반 벌금을 내는 대신 3개월의 감옥행을 선택하면서 가사노동에서 벗어나 쉴 수 있게 되어 기뻐했다는 기사가 보도된 적이 있다. 감옥에 간다는 것은 대개의 사람들에게 분명히 스트레스성 사건이다. 하지만 그런 사건을 오히려 스트레스에서 벗어나는 기회로 받아들이는 사람도 있는 것이다. 따라서 객관화된 검사법들을 적용할 때에는 검사에서 드러나지 않는 주관적이고 개인적인 측면도 염두에 두어야 한다.

위기가 기회라는 말도 있듯이 자극을 어떻게 받아들이고 어떻게 대처하는가에 따라 스트레스는 성장과 발전의 계기가 되기도 한다. 적절한 스트레스는 목표를 향한 노력의 효율을 향상시킨다. 이것은 스트레스를 치유한다는 이유로 어떤 자극을 무조건 제거하려는 것은 바람직하지 않다는 것을 시사한다. 스트레스를 대하는 내적 태도를 바꿀 수 있도록 돕는다면, 이를 통하여 스트레스를 변화와 성장의 기회로 바꿀 수 있고 삶은 더욱 풍요로워질 수 있다.

2) 직무 스트레스 평가

최근 직무 스트레스의 산업재해 인정 여부를 두고 많은 논란이 일고 있다. 직무 스트레스는 근로자 개인의 건강과 삶의 질에도 영향을 주지만, 기업과 국가에도 막대한 경제적 손실과 부담을 지운다. 예일대 연구팀의 연구에 따르면, 우울증에 걸린 근로자는 건강한 직원에 비해 결근율이 2배 높고 생산성 손실은 7배에 이르는 것으로 조사되었다. 직장인의 우울증 보유율보다 스트레스 보유율이 훨씬 높다는 점을 감안하면 스트레스로 인한 손실은 그에 못지않을 것이다. 문제는 스트레스가 아닌 다른 문제들로 숨겨져 있어 추적이 어렵다는 점이다. 예를 들면, 결근의 원인 중 가장 흔한 것은 질병인데, 사실상 질병을 사유로 결근하는 경우의 30%는 직접적으로 스트레스에 의해 유발된다 (Hoel et al., 2001). 스트레스성 질병에 대한 의료비용, 생산성의 손실 등을 모두 포함하면 스트레스로 인한 사회적 비용은 막대할 것으로 추정된다.

서구에서는 1970년대부터 근로자들을 위한 스트레스 관리 프로그램을 도입하여 운영하고 있다. 작업환경 개선, 심리 상담, 여가 활동, 운동 등 다양한 프로그램이 시도되고 있는데, 이러한 개입은 일반적으로 투자 대비 2배에서 8배에 이르는 환수 효과를 가져온다(Quick & Quick, 1984). 우리나라도 2000년에 개정된 산업안전보건법에 "근로자의 신체적 피로와 정신적 스트레스로 인한 건강장애를 예방하는 것"을 사업주의 의무로 명시하긴 했으나 강제조항이 없어 선언적 의미에 그치고 있다.

〈표 7-25〉 직무 스트레스 평가

문 항	전혀 없다 0점	약간 있다 1점	어느 정도 있다 2점	상당히 있다 3점	매우 심하다 4점
1. 업무에 대한 과도한 감시와 보고로 인한 부담					
2. 상사와의 관계에서의 어려움					
3. 동료와의 관계에서의 어려움					
4. 고객 또는 협력사와의 관계에서의 어려움					
5. 과도한 책임감, 과도한 업무량, 과도한 목표로 인한 부담					
6. 주어진 권한과 책임이 불분명함					
7. 사고의 위험					
8. 해고, 실직의 위험					
9. 불안정한 일정, 일의 불규칙성					
10. 일로 인한 정신적 시달림					
11. 일로 인한 육체적 시달림					
12. 시간에 대한 압박					
13. 낮은 임금, 부족한 보상, 낮은 승진 기회					
14. 평가, 보상의 불공정이나 불평등					
15. 직무에 대한 자긍심 부재, 사회적 인정과 성공에 대한 회의					
합 계					

직무 스트레스는 물리적 작업 환경, 직장 내 대인관계, 업무에 대한 부담을 포함한 다양한 요인으로 구성되어 있다. 일반적으로 심리적 요구도가 높고 업무의 자기결정권이 낮은 직업일수록 직무 스트레스가 높다(Karasek & Theorell, 1990). 린치(Lynch) 등은 11개의 문항으로 구성된 직무 스트레스 평가 척도를 개발하였다(Lynch et al., 1997). 〈표 7-25〉는 린치 등이 개발한 척도를 스트레스통합치유연구소가 수정 보완한 것이다. 30점 이상이면 직무 스트레스의 위험이 높은 것으로 본다.

장세진 등(2005)이 개발한 한국인 직무 스트레스 측정 도구(〈표 7-26〉 참조)는 물리적 환경, 직무 요구, 직무 자율, 관계 갈등, 직무 불안정, 조직 체계, 보상 부적절, 직장 문화 등 8개 영역에 대한 43개의 문항으로 구성되어 있다. 1~4점까지 점수를 부여하고 영역별로 점수를 집계한 후 전체 점수를 합산한다. 역채점 문항에 주의한다.

평가를 실시하는 조직의 점수 분포를 기준으로 각 근로자의 상대적인 직무 스트레스 수준을 파악할 수 있다. 점수가 높을수록 스트레스가 높은 것으로 보고, 점수를 낮출 수 있는 방향으로 관리하는 것을 목표로 한다. 장세진 등의 연구에서 제시된 참고치를 합계란 밑에 표시하였다. 이 참고치와 비교하려면 각 영역의 점수를 100점 만점으로 환산해야 한다.

〈표 7-26〉 한국인 직무 스트레스 측정 도구

구분	문 항	전혀 그렇지 않다	그렇지 않다	그렇다	매우 그렇다
물리적 환경	근무 장소가 깨끗하고 쾌적하다.	4	3	2	1
	내 일은 위험하며 사고를 당할 가능성이 있다.	1	2	3	4
	내 업무는 불편한 자세로 오랫동안 일을 해야 한다.	1	2	3	4
직무 요구	나는 일이 많아 항상 시간에 쫓기며 일한다.	1	2	3	4
	현재 하던 일을 끝내기 전에 다른 일을 하도록 지시 받는다.	1	2	3	4
	업무량이 현저하게 증가하였다.	1	2	3	4
	나는 동료나 부하직원을 돌보고 책임져야 할 부담을 안고 있다.	1	2	3	4
	내 업무는 장시간 동안 집중력이 요구된다.	1	2	3	4
	업무 수행 중에 충분한 휴식이 주어진다.	4	3	2	1
	일이 많아서 직장과 가정에 다 잘하기가 힘들다.	1	2	3	4
	여러 가지 일을 동시에 해야 한다.	1	2	3	4
직무 자율	내 업무는 창의력을 필요로 한다.	4	3	2	1
	업무 관련 사항(일정, 업무량, 회의 시간 등)이 예고 없이 갑작스럽게 정해지거나 바뀐다.	1	2	3	4
	내 업무를 수행하기 위해서는 높은 수준의 기술이나 지식이 필요하다.	4	3	2	1
	작업 시간, 업무 수행 과정에서 나에게 결정할 권한이 주어지며 영향력을 행사할 수 있다.	4	3	2	1
	나의 업무량과 작업 스케줄을 스스로 조절할 수 있다.	4	3	2	1
관계 갈등	나의 상사는 업무를 완료하는 데 도움을 준다.	4	3	2	1
	나의 동료는 업무를 완료하는 데 도움을 준다.	4	3	2	1
	직장에서 내가 힘들다는 것을 알아주고 이해해 주는 사람이 있다.	4	3	2	1
	직장생활의 고충을 함께 나눌 동료가 있다.	4	3	2	1

직무 불안정	현재의 직장을 옮겨도 나에게 적합한 새로운 일을 쉽게 찾을 수 있다.	4	3	2	1
	현재의 직장을 그만두더라도 현재 수준의 직업을 쉽게 구할 수 있다.	4	3	2	1
	직장 사정이 불안하여 미래가 불확실하다.	1	2	3	4
	나의 직업은 실직하거나 해고당할 염려가 없다.	4	3	2	1
	앞으로 2년 동안 현재의 내 직업을 잃을 가능성이 있다.	1	2	3	4
	나의 근무 조건이나 상황에 바람직하지 못한 변화(예: 구조 조정)가 있었거나 있을 것으로 예상된다.	1	2	3	4
조직 체계	우리 직장은 근무 평가, 인사제도(승진, 부서 배치 등)가 공정하고 합리적이다.	4	3	2	1
	업무 수행에 필요한 인원, 공간, 시설, 장비, 훈련 등의 지원이 잘 이루어지고 있다.	4	3	2	1
	우리 부서와 타 부서 간에는 마찰이 없고 업무 협조가 잘 이루어진다.	4	3	2	1
	근로자, 간부, 경영주 모두가 직장을 위해 한마음으로 일을 한다.	4	3	2	1
	일에 대한 나의 생각을 반영할 수 있는 기회와 통로가 있다.	4	3	2	1
	나의 경력 개발과 승진은 무난히 잘될 것으로 예상한다.	4	3	2	1
	내 현재 직위는 나의 교육 및 경력에 비추어 볼 때 적절하다.	4	3	2	1
보상 부적절	나의 직업은 내가 평소 기대했던 것에 미치지 못한다.	1	2	3	4
	나의 모든 노력과 업적을 고려할 때, 내 봉급/수입은 적절하다.	4	3	2	1
	나의 모든 노력과 업적을 고려할 때, 나는 직장에서 제대로 존중과 신임을 받고 있다.	4	3	2	1
	나는 지금 하는 일에 흥미를 느낀다.	4	3	2	1
	내 사정이 앞으로 더 좋아질 것을 생각하면 힘든 줄 모르고 일하게 된다.	4	3		1
	나의 능력을 개발하고 발휘할 수 있는 기회가 주어진다.	4	3	2	1
직장 문화	회식 자리가 불편하다.	1	2	3	4
	나는 기준이나 일관성이 없는 상태로 업무 지시를 받는다.	1	2	3	4
	직장의 분위기가 권위적이고 수직적이다.	1	2	3	4
	남성, 여성이라는 성적인 차이 때문에 불이익을 받는다.	1	2	3	4

합계	영 역	영역별 합계	전체 합계
	물리적 환경		
	직무 요구		
	직무 자율		
	관계 갈등		

	직무 불안정		
	조직 체계		
	보상 부적절		
	직장 문화		

– 참 고 치 –

* 영역별 환산점수 계산

(해당 영역 점수의 합 – 해당 영역 문항 개수) / (해당 영역에서 가능한 최고 점수 – 해당 영역 문항 개수) X 100

영 역	중앙값		참고치 이상의 점수
	남성	여성	
물리적 환경	44.5	44.5	물리적 환경이 상대적으로 나쁘다
직무 요구	50.1	54.2	직무 요구도가 상대적으로 높다
직무 자율	53.4	60.1	직무 자율성이 상대적으로 낮다
관계 갈등	33.4	33.4	관계 갈등이 상대적으로 높다
직무 불안정	50.1	50.1	직업이 상대적으로 불안정하다
조직 체계	52.4	52.4	조직 체계에 상대적으로 불합리한 요소가 많다
보상 부적절	66.7	66.7	보상 체계가 상대적으로 부적절하다
직장 문화	41.7	41.7	직장 문화에 상대적으로 문제가 있다

3) 학생 스트레스 평가

학교 생활과 가정환경, 또래관계 등에서 경험하는 스트레스의 종류와 정도, 그리고 대처 양식을 평가할 수 있는 많은 척도가 있다. 초등학생을 위해 개발된 척도도 있고, 중·고등학생을 위해 개발된 척도도 있으므로 피검자 수준에 맞게 선택해야 한다. 여기서는 기존의 여러 측정 도구를 기초로 재구성하여 초·중·고 학생 모두에게 적용할 수 있도록 이선희(2008)가 제작한 평가지(〈표 7-27〉 참조)를 소개한다.

점수가 높을수록 스트레스 수준이 높은 것을 의미한다. 학년별, 성별 점수 편차가 크므로 한 가지 절단점 기준을 제시하기는 어렵지만, 집단 내에서 피검자의 스트레스 수준을 상대 평가하고, 각 피검자에게 스트레스 원인이 되는 요소와 정도를 개략적으로 확인할 수 있다.

스트레스 진단과 평가를 위해 사용할 수 있는 주관적 평가 척도들은 이상에서 소개한

〈표 7-27〉 학생 스트레스 평가

문 항	스트레스 정도				
	전혀 받지 않는다	별로 받지 않는다	받을 때도 있고 아닐 때도 있다	상당히 받는다	아주 많이 받는다
	0점	1점	2점	3점	4점
1. 나는 내 얼굴 때문에					
2. 나는 내 몸매 때문에					
3. 나는 잘하는 것이 없어서					
4. 나는 사람들 앞에서는 지나치게 수줍어해서					
5. 나는 자주 아파서					
6. 나는 자신감이 없어서					
7. 나는 진로가 걱정되어서					
8. 나는 할 일이 너무 많아 놀 시간이 없어서					
9. 나는 내가 하고 싶은 것을 하지 못할 때가 많아서					
10. 나는 인기가 없어서					
11. 나는 부모님께서 나에게 너무 큰 기대를 하셔서					
12. 나는 부모님이 나의 일에 지나치게 간섭을 하시기 때문에					
13. 나는 부모님이 다른 사람과 비교하여 말씀하시기 때문에					
14. 부모님이 학원에 너무 많이, 늦게까지 다니게 해서					
15. 나는 다른 집에 비해 우리 집이 가난해서					
16. 부모님과 대화가 통하지 않아서					
17. 부모님이 나를 볼 때마다 공부하라고 하셔서					
18. 부모님이 내 성적에 지나치게 관심을 갖고 계셔서					
19. 나는 부모님이 자주 싸워서					
20. 부모님이 내 생각이나 의견을 존중해 주지 않아서					
21. 나는 학교에 가기 싫어서					
22. 나는 열심히 공부한 만큼 성적이 오르지 않아서					
23. 나는 시험을 볼 때마다 시험 점수가 걱정이 되어서					
24. 선생님이 무시하거나 비인격적인 대우(체벌 등)를 하셔서					
25. 선생님이 관심을 가져주지 않고 몇몇 친구만 좋아하셔서					
26. 이성 친구 때문에					
27. 나는 친구와 싸워서					
28. 나를 미워하거나 따돌리는 친구가 있어서					
29. 나는 학교에서 나보다 힘센 친구들이 괴롭혀서					
30. 좁고, 시끄럽고, 삭막한 학교 환경 때문에					
합 계					

것 이외에도 매우 많다. 여기서는 스트레스 평가를 위해 제작된 척도를 위주로 소개하였지만, 때로는 피검자의 정신병리를 평가하기 위해서 SCL-90(symptom checklist-90) 같은 간이 정신 진단 검사(Derogatis et al., 1976)나 MMPI 같은 상세한 심리 검사를 추가할 필요도 있다.

스트레스 평가를 위해 개발된 많은 척도가 대개 스트레스 요인의 빈도와 특성, 생활 변화 단위의 양을 측정하는데, 앞에서도 언급했지만 동일한 사건에 대해서도 개인마다 스트레스로 인지되는 정도와 반응성에는 차이가 있음을 염두에 두어야 한다. 스트레스 반응의 촉발 여부는 부정적 정서의 형성에 달려 있고, 부정적 정서의 형성은 인지적 과정에 좌우된다. 결론적으로 스트레스 진단과 평가 시에는 지각된 스트레스의 양만 측정할 것이 아니라, 피검자의 인지적 특성, 정서적 안정성, 대처자원에 대한 인식 등을 전반적으로 볼 수 있도록 검사를 구성해야 한다.

제3부

치유와 관리

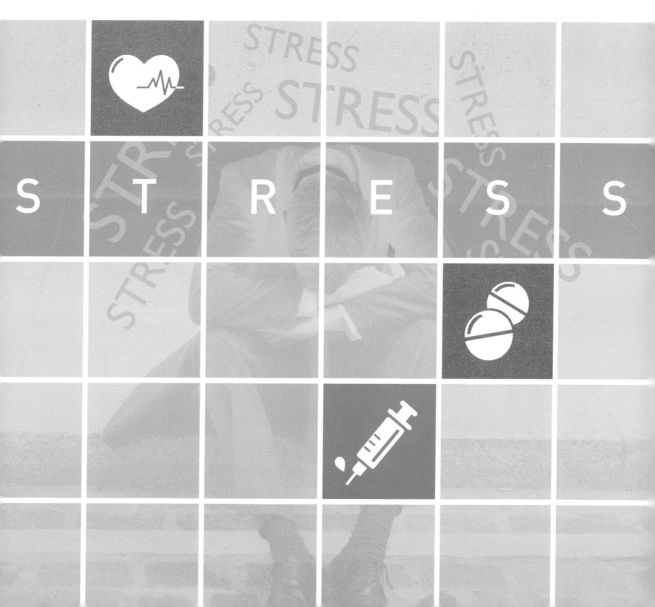

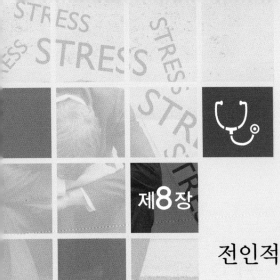

제8장

전인적 스트레스 관리

Holistic Stress Management

스트레스 치유나 의학적 질병 치료 모두 건강을 회복·증진하는 것을 목표로 하지만, 건강에 대한 정의나 방법론에 있어서 여러 차이점이 있다. 질병 치료에서는 질병 특유의 증상을 제거하고 병소의 기능을 정상화하는 데 주력하지만, 스트레스 치유에서는 주관적 괴로움에서 벗어나 삶의 질이 실질적으로 향상되는 것이 더욱 중요하다.

2장에서 인간 존재의 여러 차원과 건강의 의미에 대하여 살펴보았다. 건강이란 존재의 모든 차원에서의 웰빙, 즉 신체적·정신적·사회적·영적 차원에서의 웰빙이다. 스트레스 치유와 관리의 목적은 이러한 포괄적이고 총체적인 웰빙을 삶 속에 실현하는 것이다. 웰빙은 어떤 상태가 아니라 과정이다. 변화하는 능력은 생명의 기본 조건이다. 변화하는 환경에 스스로를 적응시키면서 그 과정에서 자신의 본래 모습을 실현해 나가는 것이 웰빙이며 건강이다. 안토노브스키는 건강생성모델(salutogenic model)을 제안하고, 건강은 어떤 특정 상태가 아니라 삶의 질적 전환 과정이라고 설명하였다(Antonovsky, 1996). 건강과 질병은 이분법으로 구분될 수 없으며 사람은 건강과 질병의 연속선상에서 계속 변화한다. 그 변화 속에서 발생하는 다양한 수준의 위험을 내면적 가치로 수용하여 더 높은 차원의 가치와 삶의 패턴을 창조하며 초월하는 역동적 과정이 건강이다. 진정한 건강을 위해서는 삶에 대한 전반적 적응에 주력해야 하며, 적응은 사회 체계로부터 물리적 환경, 유기체, 세포 수준에 이르기까지 모든 분야에서 이루어진다. 이것이 곧 유기적 세계관에서 출발하는 전일주의 의학체계들의 건강관이자 스트레스 치유의 목표다.

스트레스 치유를 위해서는 다음과 같은 측면들이 고려되어야 한다. 첫째, 다면적 진단을 기초로 하여 각자의 스트레스 원인, 취약성, 신체적·경제적·시간적 여건에 맞는 개별적인 전략을 마련해야 한다. 둘째, 몸과 마음을 포함한 모든 차원에서 전인적으로 이루어져야 한다. 셋째, 그러기 위해서는 방법론적으로 통합적인 치유가 이루어져야 한다.

통합적 치유에는 의학적 치료도 물론 포함된다. 지각된 심신의 고통이 삶에서 심각한 장애를 초래하고 있거나 질병이 이미 진행 중인 상황이라면, 먼저 그 증상이 완화되어야 치유라는 더 궁극적인 목표로 나아갈 수 있다.

그러나 의학적 치료가 전부는 아니다. 인간이 경험하는 모든 종류의 고통과 질병을 다스릴 수 있는 하나의 학문은 존재하지 않는다. 이러한 맥락에서 『삼교평심론(三敎平心論)』은 동아시아 전통 문화의 세 축인 유불선(儒佛仙) 삼교 모두를 악을 그치고 선을 행하는 법이라 하고 "불교로써 마음을 다스리고, 도교로써 몸을 다스리며, 유교로써 세상을 다스리므로 어느 한쪽도 폐할 수 없다"고 하였다.

1. 스트레스 관리의 원리

인간 존재가 여러 차원으로 이루어진 만큼, 스트레스도 그 여러 차원에서 발생할 수 있다. 우리는 앞에서 인간이 경험하는 스트레스에는 분자 수준의 스트레스, 신체적 스트레스, 심리·사회적 스트레스, 영적 스트레스, 생태환경 스트레스 등 여러 차원의 스트레스가 있음을 살펴보았다. 이러한 사실이 스트레스 관리에서 갖는 의미는 무엇인지 먼저 생각해 보기로 한다.

1) 존재의 여러 차원과 스트레스 관리의 관계

스트레스를 유발하는 원인이 사람마다, 상황마다 다르다는 사실은 스트레스 관리에 있어 만병통치약 같은 방법이 따로 있을 수는 없다는 것을 알려 준다. 우리가 알고 있는 스트레스 관리법들을 생각해 보자. 운동이나 근육이완법은 신체적 스트레스를 완화하는 데 도움을 주고, 인지치료나 명상은 심리적 스트레스를 완화하는 데 더 효과적이다. 항산화제를 복용하는 것은 세포의 산화 스트레스를 감소시키는 데 도움을 준다. 스트레스가 어느 차원에서 발생하는가에 따라서 관리법이 달라야 하는 것이다.

〈표 8-1〉 전인적 스트레스 관리

인간 존재의 여러 차원	매슬로우의 욕구 단계	주요 스트레스	스트레스 관리
물질 차원		분자 수준의 산화 스트레스, 환경의 전자기적 교란	생활환경 및 생활양식 개선 (예: 규칙적 생활, 항산화물질 섭취)
몸 차원	생리적 욕구 안전의 욕구	신체적 스트레스	신체적 스트레스 관리법 (예: 운동, 이완요법, 질병의 의학적 치료)
마음 차원	애정과 소속의 욕구 자존감의 욕구	심리·사회적 스트레스	심리적 스트레스 관리법 (예: 정서 관리, 인지치료)
영 차원	자아실현의 욕구	영적 스트레스	사회적·영적 스트레스 관리법 (예: 자기계발, 실존치료, 종교생활)
우주적 차원		생태 환경 스트레스	생활환경 및 생활양식 개선 (예: 환경 보호, 생태계 보호)

이번에는 다른 각도에서 생각해 보자. '몸마음(bodymind)'이라는 단어가 의미하는 바와 같이, 인간의 여러 차원은 서로 분리되지 않고 하나로 연결되어 있기 때문에 어느 차원에서 스트레스가 발생하든지 존재 전체에 영향을 줄 수 있다. 심리적 스트레스가 신체적 스트레스를 유발하고 산화 스트레스를 유발하기도 한다. 역으로도 같은 설명이 가능하다. 실제로 정신신경면역학의 최신 연구들은 산화 스트레스, 염증 스트레스, 심리적 스트레스가 서로 밀접한 관계에 있다는 것을 밝히고 있다. 여기서 한 가지 역설적인 의문이 제기될 수도 있다. 어떤 스트레스 관리법을 선택하든 결국 몸, 마음, 세포 수준 모두에 긍정적인 영향을 미치게 되지 않을까? 그렇다면 굳이 통합적인 방법론이 필요한가?

결론부터 말하자면, 한 가지 접근법으로 환자가 가진 모든 차원의 스트레스를 완화시키는 것은 제한적인 경우에만 가능하다. 상해 때문에 몸, 마음, 삶이 모두 고통 받고 있다면 생의학적 치료가 가장 유력한 방법이다. 그러나 사회적 관계의 문제에서 비롯되어 신체적 건강까지 훼손된 경우라면 그와 같은 치료가 줄 수 있는 것은 단지 신체적 위로일 뿐이다. 심신을 과도하게 혹사하여 산화 스트레스가 증가하게 되는 경우에 항산화제만 복용하는 것은 가까운 길을 두고 먼 길을 돌아가려다가 결국 목적지에 도착하지 못하는 것과 같은 결과를 초래할 것이다.

스트레스를 중재하는 최고의 방법이란 따로 존재하지 않는다. 그러나 현실에서는 스트레스가 어느 수준에서 발생한 것인지조차 명확하게 파악하지 못한 상태에서 치료자가 선호하는 방법이나 사회적으로 유행하는 방법이 적용되는 경우가 많다. 이것은 어떤 질병에 대해 치료를 시도할 때 증상을 완화하는 대증치료를 할 것인가, 근본치료를 할 것인가의 문제와도 다르지 않다. 대증치료로 증상이 완화된 경우, 질병이 발생한 환경으로 되돌아가면 병증은 다시 발생할 수밖에 없다. 대인관계의 갈등에서 발생하는 스트레스가 주된 원인이라고 진단된 경우, 운동을 권하는 것이 나을까, 대인관계 기술을 향상시키는 것이 나을까? 사회적 관계에서 발생하는 스트레스를 육체적인 방법으로 해소하는 것은 비록 그것이 일시적으로 스트레스 자극으로부터 멀어지게 하는 효과는 있을지라도 삶의 현장에 되돌아오면 또다시 같은 고통을 겪게 된다. 감정을 다스리는 관리법도 스트레스 반응을 완화하여 심신의 부담을 감소시킬 수는 있으나, 그 고통이 강박적 사고로 인해 발생하는 것이라면 인지치료를 통한 내적 태도의 변화가 보다 근본적인 수준의 관리법이 되는 것이다.

2) 전인적 건강과 통합치유

전인적 건강(holistic health)과 통합치유(integrative healing)는 동전의 앞뒷면과 같은 관계다. 전인적 건강을 위해서는 통합적 방법론이 요구되기 때문이다. 즉, 인간의 여러 차원에서 일어나는 고통을 완화하기 위해서는 다양한 치유 방법론이 통합적으로 제공되어야 한다.

한의학에서도 스트레스라는 개념은 병인론의 중심을 이룬다. 『황제내경(黃帝內經)』에서는 질병의 원인을 육음[풍한서습조화(風寒暑濕燥火)]이라는 외부원인, 칠정[희로우사비공경(喜怒憂思悲恐驚)]이라는 내부원인, 음식이나 피로와 같은 불내외원인으로 나누어 설명한다. 또한 인체의 저항력인 정기(正氣)가 쇠하여 질병을 일으킬 수 있는 사기(邪氣)의 침입을 막지 못하면 질병이 발생한다고 설명한다. 면역은 곧 정기를 의미한다. 정신신경면역학에서는 스트레스가 면역 기능을 약화시키고 질병을 유발할 수 있다는 것을 설명하고 있다. 한의학에서는 정기를 보호하고 생명을 보양하기 위해서 자연과 인간, 사회와 인간, 그리고 자기 자신을 균형 있게 유지하는 것이 무엇보다 중요하다고 본다. 구체적으로 사시(四時)에 순응하고, 정신을 조양하며, 몸을 단련하고, 체질에 맞는 삶을 살 것을 권하고 있다. 결국 한의학적으로도 스트레스를 관리하는 것은 몸 차원, 마음 차원, 생활양식, 환경과의 조화와 질서 등을 포함하는 통합치유가 되는 것이다. 통합치유란 전인적 차원의 건강을 도모하기 위하여 다양한 치유 방법론을 개인의 상황에 맞게 통합적으로 구성하여 삶 속에서 실천하는 것이다.

여러 방법론을 통합적으로 제공한다는 면에서 통합치유와 통합의학은 깊은 관계가 있다. 그러나 이들은 여러 면에서 다르다. 국내 여러 대형병원에도 통합의학센터가 개설되어 있는데, 통합의학은 현대 의학의 한 분야로서, 전인의학을 추구하여 정규 의학과 보완대체의학의 여러 방법을 통합적으로 제공하는 의학이다. 현대 의학은 과거의 의학처럼 환자의 삶의 현장에서 구현되는 의학이 아니라 병원에서 이루어지는 임상의학이다. 환자들은 삶을 내려놓고 병만을 가지고 병원에 온다. 전일주의적 패러다임이 현대 의학의 현장에서 실현되는 것은 근본적으로 불가능하다.

우리는 앞에서 치유(治癒)와 치료(治療)의 차이를 살펴보았다. [주: 2장 1, '전일주의 의학과 스트레스의학' 및 4장의 〈글상자 4-1〉을 참고하라.] 치유는 단순히 질병을 제거하는 것이 아니라 그로 인한 고통과 괴로움으로부터 벗어나는 것이며, 개인의 존재 전체가 단절되지 않고 하나의 전체성을 회복하는 것이다. 따라서 치유는 치료를 동반할 수 있지만, 치료된다고 해서 반드시 치유가 이루어지는 것은 아니다. 또한 치료의 주체는 병을 고치는 사람이지만 치유의 주체는 낫는 사람 자신이다. 그러므로 치유는 병을 고치는 의료기관이 아니라 그 사람이 살고 있는 삶의 현장에서 이루어지게 된다.

치료자의 역할은 환자(내담자)의 치유를 돕고 인도하는 것이며, 돕는 자는 의료인에만 국한되지 않는다. 치료와 치유의 관계로부터 알 수 있듯이, 의학은 통합치유의 한 부분이 될 수 있으며 통합의학도 예외는 아니다. 또한 의학을 비롯한 모든 학문과 종교는 인간이 고통에서 벗어나 행복한 삶을 살고자 하는 목표를 추구하는 것이므로 통합치유에서 배제되는 학문은 없다.

3) 스트레스원 관리와 적응력 향상

스트레스를 일으키는 외적 원인으로는 재해, 기후, 소음, 공해 같은 물리·화학적 요인과 기아, 수면부족, 임신, 질병 같은 생물학적 요인, 정치·경제적 혼란이나 대인관계 같은 사회적 요인을 들 수 있다. 우리가 노력해서 피할 수 있는 스트레스에 대해서는 그 원인이 되는 스트레스원을 관리하는 전략이 무엇보다도 유효하다. 그러나 홈즈(Holmes)와 라헤(Rahe)의 사회 재적응 평정 척도에 열거된 생활 사건들의 목록을 보면 알 수 있듯이, 삶에서 만나는 사건들은 아무리 피하고 싶어도 현실적으로 피할 수 없는, 또는 피해서는 안 될 일들을 포함하고 있다. 이처럼 삶에서 피할 수 없는 스트레스원들에 대해서는 심신의 적응력과 대처 능력을 향상하는 전략이 더욱 중요하다.

우리가 관리할 수 있는 스트레스원은 사회 재적응 평정 척도 상에 있는 것처럼 예측과 통제가 쉽지 않은 주요 생활 사건(major life event)들보다는 사소한 생활 사건(minor life event)들, 일상의 골칫거리(daily hassle)들이다. 이들은 개별적으로는 사소한 것이지만 하나씩 누적되면 심신 건강에 지대한 영향을 미친다(DeLongis et al., 1982; Eckenrode, 1984; Lazarus et al., 1985). 도시의 복잡한 생활환경과 환경오염, 청소, 빨래, 쓰레기 버리기 등 매일 처리해야 하는 일들, 직장과 가정에서 겪는 일상적 갈등 등이 여기에 포함된다. 리처드 라자러스(Richard Lazarus) 등은 이러한 일상의 골칫거리를 여덟 가지 영역으로 분류하였는데, 집안일, 건강 문제, 시간의 압박, 고독이나 허무 같은 내적 문제, 오염이나 소음과 같은 물리적 환경, 경제적 문제, 직장에서의 문제, 미래에 대한 걱정과 불안 등이 그것이다(Lazarus et al., 1985). 이러한 스트레스들이 만성 스트레스의 대부분을 차지하지만, 삶 속에 너무도 가깝고 깊게 자리 잡고 있기 때문에 오히려 관리의 사각지대에 놓이기 쉽다. 그러나 잘 살펴보면 의외로 쉽게 벗어날 수 있는 일들도 많이 있다. 따라서 자신이 인지하지 못하는 사이에 만성 스트레스의 원인이 되고 있는 요소들을 파악하고 관리하는 방법을 익혀야 한다. 일상의 골칫거리들과 그것이 미치는 악영향을 감소시키는 방법은 다음 장에서 자세히 설명하기로 한다.

스트레스원을 관리하기 위해서 잊지 말아야 할 것은 스트레스원이란 우리 자신이 그것에 의미를 부여하기 때문에 스트레스원이 된다는 것이다. 어떤 스트레스원도 누구에게나 항상 스트레스원이 되지는 않는다. 때로 우리는 주변 사람들이 전혀 개의치 않는 문제에 대해서 혼자 스트레스를 느끼기도 한다. 이것이 의미하는 바는 어떤 자극이 스트레스원이 될 것인지 되지 않을 것인지는 자기 자신이 결정한다는 것이다. 따라서 가장 효과적인 스트레스원 관리법은 자신의 부적응적이고 역기능적인 내적 태도와 심리적 성향을 보다 적응적으로 바꾸는 것이라 할 수 있다.

스트레스는 변화된 환경에 대해 새로운 적응을 획득하려는 과정이기 때문에 스트레스에 의해 발생한 질병을 '적응의 질병' '부적응증' '적응장애' 등의 이름으로 부른다는 것을 설명한 바 있다. 적응 능력의 향상이란 대처 능력을 향상하는 것이며, 대처 능력을 향상하는 것은 각종 대처자원을 확보하는 것이다. 구체적으로, 문제 상황을 정확히 인식하고 자신의 능력을 판단하여 대처 계획을 수립할 수 있는 인지 능력, 자신의 스트레스 반응을 지각하고 조절할 수 있는 내적 자각력과 조절력, 실질적인 문제해결 기술, 자기표현 능력, 신체적 강건함, 우호적인 사회적 지지망을 갖추는 것, 뚜렷한 삶의 목표와 장애 극복의 동기 등을 대처자원으로 들 수 있다.

사실상 모든 스트레스 관리법은 적응력의 향상과 스트레스원 관리라는 두 가지 범주에 포함된다고 할 수 있다. 이것은 한의학의 모든 치법이 보허(補虛)와 거사(祛邪), 즉 정기를 보충하고 사기를 몰아내는 원칙을 중심으로 한다는 것과도 상통한다. 개인적 특성보다는 공통적인 생리 현상을, 건강증진보다는 질병치료를 중심으로 발전해 온 생의학은 거사에 치중해 온 의학이지만 스트레스가 생의학의 병인론에 깊이 자리하게 되면서 개인의 특이성에 관한 이해와 취약성의 보완에 점차 주목하고 있다. 예를 들어, 스트레스 성격 이론인 A형 행동유형 이론은 전통의학의 체질론들처럼, 사람마다 질병에 대한 취약성이 다르고 치료적 접근도 달라야 한다는 것을 보여 주고 있으며, 스트레스-

취약성 모델(stress-vulnerability model)은 한의학에서 사기와 정기 사이의 역동을 설명하는 방식과도 유사하다.

6장 3, '스트레스와 심리적 질병'에서 소개한 스트레스–취약성 모델(Zubin & Spring, 1977)은 환경으로부터의 자극과 그에 대한 생체의 반응을 매개하는 개인의 특성을 강조한다. 취약성이라는 용어는 어떤 질병에 대한 개체의 감수성을 높이거나 낮추는 요인이라 할 수 있으며, 유전적·생리적·심리적 요소를 포함하는 것이다. [주: 취약성은 질병소인(diathesis)이라 표현되기도 한다. 따라서 스트레스–취약성 모델을 질병소인–스트레스 모델(diathesis-stress model)이라고도 한다.] 자극에 대한 저항력은 생리적·심리적·사회적 대처자원들의 완충 효과에 의해 결정되는 것이다.

신경희(2013)는 취약성–스트레스–대처자원과 체질–사기–정기의 관계를 비교하였다. [그림 8–1]과 같이, 스트레스와 대처자원은 취약성과 더불어 건강과 질병을 결정하는 변인이다. 취약성(체질)은 비교적 안정적이지만 대처자원–스트레스, 정기–사기의 역동은 지속적으로 변화한다. 취약성을 지닌 개인에게 스트레스성 사건이 발생하여 그 적응 부담이 일정한 수준을 넘으면 발병하며, 취약성을 가졌다고 하더라도 과중한 환경적 스트레스가 주어지지 않으면 발병하지 않는다. 발병하였더라도 스트레스가 감소하면 증상은 감소한다는 것이 스트레스–취약성 모델의 설명이다. 취약성은 유전적이거나 생후에 형성된 안정적 특질인 반면, 스트레스성 자극의 영향을 감소시키거나 완충하는 보호인자인 대처자원(정기)은 변동적이다. 스트레스성 자극에 대한 통제력은 사회가 복잡해질수록 제한적이므로 대처자원을 관리함으로써 적응력을 증진하는 것은 더욱 중요해진다.

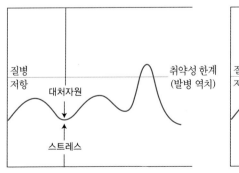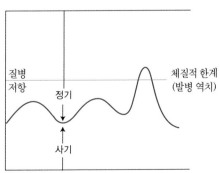

[그림 8–1] **취약성–스트레스–대처자원 모델과 체질–정기–사기 모델**

2. 개별적 접근과 발달학적 고려

동일한 원인에 노출된다고 해도 질병이 사람마다, 상황마다 다르게 발생하고, 다르게 경험되고, 다르게 치유되는 이유는 무엇일까? 사람들이 모두 자신의 고유한 유전적 특성과 더불어, 환경과의 상호작용 속에 역동적으로 변화하는 심리·생리학적 반응성을 가지고 있기 때문이다. 모든 사람에게, 모든 상황에서 스트레스가 되는 자극이 없듯이, 모든 사람에게 효과적인 스트레스 관리법도 없고 같은 사람에게 늘 효과적인 스트레스 관리법도 없다. 운동은 대표적인 신체적 스트레스 관리법이자 스트레스에 대한 저항력을 갖추는 데 필수적인 요소로 꼽히며, 사회적 지지망은 대다수의 학자가 동의하는 중요한 스트레스 대처자원이다. 그러나 신체 활동에 익숙하지 않은 사람에게는 운동이 오히려 더 큰 스트레스를 초래할 수 있고, 내향적인 성향의 사람이 사교 모임에 어울리는 것도 큰 스트레스가 된다.

또 한 가지 고려할 점은 각 사람의 발달 단계다. 사람은 발달 단계에 따라서 전형적으로 겪게 되는 스트레스들이 있으며, 같은 스트레스라도 각 단계에서 심신에 미치는 영향은 다르다. 발달 단계에 따라서도 스트레스 관리의 목표나 스트레스 관리 전략이 달라져야 하는 것이다.

1) 치유의 예술적 본질

현대 의학에서는 동일한 질병으로 진단된 환자들은 동일하게 취급한다. 즉, 동일한 원인을 상정하고 표준화되어 있는 치료 전략을 채택한다. 현대 의학이 가장 중요하게 여겨 온 것은 환자들 각각의 독특함이나 차별성이 아닌 생물학적 공통성이다. 현대 의학은 과학 문명의 상징으로 여겨질만큼 눈부신 발전을 지속해 왔다. 그러나 지난 세기부터 신종 질병의 출현과 난치성 질환, 생활습관병의 만연으로 인해 현대 의학에 대한 믿음과 기대는 흔들리게 되었다. 근본적으로 의학의 패러다임이 재검토되기 시작했고, 환자 개개인의 삶의 경험과 생활양식, 성격 같은 요소들을 질병의 진단과 치료에서 중요한 요소로 여기는 과거의 전인론적 관점이 다시 등장하게 되었다. 그것은 뉴턴 물리학에 기초한 기계론적 현대 의학이 출발했던 객관화와 표준화라는 과학의 경로를 벗어

2. 개별적 접근과 발달학적 고려

나 주관성과 개별성이라는 예술적 접근을 요구하게 된 것이다. 이미 현대 의학은 순수한 심리적 스트레스가 신체에 영향을 미치고 질병을 야기할 수 있다는 것을 확인하였고, 마음과 몸, 개체와 환경이 상호작용하는 생리학적 경로들도 규명하였다.

환자를 고장 난 시스템으로 보지 않고, 몸과 마음을 모두 지닌 인격체로 보고 접근할 때, 환자가 가진 내적 치유 능력을 이끌어 낼 수 있다. 중세 이후 서양의학의 새로운 전조를 만들었던 파라셀수스(Paracelsus)는 의사가 갖출 기본 자질로서 환자와 그의 몸, 그리고 질병을 이해할 수 있는 직관과 더불어, 환자의 영혼과 정서적 교류를 할 수 있는 감수성과 자세가 필요하다고 하였다. 그러나 현대의 의학 교육에서는 이러한 측면이 충분히 강조되지 못했다. 히포크라테스(Hippocrates)는 그의 잠언집에서 "기회는 순식간에 지나가고, 경험은 오류가 많으며, 판단은 어렵다"고 하였다. 그것은 의술이라는 것이 객관화할 수 있는 기술이기 이전에 환자 한 사람 한 사람에 대해 창조적 접근을 요구하는 행위이기 때문이다. 파라셀수스 역시 의술은 과학이기보다 예술에 가까운 경험적 기술이라고 하였다. 행동의학자인 윌리엄 로발로(William Lovallo) 또한 환자의 정신적 상태가 질병이나 치료에 대한 반응에 영향을 미칠 수도 있다는 지식은 과학이라기보다 예술이라 할 수 있는 것의 일부가 된다고 하였다.

버나드 라운(Bernard Lown)은 환자가 안고 있는 임상 문제들을 신체 기관별로가 아니라 환자라는 한 인간 전체 속에서 이해하는 능력이 의사에게 중요하다는 것을 강조하고, 이를 '의학적 지혜'라 하였다(Lown, 1996). 의학적 지혜는 치료자뿐 아니라 환자 자신에게도 요구된다. 왜냐하면 일부 유전적인 질환들을 제외하면, 대개의 질병은 삶의 과정 속에서 환자의 몸과 마음, 의식과 무의식, 외적 환경과 내적 환경의 역동이 빚어 낸 결과이고, 따라서 자신의 내면세계를 이해하고, 삶의 여러 요소를 주체적으로 통합하여 재구성하는 일이 궁극적인 치유의 과정이 되기 때문이다.

2) 인간발달과 스트레스

우리나라 직장인의 스트레스 보유율은 OECD 국가들 중 최고다. OECD 국가들 중 우리나라 아동 · 청소년의 행복지수가 가장 낮다는 발표도 있었다. 이것은 우리나라 국민이라면 누구나 고통을 받을 수밖에 없는 공통의 이유가 있어서가 아니다. 직장인들의 스트레스는 과도한 업무와 사회적 경쟁, 미래에 대한 불안감을 원인으로, 아동 · 청소년들의 스트레스는 개인성을 말살하는 입시 위주의 획일적 교육을 주된 원인으로 설명할 수 있다. 그러나 이것만으로는 불충분하다. 스트레스라는 것이 결국 욕구의 불만족 상태라고 한다면, 스트레스는 사람의 전 생애 발달에 따른 발달 과제라는 관점에서 이해해야 할 것이다. 그렇다면 우리나라 아동·청소년들의 불행을 입시 위주의 교육 같은 표면적 원인으로 설명하기 전에, 이 시기에 충족되어야 할 욕구들이 다른 나라 아동·청소년들보다 상대적으로 덜 충족되고 더 많은 동기의 좌절을 경험하기 때문이라고 해석할 수 있다.

발달 단계에 따라서 개체가 겪는 스트레스의 내용은 달라진다. 정신적·신체적 성장과 성숙 자체도 새로운 스트레스를 동반하게 되지만, 그에 따라 달라지는 사회적 역할과 책임도 지속적으로 새로운 적응과 대처를 요구하게 된다. 심리학자인 에릭 에릭슨(Erick Erickson)은 모든 사람은 나이에 따라 겪고 극복해야 할 공통의 고유 과제가 있으

〈표 8-2〉 에릭슨의 심리·사회적 발달 단계와 스트레스

나이	발달 과제 (실패 시)	발달 특성	주요 스트레스
0~1세	신뢰감 (불신감)	양육자와의 신뢰 관계 형성을 통해 자기에 대한 신뢰와 타인 및 세상에 대한 기본적 신뢰감 형성	생리적 스트레스, 양육자와의 분리
2~3세	자율성 (수치 및 회의)	자신의 욕구와 부모의 기대 사이의 갈등을 경험	불충분한 양육, 방임
4~5세	주도성 (죄의식)	목표와 계획을 세우고 추진해 나가는 능력	가족관계, 질병, 학대, 방임
초등학교기	근면성 (열등감)	사회생활에 필요한 기본 지식과 기술 습득. 또래친구를 통해 대인관계 능력 발달	또래 경쟁, 학교 적응, 생활환경 변화
청소년기	자아정체감 (역할 혼미)	자신의 정체성, 미래에 대한 탐색 시작	가치관과 정체성의 혼란, 학업과 입시, 가족관계, 친구관계
성인기 초기	친밀감 (고립감)	자아정체성에 기초한 진정한 의미의 친밀감 형성	결혼, 취업, 출산, 군복무, 직장 스트레스
성인기 중기	생산성 (침체감)	자녀나 부하 사원에 대한 배려와 사회적 관심 증가	직장 스트레스, 신체적 능력 감소, 삶의 의미에 관한 실존적 탐색
노년기	자아통합 (절망)	신체적 노쇠와 사회적 상실에 대한 심리적 적응. 삶의 불행과 실패를 인정하고 삶으로 통합	삶의 회한, 미련, 후회, 신체적 능력 감소, 인지 능력 감소, 가까운 사람들과의 사별, 빈곤

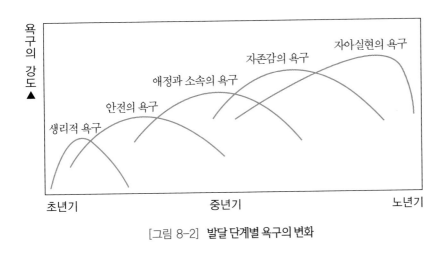

[그림 8-2] **발달 단계별 욕구의 변화**

며, 그 과제를 성공적으로 극복하기 위하여 많은 에너지를 필요로 한다고 하였다. 에릭슨의 발달사적 위기론이나 프로이트(Freud)의 정신발달론은 개체의 발달 단계에 따라 개체가 겪는 적응 과제, 즉 스트레스가 다르다는 것을 보여 준다(〈표 8-2〉 참조).

발달 단계별 스트레스를 에이브러햄 매슬로우(Abraham Maslow)의 욕구 단계설과 비교해 볼 수 있다(그림 8-2] 참조). 초년기일수록 생리적 욕구나 안전의 욕구가 스트레스의 주요 원인이 되지만, 나이가 들어감에 따라 그러한 욕구의 강도가 점차 감소하면서 애정과 소속의 욕구, 자존감의 욕구가 나타나고, 중년기에 이르면 자아실현의 욕구가 구체적으로 드러나면서 노년기까지 이어진다.

결국 동일한 종류, 동일한 강도의 스트레스성 자극이라도 발달 단계에 따라 개체에게 의미하는 바가 다르며, 개체에게 미치는 영향 또한 다르고, 각 단계에서의 대처 능력도 다르다. 스트레스성 사건을 해석하고 그에 대해 적절히 대처하는 데에는 성격, 방어기제의 완성도, 이용 가능한 대처자원 등이 결정적 역할을 하게 되므로 발달 단계에 따라 스트레스의 영향은 다를 수밖에 없다. 예를 들어, 월남전에 참전했던 미군들의 PTSD 발병률이 제2차 세계대전 참전병이나 한국전 참전병의 발병률보다 높았는데, 월남전 참전병의 평균 나이(19세)가 제2차 세계대전 참전병(27세)이나 한국전 참전병(25세)보다 낮았기 때문이라는 해석도 있다.

주관적으로 동일한 강도를 갖는 스트레스원에 대해서라면 어느 시기에 경험하는 스트레스가 더 위험할까? 당연히 대처 능력이 미약한 어릴 때일수록 스트레스의 영향을 크게 받는다. 그러나 대처 능력의 정도를 떠나서 어릴 때 받는 스트레스, 심지어 태아 때 받는 스트레스가 그 사람에게 평생 지속될 스트레스 반응성을 형성한다는 점에서 더욱 치명적일 수 있다. 스트레스가 인지되면 신체는 신경계, 내분비계, 면역계를 통하여 스트레스 반응을 하게 되는데, 그 반응을 구성하고 통합적으로 조율하는 것은 중추신경계다. 이러한 스트레스 경험은 뇌 안에 저장되어 후일에 참고하게 된다. 이 과정에서 뇌의 구조적·기능적 변화가 일어나고 향후의 스트레스 반응성을 만들게 된다. 반응성은 신체적인 것뿐 아니라 심리적·행동적인 것도 포함하며, 흔히 성격, 습관, 질병 취약성 등이라 불리는 것들의 다른 표현이기도 하다.

　출생 전에 모체를 통해 받은 스트레스성 정보는 태아의 대사를 형성하는 배경이 된다. 이처럼 태아 때 대사의 일부가 영원히 변해 버리는 것을 대사의 각인 또는 편성이라 한다. 출생 당시 체중이 하위 25%에 속했던 사람들과 상위 25%에 속했던 사람들을 비교하면, 전자에서 심장질환 발생이나 사망 확률이 50% 정도 높다. 5장에서 설명한 바와 같이, 태아의 영양 상태와 평생의 대사 및 심혈관계 질환의 관계는 데이비드 바커(David Barker)의 '성인 질병의 태아 기원설(fetal origins of adult disease: FOAD)'을 통해 잘 알려져 있다. 그런데 영양 상태와 무관한 임신 중 스트레스도 태아에게 영향을 미친다. 핀란드의 인구통계를 이용한 유복자 연구를 보면, 출산 전에 남편과 사별한 산모에게 태어난 아이들에게서 알코올 중독과 성격장애, 조현병(정신분열증)이 유의하게 더 많이 나타났다. 모체의 스트레스 호르몬은 태아 순환계로 이동하게 되므로 태아는 모체의 스트레스 신호를 탐지할 수 있다. 모체의 스트레스 호르몬 수준이 높으면 그것을 기준으로 삼아

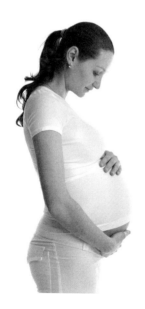

태아도 많은 스트레스를 만드는 대사를 형성하게 된다. 그 결과, 출생 후에도 기본적인 코르티솔 수준이 상승되어 있고 스트레스에 더 크게 반응하게 된다. 따라서 모체의 스트레스 관리가 곧 자손의 스트레스 관리라고 할 수 있다.

　모체가 스트레스를 받아 교감신경이 항진되면 그로 인해 말초혈관이 수축하게 되는데, 그러면 태아에게 전해지는 혈액이 감소되어 태아가 온도, 산소, 영양물질 공급의 감소로 인한 생리적 스트레스를 경험할 수 있다. 훗날 의식으로는 도달할 수 없는 깊은 무의식 속에 태아가 받은 충격이 남을 수도 있을 것이다.

　영·유아기에는 생리적 불편감, 양육자와의 분리나 방치, 낯선 사람 등이 주된 스트레스다. 이 시기에 겪은 스트레스 반응도 전 생애에 지

속되는 스트레스 반응성을 형성하는 데 결
정적이다. 뇌는 환경의 영향을 받아 신경
망을 갖추어 나가는데, 뇌에서 감정을 담
당하는 변연계가 형성되는 시기인 1~3세
무렵에 스트레스를 많이 받거나 양육이 제
대로 이루어지지 않거나 학대나 방임 같은
스트레스를 받으면 이 조직의 발달이 취약
해진다. 양질의 양육은 스트레스에 저항성

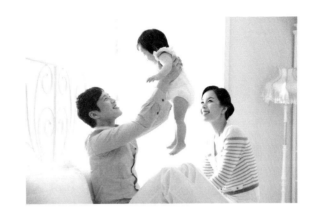

인 뇌를 갖는 개체로 성장시키며, 그러한 양육 행동은 다시 그 자손들의 좋은 양육 행동
으로까지 이어진다(Meaney, 2001). 소암 이동식은 "어떻게 보면 어머니는 모든 인간의
운명을 손아귀에 쥐고 있는 셈이다"라고 하였다. 모체의 스트레스가 태아에게 전달되
듯, 자녀를 돌보는 엄마의 스트레스도 아이에게 영향을 줄 수 있다(Waters et al., 2014). 스
트레스가 유발된 엄마와 함께 있는 자녀들은 심장박동이 빨라지고, 타인을 회피하는 경
향도 증가했으며, 엄마의 스트레스 정도가 심할수록 아이의 반응도 더 커진다.

유아기에 스트레스를 받거나 큰 불행을 겪은 사람들일수록 성장한 후 우울증, 불안
증, 만성피로증후군, 기억력 감퇴 및 인지 능력 손상 등에 시달릴 확률이 높아지는 것으
로 나타났으며, 불충분한 양육, 학대나 폭력 같은 어린 시절의 정신적 충격이 후성유전
학적 기제에 의해 유전자 발현 양식을 변화시켜 중추신경계의 스트레스 대응 방식이나
생리적 반응 양식을 영구적으로 변경시킬 수 있다(Weaver et al., 2004). 유아기 때 부모의
부부싸움이나 엄마의 우울증 같은 고도의 스트레스에 노출되었던 어린이의 경우, 4세
가 되면 타액 속 코르티솔 농도가 증가하고 공격성과 충동성, 행동장애를 나타내는 경
향이 있으며, 이들이 청소년으로 성장했을 때 복내측 전전두엽과 편도체의 연결성, 즉
전두-변연 연결이 약화되는 것으로 나타났다. 편도체는 분노, 공포, 불안 같은 부정적
정서를 형성하며, 전전두엽의 복내측피질은 편도체의 스트레스 반응을 조절하는 역할
을 한다.

아동기에는 가족관계, 질병, 또래 경쟁, 환경 변화, 이주, 학대, 방임 등이 주요 스트레
스가 된다. 아동 스트레스 요인의 대부분은 부모나 주위 어른으로 인한 것이다. 아동기
에는 심신의 건강한 성장을 위한 물리적 환경의 조성과 더불어 적응적인 성격 양식과
인지적 양식이 형성될 수 있도록 해야 하는데, 이를 위해서는 양육자 및 또래들과의 안

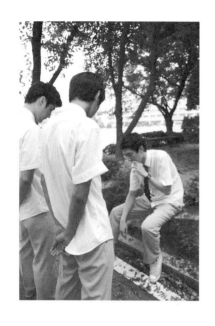

정적인 관계를 형성하는 것이 무엇보다 중요하다. 이 무렵이면 개체의 심리적·생리적 특성은 거의 완성된다고 할 수 있다. 심리학에서도 개체의 성격은 대체로 5세 무렵이면 완성된다고 본다.

2010년 교육과학기술부에서 발표한 학생 정신건강 실태조사 결과에 따르면, 우리나라 청소년 중 약 13%가 정밀검사 대상인 고위험군이었다. 청소년들의 전반적인 스트레스 인지율은 70%에 이른다. 스트레스와 관련하여 청소년기가 중요한 데에는 특별한 이유가 있다. 이때가 스트레스에 대한 부절적한 대응 행동이 형성되어 고착되는 시기이기 때문이다. 음주, 흡연, 컴퓨터 중독 같은 불건강한 행동을 처음 시작하는 시기가 대개 청소년기다. 청소년들의 가장 큰 스트레스는 성적, 진로문제 등 공부와 관련된 것이다. 주입식 교육과 입시 경쟁은 청소년기의 주요 발달 과제인 정체성과 건전한 가치관 형성에 어려움을 초래하며 내면적 혼란과 스트레스를 더욱 증가시킨다. 성인기에 나타나는 사회적 부적응과 갈등은 청소년기에 이루지 못한 발달 과업에서도 그 원인을 찾을 수 있다.

운동 같은 신체적 스트레스 관리법은 신체적 성숙과 심리적 성숙 사이의 부조화로 인해 야기되는 청소년기의 불안과 긴장을 해소하는 좋은 방법이다. 그러나 현대의 청소년들이 충분한 신체 활동의 기회를 갖기란 쉽지 않다. 심신이완 기술은 학업 스트레스로 고통받으며 시간에 쫓기는 청소년들에게 여러 면에서 유용하고 효과적인 스트레스 완화법이다. 미래 사회의 건강을 위해서 청소년들이 자신의 스트레스를 이해하고 관리하는 데 필요한 지식과 기술을 배양하는 교육이 학교 현장에서부터 시행되어야 할 것이다.

20~30대인 성인기 전기에는 지위와 역할의 변화로 인하여 수많은 스트레스 사건에 노출된다. 이 시기에는 취업, 결혼, 출산 등 삶에서 가장 중요한 사건들이 연이어 벌어진다. 직장은 자아실현의 장이며 삶의 필요를 공급할 수 있는 곳이지만, 많은 직장인이 직장에서 즐거움과 만족을 경험하기보다는 스트레스와 고통을 경험하고 있다. 직장 스트레스는 생활습관병을 유발하는 직접적 원인이다. 직장은 깨어 있는 시간의 60% 이상을 보내는 곳이며, 그만큼 가장 큰 스트레스의 근원지다. 따라서 스트레스 관리는 개인

차원에서뿐만 아니라 기업 차원에서도 고려되어야 한다. 한편, 학교가 사회적 탄생을 준비하는 곳인 것처럼, 직장은 은퇴 후 제2의 삶을 준비할 수 있도록 돕는 곳이어야 한다. 이 시기의 삶이 은퇴 이후의 삶을 결정하는 만큼, 직장에서의 교육은 단순한 직무교육만이 아닌 평생교육의 관점에서 포괄적으로 구성되어야 한다. 무엇보다도 스트레스에 관한 체계적 지식을 갖추고 스트레스 관리 기술을 습득하여 자기-돌봄을 실천할 수 있는 역량을 갖추도록 도와야 할 것이다.

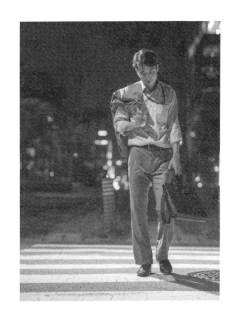

40~50대인 성인기 중기는 외적으로는 안정되어 가지만 내적으로는 건강과 능력에 대한 자신감이 상실되고 본격적인 실존적 방황이 시작되는 시기다. 심리학자인 칼 융(Carl Jung)은 이때에 이르면 외부에서 내면세계로 힘을 전환하면서 무의식적인 균형을 찾게 된다고 하였다. 에이브러햄 매슬로우도 사람들은 40세가 되어서야 자아감이나 삶의 의미에 대해 생각하기 시작한다고 하였다. 앞만 보고 질주해 온 삶 속에서 억압되어 왔던 내면의 욕구들이 40세 무렵부터 표면으로 부상하면서 갑작스런 성격과 행동의 변화가 일어나기도 한다. 이 시기에 스트레스가 적절히 관리되지 않으면 질병과 노화가 눈에 띄게 촉진되고 삶의 질도 급격히 저하되며, 돌보아지지 않은 건강은 각종 성인병으로 나타나기 시작한다. 따라서 이 시기의 스트레스 관리를 위해서는 심리적 · 영적 스트레스 문제를 좀 더 적극적으로 다루고, 삶의 의미와 가치관을 재정립하여 미래에 대한 새로운 준비를 할 수 있도록 하는 것이 중요하다. 또한 자신의 심신을 돌보기 위한 건강한 생활습관과 생활양식을 습득하여 실천할 수 있도록 해야 한다.

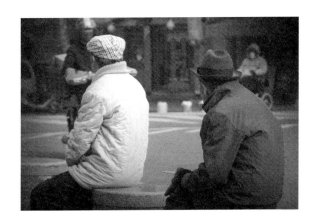

노년기 스트레스의 주요 원인은 고독, 빈곤, 질병, 역할 상실이다. 삶의 통합을 통한 심리적 안정 못지않게 신체적 능력 유지가 스트레스 관리의 관건이다. 나이가 들수록 신체적 스트레스 관리 기법을 소홀히 하기 쉬운데, 신체적 건강은 노년기 삶의 질을 유지하기 위해 매우 중요한 요소다. 젊은 시기에 운동을 멀리했던 사람이라도 자신의 신체 능력에 맞는 운동, 그리고 산책이나 등산처럼 생활 속에서 부담 없이 꾸준히 할 수 있는 운동을 선택하여 실천하도록 해야 한다.

발달 과정에서 겪는 스트레스 중에는 예측 가능하고 미리 대처 능력을 향상할 수 있는 종류의 스트레스가 많이 있다. 건강한 전 생애 발달은 전 생애 스트레스 관리와 크게 다르지 않다. 이러한 스트레스 관리는 삶의 어느 한 시점에서 이루어지는 교육으로는 완성될 수 없으므로 학교교육, 사회교육, 직장교육의 유기적 협력하에 평생에 걸쳐 체계적으로 제공되어야 할 것이다.

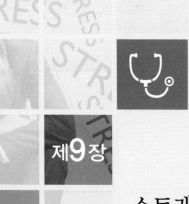

제9장

스트레스 관리 기법
Interventions for Stress Management

이 장에서는 많은 스트레스 관리 기법에 대해 하나씩 설명할 것이다. 많은 기법을 소개하는 이유는 각 기법마다 효과와 원리가 다르기 때문이다. 다양한 스트레스 관리 기법의 특징과 장단점을 정확히 이해하여 환자(내담자)에게 가장 적합한 방법을 제시할 수 있어야 한다. 또한 몸, 마음, 생활환경 등 여러 영역을 다면적으로 돌보기 위해서도 그에 해당하는 여러 방법이 동시에 필요하다.

대부분의 치료자들은 자신이 특별히 선호하거나 남보다 전문성을 확보하고 있는 치유 기법을 가지고 있기 마련이다. 불안이 심한 환자(내담자)에 대해서 인지행동치료사는 인지행동적인 치유 기법을 적용하려 할 것이고, 명상 전문가는 명상을 권할 것이며, 의사는 항불안제를 처방하려 할 것이다. 이 모든 방법이 환자(내담자)의 증상을 완화하는 데 어느 정도 효과가 있다. 치료자의 입장에서 생각한다면, 이처럼 증상을 완화시킬 수 있을 것으로 기대되는 자신의 방식을 적용하는 것은 타당하다. 그러나 스트레스 치유는 드러난 증상을 완화하는 것이 목표가 아니라 웰빙과 삶의 질을 향상하는 것이 궁극의 목표다. 웰빙과 삶의 질이라는 주관적 기준에서 성공적인 치유를 하려면 치료자가 중심이 되지 않고 환자(내담자)가 중심이 되어야 한다. 따라서 스트레스 치유를 위해서라면 치료자 자신의 전문성과 선호는 일단 유보할 필요가 있다.

스트레스 치유를 위해 찾아온 환자(내담자)들은 시력 교정을 위해 안과를 찾아온 근시 환자나 근력을 강화하기 위해 트레이너를 찾아온 운동선수, 즉 이미 자신의 필요와 요구를 정확히 알고 가장 적절한 도움을 선택하여 찾아온 사람들과는 다르다는 것을 기억해야 한다. 이러한 원칙을 고려하지 않는다면 스트레스를 다면적으로 진단·평가하는 수고도 무의미할 뿐이다.

1. 스트레스 관리법의 선택

질병에 관한 생물심리사회학적 모델에서도 질병 진행 양상과 치료 과정이 사람마다 동일하지 않다는 것을 보여 주지만, 스트레스 관리에서는 더욱 포괄적인 관점에서 개별화된 전략이 수립되어야 한다. 개인의 생리적ㆍ인지적ㆍ환경적 취약성과 스트레스 반응성에 대한 평가를 기초로, 체질과 환경 여건, 나이, 건강 상태, 인지 능력, 스트레스원의 특성 등을 고려하여 선택적ㆍ복합적으로 구성되어야 하는 것이다.

개인별 스트레스 치유 전략을 마련하려면 [그림 9-1]에서 볼 수 있는 바와 같이, 스트레스 반응 구성에 영향을 미치는 요인들 사이의 상호작용을 이해해야 한다. 통합적 스트레스 관리는 ① 스트레스성 자극 관리, ② 부적응적 인지 개선, ③ 정서 조절 능력 향상, ④ 심신의 반응 관리, ⑤ 대처 행동 개선, ⑥ 불건전한 생활양식과 생활환경 개선, ⑦ 대처자원 관리라는 일곱 가지 측면이 종합적으로 고려되어야 한다. 따라서 스트레스의 진단과 평가를 통해 앞의 일곱 가지 측면에 대한 다면적 평가가 먼저 이루어진 다음에 취약한 부분을 보완할 수 있는 스트레스 치유법을 선택해야 하는 것이다.

현재 스트레스 치유를 위해 활용되고 있는 개입법으로는 심리상담, 인지행동치료, 실존치료, 요가, 명상, 근육이완법, 자율훈련, 마사지, 호흡법, 심상법, 마인트컨트롤, 바이오피드백, 아로마테라피, 표현예술치료, 음악치료, 운동요법, 영양요법, 종교생활, 사

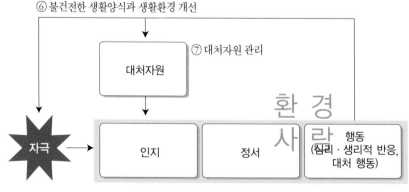

[그림 9-1] 스트레스 반응 구성에 영향을 미치는 요인들의 상호작용

회적 지지망 확보, 자기주장 훈련, 사회적 기술 훈련, 의학적 개입, 스트레스 교육 등 헤아릴 수 없이 수많은 방법이 있다. 만일 불합리하고 왜곡된 인지로 인해 사소한 자극에 대해서도 스스로 스트레스를 만들고 있는 경우라면, 인지치료를 통해 부적응적인 인지를 개선하는 것이 무엇보다 필요하다. 자기표현에 어려움이 있고 그로 인해 대인관계에서 스트레스를 많이 느낀다면, 자기주장 훈련이나 행동치료가 도움이 된다. 신체적 건강은 누구에게나 중요한 스트레스 대처자원이므로 운동요법, 요가, 스트레칭 등 각 사람의 연령과 제반 여건에 맞는 관리법을 함께 구성할 수 있다.

스트레스는 심리적 · 신체적 · 사회적 · 영적 영역 어디에서나 발생하는데, 이 중 영적 스트레스는 감추어지거나 방치되기 쉬운 부분이다. 스트레스의 진단과 평가 결과, 삶의 의미나 가치관의 혼란에 관한 스트레스를 경험하는 사람이라면 일반적인 심리상담보다는 실존치료 같은 개입법이 도움이 될 수 있고 때로는 종교생활이 도움이 될 수 있다. 환자(내담자) 개개인의 성향과 삶의 양식에 맞는 방법을 선택하지 않으면 스트레스 관리 자체가 또 다른 스트레스가 된다는 것은 영적 스트레스를 다루는 데 있어서 특히 중요하다.

먼저 환자(내담자)가 스트레스를 경험할 때 주로 심리 · 행동적 반응을 하게 되는지, 신체적 증상을 느끼는지 살펴보는 것에서부터 시작한다. 문진으로부터 양질의 정보를 확보할 수 있는데, 문진 경험이 풍부하지 않다면 간단한 도구의 도움을 받는 것도 좋다. 〈표 9-1〉의 목록에서 스트레스를 경험할 때 주로 나타나는 증상을 모두 표시한 다음, 짝수와 홀수 문항에 답한 개수를 비교해 본다. 홀수 문항에 표시한 것이 훨씬 많다면 심리적 접근법을, 짝수 문항에 표시한 것이 훨씬 많다면 신체적 접근법을 우선적으로 고려하는 전략이 유효할 것이다. 우선적으로 고려한다는 것은 그 접근법만으로도 충분하다는 의미가 아니다. 짝수와 홀수 문항의 개수 차이가 한두 개에 불과하다면 두 가지 접근법이 똑같이 중요하다는 것을 의미하는 것일 수 있다. 가장 심한 특정 증상에 대한 개입이 최우선으로 고려되어야 하는 경우도 있다. 또한 어느 경우든지 스트레스를 일으키거나 스트레스에 대한 취약성을 높이는 생활습관과 생활환경에 대한 점검은 반드시 필요하다.

이 장에서는 스트레스 치유 및 관리법들을 심리 · 행동적 접근법, 신체적 접근법, 생활습관과 생활환경 수정이라는 세 가지 영역으로 나누어 살펴보기로 한다. [주: 이 기법들을 포함한 다양한 스트레스 치유 · 관리법들을 실제 임상에서 또는 환자(내담자) 자신의 생활

〈표 9-1〉 스트레스 반응 증상

	문 항	해당 여부
1	우울하거나 초조하거나 불안해진다.	
2	소화가 안 되거나 화장실에 자주 간다.	
3	일에 집중하지 못하고 실수가 많아진다.	
4	심장박동이 빨라지거나 혈압이 오르거나 얼굴이 달아 오른다.	
5	사람들에게 화를 내거나 짜증을 낸다.	
6	몸이 떨리거나 긴장이 느껴진다.	
7	말과 행동이 거칠어진다.	
8	두통, 요통 등 통증을 느끼거나 이미 있는 질병의 증상이 더 심해진다.	
9	계속 기분 나빴던 일 또는 걱정되는 일을 생각하게 된다.	
10	가슴이 답답하거나 호흡이 거칠어진다.	

속에서 적용할 수 있는 구체적인 방법들에 대해서는 『스트레스 핸드북』(신경희, 2017)에 더 자세히 안내되어 있다.]

2. 심리 · 행동적 접근법

심리 · 행동적 접근법은 심리학의 ABC, 즉 정서(affect), 행동(behavior), 인지(cognition)를 모두 포함하는 것이다. [그림 9-1]에서 스트레스 반응 구성에 영향을 미치는 요인들의 상호작용 모델이 설명하는 바와 같이, 인지-정서-행동은 밀접하게 연결되어 있다. 이들의 상호작용 방식은 선형적 과정이 아니라 순환적 과정임에 주목해야 한다.

1) 정서적 · 인지적 접근의 중요성

바이오피드백 연구가인 엘머 그린(Elmer Green)은 "생리 상태의 모든 변화는 의식적으로든 무의식적으로든 그에 상응하는 감정 상태의 변화를 일으키고, 반대로 의식적으로든 무의식적으로든 감정 상태의 모든 변화는 그에 상응하는 생리 상태의 변화를 일으킨다"고 하였다. 로저 월시(Roger Walsh)는 "정서는 삶을 지배한다. 우리의 마음에서 계속 일어나는 감정은 결국 우리의 마음을 지배한다. 그리하여 이러한 정서들이 우리의 지각을 채색하고, 동기를 형성하며, 삶을 지휘하게 된다"고 하였다(Walsh, 1999).

우리는 앞에서 스트레스성 자극의 두 가지 전달 경로에 대해서 알아보았다[주: 4장 2, '2) 스트레스성 자극의 전달 경로'를 참고하라]. 신피질을 거치는 긴 경로를 통해서든, 시상에서 바로 이어지는 짧은 경로를 통해서든, 일단 편도체가 활성화되면 신경·내분비계를 경유하여 심리·생리적 변화와 행동적 변화가 일어난다. 감정의 중추인 편도체는 부정적인 정서를 만드는 데 특화되어 있으며, 신피질에서 일어나는 상위 인지 과정 없이 무의식적 경로에서 입수한 정보만으로도 생리적 스트레스 반응을 일으킬 수 있다. 생리적 스트레스 반응이 일어나면 그 느낌은 다시 일종의 스트레스 신호로 중추신경계에 인지된다. 반면에 스카이다이버들에 관한 연구에서도 잘 알 수 있듯이, 우리가 어떤 사건을 어떻게 평가하는가라는 상위 인지 과정도 그에 따른 정서와 신체 반응을 발생시킨다. 인지는 우리가 세상을 인식하고 그로부터 개념을 갖는 과정으로서 자극의 지각, 사고, 학습, 기억 등의 과정을 포함한다. 이상의 모든 정서적·인지적 기능들이 우리의 마음을 이룬다.

사전적으로 마음은 "사람의 지(智)·정(情)·의(意)의 움직임, 또는 그 움직임의 근원이 되는 정신적 상태의 총체"라고 정의된다. 신체적 스트레스이든 영적 스트레스이든 우리가 느끼는 스트레스는 마음의 불편감이나 괴로움으로 인식된다. 따라서 마음은 전인적인 진단과 치유의 주요 경로가 되는 것이다. 그리하여 동서양을 막론하고 전인적 접근을 하는 의학들은 마음의 건강을 가장 중요하게 여겼으며, 마음을 치료하는 것을 최고의 의술로 여겼다. 세조 때 간행된 『의약론(醫藥論)』의 '팔의론(八醫論)'에서는 의사를 심의(心醫), 식의(食醫), 약의(藥醫), 혼의(昏醫), 광의(狂醫), 망의(妄醫), 사의(詐醫), 살의(殺醫)의 여덟 가지로 나누어 설명하고 있다. 혼의 이하의 의사들은 악의(惡醫)라 하였으며, 약의 이상의 의사 중에서도 약만 쓰는 약의보다는 음식으로 병을 고치는 식의를, 또한 식의보다는 마음을 다스려 병을 치유하는 심의를 더욱 높이 평가했다. 『동의보감(東醫寶鑑)』에서도 마음이 산란하면 병이 생기고 마음이 안정되면 병도 저절로 낫는다고 적고 있다. 이러한 시각에서는 질병은 마음에서 비롯되며, 치료 또한 마음이 우선이 되는 것이다.

신경과학적으로 마음을 정의하자면, 마음은 외부 환경으로부터의 자극과 신체 내부로부터의 자극을 받아들여 의식, 정서, 욕구, 기억 등을 참고하는 정보처리 과정을 거쳐 행동으로 표출하는 통합적 생체 활동이라 할 수 있다. 이러한 정의에서도 질병의 발병과 치유에서 마음 작용의 중요성을 알 수 있다. 마음이 안정된다는 것은 내분비계와 신경계의 각종 신경전달물질과 호르몬의 분비와 조절 기능이 원활하게 이루어지는 상태를 유지한다는 뜻이고, 생체의 긴장이 완화되며 각 장기의 기능이 정상화되고 안정된다는 의미로 해석할 수 있다.

스트레스 치유와 관리를 위한 심리적 접근법에는 정서적 접근과 인지적 접근이 모두 포함된다. 정서적 접근의 목적은 안정되고 긍정적인 정서 상태를 유지하는 것이다. 정서적 접근은 모든 사람에게 효과적인 스트레스 완화 기법이지만, 아동의 스트레스 관리에 있어서는 더욱 중요하다. 정서를 조절하는 능력이 전두엽의 발달과 더불어 이 시기에 갖추어지기 때문이다. 아동기의 정서적 경험이 성격을 형성하고 심신의 스트레스 반응성을 형성하게 된다. 자신의 정서를 잘 깨닫지 못하거나 정서를 조절하는 능력이 부족하면 스트레스 반응이 제어되지 않아 심신에 악영향을 줄 뿐 아니라, 성인이 되어서까지 충동적인 행동과 사회적 부적응을 야기할 가능성이 높다.

정서 조절은 정서를 억제하는 것을 뜻하는 것이 아니다. 지나친 정서 제어도 부정적 영향을 가져와 정서 지능의 기능이 완전히 위축될 수 있다. 또한 인지 기능도 정서 기능에 의해 손상을 입을 수 있다. 순전히 이성에만 의존한 것처럼 보이는 행동도 사실상 정서에 크게 의존하고 있으므로, 정서를 만드는 변연계에 결함이 생기면 윤리적·이성적 결정에도 문제가 생길 수 있는 것이다. [주: 4장 5, '2) 정서의 신경생리학적 의의'를 참고하라.]

자신의 내면적 욕구나 정서를 계속 바라보면서 지속적으로 돌봄으로써 정서는 조절된다. 일반적으로 감정은 관찰을 받게 되면, 즉 우리가 스스로 그것을 깨닫게 되면 그 강도가 약화되므로, 자신의 감정을 조용히 관찰하거나 대화, 글, 그림, 음악 등을 통해 표현하는 것은 정서를 조절하는 데 도움이 된다. 앞에서 이성의 뇌인 전두엽과 감정의 뇌인 변연계 사이에 있는 전두-변연 연결에 대하여 설명하였다. 정서를 관찰한다는 것을 신경학적으로 표현하자면, 이성과 사고의 중추인 전두엽이 감정의 중추인 편도체의 활성을 조절하는 것이라고 할 수 있다.

철학자인 스피노자(Spinoza)도 "고통스러운 감정은 우리가 그것을 명확하고 확실하게 묘사하는 그 순간 고통이기를 멈춘다"고 하였는데, 실제로 감정은 표현하는 것만으로도 감소된다는 것이 여러 연구에서 확인되었다. 리버맨(Lieberman) 등은 감정을 표현하는 것만으로도 그 감정이 완화된다는 것을 실험적으로 보여 주었다(Lieberman et al., 2007). 정서 표현은 외상적 기억의 인지적 처리를 촉진함으로써 정서적 · 생리적 변화를 가져온다(Pennebaker, 1993). 외상적 사건에 대한 정서를 글로 표현하면 스스로 그 경험을 수용하고 이해하는 것을 도울 수 있고, 사건에 대한 생각과 관련된 부정적 정서를 감소시킬 수 있다(Pennebaker et al., 1997). 감정을 억압하지 않고 자기를 표현하는 성격이 면역 기능과 긍정적 상관성이 있다는 것도 확인되고 있다(Fawzy et al, 1993). 울고 웃는 감정 표현을 잘하는 것은 정신 건강과 신체 건강에 모두 도움을 준다. 웃음이 그러하듯, 눈물도 건강에 유익하다. 다이애나(Diana) 전 황태자비가 사망하였을 때 많은 영국인이 애도하며 눈물을 흘렸는데, 당시 우울증 환자가 절반으로 감소하였다고 한다. 미국 알츠하이머 치료 연구 센터의 윌리엄 프레이(William Frey)는 남자가 여자보다 평균수명이 짧은 이유 중 하나는 덜 울기 때문이라고 했다. 울면서 감정의 정화를 느끼기도 하지만, 눈물과 함께 카테콜아민 같은 스트레스 반응의 생리적 산물들이 배출될 수 있기 때문이다. 캔더스 퍼트(Candace Pert) 등은 정서 표현은 신경펩타이드 수용체 연결망과 기능적치유 시스템의 균형을 가져오고, 그 자체는 심리 · 영적 생명력의 표지자가 된다고 하였다(Pert et al., 1998).

　인지적 접근법들은 스트레스성 자극을 해석하고 대처 방안을 고안하는 심리적 과정을 보다 적응적으로 재구성하는 것을 목표로 한다. 정도는 다르지만 우리는 모두 인지적 오류의 경향성을 조금씩은 가지고 있다. 부적응적이고 왜곡된 사고방식 때문에 불필요한 스트레스를 만들거나, 같은 일을 계속 곱씹고 확대 해석하면서 자신을 괴롭히고 있는 것이다. 스스로의 노력으로도 어느 정도 인지적 변화가 가능하지만, 전문가의 체계적 도움을 필요로 하는 사람들도 의외로 많다. 스트레스 관리를 위한 인지적 전략은 인지행동치료의 주요 원리와 기법들을 포함하고 있다. 스트레스의 근원이 되는 인지적 요소를 체계적으로 검토하고, 바람직한 대안을 찾아 실천하도록 한다. 더불어 행동적 전략으로서 대처 기술을 습득한다. 부정적 생활 사건들의 재평가와 재인식, 자기주장 훈련, 자신의 문제 행동 수정하기, 스트레스 상황에서의 문제해결 능력 향상, 사회적 기술 훈련, 부정적인 감정 관리, 심신이완 기술 등은 모두 인지행동치료의 범주 안에서 제공될 수 있는 방법들이다.

2) 기본 정서 훈련

우리나라 사람들이 가장 많이 사용하는 외래어가 스트레스일 수밖에 없는 이유가 있다. '괴롭다' '힘들다' '화 난다' '조바심난다' '걱정스럽다' '짜증난다' '부담스럽다' '지친다' 등등 웬만한 부정적인 감정 표현들을 모두 '스트레스 받는다'라는 한 가지 표현으로 대체하고 있기 때문이다. 그런데 우리가 '스트레스 받는다'라고 말을 할 때 우리 몸에서는 그에 상응하는 심신 반응이 일어난다. 따라서 스트레스라는 말을 사용하는 만큼 실제로 스트레스를 많이 경험할 수밖에 없다. 더구나 모든 부정적 정서를 스트레스라고 표현하면서 우리의 진실된 정서와는 점점 멀어지게 되고, 자신의 정서를 바라보고 돌보는 능력이 퇴화된다.

여러 가지 상황에서 자신의 정서가 어떻게 변화하고 있는지, 그것이 어떤 정서인지 정확히 읽고 표현하는 연습을 하는 것만으로도 정서를 제어할 수 있는 힘을 키울 수 있다. 스트레스를 받는다고 생각할 때, 순간적인 정서 변화를 알아차리고, 더불어 몸에 어떤 변화가 동반되는지 살펴본다. 예를 들어, 중요한 회의에 지각하기 직전인데 엘리베이터가 바로 눈앞에서 닫히더니, 각 층마다 머무르며 올라가고 있는 상황을 생각해 보라. 우리는 바깥에서 벌어지는 상황에만 몰입하여 자신의 내부에서 일어나는 변화는 알아차리지 못하고 있다. 그러나 아무리 조바심을 내고 엘리베이터 문을 두드린다고 해도 그것이 1초라도 엘리베이터가 빨리 내려오도록 해 주지는 않는다. 동반되는 불필요한 생리적 스트레스 반응만이 몸에 과도한 부담을 주고 있을 뿐이다. 그런 상황에서 점점 굳어져 가는 얼굴 근육, 빨라지는 심장, 가빠지는 호흡을 정서와 함께 관찰한다. 그 정서가 '답답함'인지, '난처함'인지, '두려움'인지, '불안함'인지 살펴본다. 자신의 정서와 몸의 변화를 바라보는 과정에서 몸과 마음의 긴장은 이미 감소되어 있을 것이다. 그러면 자신이 도착했음을 전화로 알리고 조금 양해를 구하는 것 같은 이성적 대처 행동도 가능해진다.

〈표 9-2〉에 대표적인 정서들의 목록을 제시하였다. 이 외에도 더 많은 정서를 추가할 수 있다. 치료자는 면담을 하거나 문진을 하는 과정에서도 환자(내담자)가 자신의 정서를 정확히 읽고 안전하게 표현할 수 있는 경험을 제공하고, 평소 생활에서도 자신의 정서와 가까워지도록 독려해야 한다.

불안하거나 긴장된 상태에서는 정서를 자각하는 것이 오히려 그 정서를 더 돋우게 될 수도 있다. 불안 성향이 높은 사람들에게는 주의를 분산하는 기법이 도움이 될 수 있다. 이 방법은 주의를 집중시킬 만한 사물이나 행동으로 주의를 돌리는 것이다. 〈표 9-3〉 에 몇 가지 주의분산법이 예시되어 있다.

〈표 9-2〉 정서 목록

긍정적 정서	중립적 정서	부정적 정서
행복한, 다행스러운, 속시원한, 홀가분한, 벅찬, 감동한, 감사한, 개운한, 고마운, 기대되는, 기쁜, 기운이 솟는, 끌리는, 누그러지는, 느긋한, 들뜬, 두근거리는, 뭉클한, 매혹된, 반가운, 뿌듯한, 상쾌한, 신나는, 안심되는, 용기 나는, 자신만만한, 즐거운, 짜릿한, 통쾌한, 평온한, 포근한, 황홀한, 흐뭇한, 흡족한, 흥분된, 희망에 찬, 힘이 솟는, 가뿐한, 경이로운	무덤덤한, 담담한, 덤덤한, 그저 그런, 그러그러한	갑갑한, 거북한, 거슬리는, 걱정되는, 겸연쩍은, 곤혹스러운, 귀찮은, 그리운, 긴장된, 낙담되는, 난처한, 당혹스런, 두려운, 따분한, 막막한, 멋쩍은, 민망한, 분한, 불안한, 비참한, 서글픈, 서러운, 서먹한, 서운한, 성가신, 속상한, 슬픈, 심심한, 쓸쓸한, 아득한, 안타까운, 암담한, 애석한, 야속한, 억울한, 우울한, 절망스러운, 조마조마한, 지겨운, 지친, 질린, 참담한, 창피한, 초조한, 허전한, 혼란스러운, 화가 치미는

〈표 9-3〉 주의분산법

- 책장을 펼쳐서 'v' '이' 등의 글자가 그 페이지에 몇 개나 있는지 세어 본다.
- 100부터 3씩 또는 7씩 뺄셈을 해 본다.
- 주변에 있는 건물이 몇 층인지 세어 본다.
- 옆 사람에게 시간이나 주변 지리를 물으며 가벼운 대화를 시작한다.
- 좋아하는 노래의 가사나 시구를 암송해 본다.
- 주변에 보이는 사물의 이름으로 3행시, 5행시를 만들어 본다.
- 시계의 숫자판을 보면서 정확히 5초 간격으로 심호흡을 한다.
- 종이접기를 한다.
- 지도를 그려서 알고 있는 도시와 관광명소들의 위치를 표시해 본다.
- 잡지나 신문지를 펼쳐서 왼손으로 (왼손잡이는 오른손으로) 아무 문장이나 따라서 써 본다.

3) 인지치료

"내가 그의 이름을 불러주기 전에는 그는 다만 하나의 몸짓에 지나지 않았다. 내가 그의 이름을 불러주었을 때, 그는 나에게로 와서 꽃이 되었다"(김춘수의 시, 「꽃」 중에서). 스트레스도 그러하다. 스트레스는 우리가 스트레스원이라고 느끼는 자극 자체가 아니라, 우리가 그것에 부여한 의미 때문에 발생한다. 각자의 인지적 특성을 살펴보면 합리적이지도 않고, 논리적이지도 않으며, 문제해결에 도움이 되지 않는 부적응적인 인지구조를 가지고 있는 경우가 많다. "나는 '반드시' 어떠해야만 한다" "세상은 '항상' 이런 식이다" "1등을 하지 못하면 '완전히' 실패한 것이다"라는 식의 비합리적인 신념이나 경직된 사고방식을 합리적이고 유연한 것으로 대체시킴으로써 스트레스는 완화될 수 있다. 윌리엄 글레이저(William Glasser)가 선택이론(choice theory)을 통해 지적한 것처럼, 결국 사람들은 자신이 만든 생각의 틀을 가지고 행복과 불행을 스스로 선택하는 것이다(Glasser, 1998).

인지치료는 ① 인지가 정서와 행동을 주로 결정하며, ② 인지는 검색되고 변화될 수 있고, ③ 인지의 변화는 정서와 행동에 변화를 가져온다는 세 가지 전제를 기초로 한다. 인지적 재구성은 부정적 정서와 행동의 원인이 되는 사고, 즉 흑백논리, 과장이나 축소, 과도한 일반화와 같이 부적응적이고 비합리적인 인지적 책략을 발견하여 적응적이고 합리적인 것으로 대체하는 것이다. 전문가의 도움이 필요할 정도로 인지적 왜곡이 심한 사람도 있지만, 누구나 어느 정도는 인지적 오류의 경향성을 가지고 있으며 스트레스 상황에 놓이게 되면 인지적 편협성과 왜곡이 더 커지게 된다. 합리적인 사고 능력이 있다면 심하지 않은 인지적 왜곡은 스스로 발견하고 수정할 수도 있다.

어떤 상황에서 자신도 모르게 내뱉는 말이나 내부에서 자동적으로 진행되는 생각의 내용을 검토하여 너무 극단적으로 해석하거나 관계없는 영역들로까지 확대 해석하고 있지는 않은지 살펴보면 자기 안에 있는 부적응적 인지 체계를 발견할 수 있다. 그리고 이성적으로 그것들과 논박해 보면서 그것이 과연 합리적 신념인지, 자신에게 도움이 되는 사고방식인지 분석하고, 보다 나은 방향으로 개선할 수 있다. 이를 통해 인지적으로 유연해지면 스스로를 괴롭히는 많은 일로부터 벗어날 수 있다.

사고 멈추기(thought stopping)라는 방법이 있다. 생각이 무의식중에 흘러 자동적으로 어떤 결론에 이르기 전에 그 생각의 과정을 멈추어 방향을 바꾸는 방법이다. 부정적인

〈표 9-4〉 인지적 오류의 예

- 과잉 일반화: 한두 차례의 경험이나 증거에 비추어 모든 상황에서 그러할 것이라고 과도하게 일반화하여 결론을 맺는 오류
  [예] "지금 나와 점심을 먹을 수 없다고 하는 걸 보니, 저 아이는 나를 싫어하는 거야. 다른 아이들도 역시 그렇겠지. 나는 친구를 결코 사귈 수 없어."

- 이분법적 사고: 흑백논리, 실무율적 사고(all-or-nothing thinking). 완벽주의자들의 인지에서 흔히 발견되는 사고의 오류. 연속적 개념보다는 오직 두 가지의 범주로 나누어 상황을 보는 것
  [예] "1등을 하지 못하면 실패하는 것이다." "나와 친한 사람이 아니면 모두 적이다."

- 재앙화: 점쟁이 오류. 미래에 대하여 보다 현실적인 어떤 다른 고려도 없이 부정적으로 예상하는 것
  [예] "공무원 시험에 떨어졌으니 내 인생은 끝장이다. 난 이제 완전히 패배자가 될 것이다."

- 긍정적인 면의 평가 절하: 성공의 경험, 자신의 장점, 타인의 칭찬 등을 고려하지 않고 부정적으로만 상황을 해석하는 것
  [예] "내가 100점을 받은 것은 문제가 너무 쉬웠기 때문이다." "부장님이 나를 칭찬했지만, 항상 사람들을 칭찬하는 분이니 별 의미 없다."

- 감정적 추론: 사실의 어떤 측면만을 감정적으로 너무 강하게 느끼기 때문에 그 반대되는 증거는 무시하거나 고려하지 않고 자신의 생각이 틀림없는 사실이라고 생각하는 것
  [예] "친구가 약속에 늦는 것을 보니 날 싫어하는 것이 분명해." "부장님이 기분이 안 좋은 것을 보니 내가 뭔가 잘못한 게 틀림없어."

- 명명하기: 보다 합리적인 사실을 고려하지 않고 자신이나 다른 사람에게 낙인을 찍는 것. 결국 자신의 행동을 그러한 낙인에 맞도록 유도하는 결과를 초래하게 됨
  [예] "나는 패배자야." "그는 구제불능이야."

- 과장 및 축소: 자신이나 다른 사람 혹은 어떤 상황을 평가할 때, 어떤 측면만을 특별히 과장하거나 축소하는 것
  [예] "내가 무난하다는 말은 내가 별 볼일 없다는 것을 증명하는 거야." "전화번호를 잘 기억하는 것을 보니 수학도 잘하겠지?"

- 정신적 여과: 전체 상황을 보지 않고 한 가지 세세한 것에 지나치게 관심을 가지는 것
  [예] "며느리가 다림질을 못하는 것을 보니 살림이 형편없겠군." "닭고기를 먹지 않은 것을 보니 채식주의자가 분명해."

- 독심술: 현실적인 가능성을 고려하지 않고 다른 이들이 생각하는 것을 지레 짐작하고 믿는 것
  [예] "부장님이 지금 화가 났군. 보고서가 마음에 들지 않아서 내게 소리를 지르고 화내고 싶은 거야." "선생님께 다시 질문을 하면 귀찮아서 짜증이 나시겠지?"

- 개인화: 자신과 무관한 사건을 자신과 관련된 것으로 해석하는 오류
  [예] "옆 테이블에 앉은 사람들이 웃는 것은 내가 입은 옷 때문이야." "동창들이 모임에 나오지 않은 것은 나를 보고 싶지 않아서일 거야."

자동적 사고와 무의식중의 독백은 자기도 모르는 사이에 의지를 저하시키고, 심신의 능력도 감소시킨다. 사람들은 쉼 없이 자기 자신에게 말을 한다. 우리가 이 글을 읽는 동안에도 '내게 그런 좋은 일이 일어날 리 없어.' '내 성격은 절대로 변하지 않아.' '사람은 누구나 그렇지 뭐.'라며 끊임없이 내부에서 속삭이고 있는 것이다. 사고 멈추기와 같은 사고 정지 능력은 우울증의 인지치료에도 매우 효과적으로 활용된다.

어떤 불편한 상황이 벌어지고 있을 때 잠시 멈추어서 그 상황에서 이루어지고 있던 내면의 속삭임들에 귀 기울여 본다. 그리고 회의적 · 부정적 · 공격적 속삭임을 희망적 · 긍정적 · 우호적인 것으로 바꾸어 스스로에게 다시 말을 걸어 본다. 힘든 상황이 새롭게 보이고, 없을 것 같던 해결 방법이 보이고, 그것을 실천할 수 있는 심신의 에너지가 일어날 것이다.

필요하다면 전문가의 체계적인 도움을 고려해 볼 수도 있다. 15회기 이내, 평균 6회기 정도의 단기 심리치료는 의학적 원인이 없는 신체 증상, 즉 신체형장애를 가지고 있는 환자들에게 높은 개선 효과를 나타낸다. 신체형장애는 비록 의학적 문제가 없더라도 환자에게는 명백히 경험되고 있는 고통이다. 문제가 없다는 진단 결과가 제시되어도 이들의 증상은 해소되지 않고, 계속 여러 의료기관을 전전하며 진단을 받는 동안 고통은 더욱 커진다. 단기 심리치료에서는 환자(내담자)들이 스트레스에 직면하게 하고, 대처 방식을 마련하는 데 집중하여 진행되는데, 이러한 방법을 통해 일단 어느 정도의 신체 증상과 심리적 고통 감소를 경험하기 시작하면 좋은 예후로 이어질 수 있다.

4) 실존치료

전인적 건강을 증진한다는 것은 몸의 품성인 몸성, 마음의 품성인 심성, 영적 품성인 영성을 더불어 돌보고 성장시키는 것이다. 영은 존재의 여러 차원 중 가장 높은 차원이며, 영성(spirituality)은 인간의 여러 품성 중 가장 높은 차원의 품성이다. 인간은 다른 모든 동물에 비해 가장 영적인 존재이기 때문에 '만물의 영장(靈長)'이라 한다. 따라서 영적인 욕구도 가장 크고, 그만큼 영적인 욕구의 결핍으로 인해 나타나는 질환도 많다. 우리가 느끼는 심리적 고통의 상당 부분은 영적인 차원에서 발생하는 문제다. 영적 욕구의 결핍은 흔히 불안, 우울, 무기력, 무망감으로 나타난다. 윌리엄 제임스(William James), 칼 융(Carl Jung), 빅터 프랭클(Victor Frankl), 에이브러햄 매슬로우(Abraham Maslow), 고든

〈표 9-5〉 영성의 구성 요소

영성의 구성 요소	준 거
삶의 의미와 목적 (Purpose and Meaning in Life)	삶의 이유, 삶의 의미, 삶의 목적, 성취 및 미래지향적 성향
내적인 자원 (Innerness or Inner Resources)	내적 강인함, 내적 평화, 적응, 자아존중감, 자신에 대한 파악
통합적 연결성 (Unifying Interconnectedness)	봉사, 용서, 화해, 화친, 소속감
초월성 (Transcendence)	자기치유, 승화, 웰니스 성취, 현실 상황의 초월

올포트(Gordon Allport), 어빈 얄롬(Irvin Yalom)을 비롯한 수많은 저명한 심리학자와 정신 의학자들이 환자들의 병리가 때로는 영적인 갈등과 결핍에 관련된 것임을 인지하였다.

1998년에 세계보건기구(WHO)에서는 건강의 정의에 영적(spiritual) 차원의 건강을 추가하는 개정안이 제시되었고, 다음 해인 1999년에 미국의학대학협회(Association of American Medical Colleges)는 영성을 많은 사람의 건강에 기여하는 요소로 인정하였다. 그런데 영성이란 과연 무엇인가? 영성은 모든 인간에게 보편적인 현상이며 타고난 잠재력이다. 영성은 어떤 종교 · 문화 집단에만 제한적으로 나타나는 것이 아니다(Elkins, 1998). 영성에 대한 다양한 정의를 종합하여, 영성은 '자기라는 경계를 초월하여 자기 밖의 세계와 교류하며 어떤 가치나 의미, 관계를 추구하는 품성'으로 정의할 수 있다. 가치, 의미, 관계를 추구하는 것, 미지의 것에 대한 호기심, 아직 실현되지 않은 자기 안의 잠재력을 드러내고자 하는 자아실현의 욕구 등은 모두 우리의 영적 본성을 표현한다고 할 수 있다. 무엇인가를 향한 의미나 가치가 결여된 삶, 그 대상들과의 관계가 단절된 삶에서 행복을 느낄 수는 없다.

영성의 구성 요소는 〈표 9-5〉와 같이 네 가지 영역으로 분류해 볼 수 있다(Howden, 1992). 건강한 영적 속성에 대한 학자들의 견해는 자비롭고, 사랑하며, 현명하고, 수용적 · 직관적 · 자발적 · 창조적이며, 영감을 받고, 평온하며, 깨어 있고, 연결된다는 점을 포함하는 데 대체로 일치한다(Vaughan, 1991).

영성을 종교성(religiousness)과 같은 것으로 오해하는 사람들이 많지만, 종교성은 인간의 영성이 발현되는 하나의 방식일 뿐이다. 매슬로우를 비롯한 많은 심리학자는 영성은 어떤 종교도 독점적으로 소유하지 않는 보편적인 인간 현상이라고 본다. 미국인의

33%가 자신은 영적이지만 종교적이지 않다고 생각하며(Gallup & Johnson, 2003), 인본주의 심리학회 소속 심리학자 230명의 답변에서도 55%가 자신은 영적이지만 종교적이지 않다고 생각하는 것으로 조사되었다(Elkins et al., 1999). 심신이원론은 데카르트로부터 시작된 현대 과학의 철학적 기반이다. 데카르트에 의해서 마음의 세계나 영적 세계에 관한 문제는 종교에 위임하고 물질적 세계만을 과학의 대상으로 삼게 되면서, 영성을 논하는 것 자체를 마치 종교성을 논하는 것처럼 생각하게 된 것이다. 종교(religion)라는 단어는 '다시 결합한다'라는 뜻의 라틴어를 어근으로 한다. 그러나 인간이 잃어버린 실재와 다시 결합하기 위해서 반드시 종교가 필요한 것은 아니다.

　인간의 마음과 영혼의 치유에 대한 지식은 주로 철학과 종교의 영역에서 찾을 수 있지만, 심리학 내에서도 영적 문제를 구체적으로 다루는 분야들이 있다. 영적 고통의 치유는 정신역동적 치료나 인지치료 같은 일반 심리치료보다는 실존치료(existential therapy)나 의미치료(logo therapy)처럼 더 심오한 마음의 세계를 다루는 존재론적 접근법들을 필요로 한다. 심리학의 초창기에는 무의식을 동물적 본능과 관련하여 부정적으로 설명하였지만, 빅터 프랭클이나 칼 융 같은 학자들은 본능적 무의식뿐 아니라 영적 무의식도 있다고 보았다. 영적 스트레스라는 용어는 심리학에서 '실존적 고통'이라는 용어로 표현되기도 한다. 의미치료에서는 인간이 살아가는 주된 동기는 자아(self)를 찾는 것이 아니라 의미를 찾는 것이며, 어떤 의미에서 이것은 자아를 잊는 것이라 한다. 심리적으로 건강한 사람은 자신에게 초점을 맞추는 것으로부터 초월한다. 그리하여 자신을 뛰어넘어 다른 사람 혹은 일과 관계를 맺는다. 이것은 매슬로우의 견해와도 같다. '몰입(flow)'으로 잘 알려진 미하이 칙센트미하이(Mihaly Csikszentmihalyi)나 매슬로우는 절정을 경험하는 동안 자아를 초월한다고 하였다.

　그렇다면 영적 스트레스를 치유하고 영적 건강을 증진하는 방법은 무엇인가? 그것은 관습적으로 인식되어 온 자아의 경계를 확장하는 것, 그리고 삶의 가치와 의미를 추구하는 것 두 가지로 나누어 논의할 수 있다. 자아라는 경계가 확장되는 것은 그 경계를 두고 발생하는 긴장인 스트레스와 이기적 욕망에서 발생하는 고통을 감소시킬 수 있게 하며, 삶의 가치와 의미를 추구하는 것은 현재의 스트레스와 고통을 극복하고 삶의 궁극적 목적, 즉 행복을 실현할 수 있는 원동력이 된다.

　실존주의 철학에 의하면, 산다는 것은 그 자체가 불안(stress)이며 스트레스가 없다는 것은 삶이 없는 상태에서만 가능하다. 이와 같은 실존적 불안은 삶의 의미를 모르는 데에서 오며, 또한 죽음의 필연성과 그것이 주는 미지에 대한 불안이다. 스트레스는 영혼이 고립된 결과로 일어나는 상태라는 견해도 있다. 나와 남을 구분 짓는 경계를 낮추고 다른 사람과 연결되어 그들을 돕고, 세상을 좀 더 살기 좋은 곳으로 변화시키는 데 참여하고, 삶의 목표와 의미를 굳건히 하고, 무엇이든 소망을 갖고 정진하는 것은 영적 충만감과 삶의 활력을 가져다준다.

삶의 목표와 의미를 굳건히 하는 것과 희망적 사고는 불가분의 관계에 있다. 스트레스에 대한 반응은 희망적 사고 수준에 따라 다르다(Tennen & Affleck, 1999). 신체적 장애가 있더라도 건강한 삶을 살아갈 수 있지만 삶의 의미 상실, 절망과 같은 영적 장애는 삶 전체를 병들게 한다. 그 흔한 결과가 우울증이다. 우울증은 죽지 않고도 삶을 포기하는 방법이라 한다. 따라서 절망과 희망은 영적 차원의 건전성을 반영하는 것이라고 할 수 있다.

희망적 사고 수준이 높은 사람은 낮은 사람에 비해 다양한 어려움에 적극적으로 대처할 수 있다. 삶의 가치나 지향점이 없는 사람에게는 신체적 건강이나 물질적 풍요 역시 아무런 의미를 갖지 못한다. "왜 사는지 그 이유를 아는 사람은 어떻게든 참고 견딜 수 있다"는 철학자 니체(Nietzsche)의 말처럼, 삶에서 추구할 가치와 목적이 뚜렷한 사람은 심신의 장애를 행복의 장애로 만들지 않는다. 이스라엘의 사회학자인 아론 안토노브스키(Aaron Antonovsky)는 대학살에서 생존한 사람들을 연구하여, 사람들이 인생의 역경에서 벗어날 수 있는 것은 '일관성의 감각(sense of coherence: SOC)', 즉 세상을 의미 충만한 것으로 생각하고 모든 사건이 합리적으로 진행될 것이라는 굳은 신념을 가지는 데 있다고 설명하였다(Antonovsky, 1987). 영적인 고통이나 불건강은 어떤 것으로도 보상될 수 없다. 셰익스피어(Shakespeare)는 "불행한 사람을 치료할 약은 희망밖에 없다"고 하였다. 지그문트 프로이트(Sigmnud Freud) 역시 "누군가 삶의 의미와 가치에 대해 요구하고 있다면 그는 아픈 사람이다"라고 하였다. 인간의 무의식 속에서 동물적 본능만 발견했다는 비판을 받는 프로이트조차 삶의 의미를 상실하는 것이 존재의 건강을 훼손한다는 것을 파악하고 있었던 것이다.

삶의 의미를 찾는 것은 곧 삶의 목적을 찾는 것이다. 16세기 철학자 몽테뉴(Montaigne)는 "위대하고 영광스러운 인간의 걸작은 목적을 갖고 사는 것이다"라고 말했다. 목적은 삶의 방향성과 동기를 제시하고 모든 행동에 의미와 가치를 부여하여 삶의 매 순간과 행위들이 '삶'이라는 하나의 작품으로 완성되게 한다. 자신의 삶에서 의미를 찾고자 하는 것은 인간이 지닌 일차적 동기이며, 목표를 설정하거나 자아를 실현한다는 것은 곧 자기를 초월하는 영적 행위다. 1957년 세계보건기구(WHO) 소위원회에서는 "건강이란 주어진 환경 여건하에서 인간이 적절하게 기능하는 상태 수준"이라고 하였다. 어떤 것의 적절한 기능이란 그것이 존재하는 목적과 의미에 맞게 기능하는 것이다. 아리스토텔레스(Aristotle)는 행복이 무엇인지 알기 위해서는 그 사람에게 고유한 일과 기능이 무엇인지를 먼저 살펴보아야 한다고 했다. 그리고 자신에게 고유한 일, 어울리는 일을 탁월하게 수행할 때 사람은 가장 행복해진다고 하였다. 즉, 자신의 고유한 삶의 목적을 찾아 실현할 때 인간은 행복해지는 것이며, 그 목적에 맞는 적절한 기능 상태 수준이 바로 건강이다. 회복(remission)이라는 단어는 're-mission', 즉 목적과 재결합되거나 목적을 재발견한다는 뜻으로 사용될 수 있다. 이처럼 진정으로 건강한 삶은 자신의 존재의 목적과 의미를 찾고 그것을 실현해 나가는 과정이며, 심리학자들은 이것을 자아의 실현, 자아의 성장 등으로 표현해 왔다.

때로는 건강한 영적 욕구가 심신의 스트레스나 고통으로 나타날 수도 있다. 칼 로저스(Carl Rogers)에 따르면, 자아실현 경향성 같은 영적 동기는 신체적 긴장을 오히려 증가시킬 수도 있다. 듀에인 슐츠(Duane Schultz)는 사람들 대부분은 현재의 자신보다 나은 사람일 수 있음을 알기 때문에, 즉 실현되지 않은 잠재력이 있기 때문에 희박하나마 불만족감을 느끼고 있을 것이라고 하였다. 따라서 영적 스트레스를 돌보는 것의 결과는 심신의 안녕뿐 아니라, 지속적인 자아실현과 성장으로도 나타나게 되는 것이다.

칼 융은 청소년기에 심리적 탄생(psychic birth)이 이루어진다고 했다. 내면세계를 향해 힘의 전환이 이루어지는 중년기는 영적 탄생(spiritual birth)의 시기라 할 수 있다. 청소년기에 심리적 방황이 시작되는 것처럼, 중년기에는 영적 방황이 본격화된다. 이러한 시기들의 스트레스는 모두 심·신·영이 조화를 이루지 못하고 한쪽이 먼저 우세해지거나 먼저 쇠퇴하면서 일어나는 개인 내적 긴장이 근본적 원인이다. 융이 개별화(individualization)라고 표현한, 진정한 자기 자신의 모습이 이루어지는 시기인 중년기의 스트레스를 치유하기 위해서는 영적 욕구의 자각과 충족에 더욱 관심을 기울여야 한다. 다른 경우도 마찬가지이지만, 영적 욕구가 충족되지 않아 스트레스를 겪고 있는 사람들에게 단지 운동을 하라든지, 심신이완법을 배우라는 식의 조언은 비록 그것이 잠시 고통을 잊게 할 수는 있더라도 결국 반복되는 고통 속에서 치유에 대한 희망까지 상실하게 할 수 있음을 기억해야 할 것이다.

5) 심상법, 최면요법, 마인드컨트롤

16세기 스위스의 의사 파라셀수스(Paracelsus)는 인간에게 영은 주인이고, 심상은 도구이며, 신체는 재료라고 하고, 의학적으로 심상의 능력은 질병을 유발할 수도, 치료할 수도 있는 중요한 요인이라 하였다.

심상법은 방법에 따라 두 가지로 나누어 볼 수 있다. 원하는 목표나 이루고자 하는 소망과 관련된 이미지를 떠올려 집중하게 하는 적극적 심상법과 어떤 이미지이든 자유롭게 떠올리도록 허용하여 미처 파악하지 못했던 내면적 갈등과 그것의 의미를 파악하게 하는 수용적 심상법이다.

심신의 이완, 수행 능력 향상, 스트레스 관리, 질병 증상 완화 등의 목적으로 활용되는 심상법은 대개 특정 이미지를 마음속에 떠올리게 하는 적극적 심상법이다. 예를 들어, 긴장을 해소하기 위해 잔잔한 호수나 푸른 초원을 떠올리는 것, 역도 선수가 대회에서 목표한 무게를 들어 올리고 환호하는 모습을 떠올리는 이미지 트레이닝(image training) 같은 것이 여기에 속한다. 방사선 종양학자인 칼 사이먼튼(Carl Simonton)은 정신적인 심상이 면역계에 실제로 영향을 줄 수 있다는 이론을 기초로 암 환자에게 자신의 면역계가 암세포를 공격하는 이미지를 떠올리도록 하는 적극적 심상법을 개발하여 환자들에게 적용하였다.

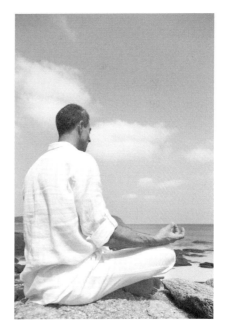

심상법과 최면요법은 유도 과정이나 효과 면에서 유사하고 중복되는 측면들이 있다. 최면의 암시가 대개 심상으로 표현되고, 심상만으로도 최면 상태를 유도할 수 있다는 점에서 알 수 있듯이, 이들은 따로 분리하기 쉽지 않은 관계에 있다. 심상법은 마음의 의식 부분을 이용하지만, 최면요법에서처럼 무의식이나 낮은 의식의 부분으로 들어가는 수단으로 이용되기도 한다. 광의의 심상법에는 심상유도법을 비롯해서 최면요법, 이미지 트레이닝 등이 모두 포함된다.

심상법의 효과는 자신이 원하는 이미지를 마음속에 떠올리고 그 내용을 상상 속에서 원하는 방향으로 수정할 수 있는 능력의 유무에 달려 있다. 떠올리는 이미지가 꼭 실제 사실이거나 과학적 진실일 필요는 없으며, 환자의 행복한 과거 경험이나 소망일 수도 있다. 또한 시각적 이미지뿐 아니라 냄새, 촉각, 청각과 같은 감각들도 심상으로 이용할 수 있다.

뇌는 실제와 상상을 구분하지 못하기 때문에 어떤 것이든 충분히 심상을 떠올리면 뇌는 그것을 실제 자극처럼 경험한다. 즉, 뇌는 가상적 상황에 대해서도 현실과 같은 심신의 반응을 유발할 수 있으며, 심상과 지각은 경험적으로나 신경학적으로나 유사한 과정인 것이다. 허버트 벤슨(Herbert Benson)은 생각과 상상이 몸에 영향을 미쳐 실질적이고 측정 가능한 생리적 반응을 일으킨다고 하였다. 피터 랭(Peter Lang)은 심상을 뇌에서의 구조적이고 기능적인 부호 체계와 과정이라고 설명한다. 그의 생물정보이론(bio-informational theory)에 따르면, 어떤 자극이 지각 과정을 거치는 동안 그 자극에 대한 감각 탐지가 이루어지고, 이 감각 과정은 장기와 신체에 변화를 일으키게 된다(Lang, 1979). 이 변화들은 떠올린 심상의 내용과 관련된 것이므로, 만일 햇볕이 내리쬐는 사막을 걷는 상상을 한다면 체온이 상승하고 땀을 흘리게 된다. 즉, 심상은 경험하고 있는 사람에게는 현실인 것이다. 이미지 트레이닝에서는 실제 운동이 일어나지 않지만 생각만으로 근력을 강화시킬 수 있다.

최면요법과 마인드컨트롤(mind control)도 심상을 이용하는 심신의학적 기법들이다. 이들은 무의식적 또는 의식적 수준에서의 적극적인 암시를 통해 소망하는 목표를 내면적으로 강화시킨다. 최면요법은 미국 보완통합건강센터(National Center for Complementary and Integrative Health: NCCIH)에 의해 심신요법(mind and body practice)의 한 종류로 인정되고 있으며, 치료 목적 이외에도 자기계발 등 다양한 목적으로 활용된다. [주: 2015년에 미국 보완대체의학센터(National Center for Complementary and Alternative Medicine: NCCAM)는 NCCIH로 이름을 바꾸었다.]

최면은 고대로부터 많은 문화권에서 종교 지도자를 비롯하여 샤먼, 주술사, 치료사들에 의해 이용되었다. 3,000년 전 고대 이집트 파피루스의 상형문자에서도 최면의 흔적을 찾아볼 수 있는데, 18세기 비엔나의 의사 프란츠 안톤 메스머(Franz Anton Mesmer)에 의해 최면에 대한 학문적 관심이 시작되고 이후 정신의학 분야에서 활발히 활용되기 시작했다.

최면 상태는 깨어 있으나 주변 환경에서 의식이 유리되어 느낌, 생각, 상상과 같은 내적인 경험에 함몰되어 있는 상태다. 최면 상태에 있는 동안 환자(내담자)는 치료자의 암시에 반응하여 지각, 기억, 감정을 변화시키고 무의식적 수준의 생리적 · 행동적 변화를 일으킬 수 있다. 마인드컨트롤도 질병 치료와 자기계발 등에 널리 활용되고 있다. 마인드컨트롤에도 여러 방식이 있으나 호세 실바(Jose Silva)가 동양의 명상법을 응용하여 개발한 실바 마인드컨트롤이 대표적이다.

암시의 효과를 연구하고 치료에 적용했던 에밀 쿠에(Emile Coue)는 의지와 상상력이 싸우면 어떤 식으로든 상상력이 승리를 거둔다고 했다. 심상법은 상상하는 능력이 있는 사람이라면 누구나 시행할 수 있으며, 자신의 마음에 긍정적인 느낌을 가져올 수 있는 심상만 준비된다면 시간과 공간의 구애를 받지 않고 언제 어디서나 실시할 수 있다. 심상법을 활용하는 모든 기법은 먼저 충분히 심신을 이완하는 것으로 시작해서, 머릿속에 원하는 내용을 구체적으로 심상화한다. 그다음, 그 심상의 내용을 충분히 경험하는 과정으로 이어진다.

적용 목적에 따라 스트레스 상황에서 대처하는 과정이나 어려움을 잘 극복한 후의 상황을 가상으로 구현해 보는 심상법, 이완을 증진시키려는 목적의 심상법, 질병의 치유를 촉진하기 위한 치유적 심상법 등으로 나누어 볼 수 있다. 이완을 위해서라면 심신에 편안함을 가져올 수 있는 장면, 예를 들어 파도 소리가 들려오는 바닷가 휴양지에서 따뜻한 햇볕을 쪼이며 걷고 있는 것, 또는 초원 위에 누워 푸른 하늘을 바라보는 것을 상상해 본다. 심상의 요소들을 매우 구체적이고 세밀하게 떠올릴수록 효과가 높다. 이상적인 목표를 정하고 긍정적인 자기 암시와 심상 훈련을 반복하면 긍정적인 자아상이 형성되고, 자기 통제력과 자기 기대감이 증가되면서 목표 의식 또한 보다 명확해져 심리적 · 행동적 유능성이 향상된다.

6) 예술치료와 창조적 활동

예술치료는 미술, 음악, 춤, 시, 이야기, 인형극, 연극, 사진, 영상, 식물 등 다양한 예술 매체를 활용하여 심신의 치유를 촉진하는 치유법이다. 예술의 창작, 공연, 감상 활동 등은 정서를 순화시키고, 그에 따른 생리적 변화를 유발하여 심신의 질병 치유와 건강 증진에 도움을 준다. 표현예술치료는 특히 창작 행위를 이용하는 것으로, 정신적 장애나 질병을 가지고 있는 환자(내담자)가 자신의 내면세계와 대면하고 그것을 표현하며, 보다 적응적으로 변화시키는 과정을 통해 장애나 질병을 극복할 수 있도록 돕는다.

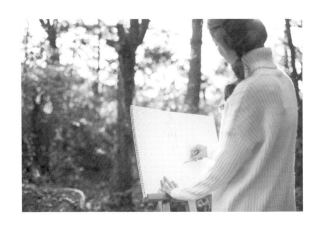

다양한 예술치료가 심리적 증상의 개선 뿐 아니라 스트레스 완화, 환자의 삶의 질 개선 및 치유 효과의 증진 등에 효과를 보여 의료기관에서도 널리 활용되고 있다.

예술치료는 원시시대부터 인류의 삶과 밀착되어 있었으며, 통합적인 치료 형태로 행해져 왔다. 고대인들은 일상생활과 제식활동에 노래, 춤, 그림 등을 이용했으며, 예술과 치유와 삶은 하나였다. 전 세계의 토착문화에서 행해지는 치유 행위들은 창조적 표현, 즉 예술과 통합되어 있는데, 예를 들어 원시 부족의 주술적 치료나 무당의 굿에서도 미술, 춤, 음악 등 다양한 예술적 요소가 혼합되어 있는 것을 볼 수 있다. 현대에는 사상과 종교, 예술과 과학, 육체와 정신이 서로 분리되고 모든 활동이 분업화되어 예술 활동 역시 미술가, 음악가, 무용가, 작가 등의 전문적인 영역으로 생각되고 있으나, 모든 인간에게는 예술적 · 창조적 활동에 대한 본능이 있으며, 이러한 능력을 되찾고 발현하는 과정에서 자연스러운 치유가 일어나게 된다. 칙센트미하이는 어떤 행위로부터 보상을 기대하지 않고 단지 행위 자체가 좋아서 빠져드는 것을 '몰입(flow)'이라 표현하였는데, 예술적 행위와 창조적 활동들은 몰입의 의식 상태를 경험할 수 있게 해 준다. 몰입적 경험들은 매우 이완적인 상태를 유도하며, 일상에서 스트레스에 대처하는 힘을 향상시켜 준다(Csikszentmihalyi, 1998).

예술치료와 창조적 활동이 스트레스를 감소시키는 데에는 여러 치유기제가 관여하는데, 그중에는 미처 깨닫지 못했던 자신의 인지와 정서를 깨달음으로써 일어나는 치유 효과도 포함된다. 앞에서 설명한 바와 같이, 스트레스 반응은 시상하부, 편도체, 해마 등 변연계의 구조들로부터 구성되는데, 인간에게는 발달된 전두엽과 더불어 전두–변연 연결망이 형성되어 있어 과도한 변연계의 활성을 의식적으로 조절할 수 있는 신경생리학적 기반이 갖추어져 있다. 예술치료의 신경생리학적 기제는 기본적인 정서 훈련의 기제와 유사하며, 자신의 정서를 인식하고 표현할 수 있게 한다는 효과 면에서는 동일하다. 그러한 효과에 더해서, 예술치료와 창조적 활동은 잠재된 내면의 욕구를 건전한 방식으로 표출하고 충족할 수 있게 해 준다. 매체의 특성, 활동의 유형에 따라 뇌의 여러 부위를 자극하고 계발하는 효과도 기대할 수 있다.

변연계에서 일어나는 감정과 무의식적 욕구를 글, 그림, 음악, 동작 등으로 표현하려면 사고, 분석, 예측, 결정, 실행과 같은 의식적 기능을 담당하는 신피질을 이용해야 한다. 대체로 내면의 감정에 접근하기 위해서는 비언어적이고 상징적인 활동이 좀 더 유용할 수 있지만, 감정을 글, 그림, 음악, 동작 등으로 표현하려면 그것을 의식적이고 인지적인 수준으로 끌어올려야 한다. 이 과정은 편도체와 같은 감정의 중추에 무의식적으로 자리 잡고 있는 내용을 인지적이고 의지적인 기능을 담당하는 이성의 중추인 대뇌의 전두엽으로 불러내는 것이며, 신경생리학적으로 전두-변연 연결을 강화하여 자기이해력과 자기조절력을 향상시키는 과정이라 할 수 있다.

미술치료(art therapy)라는 용어는 1961년 『미술치료 회보(*Bulletin of Art Therapy*)』의 편집자였던 엘리너 울만(Elinor Ulman)에 의해서 처음 사용되었다. 울만에 따르면, 미술치료는 시각예술이라는 수단을 이용하여 인격의 통합 혹은 재통합을 돕기 위한 시도다. 현대 미술치료는 미술과 심리학의 결합이다. 미술치료는 각종 재료를 이용하여 그리기, 만들기, 콜라주, 접기 등 다양한 기법으로 새로운 창조물을 완성하는 행위다. 언어 중심의 치료가 아니라는 점에서 치료 대상자의 부담을 줄여 주며, 마음속에 숨겨 두었던 감정이나 미처 인식하지 못했던 분노까지 그대로 드러내게 할 수 있다. 언어로 감정이나 경험을 표현하기 어려워하는 아동이나 인지 기능이 약화된 사람들도 미술이라는 방법으로 자신의 의식과 무의식, 정서를 표현할 수 있다는 장점이 있어 의료계에서도 널리 활용되고 있다. 모든 예술치료는 환자(내담자)에게 맞는 프로그램을 구성하기 쉽다는 장점이 있는데, 미술치료 역시 다양한 매체와 기법을 선택할 수 있으므로 거의 모든 사람에게 적용할 수 있으며, 미술에 대한 지식이나 경험이 전혀 없는 사람이라도 참여할 수 있다.

음악치료는 정신과 신체 건강을 복원, 유지, 향상시키려는 치료적 목적으로 음악을 사용하는 것이다. 마음을 가라앉히거나 기분 전환을 위해 음악을 듣거나 노래를 하는 것은 우리가 일상에게도 실시하고 있는 자연스런 음악치료다. 자신의 감정과 비슷한 음악을 듣거나 노래를 부르는 것은 간접적으로 자신의 정서를 표현하는 것이 된다. 음악은 신속하고 직접적으로 감정의 변화를 일으킨다. 예컨대, 장조의 빠른 음악은 행복할 때와 비슷한 생리적 변화를 가져오며, 반면 느린 음악은 슬플 때와 비슷한 감정을 만들어 낸다. 실제로 음악은 마음과 몸, 나아가 행동의 변화를 유도하기 때문에 산업계에서도 음악의 효과를 널리 활용하고 있다. 예를 들어, 패스트푸드점이나 마트에서 들리는 4박자 계열의 리듬은 인간의 에너지 흐름을 생각하게 하는 능력에서 행동하는 능력으로 변화시켜 충동구매의 가능성이 높아지게 한다. 통증클리닉, 치과, 수술 환자의 회복실 등에서 배경 음악을 사용하는 것은 통증 감소에 효과가 있는 수동적 음악치료다. 수술 전후에 음악을 들려주면 불안감이 감소할 뿐만 아니라 근육의 긴장을 완화시키고, 통증도 감소한다는 보고가 있다.

음악치료에는 수동적 방법인 음악감상 외에도 노래 부르기, 악기연주 등 여러 가지 음악적 활동이 이용되는데, 대상자의 음악적 소질과 상관없이 어떤 노래와 연주를 하는지, 자신의 노래나 연주에 대해 어떻게 느끼는지가 중요하다. 생활 속에서도 음악치료를 활용할 수 있다. 평소 자신이 좋아하는 음악이나 노래의 목록을 만들어 보고 그것을 많이 접하는 것만으로도 어느 정도의 효과를 기대할 수 있다. 자신에게 맞는 음악을 직접 찾기 어렵다면 전문가의 도움을 받을 수도 있고, 주제별로 효과 있는 음악들을 모아 놓은 음반을 구입해 이용해 보는 것도 좋다.

미술이나 음악 외에도 동작과 무용, 연극과 같은 신체적 표현예술치료들을 활용하는 분야가 점차 넓어지고 있다. 예술치료와 창조적 활동을 통해 다양한 부가적 효과를 동시에 기대할 수 있기 때문이다. 글을 쓰거나 그림을 그리는 것과 같은 창조적 활동은 인간의 뇌를 이용하는 일 중에서 가장 고차원적인 작업으로, 전두엽을 포함한 대뇌피질의 여러 영역을 동시에 활용할 수 있게 해 준다. 일기, 시, 자서전을 쓰는 것은 자신의 삶을 성찰하고 통합하는 데 도움을 줄 수 있다. 글쓰기는 인지 능력을 보존하거나 향상시키는 데 특히 효과적이다. 또한 스트레스의 유해한 영향을 감소시키는 데에도 실제로 효과가 있다. 자신이 겪은 충격적인 사건에 대해 글쓰기를 한 대학생들은 일반적인 주제에 대해 글쓰기를 한 대학생들에 비해 면역세포의 기능이 더 왕성한 것으로 나타났다 (Pennebaker et al., 1988).

7) 명상

명상은 각성 상태를 고조시키고 정신 상태를 의식적으로 조절하기 위해 주의를 집중시키는 방법이다. 명상은 요가, 심상법, 최면요법, 태극권 등과 함께 미국 보완통합건강센터(NCCIH)에서 인정하는 대표적인 심신의학적 개입법이다. 이들은 기본적으로 심신의 수련 및 치유를 위한 방법들로서 교감신경의 흥분을 가라앉히고 부교감신경을 활성화하여 이완을 유도하는 효과가 뚜렷하므로 스트레스성 긴장을 완화하는 목적으로도 널리 활용되고 있다. 그러나 이완은 명상의 다양한 효과 중 하나일 뿐이다. 명상은 단순한 이완 효과를 넘어 통찰력을 향상하고 최적의 심신 상태를 이룰 수 있도록 돕는다. 신경과학자들은 명상이 신경계에 미치는 영향을 과학적으로 탐구하여 명상의 의학적 효과를 확인하였고, 심리치료에서는 명상을 환자(내담자)의 자아 성찰과 심리적 성장을 도모하기 위한 치료적 · 교육적 목적으로 적용하고 있다.

명상이 어떻게 스트레스 치유, 통찰력 계발, 심신 건강 증진의 방법이 될 수 있을까? 스와미 사치다난다(Swami Satchidananda)라는 요가 수행자는 "우리는 파도를 멈추게 할 수는 없지만 파도 타는 것을 배울 수는 있다"라는 말을 하였다. 그러나 파도는 바다의 본 모습이 아니라 바다와 바다 밖 세상의 경계면일 뿐이다. 쉼 없이 변화하는 세상의 물결에 반응하며 수면 위의 파도를 타고 있는 것이 우리의 일상적인 삶이라면, 명상은 수면 깊이 들어가 그 바다와 하나가 되는 것이라 할 수 있다. 깨어 있는 감각으로 그 바다를 느끼지만 물결에 일일이 반응하거나 동요하지 않으며, 변화하는 세상의 본 모습을 온전히 깨닫고 그대로 수용하여 자신과 통합할 수 있게 된다.

사람과 그 사람 밖에 있는 세계를 연결하는 것이 감각이라면, 명상은 사람을 그의 내면세계와 연결한다. 캔더스 퍼트(Candace Pert)는 명상을 몸의 내부에서 이루어지는 대화 안으로 들어가는, 즉 몸의 생화학적 상호작용에 의식적으로 개입하는 방법의 하나라고 정의하고, 스트레스를 줄이는 가장 효과적인 방법이 명상이라고 하였다(Pert, 1997). 명상은 여러 방식으로 우리 몸에 고착되어서 생화학물질들의 건강한 흐름을 교란하는 부정적 감정들을 의식의 자각 없이 방출할 수 있게 해 주기 때문이다.

현대 명상은 요가와 불교의 수행 전통으로부터 큰 영향을 받았다. 서구 사회에 가장 널리 알려진 명상기법으로 초월명상(transcendental meditation: TM)과 마음챙김에 기반한 스트레스 감소(mindfulness-based stress reduction: MBSR) 프로그램을 들 수 있다. 초월명상은 1960년대에 인도의 마하리시 마헤시(Maharishi Mahesh)가 요가 수행법을 쉽게 변형하여 개발한 명상법으로, 현재 전 세계적으로 가장 널리 사용되고 있는 명상법 중 하나다. 1968년 하버드 의대의 허버트 벤슨의 연구를 통해 초월명상의 생리적 효과가 과학적으로 입증되었고, 벤슨은 이것에 착안해서 '이완반응(relaxation response)'이라는 새로운 이완 기법을 개발하였다.

MBSR은 1979년에 매사추세츠 의대 메디컬센터의 존 카밧-진(Jon Kabat-Zinn)이 만성 질환자들의 스트레스 감소를 위해 개발한 명상법이다. 이것은 불교의 통찰명상(insight meditation)이라는 수행법을 기반으로 하고 있다. 이 명상 수행법은 주의를 한곳에 집중하는 명상법과 달리, 마음속에 떠오르는 어떠한 생각이나 느낌도 무시하거나 억제하려 하지 않으며, 동시에 판단하거나 분석하려고도 하지 않는다. 단지 그것들이 떠오르고 사라지는 것을 바라보면서 '지금, 여기' 일어나고 있는 모든 일에 자신을 개방한다. MBSR은 앉아서 하는 명상(좌선), 걸으면서 하는 명상(경행), 누워서 하는 명상(바디스캔) 등 다양한 명상 기술들을 배우고 실습하는 8주간의 프로그램으로 구성되어 있다. 마음챙김은 매 순간을 자각하는 것이므로 일상의 모든 활동이 명상의 대상이 될 수 있다.

앞에서 스트레스성 자극은 인지-정서-심신 반응(행동)이라는 3단계의 내적인 과정을 거치게 된다는 것을 살펴보았다. 명상은 두 번째 단계인 정서의 완화에만 도움을 주는 것이 아니라, 첫 단계에 해당하는 인지 과정과 세 번째 단계인 심신의 반응(행동)을 조절하는 데에도 도움을 준다. 먼저 명상은 비합리적인 동기나 경직된 인지적 틀에서 벗어나게 하여 스트레스가 발생하는 단계를 차단한다. 그러나 일반 심리치료와 달리 어떤 의도된 형태로 마음이나 사고를 수정하려 하지 않는다. [주: 그러므로 어떤 사람은 모든 명상의 핵심은 자기와 세계에 대한 인식의 틀을 변화시키는 것이라고 하고, 어떤 사람은 인식의 틀이 아닌 경험 내용 자체를 변화시킨다고 말한다.] 명상은 인지적 융통성을 향상시키고, 성격을 긍정적으로 변화시키며, 자존감을 증가시키고, 불안과 우울 증상을 감소시킨다. 인지 능력과 수행 능력에도 긍정적인 영향을 미친다. 또한 명상은 이완을 유도하여 세 번째 단계인 심신 반응(행동)을 감소시키므로 생리적 스트레스 반응의 유해한 영향을 줄여 준다.

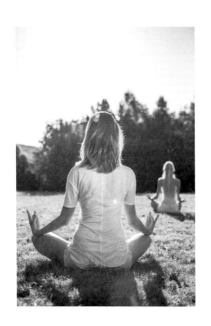

명상 중의 뇌는 부위에 따라 활성이 증가하거나 감소되는데, 활성이 증가하는 부위는 긍정적 정서와 생각을 유도하는 부위이고, 활성이 감소되는 부위는 부정적 정서나 고통 등과 관련된 부위다(Davidson et al., 2003). 명상은 스트레스 상태와 대비되는 두뇌 활동을 유발하여 외적인 자극에 대해서는 덜 민감해지고, 내적인 각성은 향상되도록 한다. 스트레스 반응을 촉발하는 부정적 정서를 생성하는 뇌의 부위는 편도체다.

브리타(Britta) 등은 명상 프로그램에 참여한 사람들에게서 지각된 스트레스 정도가 유의미하게 감소되는 것은 편도체의 밀도 감소와 정적 상관이 있음을 확인하였다(Britta et al., 2009). 또한 명상은 전두엽의 앞쪽 아래에 있는 복내측 전전두엽의 두께를 변화시키는데, 이 부위는 신체 조절, 정서 균형, 공포 감소, 유연한 반응성, 통찰, 공감, 도덕성, 직관과 관련된 기능과 관련된 곳이다[주: '[그림 4-13] 복내측 전전두엽과 안와전두엽'을 참고하라]. 이와 같은 변화는 스트레스에 대한 지각과 스트레스 조절 능력의 변화를 해부 · 생리학적으로 입증하는 것으로서, 신경가소성에 의한 뇌의 기능 변화를 동반하는 것이다. 명상을 비롯하여 정서 자각과 인식 능력을 계발하는 심신의학적 기법들은 전두엽과 변연계 사이의 신경 연결망 즉, 전두–변연 연결을 강화하여 정서 반응을 자각하고 제어할 수 있는 힘을 길러 준다.

명상 후에는 대뇌피질로의 혈류가 증가하며 긴장과 흥분의 뇌파인 베타파는 감소하고, 안정과 휴식의 뇌파인 알파파와 세타파가 증가되어 편안한 느낌을 증가시킨다. 뇌파가 안정되면서 정신적으로 맑은 각성과 함께 심신의 이완이 일어난다. 한편, 세타파의 출현은 정신적 통찰이 있을 때 나타나는 뇌의 일산화질소 발생과 밀접한 연관이 있다고 알려져 있다.

머피(Murphy)와 도노반(Donovan)은 명상이 가져오는 다양한 생리적 효과에 대한 연구를 광범위하게 고찰하였다(Murphy & Donovan, 1997). 명상은 부교감신경을 활성화하여 호흡, 심박수, 대사 활동을 감소시키고 혈중 젖산도 감소시키는 효과가 있다. 명상의 통증 완화 효과는 많은 연구에서 확인되었는데, 명상 중에는 통증 조절을 담당하는 뇌 영역의 활성이 변화하는 것을 확인할 수 있다(Zeidan et al., 2011). 명상은 면역 기능 향상에 도움이 되며(Davidson et al., 2003; Fang et al., 2010), 피부질환, 고혈압, 고지혈증, 심혈관계 질환, 만성통증 등을 개선하는 효과가 있고(Astin, 2004; Freeman, 2009), 정서 장애와 인지적 증상의 개선에도 효과를 보인다(Kabat-Zinn et al., 1992; Tang et al., 2007; Teasdale et al., 2000). 암 환자의 기분을 조절하고, 수면장애를 개선하며, 스트레스 증상의 완화와 삶의 질 향상 등에도 긍정적인 효과가 있다(Carlson et al., 2007; Witek-Janusek, 2008).

명상은 신체의 모든 대사를 연장시키고 쇠퇴를 감소시킨다. 약 35세 이후부터 하루 10만 개 정도의 뇌 세포들이 사망하게 되는데, 명상은 이러한 뇌 세포의 사망률을 90%가량 줄여 주고 몸과 마음의 모든 리듬을 조화롭게 재정립해 줌으로써 노화를 억제한다. 알츠하이머병과 인지장애의 진행을 늦추는 효과도 확인되었다.

여러 형태의 명상이 불안, 우울 등 심리적 증상의 완화는 물론 각종 신체 증상을 완화하고 질병 치료에 도움을 주는 효과가 있다는 것이 수많은 연구를 통해 입증되면서, 명상요법은 대표적인 심신의학적 개입법으로 의료 현장에 널리 도입되었다. 로저 월시(Roger Walsh)는 명상 치료의 궁극적 목적이 정신 과정, 의식 상태, 주체성 및 현실에 대한 깊은 통찰력을 발달시키고, 최적의 심리적 웰빙과 의식 상태를 발전시키는 데 있으며, 정신치료적 효과와 정신생리적 효과를 매개시킬 목적으로 사용된다고 기술하였다(Walsh, 1983).

여러 가지 명상법이 있으나 가장 기본이 되는, 앉아서 하는 명상(좌선) 방법을 한 가지 소개하도록 한다.

앉아서 하는 명상

- 가급적 조용하고 방해받지 않는 공간을 찾아, 너무 어둡거나 밝지 않도록 조명을 조절한다.

- 척추를 쭉 펴고 앉는다. 턱이 들리지 않도록 하고 허리에 긴장 없이 자연스런 곡선이 생기도록 앉는다.

- 굳이 다리를 겹쳐 가부좌나 반가부좌를 하지 않고 두 다리를 평행하게 앞뒤로 두어도 상관없다. 의자에 앉아서도 실시할 수 있다. 손은 무릎 또는 허벅지 위에 가볍게 얹어 놓는다.

- 집중하기 위해서는 눈을 감는 것이 도움이 된다. 눈을 감는 것만으로도 평소에 들어오는 자극의 80%가 차단된다. 그러나 눈을 감아서 졸음이 온다면 반쯤 눈을 뜬 상태에서 두 걸음 정도 앞의 바닥에 시선을 둔다.

- 호흡은 코로 한다. 편안히 호흡을 시작하면서 온몸이 이완된 상태를 느낀다. 호흡을 무리해서 천천히 하거나 깊이 하려고 하지 않는다.

- 들숨과 날숨을 편안하고 깊게 반복하면서, 호흡에 따른 배의 움직임에 집중한다. 또는 코 주변에서 일어나는 공기의 흐름에 집중한다.

- 머릿속에 구름 한 점 없는 파란 하늘을 떠올리며 호흡을 계속한다.

- 숱한 생각과 감정들이 머릿속에 떠오르고, 주변의 소음이나 몸의 감각도 떠오를 것이다. 그것들이 떠오르는 것을 알아차릴 때마다 깊이 생각하려 하거나 떨쳐내려 애쓰지 말고, 마치 하늘에 구름이 지나가듯 생각이 지나가도록 놓아두고 다시 호흡에 집중한다.

- 집중하기 어렵다면 속으로 숫자를 센다. 하나에서 다섯, 혹은 하나에서 열까지 반복해서 숫자를 세면서 숫자 하나에 한 호흡을 한다. 또는 들이쉴 때 하나-둘-셋-넷-다섯, 내쉴 때 하나-둘-셋-넷-다섯 하는 방식으로 숫자를 세면 집중에 좀 더 도움이 된다.

- 처음에는 3~5분으로 시작해서 익숙해지면 20분 정도, 매일 이른 아침과 잠들기 전에 실시하고, 하루 중에도 가능한 때는 언제든지 실시한다.

- 명상을 하면서 새롭게 경험하는 느낌과 감각을 호기심을 가지고 바라보다 보면 명상이 즐거워지고 차츰 명상 시간도 늘어나게 된다.

8) 웃음요법

웃음은 코르티솔을 낮추어 스트레스의 부정적 영향을 감소시킬 뿐 아니라, 긴장이나 분노와 같은 부정적 정서를 완화하는 효과가 우수하다. 각종 질병에 대한 저항성을 증진하고 치료를 촉진하며, 사회적인 삶을 건강하게 하는 데에도 긍정적인 영향을 미치는 우수한 자기치유의 방법이다.

흔히 웃음을 만병통치약이라 하는데, 웃음의 긍정적인 효과에 대한 인식은 동서양의 여러 문화권에서 보편적으로 나타난다. '소문만복래(笑門萬福來, 웃으면 많은 복이 온다)' '일소일소 일로일로(一笑一少 一怒一老, 한 번 웃으면 한 번 젊어지고, 한 번 노하면 한 번 늙는다)'라는 말이 있다. 셰익스피어도 "그대의 마음을 웃음과 기쁨으로 감싸라. 그러면 천 가지 해로움을 막아 주고 생명을 연장시켜 줄 것이다"라고 하였다. 17세기 영국의 의사로서 영국 의학의 아버지로 불리는 토머스 시든햄(Thomas

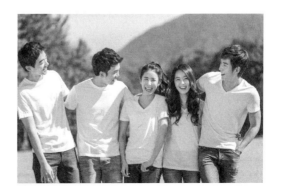

Sydenham)은 "마을에 좋은 광대들이 오는 것은 당나귀 20필에 실은 약보다 건강에 더 유익하다"고 하였으며, 비슷한 시기에 영국의 로버트 버튼(Robert Burton)도 "웃음은 피를 깨끗하게 하고 젊음과 활기를 주어 건강을 증진시킨다"고 하여, 웃음에는 실제로 치유 효과가 있음을 설명하였다.

웃음이 건강에 영향을 미친다는 것과 관련된 최초의 기록은 3,500년 전에 쓰인 구약성서에서부터 찾을 수 있다. 잠언 17장 22절에는 "마음의 즐거움은 양약이라"고 하였다. 히포크라테스도 마음에 영향을 미치는 것은 무엇이든 신체에 영향을 미치며, 또한 신체도 마음에 영향을 미친다고 하고, 웃음이야말로 몸과 마음을 함께 치료하는 최고의 치료 수단이라고 하였다.

수십 년 전부터 웃음의 효과에 대한 의학적 연구 결과들이 발표되면서 웃음은 건강한 사람에게는 각종 질병의 예방 수단으로써, 환자들에게는 치유를 촉진하는 보조적 기법으로써 이용되기 시작하였다. 웃음요법의 선구자인 노먼 커즌스(Norman Cousins)는 자신의 지병인 강직성 척추염의 투병 과정에서 유머와 웃음의 힘을 직접 경험하고, 그 효과를 널리 알렸다. 현재 우리나라의 많은 의료기관에서도 환자의 질병 치유를 돕고 심리적 고통을 완화하려는 목적으로 웃음요법을 도입하고 있다.

웃음의 효과는 심리적인 것에만 국한되지 않는다. 15초 동안의 박장대소는 100m 달리기를 한 것만큼의 운동 효과가 있다. 꾸준히 실시할 경우 심폐 기능을 향상시키고 복부의 장기를 자극하여 장기의 기능을 활발하게 하며, 체내에 축적된 여분의 열량을 소모하는 효과도 매우 크다. 또한 베타-엔도르핀을 증가시켜 통증을 완화하고 면역세포를 활성화시킨다. 심장질환, 아토피성 피부염, 악성종양을 포함한 질병의 관리와 예방에도 효과가 있으며, 면역력 강화와 수명 연장에도 도움이 된다. 우울증 같은 심리적 증상의 개선에도 효과적이며, 자존감 회복과 사회성 증진에도 효과가 있다는 보고가 있다.

억지로 웃는 웃음도 건강에 도움이 될까? 윌리엄 제임스(William James)는 행동이 감정을 따르는 것 같지만 행동과 감정은 병행하므로, 의지로 통제되는 행동을 조정함으로써 감정을 조정할 수 있다고 하고, "우리는 행복하기 때문에 웃는 것이 아니고 웃기 때문에 행복하다"고 하였다. 즉, 웃을 일이 없더라도 웃으면 기쁨, 희망, 사랑, 신뢰와 같은 긍정적 감정이 따라서 생겨나고, 이렇게 생겨난 긍정적 감정은 생리적으로 긍정적 반응을 유발한다.

웃음은 인류가 가진 가장 손쉽고 유익한 자연치유 기제 중 하나다. 웃을 수 있는 일이 있을 때에는 몸과 마음으로 아낌없이 웃고, 매일 잠시라도 일부러 웃는 시간을 만들어 스스로를 웃게 하는 것만으로도 스트레스 완화는 물론 심신의 활력을 증진하고 나아가 삶 자체를 건강하게 할 수 있는 것이다.

9) 내적 태도 변화

뇌는 마음을 몸으로 일으키고 형성하는 곳이지만, 역으로 몸과 마음의 경험 양식들은 뇌를 변화시킨다. 뇌는 현실과 가상의 세계를 구분하지 않고 사고와 정서에 반응하며 새로운 네트워크를 형성해 가므로, 어쩌면 인간의 의지로 구조와 기능을 변화시킬 수 있는 유일한 장기라고도 할 수 있다. 반복적으로 스트레스가 가해지면 중추신경계는 스트레스에 대해서 더 반응적인 활동 양식을 갖추게 된다. 그렇게 해서 더욱 길고 과장된 스트레스 반응 양식이 갖추어지면 성장, 생식, 면역, 학습, 기억 능력 등의 저하를 가져온다. 스트레스에 대한 심리 · 생리적 경향성이 중추신경계의 구조와 기능에 고정되어 개체의 삶 전반에 영향을 주게 되는 것이다. 의도적이든 비의도적이든 지속적인 자극은 중추신경계의 신경망을 점진적으로 변화시킨다.

몸 중심 심리치료(body-centered psychotherapy)의 크리스틴 콜드웰(Christine Caldwell)은 인지적 각성을 통해 세계와 자신을 특정한 방식으로 보도록 길들여진 각성 양식을 되돌릴 수 있으며, 생각은 물론 느낌도 선택할 수 있다고 하였다. 부정적이고 경직된 사고방식, 일과 대인관계에 악영향을 주는 성격과 특성 등, 내부에서 스트레스를 만들어 내는 과정을 해결하지 않으면 외적 상황이 바뀌어도 고질적으로 스트레스가 재생산된다. 스트레스를 만드는 기제는 자신 안에 있으며, 스트레스 관리에서 가장 큰 동지도 자기 자신이다. 우리가 우리 자신을 있는 그대로 이해하고 받아들인다면, 우리는 무의식으로 하여금 24시간 동안 우리를 지키도록 할 수도 있다. 자기 자신을 아는 것은 심리적으로 가장 강한 힘이 되며, 스트레스성 자극에 대한 수용력과 대응력을 근본적으로 향상시키기 위한 필요조건이다.

걱정하는 습관을 면밀히 살펴보면, 우리가 하는 걱정은 대개 무의미한 것이며 습관적으로 하는 경우가 대부분이다. 우리가 걱정하는 일의 대부분은 일어나지 않을 일이거나 이미 지나간 일이거나 걱정하더라도 소용없는 일이다. 걱정하는 습관을 현재에 집중하는 습관으로 전환하는 것은 내부에서 만들어 내고 있는 스트레스의 발생을 감소시키고,

이미 발생한 문제에 대해서도 능동적으로 대처할 수 있도록 해 준다.

스트레스의 생리적 산물들이 적절히 소모되어야 하는 것처럼, 심리적 반응도 적극적 표현을 통해 적절히 해소되어야 한다. 상대방에게 자신의 마음을 알리고 공감을 얻으려면 먼저 자신의 감정을 스스로 자각하고 객관적으로 수용할 수 있어야 한다. 감정을 통제할 수 있는 사람에게는 감정이 일종의 표현 수단이자 공격과 방어의 무기가 된다는 말이 있다. 무조건 감정을 표출하는 것은 카타르시스가 아니다. 통제되지 않은 감정은 다시 스트레스가 되어 돌아오고 다른 이에게도 스트레스를 준다. 자신의 감정을 깨닫고 솔직히 인정하는 것도 훈련을 필요로 하지만, 타인이 공감하고 수용할 수 있는 표현 방법을 배우는 것에도 그 못지않은 관심과 노력이 요구된다.

앞에서 설명한 바와 같이, 웃음은 긍정적 감정을 유발할 뿐 아니라 심신에 실제 치유 효과를 나타낸다. 유머도 그러하다. 웃음은 본능적이며 생리적인 반응이지만 유머는 인간에게만 허락된 가장 고차원적인 정서적·인지적 능력이다. 유머는 현재 자신이 처해 있는 상황에서 벗어나 객관적으로 바라볼 수 있을 때에만 가능한 일이기 때문이다. 의미치료의 창시자인 빅터 프랭클(Victor frankl)도 유머는 자기이탈이라 불리는 특별한 인간적 능력을 입증하는 것이라고 하였다. 냉소적이지 않은 유머 감각을 키우는 것은 힘든 상황들로부터 심리적 여유를 가질 수 있도록 해 준다.

자신이 스트레스에 취약한 A형 행동유형이라면 B형 행동유형의 요소들을 계발할 수 있도록 의도적으로 노력해야 한다. 비록 성격이 근본적으로 바뀌지는 않더라도 그러한 노력 자체가 사회생활에서 경험하는 갈등과 스트레스의 발생 빈도를 크게 낮추어 준다. 과도한 경쟁심은 적대감을 증폭시키고 그것은 결국 스스로를 해친다. 현대 사회는 경쟁력을 삶의 필수 덕목인 것처럼 오도하며 경쟁을 부추기고, 이해타산에 능하여 어떻게든 더 크고 많은 몫을 차지하는 사람을 유능하다고 인정한다. 그러나 진화론적으로 보면 경쟁과 투쟁이 아닌 협력, 이해, 용서, 자비와 같은 것들이 생존 가치가 더 높은 태도다. 예나 지금이나 인간은 사회를 떠나서는 홀로 생존할 수 없다. 사회에서 고립되거나 배척되지 않으려면 비협조적이고, 이기적이고, 기만적이기보다는 다른 사람을 돕고, 양보하고, 친절을 베푸는 태도를 길러서 사회에서 환영받는 구성원이 되어야 했다. 우리는 3장에서 친절을 뜻하는 'kindness'와 관대함을 뜻하는 'generosity'가 인간의 본래 품성을 설명하고 있는 단어들임을 살펴보았다. 이것이 우리의 심리적 본성이라면, 이러한 내적 태도들로부터 어긋날수록 심리적 항상성은 위협받게 되고 알 수 없는 불편감과 불안에 시달리게 될 것이다. 사랑, 용서, 양보, 봉사와 같은 이타적 행동이 실제 치유 효과를 가져오는 것은 이와 같은 원리에 의한 것이라 할 수 있다.

선한 행동은 그 자체가 보상이 된다는 것은 생리학적으로도 설명된다. 사회복지 자원봉사자들이 정신지체아들을 돌볼 때는 뇌의 희열감을 담당하는 부위와 옥시토신 작용부위가 활성화된다(Beauregard et al., 2009). 옥시토신은 편도체의 흥분을 누그러뜨리고스트레스 반응을 상쇄할 뿐 아니라 개체 간의 접근 행동을 일으키고 애착을 형성하며안정감과 신뢰감을 증진시키는 호르몬으로서, 최근 들어 인간의 진정한 행복호르몬으로 주목받고 있다. 최근의 연구에서는 협력 행동이 도파민을 분비하도록 하고 쾌락과관련된 뇌 부위를 활성화시키는 것이 확인되었다(Rilling et al., 2002). 즉, 봉사, 양보, 협력같은 행동들은 행복으로 보상된다는 것이 생리학적으로 설명되는 것이다.

반면, 적개심이나 경쟁심 같은 태도가 건강을 위협하고 질병을 야기하는 것에 대해서는 앞의 여러 장에서 설명하였다. A형 행동유형의 요소 중 특히 해로운 적개심에 관한 생리적 연구를 수행한 레드포드 윌리엄스(Redford Williams)는 적개심을 감소시키는 17가지 방법을 제시하였다.

모든 스트레스 관리법 중 으뜸은 마음을 돌보는 것이다. 서양 속담 중에 '고양이도 근심 가운데 있으면 말라 죽는다'는 말이 있다. 고양이처럼 병에 잘 걸리지 않고 목숨이 질긴 동물조차도 근심과 걱정에는 버티지 못한다는 뜻이다. 어두운 마음에 사로잡혀 있으면 아무리 뛰어난 스트레스 관리법도 소용이 없다. 그렇기 때문에 예로부터 모든 치료법 가운데 마음을 치료하는 것을 근본으로 여기고 마음을 치료하는 의사인 심의를 첫째로 꼽았던 것이다.

심신의학의 권위자인 디팩 초프라(Deepak Chopra)는 "인간의 마음은 생존을 위해 모든 곳에서 의미를 찾도록 설계된 까닭에 해석하지 않고 있는 그대로의 감각을 느끼지 못하는 것이다. 스트레스를 받는 상황은 객관적으로 존재하는 것이 아니라 그 사람이 선택하는 것이다. 공포를 주는 상황이란 없다. 공포를 느끼는 사람만이 있을 뿐이다"라고 하였다(Chopra, 2004). 리처드 라자러스(Richard Lazarus)와 수잔 포크먼(Susan Folkman)은 모든 사건의 스트레스 영향력을 결정하는 데 있어서 가장 최후의 결정권은 개인적의미 혹은 인지적 평가가 갖고 있다고 하였다(Lazarus & Folkman, 1984b). 스트레스라는반응을 만들어 내는 것은 자기 자신이며, 그것을 질병으로 이끄는 것도 자신이고, 해결할 열쇠를 가진 것도 자신이다. 스트레스 관리에 있어서도 자신이 누구이며, 무엇을 원

적개심을 감소시키는 17가지 방법

- 주위 사람들에게 자신이 강한 적개심을 가지고 있다는 것과 감소시키려 노력하고 있다는 것을 알린다.

- 냉소적이고 부정적인 생각이 떠오르는 것을 느낄 때 스스로에게 '멈추라'고 말한다.

- 스스로 화내지 말라고 설득한다.

- 화가 날 때에는 다른 일을 생각한다.

- 다른 사람이 이야기할 때에는 조용히 듣는다.

- 명상을 배워 냉소적 생각이 들거나 화가 날 때 사용한다.

- 다른 사람의 어려움을 이해하려고 노력한다.

- 누군가 자신을 괴롭힐 때 공격적이고 도전적인 태도를 취하기보다 단호하게 자신의 생각을 전달한다.

- 다른 사람들과 접촉할 기회를 많이 만들어 사회적 지지를 확보한다.

- 사람들이 잘못했다고 하면 용서한다.

- 직장이나 종교모임에서 좋은 인간관계를 유지한다.

- 자신보다 불행한 사람들을 위해 봉사활동을 한다.

- 스스로의 적개심 성향을 우습게 여기는 것을 배운다.

- 규칙적으로 운동을 한다.

- 애완동물을 기른다.

- 종교를 갖고 종교의 진정한 가르침을 배운다. 세상 모든 종교의 기본 원리는 자신이 대접받고 싶은 것처럼 타인을 대하라는 것이다.

- 오늘이 삶의 마지막 날이라 생각한다. 자신의 적대적 성향이 보일 것이다.

하며, 무엇을 원치 않는지 아는 것이 가장 먼저다. 그러나 대개의 철학자, 심리학자, 성인들은 그것이 결코 쉽지 않은 일이라는 데 동의한다. 19세기 미국의 사상가인 헨리 소로우(Henry Thoreau)는 자기 자신을 안다는 것은 고개를 돌려 자신의 등을 보려는 것만큼 어려운 일이라고 하였다. 건강이 행복하기 위한 것이라면, 결국 모든 것의 출발점은 자신을 알고 내면의 욕구를 바라보는 것이다. 그러므로 라마나 마하리시(Ramana Maharishi)의 말처럼, 우리가 가장 먼저 해야 할 일은 진아(眞我)를 아는 것이다. 그가 말한 진아의 수준까지 도달하지는 못한다 해도 자기 자신을 깊이 알수록 치유의 깊이도 깊어진다.

자기 자신을 안다는 것은 무엇일까? 생각의 흐름, 정서의 변화, 스스로의 행동을 자각하는 것일까? 물론 이것들도 스트레스 관리에 있어서 중요하다. 그러나 그 못지않게 중요한 것은 자신의 내적 욕구를 아는 것이다. 내적 욕구를 분명히 안다면 자신에게 스트레스가 될 환경 속으로 스스로를 내모는 일은 일어나지 않는다. 더욱 중요한 점은 자신의 내적 욕구를 파악해야 삶의 목표와 방향을 확인할 수 있으며, 그것이 뚜렷한 사람에게는 변화의 동기를 제공하는 자극들이 스트레스로 인식되지 않는다는 점이다. 아무런 목적도 목표도 없을 때에는 사소한 자극들도 모두 삶의 장애이자 스트레스가 될 수 있다. 스트레스는 우리를 행복과 웰빙으로 연결해 주는 징검다리나 마찬가지다. 강을 건너 도달해야 할 목표가 확실하다면 징검다리를 찾아 하나씩 건너는 것은 기쁨이다. 이유도 모르는 채 남들을 따라 건너야 하는 징검다리는 고달프기만 한 장애물에 불과하다. "사람의 한평생은 욕구 충족의 연속"이라고 했던 에이브러햄 매슬로우의 말에 비추어 보면, 스트레스는 자아실현이 동기가 된다. 자아실현은 곧 아리스토텔레스(Aristotle)가 말한 유데모니아(eudaimonia), 즉 행복, 웰빙이다. 스트레스란 몸과 마음에 변화의 동기를 일으켜 새로운 적응을 획득하게 해 주는 자극이다.

10) 일상의 사소한 일 관리

연구에 의하면, 일상에서 자주 경험하는 짜증스러운 사건들(background stressors)이나 일상의 골칫거리들(daily hassles)의 빈도는 우울증, 불안 등 심리적 증후의 출현과 명백한 상관관계가 있다. 그리 심각한 사건들이 아닌, 단지 성가시고 귀찮은 사건들이 심신 건강에 영향에 줄 수 있다는 사실은 이 사건들의 영향이 누적되고 있는 것임을 암시한다. 평소에도 늘 겪으며 지나쳤던 사소한 일에 대해서 어느 순간 갑자기 폭발적인 감정 반응을 하는 경우가 종종 있다. 이때는 사소한 사건들이 만든 부정적 정서가 조금씩 누적되다가 결국 견딜 수 있는 한계치를 넘어서는 순간이라고 할 수 있다. 짜증스러운 일을 피할 수 있다면 피하는 것이 최선이지만, 이러한 스트레스원들이야말로 삶을 영위하자

〈표 9-6〉 일상의 사소한 일

짜증스러운 일	즐거운 일
1. 체중	1. 배우자나 애인과 좋은 관계 유지
2. 가족의 건강	2. 친구와 좋은 관계
3. 물가 상승	3. 일의 완성
4. 가사	4. 좋은 건강
5. 너무 할 일이 많음	5. 충분한 잠
6. 물건을 잃어버림	6. 외식
7. 마당이나 집 건물 관리	7. 책임을 다함
8. 세금이나 재산 문제	8. 방문, 전화, 편지 쓰기
9. 범죄	9. 가족과 함께 지내기
10. 외모	10. 쾌적한 집(실내)

면 피할 수 없는 것들이다. 이러한 일들로부터 발생하는 영향을 감소시키려면, 그 반대의 전략을 선택하면 된다. 사소하지만 좋은 사건들을 찾아 자신을 의도적으로 많이 노출시키는 것이다. 짜증스러운 사건들로 인해 누적된 부정적 정서는 그와 대조되는 즐거운 사건들(uplifts)에서 생성된 긍정적 정서에 의해 상쇄된다.

라자러스 등은 사람들이 일상에서 호소하는 짜증스러운 일과 즐거운 일들의 주요 항목들을 〈표 9-6〉과 같이 정리하였다(Kanner et al., 1981). 스스로 자신의 목록을 작성하고 점차 목록을 늘리며 정교화시켜 나간다. 이것은 짜증스러운 일을 경험할 때 스스로 편하지 않은 상황을 접하고 있다는 것을 신속히 깨닫게 하여 정서 관리에 도움을 줄 수 있고, 자신이 좋아하는 일들을 접할 기회를 의도적으로 증가시키는 데에도 도움이 된다.

11) 문제해결 능력과 의사소통 기술

현대인은 생애 주기에 따라 새롭게 부과되는 삶의 과제들을 감당해야 할 뿐만 아니라, 급변하는 사회 환경에 적응하기 위해서도 끊임없이 새로운 지식과 기술들을 다시 배우고 익혀야 한다. 생활환경의 변화와 역할의 변동에 따른 적응의 요구는 모두 삶의 항상성을 교란하는 원인이 될 수 있다. 그러한 변화와 적응을 위한 능력이 부족하다면 그것들은 모두 스트레스원이 된다. 삶 속에서 부딪히는 다양한 문제 상황을 해결하고 새로운 환경에 적응할 수 있는 능력을 갖추는 것은 스트레스를 감소시킬 뿐 아니라, 스트레스 치유의 궁극적 목표인 삶의 행복과 성취감을 증가시킨다. 이를 위해서는 새로운 경험에 대한 개방적인 태도와 새로운 기술을 익히는 것에 대한 적극적 자세가 필요하다.

현대인이 상담소를 찾는 가장 흔한 원인은 대인관계의 문제다. 직장인들이 호소하는 가장 큰 어려움도 대인관계이고, 학교 스트레스의 중요한 원인도 또래관계에서 비롯된다. 대인관계에서 발생하는 스트레스를 감소시키기 위해서는 자신을 표현하고 의견을 주장할 수 있는 능력, 우호적이고 공감적인 대화법, 사람마다 다른 성향을 받아들일 수 있는 유연한 태도를 두루 갖춘 의사소통 기술이 필요하다. 상대방에게 자신의 생각을 전달하고 우호적인 반응을 이끌어 내려면, 먼저 자신의 정서를 정확히 파악할 수 있는 능력을 길러야 한다. 그리고 그것을 감정적으로 표현하지 않고 객관적으로 표현하는 대화술이 필요하다. 때로는 전문가의 도움이 필요할 수도 있지만, 스스로의 관심과 노력에 의해서도 개선될 수 있는 여지는 있다. 치료자의 입장에서 보자면, 치료자가 직접 도움을 줄 수도 있지만 시중에 나와 있는 의사소통 기술과 관련된 책들을 권할 수도 있다.

바뀐 생활환경이나 새로운 과제에 적응하지 못하는 것이 문제라면, 이 또한 필요한 기술과 지식을 학습하는 것이 최선의 방안이다. 외국인 회사에서 근무하면서 언어 문제가 늘 스트레스라면 언어를 습득하는 것 이외에는 문제를 해결할 수 있는 방법이 없다. 외국어를 공부할 수 없는 분명한 사유가 있다면 직무를 변경하거나 직장을 옮기는 것도 문제해결 방법이 될 수 있다. 공부도 소홀히 하고, 직무나 직장을 바꾸는 것도 고려하지 않으면서 계속 스트레스를 받고 있는 경우라면 결국 스트레스는 자기 자신이 만들어 내고 있는 것과 다름이 없다. 치료자는 이러한 문제들을 환자(내담자)가 직시할 수 있도록 돕고, 필요한 기술과 지식을 학습할 수 있도록 독려해야 할 것이다.

직장이나 학교에서의 집단따돌림, 성희롱, 불공평한 처우, 과도한 업무, 주위의 지나친 요구와 기대 등 도저히 다른 사람의 도움을 구할 수 없을 것 같은 문제, 혹은 누구나 겪는 문제인 것 같아 내색하기 힘들다고 생각하는 문제들이 많이 있다. 그러나 이러한 문제들도 회피하지 않고 능동적으로 대면하기로 한다면 크든 작든 도움이 될 만한 방법이 있기 마련이다. 혼자 해결할 수 없는 문제가 있을 때 상담소를 찾거나 동료, 상사, 부모, 선생님 등 타인에게 도움을 청하는 것은 결코 소극적인 대처가 아니며, 그런 도움을 찾을 수 있는 능동적 태도 자체가 문제해결 능력이라는 것을 환자와 보호자 모두에게 주지시켜야 한다.

12) 행동치료

생물심리사회학적 의학 모델이나 스트레스의 과정 모델에 따르면, 질병이나 스트레스를 일으키는 절대적인 요소가 따로 있는 것이 아니다. 게다가 질병이나 스트레스를 일으키는 원인이 스스로에게 있는 경우도 있다. 감기 바이러스가 감기를 일으킨다고 할 수도 있지만, 개인 위생관리를 하지 않고 불건전한 생활을 함으로 인해 감기에 더 잘 걸리는 사람이 있다. 마찬가지로 다른 사람에게 피해를 주는 언행을 해서 집단에서 소외되는 사람, 수업을 게을리하면서 성적 때문에 스트레스를 받는 사람도 있다. 이런 경우에는 무엇보다도 자신의 문제 행동을 인식하고 수정하는 것이 스트레스 치유의 열쇠다. 스트레스를 만드는 행동과 태도를 수정함으로써 문제가 해소되면 스트레스는 자연히 감소된다. 그러나 자신을 객관적으로 관찰하고 스스로 변화한다는 것은 결코 쉬운 일이 아니다. 스스로 깨닫기도 힘들지만, 주변에서 아무리 알려 주려 해도 자신에게 문제가 있다는 것을 인식하지 못하는 사람들이 많다. 그렇기 때문에 때로는 스스로를 알기 위해 전문가의 도움이 필요할 수도 있다.

인지행동치료(cognitive behavioral therapy)에서는 학습심리학의 원리를 이용하여 부적응적 행동을 소거하고, 보다 적응적인 행동으로 대체하는 다양한 방법들을 제공한다. 타인에게 불쾌감을 주는 행동을 처벌과 보상의 원리에 따라 교정하기도 하고, 발표 같은 특정 자극에 대한 지나친 반응성을 체계적 둔감화 기법에 의해 감소시키기도 한다. 인지행동치료는 단지 인지를 개선하고 행동을 수정하는 것만을 목표로 하지 않는다. 인지-정서-심신 반응(행동)은 연결되어 있는 정보처리 체계이므로 인지적 변화가 정서적 변화를 동반하게 된다는 것을 앞에서 설명하였다. 윌리엄 제임스의 말처럼, 의지의 직접적인 통제하에 있는 행동을 조정함으로써 의지의 직접적인 통제하에 있지 않은 감정을 조정할 수 있는 것이다.

모든 심리적·행동적 치료에서 근본적 변화가 일어나는 시점은 자기 자신에 대한 인지적 깨달음의 순간이다. 특별한 행동치료를 받지 않더라도 그러한 깨달음의 계기가 있다면 변화가 시작될 수도 있다. 물론 전문 치료에서도 자기 자신에 대한 성찰과 자신의 내면에 대한 이해가 동반되어야만 근본적이고 영속적인 변화를 기대할 수 있다. 그러므로 자신의 감정, 생각, 행동에 대한 자각을 높이는 기법들, 예컨대 앞에서 소개한 정서 훈련과 명상 등을 병행하면 치유를 앞당기고 치유 효과도 배가할 수 있다.

때로는 당면한 문제로부터 심리적 거리를 두는 것이 정서적 스트레스 반응을 완화하고 문제의 해결 방안을 발견하는 데 도움이 될 수 있다. 이러한 원리에 근거하여 모리타 심리치료(Morita psychotherapy)에서는 스트레스를 경험할 때 땀 흘려 일을 한다든지, 평소에 미루어 두었던 일들을 처리하는 등 자신의 행동을 변화시켜 더욱 생산적인 다른 일에 몰두하도록 한다.

3. 신체적 접근법

사실상 많은 스트레스 완화법이 몸이나 마음 한쪽에만 작용하지 않고 몸과 마음에 동시에 영향을 준다. 특히 요가나 태극권 같은 심신의학적 방법들이 그러한데, 그래서 이들을 몸으로 하는 명상, 또는 움직이는 명상이라고도 한다. 다른 신체적 접근법들도 결과적으로는 몸뿐 아니라 마음에까지 변화를 일으킨다. 몸을 통한 스트레스 완화법은 스트레스 반응 자체를 감소시키는 방법이거나 스트레스 반응으로 인해 생성된 생리적 산물들을 소모시키는 방법이다. 전자의 경우에는 호흡법, 근육이완법 등이 속하고, 후자의 경우로는 운동요법이 대표적이다. 여기서는 이완반응을 유도하는 것을 목표로 하는 이완요법들을 좀 더 비중 있게 다루도록 한다.

이완반응이란 투쟁–도피 반응과 반대되는 반응이며, 이완요법들은 이완반응을 일으켜 이완 상태를 유도하는 방법들이다. 이완 상태는 정신적 각성 상태를 유지하면서 신체적으로는 편안함을 동반하고 있는 상태로서, 수면 상태와는 다르다. 이완반응에 대한 기초 연구는 스위스의 생리학자인 월터 헤스(Walter Hess)의 1930~1940년대 연구로 거슬러 올라간다. 월터 캐넌(Walter Cannon)이 교감신경계에 의해 매개되는 에너지 소모 반응인 투쟁–도피 반응을 정의하였다면, 헤스는 부교감신경계에 의해 매개되는 '에너지 흡수 반응(trophotropic response)'을 정의하였다. 헤스는 동물의 시상하부를 자극하여 투쟁–도피 반응에 반대되는 반응을 유도하고, 이것을 과도한 스트레스에 대항하여 회복을 촉진하는 보호 기제라고 설명하였다(Hess, 1957). [주: 헤스가 자극한 곳은 시상하부의 앞쪽 부위다. 시상하부의 뒤쪽을 자극하면 스트레스 반응, 즉 교감신경의 항진에 의한 일군의 변화가 일어난다.] 이 보호 기제는 평온한 상태, 근육의 이완, 혈압과 호흡률의 저하라는 반응을 포함하며, 이완을 유도하는 각종 기법에서 공통적으로 나타나는 치유의 기제이기도 하다.

여러 심신이완법이 스트레스 관리, 질병 치료, 심신의 건강 증진을 목적으로 오래전부터 이용되어 왔다. 몸이 이완되면 마음도 이완되고, 마음이 이완되면 몸도 이완된다는 단순하지만 명백한 원리에 입각하여 이완요법들은 심리적 긴장뿐 아니라 근육의 긴장을 최대한 감소시키는 기술들을 제공한다. 제이콥슨(Jacobson)의 점진적 근육이완법, 슐츠(Schultz)의 자율훈련, 심상법, 호흡법, 명상, 바이오피드백 등 다양한 이완법이 있는데, 특히 호흡법, 명상, 근육이완법 등은 쉽게 배워 언제 어디서나 적용할 수 있는 효과적인 심신이완 기술이다.

1) 호흡법

호흡법은 모든 이완요법의 기본이며, 호흡법 자체만으로도 매우 효과적인 이완법이 될 수 있다. 호흡은 생명 활동에서 가장 기본이 되는 것이다. 호흡은 자율신경계에 의해 조절되는 네 가지 활력징후(vital sign) 중 하나인데, 자율신경계의 통제하에 있는 다른 작용들과는 달리 의식적으로도 조절할 수 있는 유일한 생리 작용이다. 우리는 흥분하면 호흡이 가빠지고, 편안해지면 호흡도 느려지며, 몸에 통증이 있으면 호흡이 얕아지고, 통증이 사라지면 호흡이 깊어지는 것을 경험한다. 심리적인 동요를 경험하면 호흡에 즉시 반영되듯이, 역으로 호흡을 조절하면 심신의 반응도 조절할 수 있다는 것이 호흡법

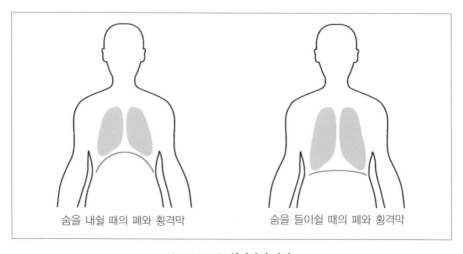

숨을 내쉴 때의 폐와 횡격막   숨을 들이쉴 때의 폐와 횡격막

[그림 9-2] **횡격막의 위치**

의 원리다. 스트레스 시에도 호흡이 얕고 빨라지는데, 호흡을 의도적으로 깊고 천천히 하면 몸의 긴장이 이완되고 심리적으로 안정된다.

호흡법에서 가장 중요한 것은 흉부와 복부를 나누는 근육막인 횡격막이 호흡과 함께 상하로 움직일 수 있도록 하는 것이다. 폐에는 근육이 없기 때문에 폐의 수축과 확장은 늑골과 횡격막의 상하 움직임에 의해 수동적으로 일어난다. 횡격막의 움직임은 부교감 신경을 항진시켜 심신의 이완을 가져온다. 횡격막을 충분히 움직이는 호흡에서는 아랫 배도 함께 따라 움직이면서 자연스러운 복식호흡이 된다. 많은 사람이 성장하면서 복식 호흡보다 얕은 흉식호흡을 하게 되며, 긴장하거나 흥분하면 더욱 호흡이 얕아진다. 흉식호흡에서는 산소와 이산화탄소의 공기 교환이 충분히 이루어지지 못해서 혈중 이산화탄소의 농도가 증가하고 불안과 피로를 일으킨다. 신체는 그것을 다시 생리적 스트레스 자극으로 인식하게 되고, 그 결과 교감신경계를 자극하게 된다. 교감신경계가 항진됨으로써 심신의 긴장이 초래되고 다시 호흡이 얕아지는 악순환이 이어진다.

간단한 호흡법을 소개한다. 스트레스를 경험하거나 흥분, 불안, 긴장을 느낄 때 단 몇 분만 실시해도 심신이 이완되는 것을 경험할 수 있다. 매일 규칙적으로 꾸준히 실시하면 심리 · 생리적으로 많은 변화를 기대할 수 있다.

호흡법

- 가능하다면 강한 빛이나 소음을 피할 수 있는 곳이 좋지만 호흡법은 어디서나 실시할 수 있다.

- 앉은 자세, 선 자세, 누운 자세 등 어느 자세에서도 가능하다. 단, 목, 가슴, 배를 압박하는 옷을 느슨하게 한다.

- 이완을 하려면 척추를 쭉 펴야 한다. 특히 목과 허리 밑의 척추에서 부교감신경계의 가지가 뻗어 나오므로 고개를 숙이거나 허리를 구부리지 않도록 한다.

- 천천히 깊게 숨을 들이쉬고 내쉬면서 복부(횡격막)의 움직임에 집중한다. 너무 깊게 많이 들이마시거나, 무리해서 완전히 숨을 내쉬려 하거나, 호흡을 참으면서까지 천천히 하려고 하면 오히려 몸이 더 긴장되고 두통이나 현기증이 올 수도 있다. 편안하지 않은 호흡은 절대로 이완을 동반할 수 없다.

- 들이쉴 때 공기가 몸속으로 충분히 들어와 몸 전체로 퍼지는 것을 느끼고, 내쉴 때 다음에 새 공기가 들어올 수 있도록 충분히 내쉰다. 내쉴 때의 숨은 풍선에서 바람이 빠지듯 자연스럽게 한다.

- 들이쉴 때 '하나-둘-셋-넷-다섯', 내쉴 때 '하나-둘-셋-넷-다섯' 하고 숫자를 세면 집중에도 도움이 되고 들숨과 날숨의 길이를 맞추는 데에도 도움이 된다. 굳이 다섯까지 숫자를 셀 필요는 없다. 천천히 자신에게 맞는 만큼만 세 가면서 하되, 들숨과 날숨에서 세는 숫자는 동일하게 하여 들숨과 날숨의 길이를 맞춘다.

- 호흡법의 종류도 목적에 따라 수십 가지가 있지만, 이완을 위해서는 날숨을 충분히 하는 것이 중요하다. 숨을 들이쉴 때에는 교감신경이, 내쉴 때에는 부교감신경이 항진되기 때문이다. 그러나 초보자라면 굳이 날숨을 더 길게 할 필요는 없다. 들숨과 날숨의 길이를 동일하게 한다.

- 앉거나 선 자세라면 두 손을 겹쳐서 아랫배에 올리고 배의 움직임에 집중하는 것이 훈련에 도움이 된다. 누운 자세라면 한 손은 가슴 가운데, 한 손은 아랫배에 두고 가슴과 배의 움직임에 집중하면서 실시하면 좋다.

- 복식호흡이 잘 되지 않을 때에는 양손을 깍지 끼어 뒤통수에 대고 똑바로 누운 자세에서 실시하면 복부의 움직임이 좀 더 자연스럽게 일어난다. 같은 자세를 등받이 의자에 앉아서 등을 충분히 젖히고 취해도 좋다. 이 자세에서 연습하면서 복부의 움직임을 익히고 횡격막이 움직이면서 호흡이 일어나는 감각에 익숙해지도록 한다.

2) 이완반응

1970년대 하버드 의대의 허버트 벤슨(Herbert Benson)은 초월명상의 생리적 효과를 연구한 후 이를 기초로 '이완반응(relaxation response)'이라는 이완요법을 개발하였다. 벤슨은 이완반응을 임상에서 환자들에게 실제로 처방하고 그 효과를 널리 알렸다. 이완반응은 매우 간단하고 누구나 손쉽게 따라 할 수 있는 이완법이다. 벤슨에 따르면, 이완반응은 백의고혈압(white-coat hypertension) 환자들에게 특히 효과가 있을 수 있다. 백의고혈압 환자들은 실제 고혈압이 아니지만 진료실을 방문하거나 의료진과 함께 있는 상황에서 혈압이 상승하는데, 고혈압 환자 중 1/4이 백의고혈압이라는 연구가 있다. 이들은 고

혈압으로 진단을 받고 무의미한 항고혈압제의 투여를 계속하면서 두통, 저혈압, 권태 같은 다양한 부작용에 시달리기도 한다.

이완반응을 1회 10~20분씩 하루 2회 정도 이른 아침과 저녁에 실시한다. 아침 식사 전은 이완반응을 실시하기에 가장 좋은 시간이다. 심상법의 시각화를 함께하는 것도 좋다. 이완이 된 상태에서 1~2분 정도 평화롭고 아름다운 장면을 떠올리면 마음이 더욱 고요해지고 이완의 효과가 배가될 수 있다.

존 호프만(John Hoffman) 등은 하루 1~2회의 이완반응을 규칙적으로 실시하면 이완반응을 유도하지 않고 있는 시간에도 스트레스 호르몬인 노르에피네프린에 대한 신체의 반응성이 감소한다는 것을 확인하였다. 즉, 심박수와 혈압을 상승시키기 위해서는 과거보다 더 많은 노르에피네프린에 노출되어야 한다는 것이다(Hoffman et al., 1982).

이완반응

- 먼저 이완반응에서 집중을 하기 위해 반복할 소리를 준비한다. '사랑'이나 '평화' 같은 단어, 혹은 성경의 성구, 좋아하는 시의 구절도 좋다. 허버트 벤슨이 주로 사용하는 '옴'과 같은 소리도 좋다. '옴'이라는 소리는 생각을 차단하는 데 효과적이다. 여기서는 '옴'으로 소개한다.

- 전신 근육을 편안히 이완시키고 숨을 천천히 쉬면서 준비한 소리를 천천히 반복한다.

- 눈을 감고 코로 숨을 들이쉰다. 코로 숨을 내쉬면서 '옴' 하고 마음속으로 말한다. 이를 10~20분 반복한다.

- 도중에 다른 생각이 들 수도 있는데 이것은 자연스러운 것이다. 다른 생각이 들면 다시 '옴' 소리에 집중하면 된다.

- 10~20분이 지나면 눈을 감은 상태에서 1분간 주변 상황을 머리에 떠오르게 하여 현실로 돌아올 준비를 한다. 1분 후 천천히 눈을 뜨고 일상생활을 시작한다.

- 아침 식사 전과 저녁 식사 전 10~20분 정도 매일 꾸준히 실시한다.

3) 점진적 근육이완법

점진적 근육이완법(progressive muscle relaxation: PMR)은 에드먼드 제이콥슨(Edmund Jacobson)에 의해 1938년에 처음 소개된 이완법이다. 제이콥슨이 개발한 원래 방법은 길고 복잡하므로 현재는 간략히 변형된 방법이 활용되고 있다. 점진적 근육이완법은 온몸의 근육을 부위별로 차례로 이완시킴으로써 심신의 긴장을 완화시키는 것이다. 제이콥슨은 불면증 환자들의 경우 환자 자신은 이완되어 있다고 생각하는 상태에서도 근육에 잔류해 있는 긴장을 발견하고 근육을 이완시켜 심신의 긴장을 완화하려는 시도를 하게 된다. 그러나 처음에는 이완하겠다는 의지만으로 근육이 충분히 이완되지 않는다. 훈련을 하면 점차 근육이 이완된 상태와 긴장된 상태를 명확히 구별할 수 있게 되고, 그와 더불어 근육의 긴장과 이완을 조절할 수 있는 능력도 갖게 된다. 이완 훈련은 수의근인 골격근의 이완에 초점을 맞추게 되지만, 불수의근인 내장 근육까지 함께 이완되고 더불어 마음도 이완된다.

점진적 근육이완법은 조용한 장소에서 누운 자세로 실시하는 것이 가장 좋다. 등을 바닥에 대고 누워 팔을 옆으로 내려놓은 상태에서 다리는 약간 구부려 세운다. 작은 베개를 무릎 아래나 허리 아래에 두면 좀 더 편안해진다. 이 상태에서 3분 정도 예비 휴식을 취한 다음 점진적 근육이완법을 시작한다. 눕는 것이 여의치 않다면 편안한 의자에 앉아서 발이 바닥에 완전히 닿도록 의자 높이를 조절한다. 구부린 무릎의 각도(대퇴부와 종아리 사이)는 90도 이상 벌어지도록 한다. 의자에 목받침이 없으면 벽에 머리를 댈 수 있도록 한다. 조이는 옷을 풀고, 눈을 감은 상태에서 호흡법에서와 같이 복식호흡을 시작한다. 온몸이 편안해진 상태를 2~3분 동안 느낀 다음 근육이완법을 시작한다. 부위별로 근육을 긴장시켰다가 이완한다. 근육을 긴장시키는 정도는 최대로 힘을 주어

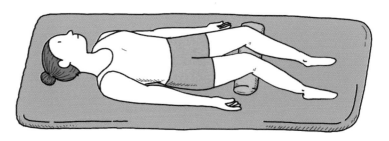

[그림 9-3] 점진적 근육이완법의 기본 자세

긴장시킬 때의 70% 정도가 적절하다. 긴장시킨 상태를 5~8초 정도 유지한 다음 이완한다.

여기서는 변형된 방법 중 의자에 앉아서 할 수 있는 방법을 소개한다. 지시문에 따라 천천히 실시한다. 환자(내담자)가 진료실(상담소)에서 정확한 방법을 숙지하고, 지시문을 녹음하여 평상시에도 실시할 수 있도록 한다. 익숙해지면 지시문이 없이도 스스로 할 수 있게 된다.

점진적 근육이완법

두 눈을 감고, 지금부터 안내에 따라 호흡을 합니다.
숨을 깊게 들이마십니다. 하나, 둘, 셋, 넷. 숨을 깊게 내쉽니다. 하나, 둘, 셋, 넷.
숨을 깊게 들이마십니다. 하나, 둘, 셋, 넷. 숨을 깊게 내쉽니다. 하나, 둘, 셋, 넷.
숨을 깊게 들이마십니다. 하나, 둘, 셋, 넷. 숨을 깊게 내쉽니다. 하나, 둘, 셋, 넷.

오른손 주먹을 꽉 쥡니다. 더욱 세게 꽉 쥡니다. 더욱더 세게 꽉 쥡니다.
오른손의 긴장을 느껴 봅니다.
꽉 쥐었던 오른손 주먹을 서서히 폅니다. 펴진 오른손을 더욱 편안하게 합니다.
더욱더 편안하게 합니다.
이완된 오른손의 편안함을 느껴 봅니다.

왼손의 주먹을 꽉 쥡니다. 더욱 세게 꽉 쥡니다. 더욱더 세게 꽉 쥡니다.
왼손의 긴장을 느껴 봅니다.
꽉 쥐었던 왼손의 주먹을 서서히 폅니다. 펴진 왼손을 더욱 편안하게 합니다.
더욱더 편안하게 합니다.
이완된 왼손의 편안함을 느껴 봅니다.

양손의 주먹을 꽉 쥡니다. 더욱 세게 꽉 쥡니다. 더욱더 세게 꽉 쥡니다.
양손의 긴장을 느껴 봅니다.
꽉 쥐었던 양손의 주먹을 서서히 폅니다. 펴진 양손을 더욱 편안하게 합니다.
더욱더 편안하게 합니다.
이완된 양손의 편안함을 느껴 봅니다.

오른쪽 팔을 구부립니다. 더욱 세차게 구부립니다. 더욱더 세차게 구부립니다.

오른팔의 긴장을 느껴 봅니다.

이제 오른팔을 폅니다. 펴진 오른팔을 더욱 편안하게 합니다. 더욱더 편안하게 합니다.

이완된 오른팔이 편안함을 느껴 봅니다.

왼쪽 팔을 구부립니다. 더욱 세차게 구부립니다. 더욱더 세차게 구부립니다.

왼팔의 긴장을 느껴 봅니다.

이제 왼팔을 폅니다. 펴진 왼팔을 더욱 편안하게 합니다. 더욱더 편안하게 합니다.

이완된 왼팔의 편안함을 느껴 봅니다.

이마를 찡그려 주름을 잡아 봅니다. 더욱 찡그려 이맛살을 찌푸립니다. 더욱더 찌푸립니다.

이마의 긴장을 느껴 봅니다.

이제 이마의 주름을 폅니다. 더욱 편안하게 주름을 폅니다. 더욱더 편안하게 주름을 폅니다.

이완된 이마의 편안함을 느껴 봅니다.

두 눈을 꼭 감습니다. 더 힘 주어 꼭 감습니다. 더욱더 꼭 감습니다.

두 눈의 긴장을 느껴 봅니다.

감았던 두 눈을 편안하게 합니다. 더욱 편안하게 합니다. 더욱더 편안하게 합니다.

이완된 두 눈의 편안함을 느껴 봅니다.

윗니와 아랫니를 붙이고 악물어 봅니다. 더욱 꽉 물어 봅니다. 더욱더 꽉 물어 봅니다.

이와 턱의 긴장을 느껴 봅니다.

악물었던 이를 편안하게 합니다. 더욱 편안하게 합니다. 더욱더 편안하게 합니다.

이완된 이와 턱의 편안함을 느껴 봅니다.

혀를 입천장에 대고 입천장을 밀어 누릅니다. 더욱 세게 누릅니다. 더욱더 세게 누릅니다.

혀의 긴장을 느껴 봅니다.

이제 혀를 제자리로 둡니다. 제자리에서 편안하게 합니다. 더욱더 편안하게 합니다.

이완된 혀의 편안함을 느껴 봅니다.

목을 뒤로 젖힌 다음 오른쪽으로 돌립니다. 왼쪽으로 돌립니다.

목이 가슴에 닿을 정도로 앞으로 쭉 늘어뜨립니다. 목에 힘을 빼고 더 쭉 늘어뜨립니다.

더 쭉 늘어뜨립니다.

이완된 뒷목의 편안함을 느껴 봅니다. 이제 목을 세웁니다.

왼쪽 어깨를 들어 올려 귀에 닿도록 합니다. 오른쪽 어깨를 들어 올려 귀에 닿도록 합니다.

양쪽 어깨를 귀에 닿도록 쭉 들어 올립니다. 완전히 귀에 닿도록 더 들어 올립니다.

어깨의 긴장감을 느껴 봅니다.

이제 어깨를 편안하게 내립니다. 더욱 편안하게 어깨를 내립니다.

더욱더 편안하게 어깨를 쭉 내립니다.

이완된 어깨의 편안함을 느껴 봅니다.

숨을 깊게 들이마십니다. 깊이 마신 상태에서 그대로 멈춥니다. 이제 '후' 하고 깊게 내쉽니다.

다시 한 번 숨을 깊게 들이마십니다. 그대로 멈춥니다. '후' 하고 깊게 내쉽니다.

배를 앞으로 힘껏 내밀어 봅니다. 더 힘껏 내밀어 봅니다. 더욱더 힘껏 내밀어 봅니다.

배의 긴장감을 느껴 봅니다.

이제 배를 편안하게 합니다. 더욱 편안하게 합니다. 더욱더 편안하게 합니다.

편안해진 배의 느낌을 느껴 봅니다.

양쪽 무릎을 구부립니다. 더욱 꽉 구부립니다. 더욱더 꽉 구부립니다.

다리의 긴장감을 느껴 봅니다.

이제 구부렸던 무릎을 폅니다. 더욱 편안하게 쭉 폅니다. 더욱더 편안하게 쭉 폅니다.

4) 자율훈련

아우토겐 트레이닝(autogenic training)이라는 이름으로도 알려진 이 이완법은 독일의 요하네스 슐츠(Johannes Schultz)가 개발한 자기최면을 통한 자율이완법이다. 자신의 몸과 마음을 편안히 이완하면서 심상을 통해 몸이 묵직하고 따뜻해지는 것을 경험한다. 말초혈관으로의 혈류가 증가하여 손발이 따뜻해지고 혈압이 감소하며 근육이 이완되어 신체가 편안해진다.

자율훈련에는 누워서 하거나, 의자에 앉아서 하거나, 의자에 앉아 손을 무릎에 놓고 고개를 약간 숙여서 하는 방법이 있다. 점진적 근육이완법에서와 같이 조용하고 쾌적하며 방해를 받지 않는 공간을 찾아 편안한 매트에 눕거나 의자에 앉는다. 모든 이완요법은 너무 밝거나 어둡지 않은 곳에서 실시하는 것이 좋은데, 자율훈련에서는 조명을 좀 더 어둡게 한다.

매트 위에 누울 때에는 손바닥을 위로 향하게 하고 팔은 몸통에서 주먹 하나 들어갈 정도의 공간을 두고 편안하게 내려놓는다. 다리는 약간 벌리고 양발이 바깥쪽으로 자연스럽게 벌어지도록 한다. 훈련은 총 6단계로 진행된다. 각 단계를 30초씩 2회 진행한다. 하루 두세 번 훈련을 하는데, 한 단계에 익숙해지면 다음 단계를 훈련한다. 처음에는 오른팔부터 훈련하고, 익숙해지면 두 팔을, 다음에는 다리를 함께 훈련한다. 왼손잡이는 왼손부터 훈련한다.

충분히 이완된 상태에서 하늘, 바다, 초원 같은 시각적 심상이나 풀향기, 물소리 같은 후각적 · 청각적 심상을 떠올리며 머물러 본다. 훈련을 끝낼 때에는 갑자기 종료하지 않고 이완된 근육을 다시 각성시키는 과정을 실시한다. 두 달 정도 꾸준히 훈련하면 전 과정이 익숙하게 되고, 장소에 구애받지 않고 원하는 곳에서 이완을 할 수 있다. 처음 훈련은 짧게 하고 앉은 자세로 연습하는 것이 좋다. 가급적 녹음된 음원을 이용하지 않는다. 처음에는 제시된 기본 과정에 충실하되, 숙달되면 자신에게 맞는 방법을 개발하여 적용할 수 있다.

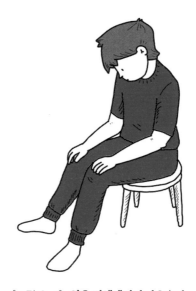

[그림 9-4] 앉은 자세에서의 자율훈련

자율훈련

[기본 원리]

1. 팔과 다리에서 느껴지는 무거운 감각에 집중한다.

2. 팔과 다리에서 느껴지는 따뜻한 감각에 집중한다.

3. 심장 부위에서 느껴지는 따뜻하고 무거운 감각에 집중한다.

4. 호흡에 집중한다.

5. 복부의 따뜻한 감각에 집중한다.

6. 이마의 시원한 감각에 집중한다.

나는 지금 편안하다.

오른쪽 팔이 무겁다. (6회 반복)

오른쪽 팔이 따뜻하다. (6회 반복)

오른쪽 팔이 무겁고 따뜻하다.

왼팔이 무겁다. (6회 반복)

왼팔이 따뜻하다. (6회 반복)

왼팔이 무겁고 따뜻하다.

두 팔 모두 무겁고 따뜻하다. (6회 반복)

오른발이 무겁다. (6회 반복)

오른발이 따뜻하다. (6회 반복)

오른발이 무겁고 따뜻하다.

왼발이 무겁다. (6회 반복)

왼발이 따뜻하다. (6회 반복)

왼발이 무겁고 따뜻하다.

두 발 모두 무겁고 따뜻하다. (6회 반복)

두 팔과 두 다리가 모두 무겁다.

나는 지금 아주 편안하다.

심장이 조용하게 규칙적으로 뛰고 있다. (6회 반복)

나는 지금 아주 편안하다.

호흡이 조용하게 들어오고 나간다. (6회 반복)

나는 지금 아주 편안하다.

태양빛이 조용하고 따뜻하게 온몸에 퍼지고 있다. (6회 반복)

나는 지금 아주 편안하다.

이마가 시원하다. (6회 반복)

나는 지금 아주 편안하다.

나는 지금 아주 편안하다.

이완된 상태에서 편안한 심상을 떠올리며 한동안 머물러 본다.

눈을 감은 채로 지금 있는 방 안을 그려 본다.

숫자를 다섯부터 하나까지 거꾸로 세면서 눈을 뜬다.

심호흡을 한 다음 양손을 깍지 끼어 머리 위로 올리면서 기지개를 켠다.

다시 한 번 심호흡을 하고 일어난다.

5) 요가니드라와 바디스캔

요가니드라(yoga nidra)는 요가의 특별한 수행법으로, 의식은 또렷이 깨어 각성을 유지하나 몸은 잠들어 있는 상태를 유도하는 것이다. 훈련자는 편안한 상태에서 안내자의 지시문에 따라서 내면세계를 경험한다. 요가의 사바사나 자세(등을 바닥에 대고 누운 자세)에서 시행하므로 누구나 실행할 수 있고 앉은 자세로도 가능하다. 대개 40분 정도 안내자의 멘트에 따라 진행하는데, 훈련 대상에 따라 짧게 진행할 수도 있다. 안내 내용 역시 어린이, 직장인, 환자 등 대상에 따라 적절히 구성할 수 있다.

요가니드라는 준비 단계, 소망(상칼파)을 세우는 단계, 의식의 순환 단계, 호흡의 자각 단계, 감각과 느낌의 자각 단계, 소망(상칼파) 확인 단계, 마무리 단계 등 7단계를 기본으로 한다. MBSR의 바디스캔 기법은 요가니드라의 세 번째 단계인 의식의 순환 단계와 유사하다.

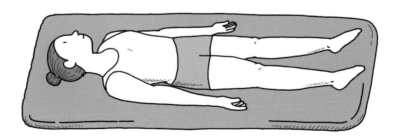

[그림 9-5] 요가니드라의 사바사나 자세

　여기서는 직장인들의 스트레스 해소를 위하여 스트레스통합치유연구소에서 개발한 요가니드라 지시문을 소개한다. 점심 시간이나 휴식 시간을 이용하여 25~30분 동안 진행할 수 있도록 만들어졌다. 준비 단계에는 근육이완법을 병행하여 이완 효과를 높였으며, 후반에는 심상법의 시각화 기법을 이용하여 정서적 정화를 돕는 단계를 추가하였다. 지시문의 내용을 내적으로 충분히 경험할 수 있도록 문장 사이에 적절한 간격을 두고 천천히 안내한다.

직장인을 위한 요가니드라

1. 준비 단계

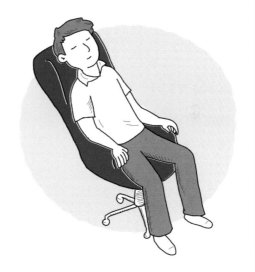

　요가니드라를 시작합니다. 안경과 시계를 벗고 넥타이와 벨트를 느슨하게 합니다. 누울 수 있는 분들은 등을 바닥에 대고 눕습니다. 의자에 앉아 있는 분들은 신발을 벗고 발바닥이 바닥에 닿도록 의자를 낮춘 다음, 팔걸이에 팔을 올리고 온몸을 의자에 맡깁니다. 머리와 몸이 일직선이 되게 한 상태에서 자신의 몸과 마음이 최대한 편안해질 수 있도록 하십시오. 요가니드라를 하는 동안 몸을 움직이지 않습니다. 지금 불편한 곳이 있다면 몸을 조금 움직여서 좀 더 편안한 자세를 취합니다.

　이제 눈을 고요히 감고, 감은 눈 속의 눈동자를 서서히 아랫배 쪽을 향해 내려서 쉬게 합니다. 호흡이 들고 남에 따라서 배가 일어났다 사라지는 감각을 느껴 봅니다. 흙탕물이 가득한 웅덩이를 떠올려 봅니다. 흙이 가라앉으면서 맑은 연못이 모습을 드러내는 것처럼, 나의 머리와 마음을 맴도는 숱한 생각과 감정이 주위에 가라앉고 있는 것을 느껴 봅니다⋯⋯ 서서히 가라앉고 있는 것을 느껴 봅니다.

　이제 자신의 의식을 몸에 두고, 머리에서부터 발끝까지 몸 전체를 자각하십시오. 몸 전체를 온전히 자각하십시오. 이제 온몸에 힘을 주어 모든 근육을 긴장시켜 봅니다. 머리끝부터 발끝까지 온몸의 근육과 피부가 수축하고 있습니다. 온몸의 혈관들도 팽팽히 당겨지고 있습니다. 움직이면 끊어질 것 같은 팽팽한 긴장이 온몸에 가득합니다⋯⋯ 이제 숨을 마시고 내쉴 때, 이 긴장이 눈처럼 녹아내릴 것입니다. 숨을 마시고 내쉬면서 온몸의 긴장이 한꺼번에 녹아내립니다. 한 번 더 깊이 마시고 내쉴 때 남은 긴장이 모두 사라집니다.

　이제 이완된 목과 머리의 편안함을 자각하십시오. 얼굴 근육이 더욱더 이완되면서 편안해지는 것을 느낍니다. 다물었던 턱도 힘이 빠지면서 살며시 벌어지는 것을 느낍니다. 눈썹 사이 미간이 편안히 풀어지면서 이마 전체까지 환해지는 것을 느낍니다. 어깨와 양팔의 긴장이 더욱 풀리고 이완되는 것을 느껴 봅니다. 가슴과 배, 등의 긴장이 더욱 풀리고 이완되는 것을 느껴 봅니다. 양다리와 양발의 긴장이 더욱 풀리고 이완되는 것을 느껴 봅니다. 몸 전체에 아지랑이 같은 가벼움과 부드러움만 남아 있습니다. 숨을 깊이 마시고 깊이 내쉬면서, 내 안에 피로와 근심 걱정도 아지랑이처럼 빠져나가는 것을 느껴 봅니다. 숨을 깊이 마시고 깊이 내쉬고, 다시 깊이 마실 때 몸 안에 새로운 에너지가 들어와 퍼지는 것을 느껴 봅니다. 이제 머릿속은 가을 하늘 같은 청명함과 신선함으로 가득합니다. 가슴은 햇살같은 따뜻함과 밝음으로 가득합니다.

이제 여러분의 몸은 잠든 것처럼 깊은 휴식을 취하고 있지만, 의식은 맑게 깨어서 안내자의 목소리를 꾸준히 따라갈 것입니다. 여러분의 의식은 요가니드라를 하는 동안 잠들지 않습니다. 의식은 또렷이 깨어서 잠들지 않습니다.

의식을 호흡에 두고, 자연스럽고 편안하게 호흡을 이어 나갑니다…… 마시고 내쉴 때 일어났다 사라지는 배의 움직임을 느껴 봅니다…… 마시고 내쉴 때 일어났다 사라지는 가슴의 움직임을 느껴 봅니다…… 마시고 내쉴 때 목구멍을 지나는 공기의 흐름을 느껴 봅니다.

2. 소망 세우기

이제 자신이 진정으로 이루고 싶은 소망(상칼파)을 떠올려 하나의 간결한 문장으로 만들어 봅니다. 지금 내 마음의 가장 따뜻하고 밝은 곳에 이 소망의 씨앗을 심을 것입니다. 소망의 문장을 천천히 다짐해 봅니다. 한 번 더 다짐합니다. 한 번 더 다짐합니다. 이제 이 소망은 여러분의 삶 속에서 반드시 싹을 틔우고, 열매를 맺을 것입니다.

3. 의식의 순환

이제 고요히 쉬고 있는 당신의 몸을 자각하십시오. 지금부터는 호명되는 신체 부위로 의식을 옮기면서 그곳에서 일어나는 감각을 알아차리도록 합니다. 먼저 몸의 오른쪽을 자각합니다. 오른쪽 엄지손가락으로 의식을 가져갑니다. 두 번째 손가락, 세 번째 손가락, 네 번째 손가락, 다섯 번째 손가락, 손바닥, 손목, 아래팔, 팔꿈치, 위팔, 오른쪽 어깨, 겨드랑이, 옆구리, 오른쪽 허리, 골반, 넓적다리, 무릎, 종아리, 발목, 발바닥, 오른쪽 엄지발가락, 두 번째 발가락, 세 번째 발가락, 네 번째 발가락, 다섯 번째 발가락, 오른쪽 몸 전체, 오른쪽 몸 전체를 자각합니다.

이제 몸의 왼쪽을 자각하십시오. 왼쪽 엄지손가락으로 의식을 가져갑니다. 두 번째 손가락, 세 번째 손가락, 네 번째 손가락, 다섯 번째 손가락, 손바닥, 손목, 아래팔, 팔꿈치, 위팔, 왼쪽 어깨, 겨드랑이, 옆구리, 왼쪽 허리, 골반, 넓적다리, 무릎, 종아리, 발목, 발바닥, 왼쪽 엄지발가락, 두 번째 발가락, 세 번째 발가락, 네 번째 발가락, 다섯 번째 발가락. 왼쪽 몸 전체, 왼쪽 몸 전체를 자각합니다.

이제 등으로 의식을 옮깁니다. 등 전체, 목덜미, 뒤통수, 정수리, 이마, 미간, 양쪽 관자놀이, 양쪽 눈썹, 양쪽 눈, 양쪽 귀, 양쪽 뺨, 코, 윗입술, 아랫입술, 아래턱, 혀, 목구멍, 가슴, 배, 몸통 전체, 몸통 전체를 느껴 봅니다. 두 팔 전체를 느껴 봅니다. 두 다리 전체를 느껴 봅니다. 목과 머리 전체를 느껴 봅니다. 몸통 전체를 느껴 봅니다. 머리끝부터 발끝까지 몸 전체를 느껴 봅니다.

4. 호흡의 자각

다시 의식을 호흡에 두고, 자연스럽고 편안하게 호흡을 이어 나갑니다…… 이제 호흡과 함께 숫자를 헤아려 보겠습니다. 열 하나부터 거꾸로 헤아립니다. 숨을 마시고 내쉬면서 열하나, 마시고 내쉬면서 열, 마시고 내쉬면서…… 계속 이어 갑니다…….

5. 감각과 느낌의 자각

몸 전체의 감각과 느낌에 온전히 의식을 집중합니다. 이제 당신의 몸이 발끝부터 서서히 무거워지기 시작합니다. 발끝부터 위쪽으로 점점 굳어지면서 돌덩이처럼 무거워지고 있습니다. 양다리가 무거워지고 있습니다. 허리…… 몸통까지 무거워집니다. 양팔과 어깨, 머리까지 무거워지고 있습니다. 이제 몸 전체가 완전히 굳어져 움직일 수가 없습니다. 몸 전체가 마치 바윗덩어리가 된 것 같습니다. 손가락 하나도 움직일 수 없을 만큼 온몸이 무겁습니다. 온몸이 너무나 무겁습니다.

이제 살며시 숨을 마시고 내쉬어 봅니다. 좀 더 깊이 숨을 마시고 내쉬어 봅니다. 다시 한 번 깊이 마시고 내쉴 때 온몸에 따뜻한 공기가 스며들면서, 몸이 점점 부드러워지고 가벼워집니다. 숨을 쉴 때마다 몸 전체에 가벼운 공기가 차오릅니다. 숨을 쉴 때마다 몸 전체에 가벼운 공기가 차올라 하늘로 곧 떠오를 것 같습니다. 온몸이 너무나도 가볍습니다. 온몸이 너무나도 가볍습니다.

이제 최근에 나를 슬프거나 불쾌하게 했던 기억을 한 가지 떠올립니다. 선명하게 떠올려서 그 경험 속으로 담대히 되돌아가 봅니다. 그때의 내 몸과 마음을 생생하게 느껴 봅니다. 불쾌한 마음과 몸의 긴장을 그대로 다시 한 번 느껴 봅니다. 심장이 조여들고 몸이 뻣뻣해지는 것을 생생하게 체험해 봅니다. 이제 그 몸과 마음을 거기에 두고, 의식은 그 장면 밖으로 한 걸음 물러납니다. 한 걸음 더 물러납니다. 한 걸음 더 물러납니다. 모든 것은 지나갑니다. 아무리 세차게 나무를 흔드는 바람도 가지에 걸쳐져 남지 않습니다. 나를 힘들게 했던 이 기억은 어쩌면 다시는 내게 기억되지 않을지도 모릅니다. 모든 것은 지나갑니다. 이 또한 지나가고 있습니다.

이제는 나를 기쁘거나 즐겁게 했던 기억을 하나 떠올려 봅니다. 그때의 기억을 선명하게 떠올려서 다시 한 번 생생하게 체험해 봅니다. 지금 나의 몸과 마음으로 그때의 벅찬 심장과 날아오를 듯한 몸의 흥분감을 생생하게 느껴 봅니다. 생생하게 체험해 봅니다. 이제 그 마음과 몸을 거기에 두고 의식은 그 장면 밖으로 한 걸음 물러납니다. 한 걸음 더 물러납니다.

한 걸음 더 물러납니다. 조약돌이 강물 위에 만든 동그란 물결이 서서히 퍼지며 사라지듯이, 이 경험 또한 내게서 점점 흐려지고 있습니다. 어쩌면 다시는 내게 기억되지 않을지 모릅니다. 모든 것은 지나갑니다. 이 또한 지나가고 있습니다.

6. 시각화

이제 다시 호흡을 바라봅니다. 자연스럽게 들고 나는 호흡을 바라봅니다. 의식을 양 눈썹 사이 미간에 옮겨 놓습니다. 그곳에 하얀 스크린이 펼쳐지는 것을 봅니다. 안내자의 제시에 따라서 스크린에 떠오르는 이미지들을 편안히 바라보겠습니다.

봄 밤에 흩날리는 벚꽃, 봄 밤에 흩날리는 벚꽃, 봄 밤에 흩날리는 벚꽃, 교정에 핀 붉은 장미, 교정에 핀 붉은 장미, 교정에 핀 붉은 장미, 사막을 걷는 낙타, 사막을 걷는 낙타, 사막을 걷는 낙타, 남극의 설원, 남극의 설원, 남극의 설원, 연못에 떨어지는 빗방울, 연못에 떨어지는 빗방울, 연못에 떨어지는 빗방울.

계속해서 의식을 미간에 두면서 지금부터의 이야기가 실제로 자신에게 일어나고 있음을 체험합니다. 지금 나는 동틀 무렵 이른 아침에 완만한 산길을 오르고 있습니다. 연한 회색의 어둠이 남아 있는 초가을의 이른 아침에 완만한 산길을 오르고 있습니다. 걸음을 걸을 때마다 풋풋한 솔잎의 향기가 온몸을 감쌉니다. 호흡을 할 때마다 그 솔잎의 향기가 허파 깊숙이 물드는 것을 느낍니다. 상쾌한 바람결 사이로 멀리 산사의 풍경소리가 들려오고 있습니다. 쭉 뻗은 나무 사이로 갑자기 아침 햇살이 비치기 시작하면서 주위가 환해집니다. 나뭇잎에 매달린 맑은 이슬방울이 햇빛을 머금고 모습을 드러냅니다. 이름 모를 산새들이 날아오르며 경쾌하게 지저귀기 시작합니다.

나는 아무런 두려움도 걱정도 없이 아침의 생명감 가득한 산길을 걷습니다. 저 앞에 작은 샘물이 있는 산 정상이 보입니다. 온 산의 정기를 모아 솟아오르는 샘물이 보입니다. 먼저 와 있는 사슴과 새들이 보입니다. 그 곁으로 한 걸음, 한 걸음, 걸음을 옮깁니다. 샘물가에 다가가 앉습니다. 두 손을 모아 시원한 샘물을 떠서 한 모금 마십니다. 온몸에 ……시원하고 힘찬 에너지가 퍼지는 것을 느낍니다. 온몸에 ……시원하고 힘찬 에너지가 퍼지는 것을 느낍니다. 이제 가슴을 활짝 펴고 맑은 공기를 마십니다. 아침 햇살의 따뜻함이 내 몸 전체를 감싸는 것을 느껴 봅니다. 내 몸 안의 모든 세포들이 살아서 꿈틀대고 있습니다.

멀리 파란 하늘에서 하얀 종이비행기 하나가 날아오는 것이 보입니다. 비행기가 내 어깨 위에 살며시 놓입니다. 나는 비행기를 펼쳐서 그곳에 쓰인 낯익은 시구를 소리 내어 읽어 봅니다.

> "행복(성공)이란 무엇인가? 자주 그리고 많이 웃는 것, 현명한 이에게 존경을 받고, 아이들에게 사랑을 받는 것, 정직한 사람들의 진실된 찬사를 듣고, 믿었던 친구의 배반을 담담히 참아 내는 것, 아름다움을 아름답다고 식별할 줄 알며, 나를 힘들게 하는 사람에게서조차 장점을 발견하고 인정하는 것, 건강한 아이를 낳든, 작은 정원을 가꾸든, 내가 태어나기 전보다 세상을 조금이라도 살기 좋은 곳으로 만들어 놓고 떠나는 것, 한때 내가 이곳에 살았음으로 해서 단 한 사람의 인생이라도 행복해지는 것. 이것이 진정한 성공이다."

이제 종이비행기를 다시 접습니다. 그리고 자리에서 일어나 또 다른 누군가를 향해 날려 봅니다. 비행기가 산등성이를 부드럽게 날며 시야에서 천천히 멀어지고 있습니다. 하나의 점이 되어 사라지는 종이비행기를 끝까지 바라봅니다.

7. 소망 확인

이제 앞에서 다짐했던 나의 소망(상칼파)을 다시 한 번 다짐합니다. 다시 한 번 다짐합니다. 한 번 더 다짐합니다. 이제 나는 세 걸음 더 그 소망에 다가서 있습니다.

8. 마무리

이제 미간 사이에 펼쳐졌던 스크린이 서서히 접히고 있습니다. 의식을 호흡에다 둡니다. 자신의 자연스런 호흡을 바라보십시오. 이완되어 쉬고 있는 몸 전체를 느껴 봅니다. 자신이 지금 있는 공간을 자각하십시오. 눈을 감은 채 자신이 있는 공간을 그려 보십시오. 몸과 닿아 있는 바닥이나 의자를 느껴 봅니다.

양손의 손가락을 천천히 움직여 봅니다. 두 손을 맞잡고 두 팔을 위로 뻗습니다. 양다리도 모아서 쭉 뻗으며 기지개를 켭니다. 다시 한 번 활짝 기지개를 켭니다. 이제 눈을 감은 채, 등을 곧게 세우고 앉습니다. 두 손바닥을 서로 비벼 따뜻함이 일어나면 손바닥을 눈꺼풀 위에 두도록 합니다. 다시 한 번 손바닥을 비벼 따뜻해진 손으로 머리를 앞에서 뒤로 쓸어내립니다.

이제 요가니드라는 끝났습니다. 고요히 눈을 뜨고 당신을 기다리는 일상과 다시 만나십시오.

바디스캔(body scan)은 명상법에서 소개했던 MBSR의 여러 방법 가운데 누워서 하는 명상법이다. 바디스캔은 주의를 기울이는 신체 각 부위에서 일어나는 실제 느낌을 체험하는 과정, 불편감이나 통증을 호흡으로 내보내는 상상의 과정 등 두 영역으로 이루어진다. 요가니드라에서와 같이 사바사나 자세로 누워서 발끝부터 위쪽으로 의식을 이동하며 신체 부위에서 실제로 일어나는 감각을 확인한다.

먼저 왼발의 발가락부터 의식을 집중하기 시작하여 천천히 발등, 다리로 옮겨 가면서 일어나는 감각을 느끼고, 동시에 호흡이 들어가고 나가는 데 따라 신체 부위에서 일어나는 감각을 느낀다. 왼쪽 다리에서 골반에 이르면 오른쪽 발가락으로 주의를 옮겨 발등, 다리를 거쳐 골반까지 오도록 한다. 골반에서 몸통, 허리와 배, 등과 가슴, 어깨로, 다음에는 양손 손가락 끝, 양팔, 어깨로 와서 목과 목구멍, 얼굴, 후두부, 정수리까지 이르도록 한다. 정수리에 하나의 숨구멍이 있다고 상상하고 이곳을 통해 호흡이 몸 전체를 거쳐 발끝으로 나가고, 발끝으로 들어온 공기는 몸 전체를 지나 정수리 구멍으로 나간다고 상상한다. 몸 전체를 통해 호흡하고 있다고 생각한다.

잘하려는 지나친 노력이나 선입견, 기대감을 갖지 않도록 한다. 다만 지금 집중하는 부위에서 일어나는 감각을 온전히 느끼고 그 감각에 대해 생각하거나 분석하지 않는다. 생각이나 잡념이 너무 많아지면 그 사실을 알아차리고 잠시 복부 호흡에 주의를 기울여 배가 일어나고 사라지는 것을 관찰하다가 다시 신체 부위로 주의를 옮긴다. 녹음된 안내 멘트를 이용하여 연습하다가 익숙해지면 안내 없이 실시할 수 있다.

요가니드라와 바디스캔은 몸의 이완을 통하여 마음의 이완을 가져온다. 훈련 중에 잠들지 말 것을 강조하는데, 이러한 주문이 역설적으로 수면을 촉진하여 불면증으로 고통받는 사람들에게 도움을 주기도 한다.

6) 아로마테라피

아로마테라피(aromatherapy)는 향기치료, 향기요법을 뜻하는 용어다. 질병의 예방과 치료, 건강 증진, 미용 등의 목적으로 향기가 나는 식물에서 추출한 에센셜 오일(essential oil)을 이용하는 자연치유법이며, 그 활용 범위가 매우 넓다. 아로마테라피에 이용되는 에센셜 오일은 식물의 꽃, 줄기, 잎, 열매, 수액 등에서 추출한 휘발성이 높은 방향성 물질이다. 이것은 원래 식물의 번식과 성장을 돕고, 병을 치유하고 상처를 낫게 하기 위해서 식물이 스스로 생산해 내는 물질이다. 이 물질을 증류, 압축, 용제 추출법을 이용하여 고농축으로 추출해서 활용한다. 추출되는 양은 매우 적지만 몇 방울만으로도 큰 효과를 발휘한다.

아로마테라피의 역사는 수천 년 전 고대 이집트까지 거슬러 올라가며, 중국이나 인도에서도 향을 이용했다는 기록이 있다. 고대 이집트에서는 아로마 오일을 미라의 방부제

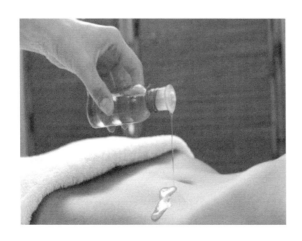

로 사용하기도 했고, 그리스에서는 종교 의식의 예물로 이용하기도 했다. 클레오파트라는 미용과 최음 효과를 위하여 재스민향을 이용했다는 기록이 있다. 살균과 피부 미용 효과가 있어서 위생약품이나 화장품 재료로도 이용되었고, 중세에는 페스트나 콜레라 같은 전염병에 대해서도 사용되었다. 중세로 오면서 에센셜 오일을 대량 추출하는 기술이 발전하자 아로마는 약제사들의

주요 치료 수단으로 사용되고 있다.

근대에 들어 에센셜 오일의 성분들이 과학적으로 증명되기 시작했는데, 1930년경 프랑스의 르네 모리스 가트포제(Rene Maurice Gattefosse)가 라벤더 오일의 화상 치유 효과를 발견하여 아로마테라피에 대한 본격적인 연구를 시작하였고, 그 후 에센셜 오일을 이용하여 심신의 건강을 증진시키는 자연의학을 아로마테라피라고 명명하게 되었다. 미국 보완통합건강센터(NCCIH)에서는 아로마테라피를 보완대체의학의 한 영역으로 인정하고 있다.

아로마테라피는 만성질환, 퇴행성 질환, 면역 기능 저하, 성인병, 아토피성 피부염 등 다양한 증상에 효과가 있다. 몸과 마음의 질병을 치유하고 자연치유력을 증진시키는 등 건강을 향상시킬 뿐 아니라 정서적 안정과 균형감, 기억력과 집중력 등 인지 능력의 향상, 스트레스 해소, 피부 미용에도 효과가 확인되고 있다. 에센셜 오일은 가볍고 휘발성이 커서 호흡기나 피부를 통하여 몸속에 쉽게 흡수되므로 흡입법, 마사지법, 목욕법, 족욕법, 습포법 등 여러 방법으로 적용할 수 있고, 공기 청향제, 향수, 방향제 등의 형태로도 활용할 수 있다.

아로마테라피에 사용되는 향기 중에는 신경계를 안정시키는 효과가 특히 우수한 것들이 많다. 향기는 후각신경을 통해 대뇌 변연계를 자극하여 스트레스를 완화하는 효과를 나타내고 정서적 안정감을 가져다준다. 특히 후각신경은 반응 속도가 빠르기 때문에 흡입과 거의 동시에 효과가 나타날 수 있다. 명상이나 이완법과 동시에 이용하면 몸을 더욱 이완시키고 깊은 명상에 몰입하도록 도와준다. 그런 이유로 고대로부터 현대에 이르기까지 종교적 의식에서도 아로마 오일이 널리 이용되어 왔다. 에센셜 오일들은 후각신경을 자극하여 세로토닌, 엔도르핀 같은 신경전달물질들의 분비를 조절하기도 하고, 피부를 통해 흡수되어 내분비 호르몬들의 작용에 영향을 줄 수 있으며, 직접적으로 살균, 항염 효과를 내는 등 다양한 방식으로 작용한다. 사용한 에센셜 오일의 종류에 따라 이완, 진정, 각성, 항균, 항염 등 서로 다른 효과를 나타낸다.

아로마테라피에 사용되는 아로마의 종류는 300종 이상으로 매우 다양하다. 여기서는 스트레스 완화와 심신이완에 도움이 되는 아로마를 위주로 몇 가지만 소개하도록 한다. 제라늄은 스트레스, 우울, 불안의 해소에 효과적이고 기분을 고양시켜 준다. 레몬은 머리를 맑게 한다. 장미 오일은 항우울 효과가 있고, 로즈마리와 페퍼민트 오일은 대뇌 기능을 항진시켜 주며 심리치료 효과와 스트레스 반응 조절에 도움을 준다. 라벤더는 우울증, 불면증에 효과가 있고 신체를 이완시킨다. 재스민은 우울증 해소 효과가 있고, 캐모마일은 불면증에 효과가 있다. 로즈우드, 시더우드, 샌들우드 등 우드 계열의 아로마들은 신경 안정 효과가 있어서 명상에 도움이 된다.

불면증에 라벤더를 사용한다면 베개에 라벤더 오일 한 방울을 떨구어 향을 맡을 수 있다. 캐모마일을 차로 마시면 긴장된 마음을 진정시키고 머리를 맑게 한다. 로즈마리 차도 상쾌감과 집중력을 높여 준다. 진료실이나 이완 훈련을 하는 곳에서는 아로마 램프를 이용하여 뜨거운 물에 샌들우드, 로즈우드, 자스민, 라벤더 등을 몇 방울 떨군 다음 향기가 실내에 퍼지도록 둔다.

7) 바이오피드백

피드백(feedback)이란 시스템의 수행 결과를 그 시스템에 다시 알려 주어 시스템 스스로가 수행 상태를 조절, 통제하도록 하는 것이다. 바이오피드백(biofeedback)은 근전도, 심박수, 혈압, 체온, 뇌파 같은 생리적 신호들의 변화를 측정하여 환자(내담자)가 알 수 있는 시청각적 신호로 제공함으로써 자신의 심신 상태를 반영하는 생체 신호들에 대한 감수성을 증가시키는 훈련이다. 1950년대 후반까지도 자율신경계의 기능은 의식적으로 통제할 수 없는 것으로 생각되어 왔으나, 1960년에 들어서면서 닐 밀러(Neal E. Miller)에 의해 조절이 가능하다는 것이 증명되면서 바이오피드백의 이론적 기초가 확립되었다(Robbins, 2008). 바이오피드백의 기제는 특정 자극과 특정 반응을 연합시키는 조작적 조건화(operant conditioning)의 원리로 설명할 수 있다. 자율신경계의 작용으로 나타난 혈압, 체온, 뇌파와 같은 정보를 피드백하여 훈련함으로써 평소에는 알 수 없었던 자율신경계의 움직임을 알 수 있게 되고, 긴장과 이완 상태에서의 몸의 변화도 자각할 수 있게 되고 조절도 가능해진다.

신체로부터의 메시지를 듣지 못하여 몸과 마음이 단절된 상태가 지속되면 신체 질환이 발생할 가능성이 높아진다. 게리 슈워츠(Gary Schwartz)는 시스템 이론에 근거하여 유기체의 조절에 관여하는 심리 · 생물학적 과정들을 서로 연결하는 '자기−주의(self-attention)'라는 개념을 제시했다. 자기−주의, 즉 자신에 대한 주의에 장애가 생기면 심신 과정에 단절이 일어난다. 이렇게 부주의(disattention)로 인하여 단절(disconnection)이 생기면 단절은 부조절(disregulation)을, 부조절은 무질서(disorder)를, 무질서는 질병(disease)

을 불러온다. 역으로 치유의 맥락에서는 자기-주의를 회복하여 그 주의(attention)가 연결(connection)을, 연결은 조절(regulation)을, 조절은 질서(order)를, 질서는 평안감(ease)을 낳고 건강을 가져오게 되는 것이다(Schwartz, 1989).

바이오피드백은 몸과 마음을 조화롭게 하여 심리적 · 생리적 수준에서 안정과 균형을 되찾게 해 주는 심신의학의 한 기법이다. 이완 훈련, 호흡법, 최면요법 등 다양한 심신의학적 기법들과 병용함으로써 치유 효과를 높일 수 있다. 목표 효과에 따라 근전도 바이오피드백, 온열 바이오피드백, 호흡 바이오피드백, 피부전기반응 바이오피드백, 심박미세변화율 바이오피드백 등이 있다. 전문가에 의한 실제 훈련 시에는 이상의 방법들이 이용되지만 체온계, 혈압계 등 간단한 도구를 이용해서도 자신의 생리적 반응을 측정해 보고 그 변화를 조절하는 요령을 학습할 수 있다.

최근에는 뇌파를 이용한 바이오피드백 기법인 뉴로피드백(neurofeedback, EEG biofeedback)으로 심신을 이완시키는 방법이 활용되고 있다. 뉴로피드백의 효과는 1960년대에 바바라 브라운(Barbara Brown)과 조 카미야(Joe Kamiya)의 연구를 통해 처음 확인되었다. 이들은 피험자들이 마음으로 뇌파를 조절하여 안정 상태의 뇌파인 알파파를 발생시키는 방법을 학습할 수 있음을 발견하였다. 이후 연구들에서는 뇌파 훈련을 통해 면역 기능 강화와 뇌전증(간질) 치료에 성공하였으며, 학습장애, 주의력결핍장애(attention deficit disorder: ADD)와 주의력결핍과잉행동장애(attention deficit hyperactivity disorder: ADHD), 약물중독 등의 치료에서도 효과를 확인하였다.

일반적으로 바이오피드백은 스트레스 관련 장애, 혈압, 긴장성 두통, 편두통, 과민성 대장증후군 같은 질환과 생리적 불안을 비롯한 전반적 흥분 감소에 효과적인 것으로 알려져 있다.

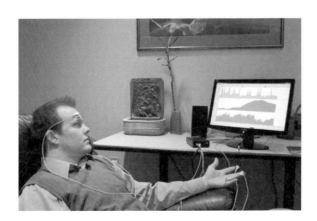

8) 하타요가와 스트레칭

요가와 스트레칭은 경직된 근육을 풀어 주고 신체적 · 심리적으로 상쾌감과 이완감을 가져다준다. 단순히 근육 이완과 유연성 증진 효과만 있는 것이 아니라, 근육과 뼈를 더욱 튼튼하게 해 주고 심신의 활력을 증진시킨다.

요가는 수천 년 전부터 이어져 온 인도의 수행 체계다. 요가라는 말은 산스크리트어 'yuj(맺다, 묶다)'라는 말을 어원으로 한다. 몸과 마음의 합일, 인간과 신의 합일 등의 의미를 갖는다. 자신의 본질, 즉 참나와 완전히 일치된 상태를 요가라 할 수 있고, 이러한 상태를 추구하기 위하여 실행되는 다양한 방법도 요가라고 한다.

요가에는 그 관점과 방법에 따라 즈나나요가(jnana yoga, 지혜의 요가), 카르마요가(karma yoga, 헌신적인 행위의 요가), 박티요가(bhakti yoga, 사랑과 헌신의 요가), 만트라요가(mantra yoga, 신성한 소리의 요가), 하타요가(hatha yoga, 강력한 육체적 힘의 요가) 등 많은 분파가 있는데, 현대 서양에서는 육체적인 수련을 중심으로 하는 요가인 하타요가가 널리 알려져 있다. 하타요가는 육체를 정화하여 마음을 다스리는 수행법으로 자세 수련과 호흡 수련을 위주로 한다. 따라서 현대 서구에서의 요가는 '신체의 건강과 심신의 안정을 주목적으로 인도 고대의 신체 수련법에서 행해진 다양한 자세를 취하는 것'으로 이해되고 있다. 그러나 본래 요가는 몸, 마음, 영 모든 차원의 건강을 추구하는 전인적이며 통합적인 치유법이다.

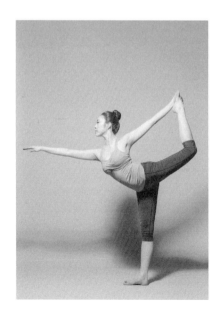

요가는 일종의 몸을 통한 명상이며, 호흡은 요가 수련의 가장 기본이 된다. 요가는 근육과 관절의 움직임을 부드럽게 하고, 척추와 골반을 바르게 하여 자세를 곧게 하며, 내부 장기의 작용을 원활하게 하고 혈액 순환을 촉진시킨다. 이렇게 인체의 불균형과 부조화를 바로잡아 존재 전체의 질서를 유지함으로써 질병을 예방하고 건강을 증진한다. 요가는 불안장애, 스트레스, 우울증, 긴장 해소에도 효과가 있다. 일반적인 스트레칭이나 이완법과 달리 요가는 자각(awareness)을 수반한다는 특징을 가진다. 신체에 대한 자각이 증가하면 심신의 긴장 상태도 자각하게 되고, 그 긴장이 어떻게 일어나며 얼마나 지속되는지 알 수 있다.

이를 통해 자신의 행동을 더 잘 조절할 수 있게 된다.

하타요가의 수련 자세들을 아사나(asana)라 한다. 헤아릴 수 없을 만큼 많은 아사나가 있지만 열 가지 정도의 대표적인 자세만 숙지하더라도 기본적인 수련은 가능하다. 보통 준비 자세, 앞으로 굽히는 자세(전굴), 뒤로 젖히는 자세(후굴), 좌우로 기울이는 자세(측굴), 좌우로 비트는 자세를 자신의 신체적 능력에 맞게 한 가지 이상씩 골라 구성한다.

스트레칭을 할 때에도 여러 가지 동작을 섞어 한 세트로 구성하면 온몸의 긴장을 골고루 완화할 수 있을 뿐 아니라 평소에 사용하지 않던 근육들을 골고루 사용하게 되어 더욱 효과적이다. 또한 수건, 줄, 훌라후프 같은 간단한 도구들을 이용하면 효과도 더 증진되고 지루하지 않게 실시할 수 있다.

요가나 스트레칭을 할 때에는 근육을 풀어 주고 이완하는 자세로 시작해서, 앞으로 굽히는 동작과 뒤로 젖히는 동작, 좌로 비틀거나 기울이는 동작과 우로 비틀거나 기울이는 동작처럼 서로 반대 방향의 동작들을 함께 해서 균형을 이루도록 하고, 다시 이완하는 것으로 정리한다. 단순히 동작만을 따라 하는 것이 아니라, 그 동작을 취할 때 느껴지는 몸의 감각에 집중하면서 각 동작 속에 있는 자신의 몸과 마음 상태를 충분히 경험해야 한다.

여기서는 비베카난다 켄드라 요가 연구 재단(Vivekananda Kendra Yoga Research Foundation)에서 스트레스 치유를 위해 제시한 순환명상을 소개한다. 특정 질환이 있는 사람은 전문가와 상담 후 실시한다. 혈전증 환자는 선 자세의 아사나를 피하는 것이 좋으며, 고혈압 환자는 서서 상체를 숙여 손을 발로 뻗는 동작을 피해야 한다. 허리가 좋지 않다면 상체를 무리해서 뒤로 젖히는 것에 주의한다. 순환명상은 눈을 감고 실시하며, 균형 감각이 떨어진다거나 근골격계에 질환이 있는 경우에는 가벼운 스트레칭으로 대체하는 것이 바람직하다.

순환명상은 휴식과 신체 자극을 통해 정신이 작용을 멈추고 더욱 깊은 휴식을 취할 수 있게 한다. 매일 실시하는 것이 바람직하며 다른 명상을 대신해서 수행할 수도 있다. 명상을 대신하는 경우에는 속도를 늦추고 휴식하기 단계를 충분히 늘린다. 순환명상의 전 과정을 모두 수행할 시간이 없다면 선 자세 또는 앉은 자세 중의 하나를 교대로 삭제하여 실시한다. 조용한 방에서 저녁 식사를 하기 전에 수행하는 것이 가장 이상적이다. 간식 후에는 30분, 식사 후에는 90분이 지난 다음에 시작한다. 동작의 순서는 바꾸지 말고 동작들이 자연스럽게 연결되어 순환되도록 한다.

하타요가의 순환명상

1. 빠른 긴장과 이완

나리를 모으고 팔을 몸에 바짝 붙이고 눕는다. 숨을 들이쉬며 발가락, 발, 종아리를 조이고, 무릎 관절(슬개골)을 뒤로 당겨 허벅지와 엉덩이를 단단히 조인다. 주먹을 쥐고 팔의 근육을 조인다. 숨을 들이쉬며 가슴을 펴고 어깨, 목, 안면 근육을 조인다. 3초 동안 전신을 조여 주고, 숨을 내쉬며 다리와 팔을 편다. 신체를 이완시킨다.

이 순서를 바꾸지 말고 각각의 근육을 조이기 전에 몇 초씩 간격을 둔다. 이것은 2분 정도 소요된다. 왼쪽으로 돌아누워 자세의 변화를 느낀다. 눈을 감은 채 천천히 일어서서 다음 동작으로 넘어간다.

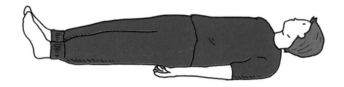

2. 서서 한 팔을 올리고 옆으로 구부리기

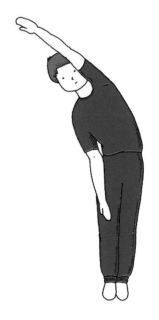

눈은 계속 감은 채 똑바로 선다. 그리고 매우 느리게 옆으로 구부리기를 한다. 손가락을 편 상태에서 손바닥을 다리에 붙이고 선다. 숨을 들이쉬며 오른팔의 안쪽 면이 귀에 닿을 때까지 몸을 옆으로 구부린다. 위를 향해 스트레칭을 한 다음 숨을 내쉬면서 상체를 왼쪽으로 구부려 왼손이 바깥 허벅지를 타고 내려가게 한다. 이 자세를 유지한 상태에서 정상적으로 호흡한다.

숨을 들이쉬며 몸을 바르게 편다. 위를 향해 스트레칭을 한 다음, 숨을 내쉬며 서서히 팔을 내린다. 왼팔을 들어 올리고 오른쪽으로 상체를 구부려서 앞의 동작들을 반복한다. 휘어진 바깥쪽이 스트레칭되고 손바닥이 닿는 안쪽 다리가 압박되는 것을 느낀다. 옆으로 구부릴 때 손으로 피가 쏠리는 것과 스트레칭 후 감각과 호흡이 변화되는 것을 느낀다. 다음 동작으로 넘어간다.

3. 서서 상체 숙여 발에 손 뻗기

서 있는 상태에서 숨을 들이쉬고, 두 팔을 옆으로 들어 올려 머리 위로 가게 한다. 척추의 맨 아래 부위부터 위로 스트레칭 해 준다. 숨을 내쉬고, 상체를 90도로 숙인다. 이와 동시에 엉덩이에서부터 상체를 구부려서 등을 휘게 만든다. 숨을 들이쉬고 내쉰 다음 아래로 구부린다. 등은 구부린 상태이지만 엉덩이를 이용해 숙이도록 한다.

무리하지 않는 범위에서 다리가 휘지 않게 최대한 구부리고 이 자세를 유지한다. 감각을 집중하고 신체의 움직임을 느낀다. 머리의 혈압이 오르고 다리의 뒷부분이 스트레칭 되는 것을 느낀다. 최소한 2분 동안 자세를 유지한다. 숨을 들이쉬며 상체를 들어올린다.

숨을 내쉰다. 숨을 들이쉬며 바른 자세로 상체를 펴고 팔을 내리며 숨을 내쉰다. 쉬었다가 올라오면서 현기증이 나는 것을 느낀다. 현기증이 없어질 때까지 기다렸다가 다음 동작으로 넘어간다.

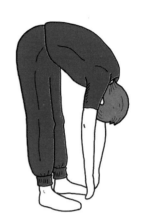

4. 서서 뒤로 상체 구부리기

똑바로 선 자세에서 양손으로 양쪽 골반을 짚는다. 손가락을 앞을 향하게 하여 손바닥으로 골반을 짚는다. 숨을 들이쉬면서 상체를 서서히 뒤로 구부려 머리와 목이 뒤로 가게 한다. 목에 이상이 있다면 턱을 내려서 목이 뒤로 완전히 빠지지 않도록 한다.

자연스럽게 호흡하며, 불편해지기 전까지 계속 자세를 유지한다. 그리고 자세를 바로잡고 팔을 내린다. 어지럽거나 불편하게 느껴지지 않는다면 2분 동안 자세를 유지한다. 신체의 앞쪽이 스트레칭 되는 것을 느낀다. 천천히 몸을 펴면서 몸 안에서 무엇인가 흐르는 듯한 감각을 느낀다. 눈을 감은 채 천천히 바닥에 누워 다음 동작으로 넘어간다.

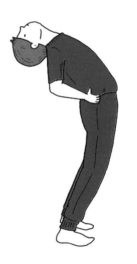

5. 바로 누워 휴식하기

몇 초 동안 오른쪽으로 누워 그 느낌을 감지한다. 양 무릎을 굽혀 가슴에 가까이 올렸다가 발을 바닥에 대고 다리를 내리면서 등과 바닥 사이의 틈을 줄인다. 팔다리를 약간 벌린다. 발 사이의 간격은 20~30cm로 한다. 팔을 몸통에서 45cm 정도 떨어지게 벌리고, 손바닥이 위로 향하게 한다. 머리를 들었다가 턱을 집어넣고 다시 내린다. 불편하다면 머리 밑에 쿠션을 받치거나 머리 옆을 바닥에 댄다.

눈을 감고 휴식을 수행한다. 폐에 산소가 가득 차고 몸이 이완되며 에너지가 충만되는 것을 느낀다.

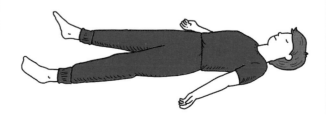

6. 무릎 꿇고 앞으로 상체 숙이기

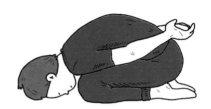

누운 자세에서 무릎을 꿇을 때에는 돌아서 일어나지 말고, 팔을 이용해 바로 앉는다. 다리를 앞으로 뻗고 팔을 등 뒤로 바닥에 댄다. 다음은 무릎 꿇는 자세를 취한다. 양손은 손바닥이 위로 오게 하고 손끝이 뒤쪽으로 향하게 한다. 이마가 바닥에 닿을 때까지 서서히 상체를 숙인다. 손등과 팔등은 바닥에 닿게 된다. 이 자세가 어렵다면 머리를 무릎에 댄다.

숨을 들이쉬며 상체를 서서히 일으켜서 무릎 꿇은 자세로 돌아간다. 상체를 위아래로 움직일 때 머리의 혈압이 변하는 것을 느낄 수 있을 것이다. 다음 동작으로 넘어간다.

7. 무릎으로 서서 상체를 뒤로 젖혀 활 모양 만들기

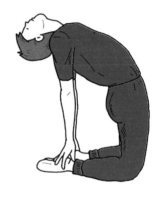

무릎을 바닥에 대고 앉되 엉덩이는 발목에 대지 않는다. 숨을 들이쉬며 몸통을 뒤로 구부려, 오른쪽으로 비틀어 오른손을 오른쪽 발목에 댄다. 그리고 돌아서 왼손을 왼쪽 발목에 댄다. 앞으로 활처럼 원호를 만들고, 머리와 어깨를 뒤로 가져간다. 2분 동안 고르게 호흡한다.

오른쪽부터 들어서 상체를 원래대로 만들거나 발목에 엉덩이를 대고 앉는다. 발에 손이 닿지 않는다면 발가락을 바닥에 대고 발을 들거나 한쪽 발에만 손을 댄다. 2분 동안 자세를 유지한 다음 무릎 꿇은 자세로 돌아간다.

8. 마치기

5번의 바로 누워 휴식하기 동작으로 넘어가서 깊은 휴식을 10분 동안 실시한다. 눈을 뜨고 이완된 느낌이 유지될 수 있게 한다.

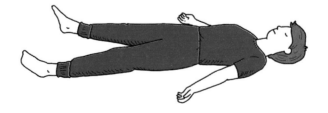

9) 운동, 야외 활동

현대 사회에서는 과거의 인류가 겪었던 것 같은 강한 생리적 대응을 요구하는 신체적 스트레스는 거의 발생하지 않는다. 그렇다고 해서 신체적 스트레스가 없는 것은 아니다. 오히려 더 만성적인 스트레스 상황이 정반대의 원인에 의해 초래되고 있다. 진화 과정에서 우리의 몸은 끊임없이 움직이고 이동해야만 살 수 있는 수렵채취 생활에 적합하도록 만들어졌다. 동물을 대상으로 스트레스 연구를 할 때, 동물들에게 줄 수 있는 가장 심한 형태의 스트레스 중 하나가 꼼짝할 수 없도록 구속하는 것이다. 우리가 인식하지는 못하더라도 오늘날과 같이 실내에서만 지내는 생활방식은 야생동물을 철창 안에 가둔 것이나 마찬가지인 스트레스를 우리 자신에게 주는 것이다.

실내 생활에서 발생하는 심신의 압박감을 해소시켜 주는 운동과 야외 활동은 누구에게나 반드시 필요한 스트레스 완화법이다. 또한 운동은 스트레스에 대한 신체적 저항력을 강화시켜 주며, 다양한 심리적 증상을 개선하는 효과도 우수하다. 스트레스를 감소시키고, 긍정적인 자아상을 갖도록 할 뿐 아니라, 불안과 우울을 감소시켜 준다. 규칙적인 운동은 신경안정제와 같은 불안 완화 효과가 있으며(deVries, 1981), 달리기는 우울증을 치료하는 효과가 있다(Griest et al., 1979).

그런데 운동과 야외 활동이 필요한 또 다른 이유가 있다. 완전히 심리적인 원인으로 초래된 스트레스를 느끼는 경우에도 신체적 스트레스를 느낄 때와 같은 생리적 변화가 동반된다. 스트레스 상황에서의 신체는 투쟁, 도피, 저항을 준비하기 위해서 혈중에 에

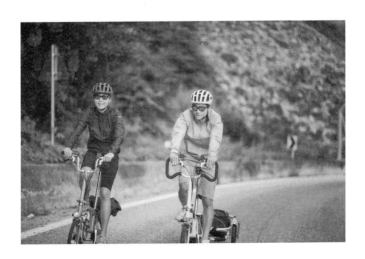

피네프린이나 코르티솔 같은 스트레스 호르몬들을 증가시키고, 이 호르몬들의 작용으로 인하여 혈액 속에는 당분이나 지방산이 증가하게 된다. 이러한 스트레스 반응의 산물들이 신체 활동을 통해 소모되지 않으면 근골격계의 긴장, 피로, 통증을 유발하게 된다. 운동은 스트레스 반응에서 생성된 생리적 산물들을 자연스럽게 소모시켜 준다.

운동을 하면 몸이 가볍고 편해지는 것을 느낄 수 있다. 운동을 시작할 때에는 교감신경이 활성화되지만, 이어서 자율신경 내의 조절 작용에 의해 부교감신경이 활성화되므로 신체적 이완과 편안함을 가져오게 된다. 운동을 할 때에는 엔도르핀이나 도파민 같은 물질들의 분비가 촉진되어 행복감과 만족감도 느낄 수 있다. 엔도르핀은 스트레스 시 분비되어 진통 효과를 내게 되는데, 운동으로 인해 엔도르핀이 분비되기 때문에 러너스 하이(runner's high) 같은 도취감을 경험할 수 있게 되는 것이다. 러너스 하이는 주로 장거리를 달릴 때 나타나는 현상이지만, 그보다 운동 강도가 낮고 시간이 짧은 운동이라도 스트레스 반응을 감소시키고 긍정적인 기분을 만들어 주는 효과가 있다. 더구나 운동을 하면 심혈관계와 근골격계가 강화되므로 스트레스성 질환의 발생 위험성이 낮아지고 스트레스에 대한 생리적 대처 능력이 향상된다.

HPA축의 최종 산물인 코르티솔은 편도체와는 서로를 자극하는 관계이고, 해마와는 서로 길항하는 관계다[주: 4장 3, '3) 편도체와 해마의 HPA축 조절'을 참고하라]. 따라서 해마의 기능이 향상되는 것은 스트레스 반응을 감소시키는 것과 관련하여 중요한 의미를 갖는다. 운동은 해마의 건강을 유지하는 데에도 도움이 된다. 알츠하이머 치매 위험이 높은 변이 유전자(ApoE4)를 가진 노인들을 대상으로 한 연구에서도 운동이 해마 위축을 억제하는 효과가 있음이 확인되었다(Smith et al., 2014).

나이가 들수록 신체적 활력이 감소되므로 보신이나 휴양과 같은 수동적인 건강 관리법을 선호하게 되는데, 사실상 연령이 증가할수록 신체 활동의 비율을 높여 체력이 감소되지 않도록 해야 한다. 관절염 환자들을 보면 알 수 있듯이, 신체적 운동 능력이 감소되는 것은 노년기의 삶의 질을 감소시키는 가장 직접적인 원인이다. 다만 신체적 능력을 감안하여 적절한 운동의 종류를 선택하고 강도를 각자의 몸 상태에 맞추어야 한다는 점은 매우 중요하다. 대체로 유산소 운동의 강도는 자신의 최대심박수(220-연령)와 안정심박수(기상 후 심박수)를 이용해서 계산한다. [안정심박수 + (최대심박수 − 안정심박수) × 0.6] ~ [안정심박수 + (최대심박수 − 안정심박수) × 0.85]의 범위가 적절한 유산소 운동의 강도다. 만성질환자, 특히 심혈관계나 근골격계에 질환이 있는 경우에는 전문가와 상의

한다.

여성의 경우, 과거에는 근력 운동보다 수영이나 에어로빅 같이 열량을 많이 소모하고 체형을 아름답게 하는 운동을 선호했으나, 지금은 근력 운동의 중요성이 강조되면서 웨이트 트레이닝의 비중이 늘고 있다. 연령이 증가할수록 여성들이 근력 운동을 소홀히 해서는 안 되는 것처럼, 남성들은 유연성 운동에 더욱 관심을 기울일 필요가 있다. 남성 역시 연령과 더불어 근육량이 감소하고 골다공증의 위험도 높아지지만, 유연성이 부족하여 작은 충격에도 더 크게 다칠 수 있기 때문이다. 이런 면에서 요가는 남성에게 여러모로 권장할 만한 심신수련법이다.

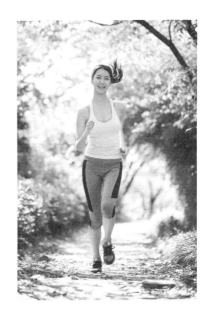

운동이라 하면 대개 운동 시설이 있는 어떤 장소로 가야 한다거나 장비를 먼저 갖추어야 한다고 생각하는 사람들이 많지만, 스트레스 해소에 좋은 운동은 스트레칭, 체조, 걷기, 조깅처럼 몸 자체를 이용하면서 격렬하지 않은 유산소 운동이다. 과격한 운동은 그 자체가 생리적 스트레스다. 과격한 운동 중 협심증 발작이 일어나거나, 근골격계에 부상을 당하거나, 심지어 돌연사가 일어나는 사례들이 종종 보고된다. 운동선수들을 대상으로 했던 한 연구에 따르면, 일주일에 75km 이상을 달리는 고강도의 훈련을 하면 감기와 같은 바이러스성 질환에 오히려 더 취약해지는 것으로 나타났다.

걷기는 남녀노소 누구에게나 좋은 운동이다. 걷기는 체중을 감소시키고 심혈관계 질환의 위험성을 낮추며, 성인병의 위험지표인 복부비만을 감소시키는 데에도 효과적이다. 특별히 관심이 있는 운동이 없거나, 따로 운동할 시간적 여유가 없다면 1주일에 3일 이상, 하루 30분 정도 활기차게 걷고, 하루 두 번 정도 5분 이상 체조나 스트레칭을 하는 것만으로도 훌륭한 운동이 된다. 걷기 같은 유산소 운동이 인지 기능을 담당하는 전두엽과 기억을 담당하는 해마의 크기를 증가시켜 기억력과 판단력을 향상시키고 치매와 인지 기능 저하를 예방한다는 것을 보여 주는 많은 보고가 있다. 무엇보다도 걷기는 운동의 강도 조절이 용이하고 인지, 정서, 생리 전반에 효과적이므로 특히 노년기에 유효한 운동요법이다.

전두엽의 활성화가 변연계에 영향을 미쳐 정서 조절에 긍정적인 영향을 주고 스트레스 반응을 감소시키는 신경생리학적 과정에 대해서는 앞에서 설명한 바 있다. 걷기 운동은 우울증 해소에도 도움이 된다. 심지어 항우울제에 잘 반응하지 않는 우울증 환자들에게도 걷기를 위주로 한 유산소 운동이 효과가 있었다. 걷기 같은 유산소 운동을 하면 몸속 염증이 줄어들면서 우울증의 제반 증상도 완화된다.

10) 숲치유

에드워드 윌슨(Edward Wilson)은 바이오필리아 가설(biophilia hypothesis)을 통하여 인간은 자연과 공존하도록 유전자에 프로그램 되어 있으며, 그러한 삶에서 벗어나는 데에서 스트레스가 기인한다고 하였다. 평생을 도시적인 생활환경에서 살아온 사람이라도 자연에 대한 타고난 친근함과 끌림을 가지고 있다.

자연과 가까이하는 것이 스트레스를 감소시키는 효과가 있다는 것이 많은 연구에서 확인되었다. 식물을 시각적으로 접촉하는 것만으로도 환자들이 통증을 견디는 힘이 증가하고 질병으로 인한 괴로움이 완화된다. 병원 입원실이나 회사 사무실에서 창밖의 자연 환경을 바라보는 것, 도시의 공원을 산책하거나 집안에 정원을 가꾸는 것 등 우리의 감각이 자연을 느낄 수 있도록 하는 모든 일이 스트레스 반응을 감소시키고 치유를 촉진하며 작업의 능률도 향상시킨다. 이처럼 간접적으로 자연과 함께하는 것도 이완과 치유의 효과를 가져다주지만, 직접 자연으로 나가 그 속에서 신체 활동을 하면 스트레스 완화 효과는 물론 심신의 치유 효과가 더욱 증진된다. 자연이라는 벽이 없는 공간은 우리에게 심리적 해방감을 줄 뿐 아니라, 인위적으로 조성된 환경에서는 기대할 수 없는 수많은 치유의 요소들을 제공해 준다.

자연과 함께하는 대표적 치유 방법은 숲치유다. 우리나라에도 산림 자원을 이용한 숲치유가 최근 들어 많은 관심을 받고 있는데, 사실상 숲치유는 세계적으로 오래전부터 행해져 온 치유 방법이다. 숲치유라 하면 흔히 삼림욕이 연상되고, 피톤치드(phytoncide)라는 물질을 떠올리게 된다. 피톤치드는 식물이 세균, 해충, 곰팡이 등에 저항하기 위해 분비하는 휘발성 물질이다. 피톤치드에는 항균 작용, 항산화 작용, 항염 작용 등이 있어 심신의 회복을 촉진하며, 스트레스도 완화시켜 준다.

그러나 숲이 제공하는 치유 효과는 이것만이 아니다. 산림의 경관, 자연의 소리, 맑은 공기와 자연의 향기, 자연 광선, 음이온 등 수많은 요소가 심신의 안정을 가져오고 신체

의 자연치유력을 증진시킨다. 숲과 같
은 자연 속에서의 활동은 우리를 몸과
마음이 형성되던 원초적 환경으로 돌
아가게 하고 잠들어 있던 감각들을 되
살려 준다. 자연 속에는 인공 환경에
서는 제공할 수 없는 신선한 향기들이
후각을 자극한다. 후각과 관련된 기억
은 매우 강하고 오래 지속되며, 후각
자극은 매우 빠르게 심신의 변화를 유

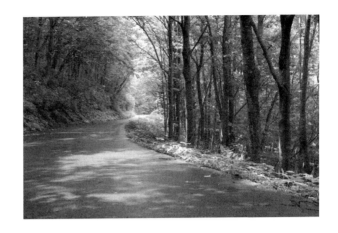

도한다. 자연의 향기는 신속히 변연계를 자극하여 전신의 호르몬 균형을 조절하고, 몸
이 기억하고 있는 오래된 감각을 떠올리게 하면서 심리적 이완 효과를 가져온다. 그 결
과, 우리는 숲에 가면 자신도 모르는 사이에 숨을 깊이 들이쉬게 되면서 호흡이 길어지
고 편안해지는 것을 느낀다. 바람 소리, 물 흐르는 소리 같은 리드미컬한 소리는 안정 뇌
파인 알파파를 증가시킨다. 숲의 음이온 또한 알파파를 증가시키고 부교감신경을 자극
하여 이완 효과를 증가시킨다.

햇빛은 인공조명이 결코 대신할 수 없는 치유력을 가지고 있다. 햇빛은 세로토닌의
생산을 증가시켜 우울감을 감소시키고 스트레스를 완화시켜 준다. 또한 칼슘 대사에 필
수적인 비타민D의 합성을 증가시켜 뼈를 튼튼히 하는 데 도움이 된다.

걷기 운동의 긍정적 효과에 대해서는 앞에서도 설명했는데, 최근 연구에 따르면 평지
보다는 산길이나 자갈길처럼 굴곡이 있는 땅 위를 걷는 것이 더 효과가 좋다. 굴곡이 있
는 표면 위를 걸으면 평소에 사용하지 않던 다리와 발목 근육을 사용하게 되므로 하체
의 혈액이 상체로 잘 순환하게 되고 심혈관계 부담이 감소한다.

자연의학의 선진국인 독일은 세계적으로 숲치유가 가장 발달한 국가로서 오래전부
터 숲을 의료 목적으로 활발히 이용하고 있다. 전국적으로 많은 산림 휴양 시설이 있으
며, 산림 자원을 이용한 치유 프로그램도 체계적으로 개발되어 있다. 산림 휴양 시설을
이용하는 체재비와 의료비가 건강보험에서 지급되기 때문에 독일인들은 수년에 한 번
씩 적은 비용으로 산림 휴양 시설을 이용할 수 있다.

4. 생활양식과 생활환경 수정

현대 의학의 패러다임은 크게 변화하고 있다. 질병을 중심으로 접근하여 병소를 다스리는 데 집중하는 질병중심 모델에서, 환자를 중심으로 하여 건강을 증진하는 데 주력하는 건강중심 모델로 변화하고 있는 것이다. 건강을 증진하기 위해서는 몸과 마음과 생활환경을 모두 고려하여야 한다. 현대에 만연한 질병들은 대개 불건전한 생활양식과 생활환경에서 초래된다. 과거에는 성인병이라고 부르던 고혈압, 당뇨 같은 질병들을 지금은 생활습관병이라 한다. 나이가 들었다고 해서 모든 사람에게 발병하는 것이 아니며, 생활양식이 불건강하면 아이들에게도 발병할 수 있으므로 성인병이라는 용어가 적절하지 않기 때문이다. 생활양식에서 기인하는 질병은 급성으로 발생하지 않고 만성적으로 진행되는 경향이 있다. 또한 질병의 발생율과 진행 정도는 시간의 함수로 변화한다. 따라서 나이가 들수록 생활습관병의 발병률이 높아지고, 사회적으로도 평균수명이 길어질수록 생활습관병은 만연할 수밖에 없다.

미국 전일적 의사협회(American holistic medical association)의 노만 셜리(Norman Shealy)에 따르면, 질병의 85%는 생활방식에 기인하며, 나머지 15%만이 환경적 요소, 유전적 요소, 기타 알 수 없는 요소에 의해 발병한다. 우리나라 10대 사망원인들의 공통점은 건강에 해로운 생활양식에서 비롯된다는 것이다. 불건강한 생활양식과 질병을 양방향으로 연결하는 요소는 적응의 질병을 유발하는 요인, 곧 스트레스다.

불건강한 생활양식과 스트레스는 서로를 강화시킨다. 불건강한 생활양식이나 생활환경 때문에 스트레스를 만들기도 하지만, 스트레스가 또다시 불건강한 생활양식과 생활환경을 유발하는 것이다. 예를 들어, 수면 부족은 스트레스를 만들고, 스트레스는 또다시 수면을 방해한다. 불규칙한 식습관, 영양 균형이 고르지 않은 고칼로리 인스턴스식, 운동 부족, 카페인 과다 섭취, 약물 사용 등도 모두 스트레스와 정적인 상관관계를 갖는다. 따라서 건전한 생활습관을 갖도록 하는 것은 스트레스 관리에서 가장 기본적인 전략이 되어야 한다. 그렇지 않다면 다른 중재 기법이나 전문가의 개입이 일시적으로는 효과를 보일지라도 스트레스를 발생시키는 근본 원인이 치유되지 않으므로 문제는 반복될 수밖에 없다. 생활환경과 생활습관이라는 것은 결코 다른 사람의 힘으로 고쳐지는, 즉 치료되는 영역이 아니므로 어떤 스트레스 관리법보다도 환자(내담자)의 관심과 노력이 필요하다.

최근 들어 건강한 생활양식을 실천하도록 하는 것이 보건정책의 화두가 되고 있으며, 건강한 생활양식의 중요성에 대한 일반의 인식도 확대되고 있다. 그렇다면 어떠한 생활양식이 건강한 생활양식일까?

대표적인 현대적 의미의 양생 연구라고 할 수 있는 앨러미다 카운티(Alameda county) 연구에서 앨러미다 카운티에 거주하는 성인 7천 명을 10년간 추적 연구하여 건강한 생활양식이 어떤 것인지를 밝혔다(Berkman & Syme, 1979). 그 요소들을 보면 하루 7~8시간 수면 취하기, 아침을 포함하여 세끼 식사를 규칙적으로 하기, 간식은 안 먹거나 조금만 먹기, 정상 체중 유지하기, 일주일에 최소 3회 이상 적당한 운동하기, 적당한 음주, 금연하기 등이다. 연구 결과, 이 일곱 가지 생활양식이 건강 수준 결정에 중요한 역할을 한다는 것이 확인되었는데, 45세 남자가 일곱 가지 중 세 가지 이하를 실천하면 21.6년을 더 생존하며, 일곱 가지를 모두 실천하면 33.1년 더 생존할 것으로 기대되었다. 즉, 건강한 생활양식을 네 가지 더 실천하는 것만으로도 11년이나 평균수명이 연장된다는 것이다. 더구나 일곱 가지를 모두 실천하는 사람의 건강 수준은 하나도 실천하지 않은 사람에 비해 30년 젊은 것으로 평가되었다.

앨러미다 카운티 연구가 보여 주는 중요한 사실 중 하나는 건강한 생활양식의 구성요소들이 모두 일반인이 상식적으로 생각할 수 있는, 특별하지 않은 것들이라는 점이다. 결국 문제는 실천이다. 치료자의 역할은 올바른 방법을 알려 주는 것에서 그치지 않는다. 실천을 독려하는 데 더 많은 관심을 기울여야 할 것이다.

1) 자연과 동조된 규칙적인 삶

시간에 대한 강박감은 현대인에게 가장 중요한 스트레스원 중 하나다. 효율적으로 시간을 관리할 수 있는 기술을 습득하는 것만으로도 일상의 스트레스는 상당히 감소될 수 있다. 이와 관련해서 규칙적인 생활방식은 매우 중요하다. 앞에서 설명한 바와 같이, 스트레스에서는 통제가능성과 예측가능성이 중요 변수인데, 규칙적인 생활은 자기통제감과 예측 능력을 모두 향상시켜 주기 때문이다. 더구나 규칙적인 생활은 생체의 리듬을 회복하는 데에도 필수적이다. 규칙적인 생활로 신체적 건강이 향상되면 그만큼 자기통제감, 즉 자신감도 증가한다.

규칙적인 생활의 중요성을 보여 주는 좋은 예의 하나가 월요병(monday blues)이라는 현상이다. 월요병은 우리나라 사람만이 아니라 전 세계 사람이 공통으로 경험하는 신체적·정신적 피곤함인데, 이것을 '사회적 시차증(social jet lag)'으로 설명하는 연구가 있다. [주: 이 연구는 미국 러쉬(Rush) 대학의 헬렌 버제스(Helen Burgess) 등에 의해 발표되었지만, 원래 사회적 시차증이라는 말은 독일의 틸 로엔네베르크(Till Roenneberg)가 고안하였다.] 월요병은 주말 동안 평소와 다른 생활을 하게 되면서 신체 시계와 생활 시계가 어긋나게 되어 피로를 경험하게 되는 현상이라는 것이다. 이 연구에 의하면, 휴일에 평소보다 2시간 더 자는 것만으로도 한 주 동안의 신체 리듬이 깨져서 월요병이 발생하였다.

규칙적인 생활에서 꼭 기억해야 할 것은 휴식도 반드시 그 규칙 안에 넣어야 한다는 것이다. 만일 쉬는 것을 게으름 또는 시간 낭비와 동일한 것으로 생각한다거나, 쉴 때 불안이나 초조감을 느낀다면 그러한 생각부터 바꾸어야 한다. 전구가 발명된 이래로 문명화된 사회에 사는 사람들의 수면 시간은 급격히 감소하였고, 인공조명과 소음으로 인해 수면의 질도 크게 낮아졌기 때문에 현대인은 필요한 만큼의 수면을 취하지 못하고 있다. 인간의 심신은 하루 중 1/3을 일하고, 1/3을 자고, 1/3을 휴식하며 즐기는 것에 맞도록 되어 있다. 그런데 단지 이 비율을 따르는 것만이 중요한 것이 아니다. 일하고 자고 휴식하는 것을 생체 리듬에 맞도록 하는 것도 그 못지않게 중요하다.

적당한 수준의 낮잠도 스트레스 해소에 도움이 된다. 낮잠을 제도적으로 도입한 나라들도 많이 있다. 일본 후생노동성의 '건강 증진을 위한 수면 지침'에서는 오후에 30분 정도의 낮잠을 자는 것을 권하기도 한다. 실제로 45~60분 정도의 낮잠이 스트레스를 완화하고 혈압을 낮추며 심장병을 예방한다는 연구 결과가 있다. 수면 부족이 심혈관계 질환으로 인한 사망률과 상관이 있음이 밝혀졌는데, 적절한 수준의 낮잠은 심리적 스트레스 이후에 심혈관계의 회복을 촉진한다(Brindle & Conklin, 2012). 그러나 지나치게 많이 낮잠을 자는 것은 오히려 역효과를 가져올 수 있고, 심지어 조기 사망률을 높인다는 연구도 있다.

생체 리듬은 자연환경의 리듬과 근본적으로 함께 변동한다. 생체에는 생체시계(biological clock)라는 기제가 있어 생리적 리듬을 통제하고 조절하는데, 이 리듬을 어지럽히지 않는 생활 방법이 중요하다. 가장 중요한 생체 리듬은 하루를 기준으로 변화하는 일주기 리듬과 1년을 기준으로 계절에 따라 변화하는 연주기 리듬이다. 이와 같은 리듬에 따라 자율신경은 항상 변화하고 있으며, 이 변화는 진화의 과정에서 자연환경에 의해 조형된 것이다. 따라서 이 리듬을 거스르는 것은 곧 자연을 거스르는 것이고, 그러한 생활이 지속되면 심신의 건강에 이상이 생길 수밖에 없다. 밤낮이 바뀌는 직업을 가진 사람들에게서 심혈관계 질환, 암을 비롯한 각종 질환의 발병률이 높다는 사실은 잘 알려져 있다.

자연의 삶에서 벗어나 인위적으로 조성된 환경에 살게 되면서 인간에게는 다양한 신종 질환들이 생겨났다. 도시화된 삶의 문제는 우리의 심신에 갖추어진 자연적 리듬에 어긋나는 생활양식을 심화시키고, 그로 인해 우리는 더 많은 심신의 스트레스를 경험할 수밖에 없다. 게다가 도시화는 공업화와 인구집중으로 인한 생태환경의 파괴를 동반하게 된다. 몸과 마음, 개체와 환경을 별개로 생각해서는 스트레스라는 현상을 이해하는 것이 불가하다. 그것들이 별개가 아니라는 것이 바로 전일주의적 세계관이다. 전일주의적 의학 전통에서는 자연적 질서에 순응할 때 몸과 더불어 마음이 건강할 수 있고, 나아가 인간이 속해 있는 환경도 더불어 건강할 수 있음을 강조한다.

2) 금연, 절주, 카페인 제한

스트레스는 흡연, 음주, 약물 오·남용, 불규칙한 식사, 위험한 행동 등 해로운 생활습관을 유도하고, 이러한 생활습관들은 다시 스트레스 반응을 일으켜 결국 질병의 위험이 높아지게 된다. 국내의 한 취업 포탈에서 직장인들의 스트레스 해소법을 조사했는데, 이에 따르면 남자는 음주가 1위, 여자는 마음 편한 사람과의 수다가 1위였다. 남자들의 스트레스 완화법이 여자에 비해 불건강한 것은 남자의 평균수명이 여자보다 짧고 심혈관계 질환이나 돌연사의 비율이 높은 것과 무관하지 않다.

술과 담배는 쉽게 이용하는 스트레스 완화 수단이지만 동시에 스트레스를 유발하는 원인이다. 연구에 의하면, 스트레스 증가와 흡연 증가는 상관관계가 있으며, 스트레스는 금연을 하던 사람이 다시 흡연을 하게 만드는 가장 위험한 요인 중 하나다(O'Connell & Martin, 1987; Shiffman, 1982). 흡연은 일시적인 진정 효과는 있지만 스트레스 반응에서와 같은 생리적 반응을 유발한다. 게다가 심리적인 진정 효과에 대해서도 의외의 연구 결과들

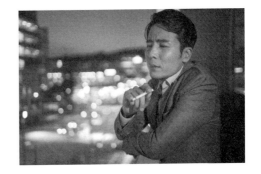

이 존재한다. 한 보고에 의하면, 비흡연자보다 흡연자의 약물중독이 3.4배나 되고, 자살률도 흡연자가 3배나 많다. 이것은 흡연이 가져오는 진정 효과는 일시적일 뿐, 궁극적인 심리적 안정으로는 이어지지 못한다는 것을 의미한다. 최근에는 흡연이 정신병(psychosis) 발병 위험을 높일 수 있다는 연구 결과도 발표되었다(Gurillo et al., 2015).

　대개 흡연이 가져오는 건강상의 위해로서 폐질환을 먼저 떠올리지만, 니코틴은 강력한 혈관 수축 효과를 가지고 있어서 심혈관계에 더 직접적이고 치명적인 결과를 초래할 수 있다. 니코틴의 혈관 수축 작용에 의해 관상동맥이 받는 저항은 20%나 증가한다. 스트레스 호르몬인 에피네프린의 작용에 의해 상승한 혈압이 더 높아지므로 심장의 부담은 더 커지고 협심증 발생 위험이 증가한다. 잘 알려진 바와 같이, 흡연은 위궤양을 악화시키고, 담배에 들어 있는 발암물질들은 악성종양을 일으키는 원인이 된다. 최근 연구에 따르면, 흡연자들은 동물성 지방, 당분이 많은 음식을 더 많이 찾는다. 또한 니코틴이 미각을 둔하게 하여 더 자극적인 음식을 찾게 된다. 비만과 심혈관계 질환의 위험을 더 높이는 것이다.

글상자 9-1　흡연과 정신병

　흡연이 악성종양 및 심·뇌혈관계 질환을 유발한다는 것은 과학적으로 규명되고, 일반에도 이미 널리 알려진 사실이다. 이처럼 각종 신체적 질환의 위험을 높임에도 불구하고, 심리적 고통을 감소시키고 안정과 위로를 가져다준다는 것이 스트레스 완화 수단으로 흡연을 하는 사람들의 믿음이다. 하지만 그러한 믿음과는 반대로 흡연과 정신과적 장애들은 부적 상관이 아닌 정적 상관이 있다.

　사실 조현병을 비롯한 정신병(psychosis) 환자 가운데 흡연자의 비율이 높다는 것이 오래 전부터 알려져 있었다. 흡연과 정신병의 관계에서 어느 것이 원인이고 어느 것이 결과인지에 대해서는 해석이 분분했지만, 흡연이 정신분열 증세를 감소시키고 항정신병 약물의 부작용을 완화하는 데 도움이 되며, 무엇보다도 심리적으로도 안정을 주기 때문에 정신병 환자의 흡연이 높아지는 것이라는 해석이 충분히 설득력 있게 받아들여졌다.

　그런데 정신병이 흡연율을 높이는 것이 아니라 흡연이 정신병 위험을 높일 수 있다는 연구 결과가 최근에 발표되었다. 영국 킹스칼리지(King's College) 연구팀은 1980년~2014년 사이에 전 세계에서 진행되었던 61개의 연구들을 메타분석하여, 처음 정신병 증상을 보인 사람 중 흡연자 비율이 일반인 흡연자 비율보다 3배 높고, 매일 흡연하는 사람은 비흡연자보다 정신병 발병 시기가 1년 정도 빨랐음을 밝혀냈다(Gurillo et a1., 2015). 결론적으로 정신병이 흡연율을 높이는 것이 아니라, 흡연이 정신병 발병에 선행한다는 것이다. 연구자들은 과도한 니코틴에 노출되면 도파민 분비를 증가시켜 정신병을 유발할 수 있다는 가능성을 제시하였다.

콩거(Conger)는 긴장감소가설(tension-reduction hypothesis)에서 알코올이 긴장 감소라는 보상 효과를 가지고 있기 때문에 음주를 유도하고, 음주 행위를 유지시키며, 중독으로도 이어질 수 있다고 하였다(Conger, 1956). 하지만 이와 반대되는 연구 결과들도 있다. '술'이라는 단어에서 흔히 연상되는 것이 대개 부정적인 것들이라는 사실은, 술이 궁극적으로 심리적 이득을 가져다주는 것이 아니라는 것을 암시한다. 음주 중에는 잠시 스트레스를 잊을 수 있지만, 음주와 관련된 행동들과 음주 후에 벌어지는 상황을 고려해 보면, 결과적으로 알코올은 스트레스 해소나 문제해결에 도움이 되지 않고 오히려 문제를 더욱 악화시키는 요인이 된다는 것을 알 수 있다. 알코올은 스트레스에 대한 심혈관계의 반응성이 높은 사람들에게는 더욱 좋지 않다. 담배, 알코올, 커피는 동시에 찾게 되는 경우가 흔한데, 이것은 상승작용을 일으켜 더 유해한 결과를 초래한다. 과음은 간은 물론 다른 장기를 심각할 정도로 파괴할 수도 있으며, 뇌 세포를 파괴하여 정신장애의 원인이 되기도 한다.

카페인은 섭취하면 신속히 뇌로 전달되어 뇌의 제동 시스템 역할을 하는 아데노신의 활동을 차단함으로써 정신을 명료하게 해 준다. 하지만 스트레스 해소를 위해 카페인 음료를 찾게 된다면 이완 효과를 가져오는 것이 아니라, 심신을 더 각성시키고 스트레스 반응을 더 강화한다. 카페인에 대한 생리적 반응은 개인마다 차이가 있지만, 과다 섭취하면 심장박동이 빨라지거나 근심, 우울증, 불면증, 메스꺼움, 떨림증 등의 부작용이 나타난다. 카페인의 각성 효과 때문에 학생이나 직장인들 가운데 고카페인 음료를 즐겨 찾는 사람들이 많은데, 오히려 다음날에 낮잠과 졸음을 증가시킬 수 있다(Ishak et al., 2012). 특히 고카페인 음료가 청소년들에게서 우울증 등 정신질환 위험성을 증가시키고, 알코올이나 약물의 남용과도 정적인 상관이 있다는 연구 보고가 있다(Azagba et al., 2014).

무엇보다도 과도한 카페인 섭취는 스트레스로부터 심신을 회복하는 데 가장 중요한 기제인 수면을 방해할 수 있다. 자신은 커피를 마셔도 잠이 드는 데 문제가 없다고 말하는 사람들이 있지만 실제로는 숙면을 방해하여 수면의 질을 떨어뜨리므로 늦은 저녁에 카페인 음료를 섭취하는 것은 좋지 않다. 카페인은 60개 이상의 식물에서 발견되는 물질이다. 커피 이외에도 각종 차, 탄산음료, 초콜릿 등 다양한 음식물을 통해 섭취되므로 이러한 기호 식품들을 통한 카페인 과다 섭취에도 주의를 기울여야 한다.

사실상 커피는 항산화물질인 폴리페놀(polyphenol)의 주요 공급원이며, 하루 2잔 정도의 커피는 심혈관계를 보호하고 노화를 방지하는 긍정적 효과도 있다. 매일 커피 2잔 정도에 함유된 분량인 200mg의 카페인을 섭취하면 단기기억을 장기기억으로 변환시키는 능력이 향상된다는 보고가 있고, 하루 2잔 이상의 커피를 마시는 사람은 파킨슨병의 위험이 40% 낮아진다는 보고도 있다. 하지만 설탕이나 지방과 함께 섭취할 경우에는 이들이 가져오는 실이 폴리페놀이나 카페인이 가져오는 득보다 더 클 수 있다는 점을 염두에 두어야 한다.

스트레스를 느낄 때나 피로를 느낄 때 카페인 음료나 탄산음료를 찾는 것도 문제지만, 갈증을 느낄 때조차 그러한 음료들을 물 대신 마시는 것은 더 큰 문제다. 불필요한 당분이나 염분을 과다하게 섭취하게 되기 때문이다. 스트레스를 완화하고 건강에도 도움이 되는 차들이 많이 있다. 쉽게 구할 수 있는 것으로 녹차, 대추차, 다시마차를 들 수 있다. 녹차에 풍부한 비타민C는 스트레스에 대한 저항력을 높여 준다. 녹차에도 카페인이 들어 있으므로 각성 효과가 있다. 그러나 녹차에 들어 있는 카페인은 커피의 1/3에 불과하고 함께 들어 있는 카테킨(catechin)은 카페인과 결합하여 체내 흡수를 저하시킨다. 카테킨은 항산화 작용을 하여 활성산소를 제거하는 효과가 있다. 또 데아닌(theanine)이라는 성분은 카페인의 활성을 억제하므로 카페인의 부작용인 초조감, 정서불안 같은 증상이 덜 나타난다. 녹차는 비만과 동맥경화의 예방, 노화방지 등에 효과가 있다. 혈압 상승을 억제하는 효과가 있어 고혈압 예방에도 좋지만, 혈압이 낮은 사람에게도 권할 만하다. 대추는 천연의 신경안정제다. 대추에 들어 있는 여러 종류의 당은 진정 효과가 있어서 불안, 우울, 스트레스를 완화할 뿐 아니라 불면증에도 효과가 있다. 혈압이 높은 사람에게는 다시마차가 추천된다. 스트레스를 받을 때 혈압이 오르고 뒷머리가 뻣뻣해지는 것을 느낀다면, 속히 카페인 음료의 섭취를 중단하고 다시마차를 마시는 것이 크게 도움이 될 것이다. 이상의 차들은 상품화된 것들이 있으므로 쉽게 구할 수 있다.

여유가 있다면 용안육, 맥문동, 감초 등을 달인 차를 직접 준비할 수 있다. 용의 눈을 닮았다고 해서 이름이 붙여진 용안육은 보혈과 정신 안정, 기억력 증진, 심장과 비장의 기능 향상 등의 효과가 있다. 또한 단백질, 당질, 지방 등 3대 영양소가 들어 있고 비타민B$_1$을 비롯한 여러 비타민, 그리고 칼슘, 인, 철분 등의 무기질을 함유하고 있어 뛰어난 자양강장 식품이기도 하다. 『동의보감』에서는 오장육부의 나쁜 기운을 없애고, 마음을 안정시키며, 고독을 없애 주고, 의지를 강하게 한다고 적고 있다. 사포닌이 풍부한 맥문동은 기침을 멎게 하고 객담을 제거하는 효과가 있어 호흡기계에 좋은 약재로 알려져 있으므로 흡연자들에게는 더욱 권할 만하다. 혈당을 낮추고 자양강장 효과도 있어 스트레스의 유해한 영향으로부터 보호하고 저항력을 높인다. 감초는 갈증해소와 피로회복에 도움이 되고 단맛이 있어 차의 맛을 좋게 해준다. 용안육, 맥문동, 감초를 각각 10g씩 준비하고 대추를 5~6개 넣은 다음 물 1리터를 붓고, 그 물이 반으로 줄어들 정도까지 달여서 다른 차들처럼 수시로 마신다.

3) 식생활

불교에 '선식일여(禪食一如)'라는 말이 있다. 수행과 섭생이 하나라는 뜻이다. 『논어(論語)』에 기록된 공자의 식습관을 보더라도 먹는 행위에 대한 주의와 경계가 동양의 문화에서 일반적이었음을 보여 준다. 식습관은 스트레스로 인해 가장 쉽게 영향을 받는 생활양식 중 하나다. 누구나 스트레스를 느낄 때에는 섭취하는 음식의 양이 변하거나 식사 시간이 불규칙해진다. 더구나 스트레스를 경험할 때에는 당분이 높고 영양가는 거의 없는 질 낮은 음식들을 더 많이 찾게 된다. 단맛이 나는 음식이 일시적으로 기분을 좋아지게 하기는 하지만, 결과적으로는 단 음식에 대한 갈망을 더 강화하고, 비만을 비롯한 여러 질병을 부르는 원인이 된다.

몽골은 산업화나 서구 음식과 거리가 먼 나라이지만, 주식으로 양고기를 먹고 식물성 영양분은 충분히 섭취를 못하기 때문에 평균수명이 50세에 불과하며, 성인병 발병률이 매우 높다. 파키스탄 훈자 마을은 120세에도 노동을 하고 90세에도 아이를 낳는다고 했던 장수촌이었지만, 1970년부터 서구 문명이 침투한 후 현재의 평균수명은 60세에 불과하다. 장수 국가인 일본 안에서도 대표적인 장수촌으로 유명했던 오키나와 역시 2000년대에 들어 일본의 다른 지역과 평균수명에 차이가 없어졌다. 특히 남성의 평균수명은 2000년 조사에서 20위 밖으로 급락했을 뿐 아니라, 당뇨병과 간질환 사망률이 전국에서 가장 높은 것으로 나타났다. 이것의 원인도 역시 급속한 서구식 식생활의 확산으로 인한 것으로 분석되고 있다. 인스턴트 식품들은 물론이고, 상당수의 외식 음식이 열량만 높고 영양상 균형이 맞지 않는 단품들이다. 따라서 가정에서 여러 반찬과 함께 차려진 밥상과는 달리 먹는 속도가 빨라져서 과식을 하게 되고 비만의 위험을 더 높인다.

인스턴트 식품이나 습관적으로 찾는 간식들은 지방과 탄수화물의 과다 및 필수영양 물질의 부족도 문제이지만 스트레스를 더 높일 수도 있다. 당분과 지방 함량이 높은 가

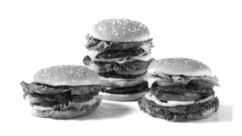

공식품들은 체내의 비타민B를 소모하고, 자유라디칼 (활성산소)을 많이 생산하므로 먹으면 피로감을 느낄 수도 있다. 이러한 음식들은 대개 밀가루를 주재료로 하는데, 밀가루 음식을 먹으면 속이 더부룩해지고 복통이 일어난다는 사람들도 있다. 그 원인 중 한 가지는 글루텐(gluten) 불내성이다. 이 경우에는 밀의 성분 가운데 불용성 단백질인 글루텐을 잘 받아들이지 못해서 증상이 발생한다. 하지만 실제로 글루텐 불내성인 사람은 그리 많지 않다. 밀가루 음식을 먹고 난 후에 불편감을 느꼈다면 글루텐 자체보다는 밀가루 음식에 포함되는 다른 재료나 식품첨가물들이 원인이거나, 밀가루 음식은 시간에 쫓기면서 급하게 먹는 경우가 많기 때문일 것이다. 어떤 원인이든 더부룩한 불편감과 통증 때문에 기분이 더 나빠지게 된다.

인스턴트 식품에는 방부제, 발색제, 감미료, 산화방지제 등의 식품첨가물들도 많이 사용되고 있는데, 이러한 물질들은 아토피를 비롯한 피부 질환, 소화기 장애 등의 원인이 될 수 있다. 인스턴트 식품에서 특히 문제가 되는 것이 트랜스지방이다. 트랜스지방은 액체 상태인 불포화지방산에 수소를 첨가해 만든 고체 상태의 지방으로, 음식물의 보관을 용이하게 하고 풍미를 증진시키므로 장기보관 식품, 인스턴트 식품 등의 제조에 많이 사용되고 있다. 그런데 트랜스지방은 고밀도지단백(HDL)의 기능을 저하시키고 혈관독성, 피부노화, 지방간을 유발할 수 있다(Park et al., 2014). 또한 트랜스지방을 많이 섭취하면 기억력이 떨어질 수 있다는 보고도 있다. 트랜스지방이 유발하는 산화 스트레스는 뇌의 기억중추인 해마가 해로운 영향을 주기 때문인 것으로 해석된다(Golomb & Bui, 2015). [주: 조미료인 글루타민산 나트륨(monosodium glutamate: MSG)에 대한 부정적 인식이 널리 확산되어 있지만, 사실 MSG는 자연계에 매우 흔한 아미노산 중 하나다. 당연히 자연식품들에도 들어 있고, 심지어 모유에도 들어 있기 때문에 사람은 어려서부터 MSG의 감칠맛에 익숙해진다. 외식 음식이나 인스턴트 식품에 들어 있는 MSG의 문제는 사람의 입맛을 획일화시키고, 나아가 그러한 음식을 습관적으로 찾게 만들 정도로 과도하게 사용되고 있다는 점이다.]

원거리에서 수송한 식재료나 유통을 위하여 보존 처리된 식품과 가까운 지역에서 공급된 신선한 제철 음식의 차이는 단순히 영양학적으로만 설명되는 것이 아니다. 식품에서 부족하기 쉬운 비타민, 무기질, 필수지방산을 섭취하기 위해서 영양제나 건강보조식품을 별도로 섭취하는 경우가 많은데, 이러한 제품들의 효과에 대해서는 의학계 안팎에서 의견이 분분하고 상반된 연구 결과들이 많다. 신선한 제철 음식은 영양학적 면에서도 우수한데, 특히 과일과 채소에 함유된 항산화물질들은 스트레스의 예방과 치료에 매우 중요한 역할을 한다. 최근에 세포 수준의 산화 스트레스, 염증 스트레스, 심리적 스트레스의 상관성을 입증하는 연구 결과들이 많이 보고되고 있다. 심리적 스트레스하에서

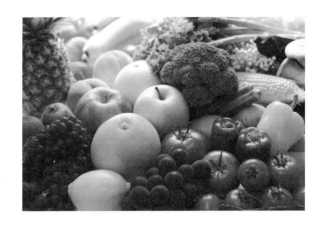

는 염증 반응이 증가하고, 항산화 능력이 저하되며, 그 결과 신체적 질병과 노화가 촉진되는 것이다. 신선한 채소와 과일은 비타민C, 비타민E, 카테킨(catechin), 레스베라트롤(resveratrol), 케르세틴(quercetin) 등 다양한 항산화물질들의 공급원으로서, 산화 스트레스를 동반하는 만성 스트레스의 예방과 치료에 도움이 된다. 정제된 전분, 설탕, 포화지방산, 트랜스지방 등이 산화 스트레스와 염증 스트레스를 증가시키는 반면, 채소와 과일은 이러한 작용들을 억제하고 감소시킨다.

치유의 호르몬, 행복호르몬이라고 불리는 세로토닌은 스트레스 시 노르아드레날린의 작용으로 인해 흥분된 마음을 가라앉히도록 한다. 세로토닌을 활성화시키려면 비타민B_6가 필요한데, 스트레스 반응이 일어나면 신체 대사과정에서 비타민B군이 쉽게 고갈된다. 따라서 식품을 통하여 비타민B군을 충분히 섭취하는 것이 좋다.

4) 건강하고 풍부한 사회적 관계망

5장 3, '1) 스트레스와 성격 이론'에서 수잔 코바사(Suzanne Kobasa)의 '강건성(hardiness)'에 관한 연구(Kobasa, 1979)를 소개하였다. 코바사는 강건한 성격(hardy personality)의 사람들은 '3C'라는 특성을 가진다고 하였다. 3C는 삶에 대한 헌신(commitment), 도전(challenge), 통제(control)다. 3C에 덧붙여, 또 하나의 C가 스트레스에 대한 강건성을 향상시킨다. 네 번째 C는 '관계(connection)'다.

대다수의 스트레스 학자들이 강조하는 가장 중요한 스트레스 대처자원은 바로 우호적이고 지지적인 사회적 관계망이다. 사회적 관계에는 배우자와 가족, 친척이나 친구,

종교 집단에서의 만남, 기타 집단에의 소속 등 여러 유형의 관계가 포함된다. 지지적인 사회적 관계망은 스트레스의 유해성을 상쇄시키는 결정적인 요소다. 실질적이고 직접적인 도움을 주기도 하고, 문제해결에 도움이 되는 정보를 주기도 하며, 자신을 이해하고 위로해 주는 정서적 후원을 제공하므로 다방면으로 긍정적 역할을 한다. [주: 지지를 받는다는 느낌이 심리적 개선 효과를 제공하는 것에서 끝나지 않고, 실질적으로 생리적 스트레스 반응성도 감소시킨다는 것이 더욱 중요하다. 세이모어 리바인(Seymour Levine)은 동물들을 대상으로 한 많은 연구들을 통하여 사회적 관계가 생리적 스트레스 반응에 미치는 영향을 확인하였다. 그중 한 연구에서는, 스트레스를 느낄 때 다른 원숭이가 곁에 있었던 원숭이의 혈중 코르티솔은 그렇지 않은 원숭이에 비해 절반밖에 상승하지 않았으며, 다섯 마리의 원숭이들과 함께 있었을 때 혈중 코르티솔은 증가하지 않았다.] 반면, 사회적인 고립과 조기 사망의 관계는 사망과 흡연과의 관계나 사망과 고지혈증의 관계만큼이나 높은 통계적 유의미성이 있다(House et al., 1988). 사회적 지지가 면역 기능을 증가시키는 반면(Miyazaki et al., 2003), 사회적 고립은 면역 기능을 저하시킨다(Hawkley & Cacioppo, 2003). 사회적 지지는 HPA축과 SAM축, 그리고 중추신경계의 옥시토신 작용에 영향을 주어 개체의 유전적·환경적 취약성을 완화시키고 스트레스에 대한 회복탄력성을 향상시킬 수 있다(Ozbay et al., 2007).

사회적 관계는 자신을 뛰어 넘어 다른 사람이나 일과 관계를 맺고자 하는 인간의 영적 욕구를 충족할 수 있는 경로이기도 하다. 인간은 사회적 동물이며, 사회 안에서만 생존할 수 있다. 따라서 사회적으로 고립되거나 빈약한 관계를 가지는 것은 내적인 불안과 욕구 불만을 일으킨다. 웰즐리 대학(Wellesley College) 스톤센터(Stone Center)의 학자들은 자아(self)라는 것을 타인들로부터의 분리를 통해 개발되는 독립적이고 경계 지어진 실체라고 보는 관점에 이의를 제기하고, 자아는 관계 속에 깊숙이 박혀 있는 친밀함을 통해 발전한다고 하는 관계이론(self-in-relation theory)을 제시하였다(Surrey, 2005). 사회적 관계를 확장하고 그 안에서 자신의 의미를 재발견하면 자아라는 경계가 낮아지게 된다. 이것은 그 경계에서 생기는 긴장인 스트레스를 감소시키고, 이기적 욕망에서 발생하는 고통을 감소시킬 수 있게 한다. 8세기경 인도의 사상가 산티데바(Shantideva)는 "이 세상 모든 기쁨은 다른 존재의 행복을 바라는 데에서 오고, 이 세상 모든 고통은 자신만이 행복해지기는 바라는 데에서 온다"고 하였다. 무엇보다도 사회란 인간이 삶의 의미를 발견하고 삶의 목적을 실현하는 장이다.

내과의사인 딘 오니쉬(Dean Ornish)는 20여 년에 걸친 연구를 통해 관계의 친밀함과 사랑이 기분을 좋아지게 하고, 삶을 행복해지게 하며, 심장도 건강하게 했다는 것을 확인했다. 오니쉬는 심장발작이 있었던 환자들에게 지지집단, 이완 훈련, 식이요법으로 구성된 프로그램을 제공하여 환자들의 관상동맥경화를 역전시켰는데, 그는 사회적 지지라는 요소가 환자에게 개선 효과를 가져온 주된 요인이라 보았다(Ornish et al., 1983; Ornish et al., 1998). 데이비드 스피겔(David Spiegel) 등은 지지집단(집단치료) 프로그램이 유방암 환자들에게 심리적인 이익뿐 아니라 생존율도 향상시켰음을 발견했으며(Spiegel et al., 1989), 이후 터너-콥(Turner-Cobb) 등과 함께 수행한 연구에서는 심리 검사에서 사회적 소속감과 지지에 대한 자각이 높은 암 환자들은 타액의 코르티솔 농도가 낮고 면역 기능이 더 높은 것을 발견했다(Turner-Cobb et al., 2000). 또한 에드 디에너(Ed Diener)와 마틴 셀리그먼(Martin Seligman)은 매우 행복한 사람들과 덜 행복한 사람들을 비교한 연구에서, 두 그룹의 유일한 차이가 풍부하고도 만족스러운 사회적 관계의 유무에 관계있다는 것을 밝혔다(Diener & Seligman, 2002). 풍부하고 의미 있는 사회적 관계를 위하여 종교생활이나 동호회 활동을 하는 것도 좋은 방법이 된다. 심지어 애완동물과 함께 있는 것도 스트레스 상황에서 위로와 진정 효과를 가져다주고, 환자의 생존율을 높일 수 있다(Friedmann et al., 1980; Siegel, 1990).

5) 종교생활과 영적 활동

2011년 우리나라의 한 매체에서 직업별 수명을 비교한 결과를 발표했는데, 종교인의 수명이 가장 길었고 운동선수와 연예인의 수명이 가장 짧았다. 운동선수는 신체적 스트레스, 연예인은 심리적 스트레스가 누구보다 높은 직업이다. 자신을 억누르고 감추든지, 끊임없이 부정하고 극복해야 하는 직업을 가진 사람들에게서 수명이 낮았다는 점도 시사하는 바가 크지만, 종교인의 수명이 가장 길다는 사실도 주목해 볼 만하다.

종교와 영성은 건강과 관련된 여러 변수와 관련이 있다. 많은 사람이 종교 생활과 영적인 활동으로부터 크고 작은 삶의 고통을 위로받고 실질적인 치유를 얻기도 한다. 미국 보완대체의학센터(NCCAM)에서는 미국의 성인들이 가장 일반적으로 사용하는 보완대체의학 요법은 기도라는 조사 결과를 발표한 바 있다. 특정 종교에 대한 신념을 가졌는가와 상관없이 초월적인 존재나 그러한 존재 양식에 대한 믿음, 사회의 친밀한

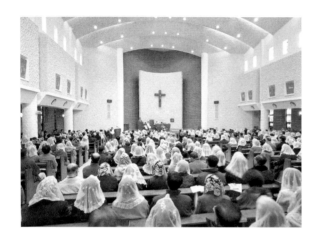

구성원이 되는 것은 모두 영성이 발현되는 일반적인 방식이며, 이들은 스트레스를 대하는 내적 태도와 대처 방식에 큰 영향을 준다.

종교와 영적 활동이 심리적 고통을 감소시키고 안정감을 향상시킬 뿐 아니라, 신체적 질병의 위험과 사망률을 감소시킨다는 것을 보여 주는 많은 연구 결과들이 있다(Koenig, 2000; Levin, 2001). 이들 연구에 따르면, 종교나 굳은 가치 체계를 가진 사람은 그렇지 않은 사람들보다 정신질환의 위험성이 낮다. 또한 이들은 전쟁과 같은 극단적 상황이나 세뇌교육을 더 잘 견딘다는 연구도 있다. 교목이나 군목처럼, 기업 내에 목사가 있어서 직원들의 영적 문제를 돕는 것이 기업의 생산성에 영향을 미치기도 한다. 암 환자들을 대상으로 했던 한 연구에서는 90%의 환자들이 자신에게 종교가 중요하다고 응답하였는데(Silberfarb et al., 1991), 환자가 느끼는 신체적 · 기능적 웰빙과 영적 웰빙 사이에는 뚜렷한 상관관계가 있다(Fitchett et al., 1996). 영적 · 종교적 믿음이 환자의 면역 기능을 비롯한 생리적 건강에 미치는 영향을 객관적으로 규명하기 위한 심도 있는 연구들이 주요 기관에서 활발히 진행되고 있다.

종교는 사람들로 하여금 도저히 받아들일 수 없는 사건 속에서도 어떤 의미를 발견하도록 하고, 극복할 수 없는 상황에 놓이더라도 그 상황을 허락한 궁극의 힘으로부터 보호를 얻도록 한다. 종교 생활은 삶에 대한 실존적 불안을 해소시켜 긍정적 정서가 유지되도록 돕고, 사회적 지지망을 확보하는 경로가 되어 스트레스를 극복할 수 있는 능력을 향상시킬 뿐 아니라, 건전한 생활양식을 따르도록 하여 실질적으로 건강을 증진시킨다. 앨러미다 카운티에서 실시된 종단연구에 따르면, 교회 참석률이 높은 사람들의 사망률이 유의하게 낮았다. 또 다른 연구에 의하면, 종교심이 강할수록 스트레스에 대한 우울증 경향이 낮은 것으로 보고되었다. 물론 스트레스를 완화하기 위해 신앙을 선택한다면 더 큰 스트레스가 될 수도 있다. 먼저 자신의 가치관과 신념 체계를 확인하고, 그 신념에 부합되게 삶의 여러 요소를 통합해 줄 수 있는 종교를 찾아야 할 것이다.

종교 활동 이외의 영적 활동과 훈련으로는 용서, 봉사, 명상, 기도 등을 들 수 있다. 용서는 결혼 생활의 만족, 가족관계의 만족, 정신 건강의 향상과 관련이 있다. 자신을 용서하는 것 또한 심신의 건강과 밀접한 관계가 있다. 선한 행동은 그 자체가 보상이 된다는 것은 생리학적으로도 확인할 수 있다. [주: 9장 2, '9) 내적 태도 변화'를 참고하라.] 자원봉사를 하는 노인들은 그렇지 않은 노인들보다 사망률이 더 낮다는 보고가 있다. 자원봉사는 노인의 신체적 기능 향상, 건전한 생활습관 실천, 사회적 지지망 확보 등에도 도움이 되지만, 영적 욕구의 충족이라는 측면에서도 치유의 경로를 제공한다.

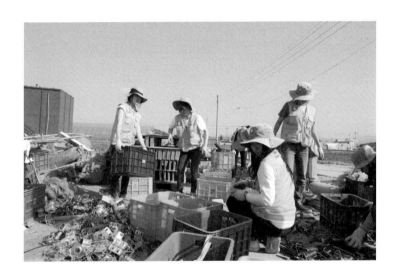

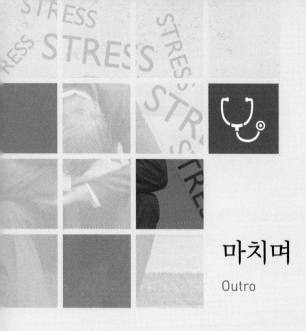

마치며

Outro

100 세 시대에는 오래 사는 것보다 건강하게 사는 것이 더 큰 관심사다. 로하스(lifestyle of health and sustainability: LOHAS), 즉 지속 가능한 건강한 삶이 화두인 사회에서 질병 치료에 대한 유능함만으로는 의학의 사명을 다할 수 없다. 생의학이 지난 100년간 현대 과학 문명의 상징처럼 여겨질 정도로 놀라운 혁신을 거듭해 왔음에도 불구하고, 신종 질환의 출현과 만성질환의 만연이라는 현실 앞에 점점 더 무력한 모습을 보이는 이유는 무엇일까?

스트레스 학자인 사폴스키(Sapolsky)의 표현처럼, 현대인은 머리로 질병을 만들어 낼 수 있을 만큼 너무 지혜롭고, 온갖 질병에 시달릴 만큼 너무 오래 살게 되었다. 그러나 현대 의학은 여전히 질병 중심의 의학 모델, 기계론적 특정병인론의 패러다임에서 벗어나지 못하고 있다.

문명화된 국가들의 주된 사망 원인의 공통점은 건강에 해로운 생활양식에서 비롯된다는 것이다. 과거 성인병이라 불리던 생활습관병과 만성적인 퇴행성질환은 대부분 생활양식과 환경에 의해 야기된다. 그리고 그러한 생활양식과 환경을 질병으로 연결하는 매개체는 적응의 질병을 유발하는 요인, 곧 스트레스다.

1. 스트레스의학과 현대 의학

2015년 2월 『타임(*Times*)』 지에 지금 태어나는 아이는 142세까지 살 수도 있다는 기사가 실렸다. 우리는 무엇을 어떻게 준비해야 하는가? 그 실마리는 무엇이고 어디에서 찾을 수 있을까?

스트레스 연구는 질병을 이해하고 치료하는 방식에 커다란 변화를 가져왔다. 가장 큰 변화는 질병을 몸과 마음, 그리고 사람과 사회 · 문화 · 생태적 환경의 관계 속에서 조망할 수 있게 되었다는 것이다. 한스 셀리에(Hans Selye)는 "사람은 누구나 죽는다. 그러나 수명이 길어질수록 기존 의학으로는 치유할 수 없는 병으로 죽는 사람이 점점 늘어 간다. 즉, 스트레스에서 기인하는, 소위 마모병 혹은 퇴행병으로 죽는 사람이 증가한다. 세균이나 기후 같은 사망 원인들과 싸우는 방법만 계속 연구하는 것은 자살 행위를 하는 것과 같다. 자연의 법칙과 조화하는 생활을 한다면, 인간의 평균수명은 현재보다 훨씬 길어질 것이다"라고 말하였다(Selye, 1978). 그러나 셀리에의 주장은 20세기의 새로운 발견이 아니다. "하늘 아래 새것이 없고(There is nothing new under the sun)"(전도서 1:9), "잊혀졌던 것이 있을 뿐 새로운 것은 없다(There is nothing new except what has been forgotten)"(Marie Antoinett)라는 진리는 셀리에의 주장을 예외로 하지 않는다. 그가 발견한 것은 동서양 모든 의학의 보편적 원리였으며, 우리는 그것을 스트레스의학이라는 새 이름으로 되찾고 있는 것이다. 스트레스의학, 통합의학, 행동의학 등 전일적 의학의 생리학적 기초가 되고 있는 정신신경면역학 또한 그 뿌리는 고대의 지혜와 전통에서 발견할 수 있다(Lloyd, 1987).

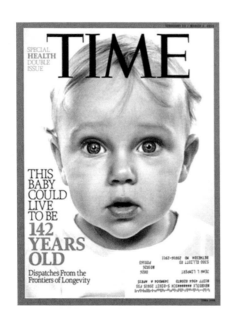

질병과 건강을 이분법적으로 구분하는 방식에는 너무도 넓은 사각지대가 있다. 세계보건기구(WHO)는 전 인구의 75%가 서브헬스(sub-health) 상태에 속한다고 발표한 바 있다. 나머지 25% 중 20%는 이미 질병이 진행된 상태이고, 단 5%만이 건강 상태다. 현대 의학의 대상은 대개 20%의 질병 인구다. 우리나라 성인 중 절반 정도는 진단할 수 있는 병명은 없지만 만성피로, 소화불량, 수면장애, 각종 통증 등 건강상 여러 가지 이상을 호소하고 있다. 건강 상태를 벗어났지만 아직 증상을 자각하지 못하고 있는 사람들을 더하면 세계보건기구(WHO)의 발표에 근접한 수치가 될 것으로 추정된다.

미병(未病) 또는 아건강(亞健康)이라고도 불리는 서브헬스는 의학적으로 명확히 질병으로 진단되지 않으나 건강하지는 않은 상태로, 방치하면 질병으로 진전되는 상태다. 의학적으로 질병으로 진단되지 않는다는 말은 현대 의학으로는 진단도 치료도 할 수 없다는 고백과 다르지 않다. 따라서 대개 만성적으로 진행되어 나타나는 현대의 질병에 있어서 의학적 개입이 이루어지는 시기는 객관적인 증상이 몸으로 나타난 이후가 될 수밖에 없고, 이는 치료의 최적 시기가 될 수 없다.

몸에 여러 증상이 나타나 의료기관을 찾는다고 해서 문제가 해결되는 것은 아니다. 환자가 호소하는 증상들이 있어도 의사에게 발견되는 징후가 없는 경우는 무수히 많다. 의학적으로는 이러한 증상들을 '의학적으로 설명할 수 없는 다중증상(multiple medically unexplained symptoms: MMUS 또는 MUS)' 또는 '기능적신체증후군(functional somatic syndromes: FSS)'이라 표현하기도 한다. FSS는 '합당한 의학적 검사를 해도 구조적인 또는 다른 병리적인 설명이 충분히 되지 않는 지속적인 신체적 호소'로 특징지어진다. FSS는 현대 의학의 어느 한 진료 영역이 아니라 모든 진료 영역에서 만나고 있는 문제다. 미국의 한 연구에 따르면, 흉통, 피로, 두통, 요통, 복통, 불면, 기침 등 일반적인 증상들 때문에 의료기관을 찾는 환자들의 2/3 이상이 의학적 검사를 받지만, 이 가운데 단지 16%에서만 문제가 발견된다(Kroenke & Mangelsdorff, 1989). 이들이 지출하는 의료비용은 다른 환자들이 지출하는 비용보다 높으며, 원인을 찾기 위해 실시하는 검사가 많아지는 만큼 의원성질환(iatrogenic disease)의 발생 위험도 높다. 따라서 FSS는 의학계뿐 아니라 보건의료계 전반에 커다란 문제가 된다. [주: MUS, FSS는 신체형장애의 또 다른 표현이라 볼 수 있다. 신체형장애에 대한 연구가 프로이트 심리학에 이론적 기반을 두고 정신의학에서 주도되었다면, MUS, FSS에 대한 연구와 임상은 기능의학(functional medicine)에서 새로운 접근이 이루어지고 있다.]

연구자들은 FSS의 원인이, 신경-내분비-면역계의 기능학적인 변화에서 기인한다고 설명한다(Henningsen et al., 2007). 따라서 그 접근이 정신신경면역학으로 수렴되고 있음을 알 수 있다. 전 인구의 75%가 해당되는 서브헬스의 원인도 여러 방향에서 논할 수 있지만, 그 모든 방향을 연결하려면 정신신경면역학적 접근이 필요하다. 그리고 그 중심에는 스트레스가 있다. 스트레스는 신경–내분비–면역계를 경유하는 생리적 경로와 함께 불건강한 생활습관을 유발하는 또 하나의 강력한 경로를 가지고 있다.

마크 이안 바라쉬(Marc Ian Barasch)는 『치유의 길(The Healing Path)』에서 생활양식, 식이, 사회적 지위, 환경, 나아가 의식과 감정까지 고려하지 않고서는 실병을 논할 수 없다는 것을 의학계에서 인식하기 시작했다고 하였다. 우리는 이 책에서 그 인식이 스트레스의학이라는 가시적 변화로 이어지고 있음을 확인하였다.

2. 스트레스의 신화

스트레스는 인간, 사회, 생태의 모든 병리적 개념을 설명하는 만능어이며, 고통, 질병, 무질서 같은 이름으로 심리학, 의학, 철학, 물리학, 생태학 등 인간에 관한, 그리고 인간을 둘러싼 모든 학문이 궁극적으로 다루어 온 주제다. 인류가 겪어 온 온갖 종류의 불편과 고통과 괴로움은 스트레스라는 용어로 대표될 수 있다. 그러나 과연 그것이 스트레스의 본질인가?

정신신경면역학 분야의 용어를 정의하고 연구 방법을 논의하기 위한 학술대회가 1986년에 열렸을 때, 학회에 모인 여러 분야의 학자들을 당혹케 했던 첫 번째 난관은 스트레스의 정의에 관한 것이었다. 지난 수십 년 동안 스트레스에 대한 연구는 커다란 진보를 이루었지만, 여전히 우리는 스트레스라는 것을 어떤 객관적인 사건이나 상태로 정의할 수도, 심지어는 그러한 것들의 원인이나 결과로 규정할 수도 없다. 물론 사람을 분노하게 하고, 혈압을 상승시키고, 때로는 심장이 멎게 만들기도 하는 일들이 분명히 있다. 그러나 어떤 것이 그런 일이라고 말할 수는 없다. 그래서 스트레스란 영원히 과학의 그물로 낚아 올릴 수 없는 신화일지도 모른다.

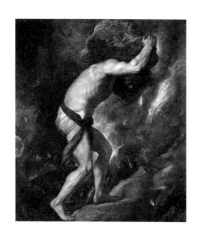

스트레스의학은 객관적 원인을 상정하고, 증상을 수치화하고, 표준화된 치료법을 개발하는 의학이 아니다. 스트레스 진단의 핵심 과정은 치료자가 아니라 환자(내담자) 자신이 문제를 발견하는 것이고, 스트레스 치유의 핵심 과정도 치료자가 원인을 제거해 주는 것이 아니라 환자(내담자)가 그것을 관리할 수

있는 능력을 갖도록 해 주는 것이다. 다른 모든 질병 치료에서도 그렇지만, 환자가 진단과 치료에 능동적·적극적으로 참여하지 않는다면, 치료자가 할 수 있는 일은 스트레스치유가 아니라 스트레스로 인한 증상을 완화하는 대증치료에 불과하다. 이것은 기존 생의학이 환자를 돕던 방식과 전혀 다를 것이 없으며, 환자의 치료자 의존 현상만 심화시킬 뿐이다. 따라서 임상 현장에서 환자의 내면과 삶을 이해하고 그것들을 변화시킬 수있도록 돕는 능력은 스트레스의학자가 필수적으로 갖추어야 할 역량이다. 또한 치료 성과를 반영하는 가장 중요한 지표로 삼아야 하는 것은 스트레스 호르몬 수치나 혈압의감소가 아니라 환자의 주관적 안녕감이 증진되는 것이다.

스트레스란 생명체가 살아 있는 한 끊임없이 나타날 수밖에 없는 것이며, 삶을 유지하기 위해서는 피할 수도 없고, 피해서도 안 되는 것이다. 그렇다면 결국 삶은 시지프스의 신화와 같은 고통의 연속일 수밖에 없는 것일까? 심신의 항상성, 즉 웰빙을 교란하는것이 스트레스라는 정의에 따르면 웰빙의 반대말은 스트레스다. 그러나 변화하는 환경속에서 생명체의 웰빙이란 고정된 상태가 아니라 역동적인 변화의 과정이고, 이러한 변화를 추동하는 것은 바로 스트레스다. 그렇다면 스트레스는 웰빙을 위한 필요조건이다. 스트레스학의 대부인 한스 셀리에는 "건강과 행복의 비결은 끊임없이 변하는 환경에성공적으로 적응하느냐의 여부에 달려 있으며, 거대한 적응 과정에 실패한다면 치러야할 대가는 질병과 불행이다"라고 하였다. 모든 생명체는 스트레스라는 경험을 통해서끊임없이 변화하고 있는 환경에 새롭게 적응한다. 스트레스는 생명체가 살아 있음을 느끼게 하고 반응하도록 한다.

어쩌면 지극히 단순한 스트레스 진단, 치유법이 가장 효과적인 것일 수도 있다. 이를테면 환자(내담자)가 언제 어떻게 스트레스를 느끼는지 확인하는 문진, 그리고 스트레스라는 말의 사용을 의식적으로 중지하도록 하는 처방이 그러하다. 자신이 언제 어떻게스트레스를 느끼는지 자각하면 그 상황을 피할 가능성도 높아지고, 그 상황이 자신에게어떤 의미가 있는지도 다시 생각해 볼 수 있다. 스트레스라는 말을 사용하도록 하는 처방은 심신 모두에 강력한 효과가 있다. 몸과 마음은 별도로 작동하는 시스템이 아니다. 머릿속으로 스트레스라는 단어를 떠올리거나 말로 내뱉는 순간 몸은 스트레스라는 상황에 맞는 긴장 상태가 된다. 스트레스라는 말을 사용하게 될수록 실제로 스트레스성자극에 대해 예민해지고 반응성이 높아질 수밖에 없다. 어떤 아메리카 인디언에게는 거짓말이라는 단어가 없다. 그래서 그들의 사고방식이나 행동에도 거짓말이 존재하지 않는다. 초기 인류가 살던 아프리카의 사바나로 돌아가 보자. 그들도 역시 심신의 평안을 깨고 생명을 위협할 수도 있는 숱한 사건들과 함께 살았겠지만, 그들에게는 스트레스라는 말이 없었다. 그 대신 '갑자기 힘이 강해지는 것' '정신이 번쩍 드는 것'으로 표현했을지도 모른다.

어떤 사건이 유스트레스(eustress)가 될지, 디스트레스(distress)가 될지는 사람에 따라, 상황에 따라 달라진다. 피할 수 있는 디스트레스를 피하는 것도 중요하지만, 스트레스를 대하는 태도는 디스트레스도 유스트레스로 변화시킬 수 있다. 스트레스를 피하려고 하는 것은 그 자체가 스트레스가 된다. 스트레스 관리의 성패는 스트레스를 피하는 방법이 아니라 스트레스와 만나는 방법에 달려 있다.

알파벳에 1부터 26까지 숫자를 부여하고, 삶에서 가장 소중하다고 생각되는 단어를 찾아 부여된 숫자를 모두 더해 보라. 어떤 단어가 삶을 100점으로 만들 수 있을까? 일(work)은 67점, 돈(money)은 72점, 사랑(love)은 54점에 불과하다. 답은 태도(attitude)다. 그런데 태도에는 대상이 필요하다. '스트레스(stress)'는 바로 그 태도의 목적어이자, 또 하나의 100점짜리 단어다. 스트레스에 대한 태도는 삶을 100점 × 100점, 만점으로 만들어 줄 수도 있다. 스트레스라고 생각하는 상황에 대한 태도를 바꾸도록 돕는다면, 스트레스의학은 건강이라는 목표에서 한 걸음 더 나아가 행복이라는 더 궁극적인 목표에 가장 가까이 다가가는 의학이 될 수 있을 것이다.

참고문헌

고경봉(1988). 내과계 입원환자들에서 정신신체장애의 유병률과 스트레스 지각. 신경정신의학, 27, 525-524.

고경봉(2002). 스트레스와 정신신체의학. 서울: 일조각.

고경봉, 박중규, 김찬형(2000). 스트레스반응척도의 개발. 신경정신의학, 39(4), 707-719.

고경봉, 이현철(1992). 인슐린비의존형당뇨병환자들의 스트레스 지각. 신경정신의학, 31(6), 1084-1091.

김명소, 한영석(2006). 한국인의 행복지수 공식 개발. 조사연구, 7(2), 1-38.

김재진, 신철진, 정인원(1998). 한국어판 일상적 스트레스 평가서의 신뢰도 및 타당도. 정신신경학회, 37(2), 295-305.

김정호(2006). 동기상태이론: 스트레스와 웰빙의 통합적 이해. 한국심리학회지: 건강, 11(2), 453-484.

김정호, 김선주(2007). 스트레스의 이해와 관리. 서울: 시그마프레스.

김정희(1995). 스트레스 평가와 대처의 정서적 경험에 대한 관계. 한국심리학회지: 상담과 심리치료, 7(1), 44-69.

김종우, 권정혜, 이민수, 박동건(2004). 화병면담검사의 신뢰도와 타당성. 한국심리학회지: 건강, 9(2), 321-331.

김종우, 정인철, 강형원, 이승기, 정선용(2013). 화병임상진료지침. 대한한방신경정신학회.

대한보완통합의학회(2012). 통합의학. 서울: 한미의학.

대한신심스트레스학회(1997). 스트레스 과학의 이해. 서울: 신광출판사.

배종면, 정은경, 유태우, 허봉렬, 김철환(1992). 외래용 스트레스량 측정도구 개발 연구. 대한가정의학회지, 13(10), 809-820.

변광호, 장현갑(2005). 스트레스와 심신의학. 서울: 학지사.

신경희(2013). 통합의학을 위한 통합생리학으로서의 심리신경면역학: 한의학과 스트레스학의 주요 개념과 원리 비교를 중심으로. 한국정신과학학회, 추계학회 논문집.

신경희(2015). 정신신경면역학과 전일적 건강에 대한 통합적 접근. 불교와심리연구원 제6회 심포지엄 논문집.

신경희(2017). 스트레스 핸드북. 서울: 씨아이알.

신우열, 김민규, 김주환(2009). 회복탄력성 검사 지수의 개발 및 타당도 검증. 한국청소년연구, 20(4), 105-131.

원호택, 박현순, 이민규, 김은정, 조용래, 권석만 외(2000). 심리장애의 인지행동적 접근. 서울: 교육과학사.

이만홍(1981). Multiple Somatizer에 관한 임상적 연구: Somatoform disorder의 임상적 적용을 위한 연구(I). 한국심리학회지: 임

상, 17(2), 33-39.

이선희(2008). 초중고 학생의 스트레스와 스트레스 대처행동양식에 관한 연구. 창원대학교 대학원 석사학위논문.

이영호(1993). 귀인양식, 생활사건, 사건귀인 및 무망감과 우울의 관계: 공변량 구조모형을 통한 분석. 서울대학교 대학원 박사학위논문.

장세진, 고상백, 강동묵, 김성아, 강명근, 이철갑 외(2005). 한국인 직무 스트레스 측정도구의 개발 및 표준화. 대한산업의학회지, 17(4), 297-317.

장현갑(2004). 스트레스 관련 질병 치료에 대한 명상의 적용. 한국심리학회지: 건강, 9(2), 471-492.

전세일(2004). 보완통합의학. 서울: 계축문화사.

질병관리본부(2012). 2012 건강행태 및 만성질환 통계. (Available at http://knhanes.cdc.go.kr)

홍강의, 정도언(1982). 사회재적응 평가척도 제작. 신경정신의학, 20, 62-77.

Ader, R., & Cohen, N. (1975). Behaviorally conditioned immunosuppression. *Psychosomatic Medicine 4*, 333-340.

Ader, R., & Cohen, N. (1993). Psychoneuroimmunology: Conditioning and stress. *Annual Review of Psychology, 44*, 53-85.

Ader, R., Felten, D. L., & Cohen, N. (1990). Interactions between the brain and the immune system. *Annu Rev Pharmacol Toxicol, 30*, 561-602.

Alexander, F. (1950). *Psychosomatic medicine: Its principles and applications.* New York: Norton.

Amat, J., Baratta, M. V., Paul, E., Bland, S. T., Watkins, L. R., & Maier, S. F. (2005). Medial prefrontal cortex determines how stressor controllability affects behavior and dorsal raphe nucleus. *Nature Neurosci, 8*, 365-371.

Antoni, M. H., Baggett, L., Ironson, G., LaPerriere, A., August, S., Klimas, N., Schneiderman, N., & Fletcher, M. A. (1991). Cognitive-Behavioral Stress Management Intervention Buffers Distress Responses and Immunologic Changes Following Notification of HIV-1 Seropositivity. *Journal of Consulting and Clinical Psychology, 59*, 906-915.

Antonovsky, A. (1979). *Health, Stress, and Coping.* San Fransisco: Jossey-Bass.

Antonovsky, A. (1987). *Unraveling the mystery of health. How people manage stress and stay well.* San Francisco: Jossey-Bass.

Antonovsky, A. (1996). The Salutogenic model as a theory to guide health promotion. *Health Promotion International, 11*(1), 11-18.

Astin, J. A. (2004). Mind-body therapies for the management of pain. *Clin J Pain, 20*, 27-32.

Aubert, G., & Lansdorp, P. M. (2008). Telomeres and aging. *Physiol Rev, 88*(2), 557-579.

Azagba, S., Langille, D., & Asbridge, M. (2014). An emerging adolescent health risk: Caffeinated energy drink consumption patterns among high school students. *Preventive Medicine, 62*, 54-59.

Bandura, A. (1977). Self-efficacy: Toward a unifying theory of behavioral change. *Psychological Review, 84*, 191-215.

Barefoot, J. C., Dahlstrom, W. G., & Williams, R. B. (1983). Hostility, CHD incidence, and total mortality: A 25-year follow-up study of 255 physicians. *Psychosomatic Medicine, 45*, 59-63.

Barker, D. J. (1990). The fetal and infant origins of adult disease. *British Medical Journal, 301*, 1111.

Barker, D. J. P. (2004). The developmental origins of adult disease. *Journal of the American College of Nutrition, 23*(Suppl 6), 588S-595S.

Beauregard, M., Courtemanche, J., Paquette, V., & St-Pierre, E. L. (2009). The neural basis of unconditional love. *Psychiarty*

Res: Neuroimaging, 172(2), 93-98.

Beck, A. T. (1976). *Cognitive therapy and the emotional disorders*. New York: International Universities Press.

Beck, A. T., Epstein, N., Brown, G., & Steer, R. A. (1988). An inventory for measuring clinical anxiety: Psychometric properties. *Journal of Consulting and Clinical Psychology, 56*, 893-897.

Benson, H., Beary, J., & Carol, M. P. (1974). The Relaxation Response. *Psychiatry, 37*, 37-46.

Benson, H., & Klipper, M. (1976). *The Relaxation Response*. New York: Avon.

Berkman, L. F., & Syme, S. L. (1979). Social networks, host resistance, and mortality: A nine-year follow-up study of Alameda County residents. *Am J Epidemiol, 109*(2), 186-204.

Blalock, J. E. (1984). The immune system as a sensory organ. *J Immunol, 132*, 1067-1070.

Blalock, J. E. (2005). The immune system as the sixth sense. *Journal of Internal Medicine, 257*, 126-138.

Bortner, R. W. (1969). A short rating scale as a potential measure of pattern A behavior. *Journal of chronic diseases, 22*(2), 87-91.

Brannon, L., & Feist, J. (2008). *Health Psychology: An Introduction to Behavior and Health* (6th ed.). 한덕웅, 장현갑, 손정락, 박경, 김교헌, 이민규 외 (역) (2009). 건강심리학. 서울: 시그마프레스.

Brantley, P. J., & Jones, G. N. (1989). *The Daily Stress Inventory: Professional Manual*. Odessa, FL: Psychological Assessment Resources.

Breder, C. D., Dinarello, C. A., & Saper, C. B. (1988). Interleukin-1 immuno-reactive innervation of the human hypothalamus. *Science, 240*, 321-324.

Brindle, R. C., & Conklin, S. M. (2012). Daytime sleep accelerates cardiovascular recovery after psychological stress. *International Journal of Behavioral Medicine, 19*(1), 111-114.

Briner, R. (1994). *Stress as a trivial concept and a modern myth: Some alternative approaches to the stress phenomenon.* (Paper presented to the Annual Conference of British Psychological Society.)

Britta, K. H., Carmony, J., Evans, K. C., Hege, E. A., Dusek, J. A., Morgan, L., Pitman, R. K., & Lazar, S. (2009). Stress reduction correlates with structural changes in the amygdala. *Social Cognitive & Affective Neurosci, 5*(1), 11-17.

Brown, E. S., Varghese, F. P., & McEwen, B. S. (2004). Association of depression with medical illness: Does cortisol play a role? *Biol Psychiatry, 55*, 1-9.

Brown, G. W., & Harris, T. O. (1989). *Life events and illness*. London: Unwin.

Buss, K. A., Schumacher, J. R., Dolski, I., Kalin, N. H., Goldsmith, H. H., & Davidson, R. J. (2003). Right frontal brain activity, cortisol, and withdrawal behavior in 6-month-old infants. *Behavioral Neuroscience, 117*, 11-20.

Bygren, L. O., Kaati, G., & Edvinsson, S. (2001). Longevity determined by paternal ancestors' nutrition during their slow growth period. *Acta biotheoretica, 49*(1), 53-59.

Cacioppo, J. T., & Berntson, G. G. (1994). Relationship between attitudes and evaluative space: A critical review, with emphasis on the separability of positive and negative substrates. *Psychological Bulletin, 115*, 401-423.

Cacioppo, J. T., Malarkey, W. B., Kiecolt-Glaser, J. K., Uchino, B. N., Sgoutas-Emch, S. A., Sheridan, J. F., et al. (1995). Heterogeneity in neuroendocrine and immune responses to brief psychological stressors as a function of autonomic cardiac activation. *Psychosomatic Medicine, 57*, 154-164.

Cannon, W. B. (1914). Emergency function of the adrenal medulla in pain and major emotions. *Am J Physiol, 3*, 356-372.

Cannon, W. B. (1929). *Bodily changes in pain, hunger, fear, and rage* (2nd ed.). New York: Appleton.

Cannon, W. B. (1932). *The Wisdom of the Body*. New York: Norton.

Cannon, W. B. (1936). The Role of Emotions in Disease. *Annals of Internal Medicine, 9*(11), 1453-1465.

Carlson, L., Speca, M., Faris, P., & Patel, K. (2007). One year pre-post intervention follow-up of psychological, immune, endocrine and blood pressure outcomes of mindfulness-based stress reduction (MBSR) in breast and prostate cancer outpatients. *Brain, Behavior and Immunity, 21*(8), 1038-1049.

Carlson, N. R. (1998). *Physiology of Behavior* (6th ed.). MA: Allyn & Bacon.

Carr, D. J., & Blalock, J. E. (1991). Neuropeptide hormones and receptors common to the immune and neuroendocrine systems: Bidirectional pathway of intersystem communication. In Ader, R., Felten, D. L., & Cohen, N. (Eds.), *Psychoneuroimmunology* (2nd ed.). New York: Academic Press.

Cassidy, T. (1999). *Stress, Cognition and Health*. 정현희(역) (2002). 스트레스와 인지, 그리고 건강. 서울: 시그마프레스.

Choi, J., Fauce, S. R., & Effros, R. B. (2008). Reduced telomerase activity in human T lymphocytes exposed to cortisol. *Brain Behav Immun, 22*(4), 600-605.

Chopra, D. (2004). *The Book of Secrets*. 구승준(역) (2008). 완전한 삶. 서울: 한문화.

Chrousos, G. P. (2000). The role of stress and the hypothalamic-pituitary-adrenal axis in the pathogenesis of the metabolic syndrome: Neuro-endocrine and target-tissue related causes. *Int J Obesity Rel Metabol Disord, 24*(S2), S50-55.

Chrousos, G. P., & Gold, P. W. (1992). The concepts of stress and stress system disorders. *Journal of the American Medical Association, 267*, 1244-1252.

Clow, A., Hucklebridge, F., Stalder, T., Evans, P., & Thorn, L. (2009). The cortisol awakening response: More than a measure of HPA axis function. *Neurosci Biobehav* (doi: 10.1016/j.neubiorev.2009.12.011.)

Cohen, F. (1984). Coping. In Matarazzo, J. D., Weiss, S. M., Herd, J. A., Miller, N. E., & Weiss, S. M. (Eds.), *Behavioral Health: A Handbook of Health Enhancement and Disease Prevention*. New York: Wiley.

Cohen, S., Tyrrell, D. A. J., & Smith, A. P. (1991). Psychological Stress and Susceptibility to the Common Cold. *New England Journal of Medicine, 325*, 606-612.

Cole, S. W., & Sood, A. K. (2012). Molecular pathways: Beta-adrenergic signaling in cancer. *Clin Cancer Res, 18*, 1201-1206.

Conger, J. (1956). Reinforcement theory and the dynamics of alcoholism. *Quarterly Journal of Studies on Alcohol, 17*, 296-305.

Cotton, D. H. G. (1990). *Stress Management - An Integrated Approach to Therapy*. New York: Brunner-Mazel.

Critchley, H. D. (2009). Psychophysiology of neural, cognitive and affective integration: fMRI and autonomic indicants. *Int J Psychophysiol, 73*(2), 88-94.

Csikszentmihalyi, M. (1998). *Finding flow: The psychology of engagement with everyday life*. New York: Basic Books.

Damasio, A. R. (1994). *Descartes' Error: Emotion, Reason, and the Human Brain*. 김린(역) (1999). 데카르트의 오류. 서울: 중앙문화사.

Damasio, A. R. (1996). The somatic marker hypothesis and the possible functions of the prefrontal cortex. *Philos Trans R Soc Lond B Biol Sci, 351*, 1413-1420.

Damasio, A. R. (2003). *Looking for Spinoza: Joy, Sorrow, and the Feeling Brain*. 임지원(역) (2007). 스피노자의 뇌. 서울: 사이

언스북스.

Damasio, H., Grabowski, T., Frank, R., Galaburda, A. M., & Damasio, A. R. (1994). The return of Phineas Gage: Clues about the brain from the skull of a famous patient. *Science, 264*, 1102-1105.

Davidson, R. J., Coe, C. C., Dolski, I., & Donzella, B. (1999). Individual differences in prefrontal activation asymmetry predict natural killer cell activity at rest and in response to challenge. *Brain, Behavior, and Immunity, 13*(2), 93-108.

Davidson, R. J., Kabat-Zinn, J. Schumacher, J., Rosenkranz, M., Muller, D., & Santorelli, S. F. (2003). Alterations in brain and immune response function produced by mindfulness meditation. *Psychosomatic Medicine, 65*, 564-570.

de Kloet, E. R., Joëls, M., & Holsbor, F. (2005). Stress and the brain: From adaptation to disease. *Neuroscience, 6*, 463-475.

de Leon, M., Golomb, J., George, A. E., Convit, A., Tarshish, C. Y., McRae, T., Desanti, S., Smith, G., Ferris, S. H., Noz, M., & Rusinek, H. (1993). The radiologic prediction of Alzheimer disease: The atrophic hippocampal formation. *American Journal of Neuroradiology, 14*, 897-906.

DeLongis, A., Coyne, J. C., Dakof, G., Folkman, S., & Lazarus, R. S. (1982). Relationship of daily hassles, uplifts, and major life events to health status. *Health Psychology, 1*, 119-136.

Denollet, J. (2005). DS14: Standard Assessment of Negative Affectivity, Social Inhibition, and Type D Personality. *Psychosomatic Medicine, 67*, 89-97.

Denollet, J., Sys, S. U., Stroobant, N., Rombouts, H., Gillebert, T. C., & Brutsaert, D. L. (1996). Personality as independent predictor of long-term mortality in patients with coronary heart disease. *Lancet, 347*, 417-421.

Derogatis, L. R., Richels, K., & Rock, A. F. (1976). The SCL-90 and MMPI - a step in the validation of a new report scale. *Br J Psychiatry, 128*, 280-289.

deVries, H. A. (1981). Tranquilizer Effect of Exercise: A Critical Review. *Physician and Sportsmedicine, 9*, 47-55.

Diener, E., & Seligman, M. E. P. (2002). Very Happy People. *Psychological Science, 13*(1), 81-84.

Drossman, D. A. (1999). The functional gastrointestinal disorders and the Rome II process. *Gut, 45*(Suppl 2), II1-II5.

Eckenrode, J. (1984). Impact of chronic and acute stressors on daily reports of mood. *J Person and Soc Psychology, 46*, 907-918.

Eisenberg, L. (1977). Disease and Illness, Distinctions between professional and popular ideas of sickness. *Culture, Medicine, and Psychiatry, 1*, 9-23.

Elkins, D. N. (1998). *Beyond religion: A personal program for building a spiritual life outside the walls of traditional religion.* Wheaton, IL: Quest Books.

Elkins, D. N., Lipari, J., & Kozara, C. J. (1999). Attitudes and values of humanistic psychologists: Division 32 survey results. *The Humanistic Psychologist, 27*, 329-342

Engel, G. L. (1977). Need for a new medical model: A challenge for biomedicine. *Science, 196*, 129-136.

Epel, E. S., Blackburn, E. H., Lin, J., Dhabhar, F. S., Adler, N. E., Morrow, J. D., & Cawthon, R. M. (2004). Accelerated telomere shortening in response to life stress. *Proc Natl Acad Sci USA*, 101(49), 17312-17315.

Escobar, J. I., Golding, J. M., Hough, R. L., Karno, M., Burnam, M. A., & Wells, K. B. (1987). Somatization in the community: Relationship to disability and use of services. *American Journal of Public Health, 77*, 837-840.

Espay, A. J., Norris, M. M., Eliassen, J. C., Dwivedi, A., Smith, M. S., Banks, C., et al. (2015). Placebo effect of medication cost in

Parkinson disease: A randomized double-blind study. *Neurology, 84*(8), 794-802.

European Agency for Safety and Heath at Work (2014). *Calculating the cost of work-related stress and psychosocial risks.* Luxembourg: Publications Office of the European Union.

Everson-Rose, S. A., Roetker, N. S., Lutsey, P. L., Kershaw, K. N., Longstreth, W. T., Sacco, R. L., et al. (2014). Chronic stress, depressive symptoms, anger, hostility, and risk of stroke and transient ischemic attack in the multi ethnic study of atherosclerosis. *Stroke, 45*(8), 2318-2323.

Fang, C. Y., Reibel, D. K., Longacre, M. L., Rosenzweig, S., Campbell, D. E., & Douglas, S. D. (2010). Enhanced Psychosocial Well-Being Following Participation in a Mindfulness-Based Stress Reduction Program Is Associated with Increased Natural Killer Cell Activity. *Journal of Alternative and Complementary Medicine, 16*(5), 531-538.

Fava, M. (1998). Depression with anger attacks. *J Clin Psychiatry, 59*(Suppl 18), 18-22.

Fawzy, F. I., Fawzy, N. W., Hyun, C. S., Elashoff, R., Guthrie, D., Fahey, J. L., et al. (1993). Malignant melanoma: Effects of an early structured psychiatric intervention, coping, and affective state on recurrence and survival 6 years later. *Archives of General Psychiatry, 50*(9), 681-689.

Fenz, W. D., & Epstein, S. (1967). Gradients of physiological arousal in parachutists as a function of an approaching jump. *Psychosomatic Medicine, 29*, 33-51.

Fitchett, G., Peterman, A. H., & Cella, D. F. (1996). *Spiritual belief and quality of life in cancer and HIV patients.* (Paper presented at the meeting of the Society for the Scientific Study of Religion, Nashville.)

Flor, H., Fydrich, T., & Turk, D. C. (1992). Efficacy of Multidisciplinary Pain Treatment Centers: A Meta-Analytic Review. *Pain, 49*, 221-230.

Folkman, S. (1984). Personal control and stress and coping process: A theoretical analysis. *Journal of personality and Social Psychology, 46*(4), 839-852.

Frank, S. H., & Zyzanski, S. J. (1988). Stress in the clinical setting: The Brief Encounter Psychosocial Instrument. *J Fam Pract, 26*, 533-539.

Frankl, V. E. (1969). *The will to Meaning: Foundations and Applications of Logotherapy.* 이시형(역) (2005). 삶의 의미를 찾아서. 서울: 청하출판사.

Freeman, L. (2009). *Mosby's complementary & alternative medicine: A research-based approach,* (3rd ed.). St. Louis: Mosby.

Friedman, H. S. (1992). *The self-healing personality: Why some people achieve health and others succumb to illness.* New York: Academic Press.

Friedman, M., & Rosenman, R. (1959). Association of specific overt behaviour pattern with blood and cardiovascular findings. *Journal of the American Medical Association, 169*, 1286-1296.

Friedman, M., & Rosenman, R. (1974). *Type A Behavior and Your Heart.* NY: Knopf.

Friedmann, E., Katcher, A. H., Lynch, J. J., & Thomas, S. A. (1980). Animal Companions and One-Year Survival of Patients After Discharge From a Coronary Care Unit. *Public Health Rep, 95*(4), 307-312.

Fries, E., Dettenborn, L., & Kirschbaum, C. (2009). The cortisol awakening response(CAR): Facts and future directions. *International Journal of Psychophysiology, 72*(1), 67-73.

Gallup, G. Jr., & Johnson, B. R. (2003). New index tracks "Spiritual State of the Union." The Gallup Organization. (Retrieved from http://www.gallup.com/poll/tb/relibValue/ 20030128.asp#rm)

Glaser, R., Kiecolt-Glaser, J. K., Speicher, C. E., & Holliday, J. E. (1985). Stress, loneliness, and changes in herpesvirus latency. *Journal of Behavioral Medicine, 8,* 249-260.

Glaser, R., Rice, J., Sheridan, J., Fertel, R., Stout, J., Speicher, C., et al. (1987). Stress-related immune suppression: Health implications. *Brain, Behavior, and Immunity, 1,* 7-20.

Glasser, W. (1998). *Choice theory: A new psychology for personal freedom.* 김인자(역) (2004). 행복의 심리, 선택이론. 서울: 심리상담연구소.

Goleman, D., & Gurin, J. (Eds.) (1993). *Mind Body Medicine.* 전진수 외(역) (2008). 건강을 위한 마음 다스리기. 서울: 학지사.

Golomb, B. A., & Bui, A. K. (2015). A Fat to Forget: Trans Fat Consumption and Memory. *PLoS One, 10*(6), e0128129 (doi: 10.1371/journal.pone.0128129)

Greenfield, S. (2002). *Brain Story.* UK: BBC Worldwide Limited.

Green-McDonald, P., O'Connell, M., & Lutgendort, S. K. (2013). Psychoneuroimmunology and cancer: A decade of discovery, paradigm shifts, and methodological innovations. *Brain Behav Immun, 30*(Suppl), S1-9.

Griest, J. H., Klein, M. H., Eischens, R. R., Faris, J., Gurman, A. S., & Morgan, W. P. (1979). Running as a Treatment for Depresson. *Comparative Psychiatry, 53,* 20-41.

Gurillo, P., Jauhar, S., Murray, R. M., & MacCabe, J. H. (2015). Does tobacco use cause psychosis? Systematic review and meta-analysis. *The Lancet Psychiatry, 2*(8), 718-725.

Habib, K. E., Weld, K. P., Rice, K. C., Pushkas, J., Champoux, M., Listwak, S., et al. (2000). Oral administration of a corticotropin-releasing hormone receptor antagonist significantly attenuates behavioral, neuroendocrine, and autonomic responses to stress in primates. *Proc Natl Acad Sci USA, 97*(11), 6079-6084.

Harrington, A. (2008). *The Cure Within: A History of Mind-Body Medicine.* New York: W.W. Norton & Company.

Hawkins, D. R. (1995). *Power vs Force.* 이종수(역) (1997). 의식혁명. 서울: 한문화.

Hawkley, L. C., & Cacioppo, J. T. (2003). Loneliness and pathways to disease. *Brain, Behavior, and Immunity, 17*(1), 98-105.

Heinrichs, S. C., & Koob, G. F. (2004). Corticotropin-releasing factor in brain: A role in activiation, arousal, and affect regulation. *J Pharmacol Exp Ther, 311,* 427-440.

Henningsen, P., Zipfel, S., & Herzog, W. (2007). Management of functional somatic syndromes. *Lancet, 369*(9565), 946-954.

Hess, W. R. (1957). *The Functional Organization of the Diencephalon.* New York: Grune & Stratton.

Hines, E. A. Jr., & Brown, G. E. (1932). Standard stimulus for measuring vasomotor reactions: Its application in the study of hypertension. *Proceedings of the Staff Meetings of the Mayo Clinic, 7,* 332-335.

Hinkle, L. E. Jr. (1973). The concept of "stress" in the biological and social sciences. *Sci Med Man, 1,* 31-48.

Hoel, H., Sparks, K., & Cooper, C. L. (2001). *The cost of violence/stress at work and the benefits of a violence/stress-free working environment.* Geneva: International Labour Organization.

Hoffman, J. W., Benson, H., Arns, P. A., Stainbrook, G. L., Landsberg, G. L., Young, J. B., & Gill, A. (1982). Reduced Sympathetic Nervous System Responsivity Associated with the Relaxation Response. *Science, 215,* 190-192.

Holden-Lund, C. (1988). Effects of Relaxation with Guided Imagery on Surgical Stress and Wound Healing. *Research in Nursing and Helath, 11,* 235-244.

Holmes, T. H. (1978). Life situations, emotions, and disease. *Psychosomatics, 9*(12), 747-754.

Holmes, T. H., & Rahe R. H. (1967). The Social Readjustment Rating Scale. *J Psychosom Res, 11*, 213-218.

House, J. S., Landis, K. R., & Umberson, D. (1988). Social Relationships and Health. *Science, 241*, 540-545.

Howden, J. W. (1992). Development and psychometric characteristics of the Spirituality Assessment Scale. *Dissertation Abstracts International, 54*(01), 166B.

Huot, R. L., Thrivikraman, K. V., Meaney, M. J., & Plotsky, P. M. (2001). Development of adult ethanol preference and anxiety as a consequence of neonatal maternal separation in Long Evans rats and reversal with antidepressant treatment. *Psychopharmacology(Berlin), 158*, 366-373.

Hwang, J., Suh, H. W., Jeon, Y. H., Hwang, E., Nguyen, L. T., Yeom, J., et al. (2014). The structural basis for the negative regulation of thioredoxin by thioredoxin-interacting protein. *Nature communications, 5.* (doi:10.1038/ncomms3958)

Irwin, M. R. (2008). Human psychoneuroimmunology: 20 years of discovery. *Brain Behav Immun, 22*, 129-139.

Ishak, W. W., Ugochukwu, C., Bagot, K., Khalili, D., & Zaky, C. (2012). Energy drinks: Psychological effects and impact on well-being and quality of life - a literature review. *Innovations in Clinical Neuroscience, 9*(1), 25-34.

Jamison, R. N., Parris, W. C., & Maxson, W. S. (1987). Psychological Factors Influencing Recovery from Outpatient Surgery. *Behaviour Research and Therapy, 25*, 31-37.

Jiang, W., Babyak, M., Krantz, D. S., Waugh, R. A., Coleman, R. E., Hanson, M. M., et al. (1996). Mental stress-induced myocardial ischemia and cardiac events. *Journal of the American Medical Association, 275*, 1651-1656.

Kabat-Zinn, J. (1990). *Full Catastrophe Living.* 장현갑, 김교헌, 장주영(역) (2005). 마음챙김 명상과 자기치유. 서울: 학지사.

Kabat-Zinn, J., Massion, A., Kristeller, J., Peterson, L. G., Fletcher, K. E., Pbert, L., Lenderking, W. R., et al. (1992). Effectiveness of a Meditation-Based Stress Reduction Program in the Treatment of Anxiety Disorders. *Am J Psychiatry, 149*, 936-943.

Kanner, A. D., Coyne, J. C., Schaefer, C., & Lazarus, R. S. (1981). Comparison of Two Modes of Stress Measurement: Daily Hassles and Uplifts Versus Major Life Events. *Journal of Behavioral Medicine, 4*(1), 1-39.

Kaplan, J., Manuck, S. B., Clarkson, T. B., Lusso, F. M., & Taub, D. M. (1982). Social status, environment, and atherosclerosis in cynomolgus monkeys. *Arteriosclerosis, Thrombosis and Vascular Biology, 2*(5), 359-368.

Karasek, R., & Theorell, T. (1990). *Healthy Work: Stress, Productivity, and the Reconstruction of Working Life.* New York: Basic Books.

Karten, Y. J., Nair, S. M., van Essen, L., Sibug, R., & Joëls, M. (1999). Long-term exposure to high corticosterone levels attenuates serotonin responses in rat hippocampal CA1 neurons. *Proc Natl Acad Sci USA, 96*, 13456-13461.

Kiecolt-Glasser, J. K. (2010). Psychoneuroimmuology and Nutrition at the Cutting Edge. *Psychosom Med, 72*, 365-369.

Kiecolt-Glaser, J. K., & Glaser, R. (1991). Stress and the Immune System: Human Studies. In Tasman, A., & Riba, M. B. (Eds.), *Annual Review of Psychiatry, 11*, 169-180.

Kiecolt-Glaser, J. K., Dura, J. R., Speicher, C. E., Trask, O. J., & Glaser, R. (1991). Spousal Caregivers of Dementia Victims: Longitudinal Changes in Immunity and Health. *Psychosomatic Medicine, 53*, 345-362.

Kobasa, S. C. (1979). Stressful life events, personality and health: An inquiry into hardiness. *Journal of Abnormal and Social Psychology, 37*, 1-11.

Koenig, H. G. (2000). Psychoneuroimmunology and the faith factor. *J Gender-Spec Med, 3*(5), 37-44.

Kroenke, K., & Mangelsdorff, A. D. (1989). Common symptoms in ambulatory care: Incidence, evaluation, therapy, and outcome. *The American Journal of Medicine, 86*(3), 262-266.

Lalonde, M. (1974). *A New Perspective on the Health of Canadians.* Ottawa: Minister of National Health and Welfare.

Lane, M., Robker, R. L., & Robertson, S. A. (2014). Parenting from before conception. *Science, 345*(6198), 756-760.

Lane, R. D., Waldstein, S. R., Chesney, M. A., Jennings, J. R., Lovallo, W. R., Kozel, P. J., Rose, R. M., Drossman, D. A., Schneiderman, N., Thayer, J .F., & Cameron, O. G. (2009). The rebirth of neuroscience in psychosomatic medicine, Part I: historical context, methods, and relevant basic science. *Psychosom Med, 71*, 117-134.

Lang, P. J. (1979). A bio-informational theory of emotional imagery. *Psychophysiology, 16*(6), 495-512.

Lazarus, R. S. (1966). *Psychological Stress and the Coping Process.* New York: McGraw-Hill.

Lazarus, R. S. (1993). From psychological stress to the emotions: A history of changing outlooks. *Annual Review of Psychology, 44*, 1-21.

Lazarus, R. S., & Cohen, J. B. (1977). Environmental Stress. In Altman, I., & Wohlwill, J. F. (Eds.), *Human Behavior and Environment, Vol 2.* New York: Plenum.

Lazarus, R. S., DeLongis, A., Folkman, S., & Gruen, R. (1985). Stress and adaptational outcomes: The problems of confounded measures. *Am Psychologist, 40*, 770-779.

Lazarus, R. S., & Folkman, S. (1984a). Transactional theory and research on emotion and coping. *European Journal of Personality, 1*, 141-170.

Lazarus, R. S., & Folkman, S. (1984b). *Stress, appraisal and coping.* 김정희(역) (1991). 스트레스와 평가 그리고 대처. 서울: 대광문화사.

LeDoux, J. E. (1993). Emotional memory systems in the brain. *Behavioral Brain Research, 58*, 69-79.

LeDoux, J. E. (2000). Emotion circuits in the brain. *Ann Rev Neurosci, 23*, 155-184.

Lemos, J. C., Wanat, M. J., Smith, J. S., Reyes, B. A., Hollon, N. G., Van Bockstaele, E. J., et al. (2012). Severe stress switches CRF action in the nucleus accumbens from appetitive to aversive. *Nature, 490*(7420), 402-406.

LeShan, L. (1966). An emotional life-history pattern associated with neoplastic disease. *Annals of the New York Academy of Sciences, 125*(3), 780-793.

Levi, L. (1987). Definition and conceptual aspects of health in relation to work. In Kalimo, R., El-Batawi, M. A., & Cooper, C. L. (Eds.), *Psychosocial factors at work and their relation to health.* Geneva: World Health Organization.

Levin, J. (2001). *God, Faith, and health: Exploring the Spirituality-Healing Connection.* New York: John Wiley & Sons.

Levine, S. (1957). Infantile experience and resistance to physiological stress. *Science, 126*, 405-406.

Levine, S. (2002). Regulation of the hypothalamic-pituitary-adrenal axis in the neonatal rat: The role of maternal behavior. *Neurotoxicity Research, 4*, 557-564.

Lieberman, M. D., Eisenberger, N. I., Crockett, M. J., Tom, S. M., Pfeifer, J. H., & Way, B. M. (2007). Putting feelings into words: Affect labeling disrupts amygdala activity in response to affective stimuli. *Psychological Science, 18*(5), 421-428.

Linn, B. S., Linn, M. W., & Klimas, N. G. (1988). Effects of Psychophysical Stress on Surgical Outcome. *Psychosomatic Medicine, 50*, 230-244.

Linn, M. W. (1985). A global assessment of recent stress(GARS) scale. *Int J Psychiarty Med, 15*, 47-59.

Lipton, B. H. (2008). *The Biology of Belief: Unleashing the Power of Consciousness, Matter & Miracles.* Carlsbard, CA: Hay House Inc.

Little, S. (2007). Mind-Body Medicine. *Journal of Counseling and Development, 86*(1), 37-68.

Lloyd, R. (1987). *Explorations in Psychoneuroimmunology.* NY: Grune and Stratton.

Lovallo, W. R. (2005). *Stress and Health* (2nd ed.). 안희영, 신경희(역) (2012). 스트레스와 건강. 서울: 학지사.

Lown, B. (1996). *The Lost Art of Healing.* 서정돈, 이희원(역) (2003). 치유의 예술을 찾아서. 서울: 몸과 마음.

Lumsden, D. P. (1981). Is the concept of "stress" of any use, anymore? In Randall, D. (Ed.), *Contributions to Primary Prevention in Mental Health: Working Papers,* Toronto: Toronto Natl. Off. Can. Mental Health Assoc.

Lutgendorf, S. K., & Sood, A. K. (2011). Biobehavioral factors and cancer progression: Physiological pathways and mechanisms. *Psychosom Med, 73,* 724-730.

Lutgendorf, S. K., Weinrib, A. Z., Penedo, F., Russell, D., DeGeest, K., Costanzo, E. S., et al. (2008). Interleukin-6, cortisol, and depressive symptoms in ovarian cancer patients. *J Clin Oncol, 26,* 4820-4827.

Lynch, J., Krause, N., Kaplan, G. A., Tuomilehto, J., & Salonen, J. T. (1997). Workplace conditions, socioeconomic status, and the risk of mortality and acute myocardial infarction: The Kuopio Ischemic Heart Disease Risk Factor Study. *American Journal of Public Health, 87*(4), 617-622.

MacLean, P. (1990). *The Triune Brain in Evolution: Role in Paleocerebral Functions.* NY: Springer.

Maes, M. (2008). Inflammatory and oxidative and nitrosative stress pathways underpinning chronic fatigue, somatization and psychosomatic symptoms. *Curr Opin Psychiatry, 22,* 75-83.

Manuck, S. B., Kaplan, J. R., Adams, M. R., & Clarkson, T. B. (1989). Behaviorally elicited heart rate reactivity and atherosclerosis in female cynomolgus monkeys (*Macaca fascicularis*). *Psychosomatic Medicine, 51,* 306-318.

Maslow, A. H. (1967). Neurosis as a Failure of Personal Growth. *Humanitas, 3,* 153-169.

McCain, N. L., Gray, D. P., Walter, J. M., & Robins, J. (2005). Implementing a comprehensive approach to the study of health dynamics using the psychoneuroimmunology paradigm. *Advances in nursing science, 28*(4), 320-332.

McEwen, B. S. (1993). Protective and damaging effects of stress mediators. *New England Journal of Medicine, 338*(3), 171-179.

McEwen, B. S. (2000a). Allostasis and allostatic load: Implications for neuropsychopharmacology. *Neuropsychopharmacology, 22*(2), 108-124.

McEwen, B. S. (2000b). Effects of adverse experiences for brain structure and function. *Biological Psychiatry, 48*(4), 721-731.

McEwen, B. S. (2006). Protective and damaging effects of stress mediators: central role of the brain. *Dialogues Clin Neurosci, 8,* 367-381.

McEwen, B. S., & Sapolsky, R. M. (1995). Stress and cognitive function. *Current Opinion in Neurobiology, 5,* 205-216.

McEwen, B. S., & Stellar, E. (1993). Stress and the individual: Mechanisms leading to disease. *Arch Intern Med, 153*(18), 2093-2101.

McInnis, C. M., Thoma, M. V., Gianferante, D., Hanlin, L., Chen, X., Breines, J. G., et al. (2014). Measures of adiposity predict interleukin-6 responses to repeated psychosocial stress. *Brain, Behavior, and Immunity, 42,* 33-40.

McKee, M. J. (1993). Stresses of living. In Matzen, R. N., & Lang, R. S. (Eds.), *Clinical preventive medicine.* St. Louis: Mosby.

Mckeown, T. (1988). *The Origin of Human Disease.* Oxford: Blackwell Publilisher.

Meaney, M. J. (2001). Maternal care, gene expression, and the transmission of individual differences in stress reactivity across generations. *Annual Review of Neuroscience, 24,* 1161-1192.

Melzack, R., & Wall, P. D. (1965). Pain Mechanisms: A New Theory. *Science, 150,* 971-979.

Mitchell, C., Hobcraft, J., McLanahan, S. S., Siegel, S. R., Berg, A., Brooks-Gunn, J., et al. (2014). Social disadvantage, genetic sensitivity, and children's telomere length. *Proceedings of the National Academy of Sciences, 111*(16), 5944-5949.

Miyazaki, T., Ishikawa, T., Iimori, H., Miki, A., Wenner, M., Fukunishi, I., et al. (2003). Relationship between perceived social support and immune function. *Stress and Health, 19*(1), 3-7.

Molenberghs. P., Ogilvie, C., Louis, W. R., Decety, J., Bagnall, J., & Bain, P. G. (2015). The neural correlates of justified and unjustified killing: An fMRI study. *Social Cognitive and Affective Neuroscience.* (doi:10.1093/scan/nsv027)

Murphy, M., & Donovan, S. (1997). *The Physical and Psychological Effects of Meditation.* CA: Institute of Noetic Sciences.

Novaco, R. W. (2003). *The Novaco Anger Scale and Provocation Inventory Manual.* LA: Western Psychological Services.

Nuland, S. B. (2008). The Uncertain Art. 조현욱(역) (2010). 의사, 인간을 어루만지다. 서울: 세종서적.

O'Connell, K. A., & Martin, E. J. (1987). Highly tempting situations associated with abstinence, temporary lapse, and relapse among participants in smoking cessation programs. *Journal of Consulting and Clinical Psychology, 55*(3), 367-371.

Ohl, F., Michaelis, T., Vollmann-Honsdorf, G. K., Kirschbaum, C., & Fuchs, E. (2000). Effect of chronic psychosocial stress and long-term cortisol treatment on hippocampus-mediated memory and hippocampal volume: A pilot study in tree shrews. *Psychoneuroendocrinology, 25*(4), 357-363.

Orians, G. H., & Heerwagen, J. H. (1992). Evolved responses to landscapes. In Barkow, J. H., Cosmides, L., & Tooby, J. (Eds.), *The adapted mind: Evolutionary psychology and the generation of culture.* New York: Oxford University Press.

Ornish, D., Scherwitz, L. W., Billings, J. H., Gould, K. L., Merritt, T. A., Sparler, S., et al. (1998). Intensive lifestyle changes for reversal of coronary heart disease. *J Am Med Assoc, 280*(23), 2001-2007.

Ornish, D., Scherwitz, L. W., Doody, R. S., Kesten, D., McLanahan, S. M., Brown, S. E., et al. (1983). Effects of stress management training and dietary changes in treating ischemic heart disease. *J Am Med Assoc, 249*(1), 54-59.

Owen, J., Punt, J., & Stranford, S. A. (2013). *Kuby Immunology* (7th ed.). New York: W. H. Freeman and Company.

Ozbay, F., Johnson, D. C., Dimoulas, E., Morgan III, C. A., Charney, D., & Southwick, S. (2007). Social support and resilience to stress: From neurobiology to clinical practice. *Psychiatry (Edgmont), 4*(5), 3540.

Pacak, K. (2000). Stressor-specific activation of the hypothalamic-pituitary-adrenocortical axis. *Physiolog Res, 49*(S10), S11-S17.

Pacak, K., Palkovits, M., Kopin, I. J., & Goldstein, D. S. (1995). Stress-induced norepinephrine release in the hypothalamic paraventricular nucleus and pituitary-adrenocortical axis and sympathoadrenal activity: in vivo microdialysis studies. *Frontiers in Neuroendo crinology, 16*(2), 89-150.

Park, K. H., Kim, J. M., & Cho, K. H. (2014). Elaidic acid (EA) generates dysfunctional high-density lipoproteins and consumption of EA exacerbates hyperlipidemia and fatty liver change in zebrafish. *Molecular nutrition & food research, 58*(7), 1537-1545.

Payne, L. C., Weigent, D. A., & Blalock, J. E. (1994). Induction of pituitary sensitivity to interleukin-1: A new function for corticotropin-releasing hormone. *Biochemical and Biophysical Research Communications, 198*(2), 480-484.

Pelletier, K. R. (1992). *Mind as Healer, Mind as Slayer* (Revised ed.). New York: Delacorte.

Pennebaker, J. (1993). Putting stress into words: Health, linguistic, and therapeutic implications. *Behavioral Research Therapy, 31*, 539-548.

Pennebaker, J. W., Kiecolt-Glaser, J., & Glaser, R. (1988). Disclosure of traumas and immune function: Health implications for psychotherapy. *Journal of Consulting and Clinical Psychology, 56*, 239-245.

Pennebaker, J. W., Mayne, T. & Francis, M. (1997). Linguistic predictors of adaptive bereavement. *Journal of Personality and Social Psychology, 72*, 863-871.

Pert, C. B. (1997). *Molecules of Emotion*. 김미선(역) (2009). 감정의 분자. 서울: 시스테마.

Pert, C. B., Dreher, H. E., & Ruff, M. R. (1998). The psychosomatic network: Foundations of mind-body medicine. *Altern Ther Health Med, 4*(4), 30-41.

Phelps, E. A. (2004). Human emotion and memory: Interactions of the amygdala and hippocampal complex. *Curr Opin Neurobiol, 14*(2), 198-202.

Plosky, P. M., & Meaney, M. J. (1993). Early, postnatal experience alters hypothalamic corticotropin-releasing factor(CRF) mRNA, median eminence CRF contents and stress-induced release in adult rats. *Brain Research: Molecular Brain Research, 18*, 195-200.

Powell, N. D., Tarr, A. J., & Sheridan, J. F. (2013). Psychosocial stress and inflammation in cancer. *Brain Behav Immun, 30*(Suppl), S41-S47.

Pryce, C. R., Rüedi-Bettschen, D., Dettling, A. C., & Feldon, J. (2002). Early Life Stress: Long-Term Physiological Impact. *News Physiol Sci, 17*, 150-155.

Quick, J. C., & Quick, J. D. (1984). *Organizational stress and preventive management*. New York: McGraw-Hill.

Rassin, E., & Diepstraten, P. (2003). How to suppress obsessive thoughts. *Behaviour Research and Therapy, 41*, 97-103.

Rice, C. J., Sandman, C. A., Lenjavi, M. R., & Baram, T. Z. (2008). A Novel Mouse Model for Acute and Long-Lasting Consequences of Early Life Stress. *Endocrinology, 149*(10), 4892-4900.

Rilling, J. K., Gutman, D. A., Zeh, T. R., Pagnoni, G., Berns, G. S., & Kilts, C. D. (2002). A neural basis for social cooperation. *Neuron, 35*(200), 395-405.

Robbins, J. (2008). *A symphony in the brain*. New York: Grove Press.

Rosch, P. J. (2001). The quandary of job stress compensation. *Health and Stress, 3*, 1-4.

Roseboom, T. J., van der Meulen, J. H., Raelli, A. C., Osmond, C., Barker, D. J., & Bleker, O. P. (2001). Effects of prenatal exposure to the Dutch famine on adult disease in later life: An Overview. *Twin Research, 4*, 293-298.

Rosengren, A., Hawken, S., Ounpuu, S., Sliwa, K., Zubaid, M., Almahmeed, W. A., et al. (2004). Association of psychosocial risk factors with risk of acute myocardial infarction in 11119 cases and 13648 controls from 52 countries (the INTERHEART study): Case-control study. *Lancet, 364*(9438), 953-962.

Rotter, J. B. (1966). Generalized expectancies for internal versus external control of reinforcement. *Psychological monographs: General and applied, 80*(1), 1-28.

Rubik, B. (2002). The biofield hypothesis: Its biophysical basis and role in medicine. *J Altern Complement Med, 8*(6), 703-717.

Saenger, P., Levine, L., Wiedemann, E., Schwartz, E., Korth-Schutz, S., Pareira, J., et al. (1977). Somatomedin and growth hormone in psychosocial dwarfism. *Pädiatrie und Pädologie*, Supple 5, 1-12.

Santos, J., Saperas, E., Nogueiras, C., Mourelle, M., Antolin, M., Cadahia, A., et al. (1998). Release of mast cell mediators into the jejunum by cold pain stress in humans. *Gastroenterology, 114*, 640-648.

Sapolsky, R. M. (1996). Why stress is bad for your brain. *Science, 273*, 749-750.

Sapolsky, R. M. (2004). *Why Zebras Don't Get Ulcers* (3rd ed.). 이재담, 이지윤(역) (2008). 스트레스. 서울: 사이언스북스.

Sarason, I. R., Johnson, J. H., & Siegel, J. M. (1978). Assessing the Impact of Life Changes: Development of the Life Experiences Survey. *Journal of Consulting and Clinical Psychology, 46*(5), 932-946.

Schultz, D. (1977). *Growth psychology: Models of the Healthy Personality*. 이혜성(역) (2001). 성장심리학. 서울: 이화여자대학교출판부.

Schwartz, G. (1979). The brain as a health care system. In Stone, G. C., Cohen, F., & Adler, N. E. (Eds.), *Health psychology: A handbook*. San Francisco: Jossey-Bass.

Schwartz, G. (1989). Disregulation theory and psychosomatic disease: A system approach. In Sherer, S. (Ed.), *Psychosomatic medicine: Theory, research and practice*. NY: International Univ. Press.

Schwartz, M. A., & Wiggins, O. P. (2010). Psychosomatic medicine and the philosophy of life. *Philosophy, Ethics, and Humanities in Medicine, 5*(2). (doi: 10.1186/1747-5341-5-2)

Seligman, M. E. P. (1992). *Helplessness: On depression, development, and death*. NY: W. H. Freeman and Company.

Selye, H. (1936). A syndrome produced by diverse nocuous agents. *Nature, 138*(3479), 32.

Selye, H. (1975). *Stress in Health and Disease*. London: Butterworth.

Selye, H. (1978). *The Stress of Life* (2nd ed.). New York: McGraw-Hill.

Selye, H. (1979). Correlating stress and cancer. *Am J Proctol Gastroenterol Colon Rect Surg, 30*(4), 18-28.

Siegel, J. M. (1990). Stressful life events and use of physician services among the elderly: The moderating role of pet ownership. *Journal of personality and social psychology, 58*(6), 1081-1086.

Sgoutas-Emch, S. A., Cacioppo, J. T., Uchino, B. N., Malarkey, W., Pearl, D., Kiecolt-Glaser, J. K., et al. (1994). The effects of an acute psychological stressor on cardiovascular, endocrine, and cellular immune response: A prospective study of individuals high and low in heart rate reactivity. *Psychophysiology, 31*, 264-271.

Sheikh, J. I., & Yesavage, J. A. (1986). Geriatric Depression Scale(GDS): Recent evidence and development of a shorter version. *Clin Gerontol, 5*(1-2), 165-173.

Shiffman, S. (1982). Relapse following smoking cessation: A situational analysis. *Journal of Consulting and Clinical Psychology, 50*(1), 71-86.

Silberfarb, P. M., Anderson, K. M., Rundle, A. C., Holland, J. C., Cooper, M. R., & McIntyre, O. R. (1991). Mood and clinical status in patients with multiple myeloma. *Journal of Clinical Oncology, 9*, 2219-2224.

Sim, H. R., Choi, T. Y., Lee, H. J., Kang, E. Y., Yoon, S., Han, P. L., et al. (2013). Role of dopamine D2 receptors in plasticity of stress-induced addictive behaviours. *Nature Communications, 4*, 1579. (doi: 10.1038/ncomms2598)

Smith, E., & Blalock, J. (1980). Human leukocyte interferon: Structural and biological relatedness to adrenocorticotropic hormone and endorphins. *Proc Natl Acad Sci USA, 77*, 5972-5974.

Smith, E., & Blalock, J. (1981). Human lymphocyte production of corticotropin and endorphin-like substances: Association with leukocyte interferon. *Proc Natl Acad Sci USA, 78*, 7530-7534.

Smith, J. C., Nielson, K. A., Woodard, J. L., Seidenberg, M., Durgerian, K. E., Kazlett, K. E., et al. (2014). Physical activity reduces hippocampal atrophy in elders at genetic risk for Alzheimer's disease. *Front Aging Neurosci, 6*, 61.

Solomon, G. F., & Moos, R. H. (1964). Emotions, immunity, and disease: A speculative theoretical integration. *Archiv. General Psychiatry 11*, 657-674.

Soufer, R., Bremner, J. D., Arrighi, J. A., Cohen, I., Zaret, B. I., Burg, M. M., et al. (1998). Cerebral cortical hyperactivation in response to mental stress in patients with coronary artery disease. *Proceedings of the National Academy of Sciences USA, 95*, 6454-6459.

Sperry, L., & Shafranske, E. P. (2005). *Spiritually Oriented Psychotherapy.* 최영민, 조아라, 김민숙(역) (2008). 영성지향 심리치료. 서울: 하나의학사.

Spiegel, D., Bloom, J. R., Kraemer, H. C., & Gottheil, E. (1989). Effect of psychosocial treatment on survival of patients with metastatic breast cancer. *Lancet, 2*(8668), 888-889.

Spielberger, C. D., Gorsuch, R. C., & Lushene, R. E. (1970). *Manual for State-Trait Anxiety Inventory.* Palo Alto, CA: Consulting Psychologists Press.

Stein, M. B., Simmons, A. N., Feinstein, J. S., & Paulus, M. P. (2007). Increased Amygdala and Insula Activation During Emotion Processing in Anxiety-Prone Subjects. *The American Journal of Psychiatry, 164*(2), 318-327.

Sterling, P., & Eyer, J. (1988). Allostasis: A new paradigm to explain arousal pathology. In Fisher, S., & Reason, J. (Eds.), *Handbook of Life Stress, Cognition and Health.* New York: J. Wiley & Sons.

Stojanovich, L., & Marisavljevich, D. (2008). Stress as a trigger of autoimmune disease. *Autoimmunity Reviews, 7*(3), 209-213.

Surrey, J. L. (2005). *Self-in-Relation: A Theory of Women's Development.* (Paper presented at a Stone Center Colloquium in 1983.)

Suzanne, C., & Segerstrom, S. C. (2003). Individual differences, immunity, and cancer: Lessons from personality psychology. *Brain, Behavior, and Immunity, 17*, S92-S97.

Tang, Y., Ma, Y., Wang, J., Fan, Y., Feng, S., Lu, Q., Sui, D., Rothbart, M. K., & Posner, M. I. (2007). Short-term meditation training improves attention and self-regulation. *Proc Natl Acad Sci USA, 104*, 17152-17156.

Taylor, S. E., Klein, L. C., Lewis, B. P., Gruenewald, T. L., Gurung, R. A., & Updegraff, J. A. (2000). Biobehavioral responses to stress in females: Tend-and-befriend, not fight-or-flight. *Psycholog Rev, 107*(3), 411-429.

Teasdale, J. D., Segal, Z. V., Williams, J. M. G., Ridgeway, V. A., Soulsby, J. M., & Lau, M. A. (2000). Prevention of Relapse/Recurrence in Major Depression by Mindfulness-Based Cognitive Therapy. *J Consult Clin Psychol, 68*, 615-623.

Temoshok, L. (1987). Personality, coping style, emotion, and cancer: Towards an integrative model. *Cancer Surv, 6*, 545-567.

Tennen, H., & Affleck, G. (1999). Finding benefits in adversity. In Snyder, C. (Ed.), *Coping: The Psychology of What Works.* NY: Oxford Univ. Press.

Tice, D. M., Bratslavsky, E., & Baumeister, R. F. (2001). Emotional Distress Regulation Takes Precedence Over Impulse Control: If You Feel Bad, Do It! *Journal of Personality and Social Psychology, 80*(1), 53-67.

Tomarken, A. J., Davidson, R. J., Wheeler, R. E., & Doss, R. C. (1992). Individual differences in anterior brain asymmetry and fundamental dimensions of emotion. *Journal of Personality and Social Psychology, 62*, 676-687.

Turner-Cobb, J. M., Sephton, S. E., Koopman, C., Blake-Mortimer, J., & Spiegel, D. (2000). Social support and salivary cortisol in women with metastatic breast cancer. *Psychosomat Med, 62*(3), 337-345.

van Doornen, L. J., & Orlebeke, K. F. (1982). Stress, personality and serum-cholesterol level. *Journal of Human Stress, 8*(4), 24-29.

van Praag, H. M. (1998). Anxiety and increased aggression as pacemakers of depression. *Acta Psychiatr Scan, 98*(Suppl 393), 81-88.

van Praag, H. M., de Kloet, E. R., & van Os, J. (2004). *Stress, the Brain and Depression.* New York: Cambridge Univ. Press.

Vaughan, F. (1991). Spiritual issues in psychotherapy. *Journal of Transpersonal Psychology, 23*, 105-120.

Vgontzas, A., & Chrousos, G. (2002). Sleep, the hypothalamic-pituitary-adrenal axis, and cytokines: Multiple interactions and disturbances in sleep disorders. *Endocrionology and Metabolism Clinics of North America, 31*(1), 15-36.

Vivekananda Kendra Yoga Research Foundation (1990). *Yoga for Common Ailments.* London: Gaia Books Ltd.

Volden, P. A., & Conzen, S. D. (2013). The influence of glucocorticoid signaling on tumor progression. *Brain behav Immun, 30*, Suppl, S26-S31.

von Korff, M., Ormel, J., Katon, W., & Lin, E. H. (1992). Disability and Depression Among High Utilizers of Health Care. A Longitudinal Analysis. *Archives of General Psychiatry, 49*, 91-100.

Vyas, A., Mitra, R., Shankaranarayana, R. B. S., & Chattarji, S. (2002). Chronic stress induces contrasting patterns of dendritic remodeling in hippocampal and amygdaloid neurons. *J. Neurosci, 22*, 6810-6818.

Walsh, R. (1983). Meditation practice and research. *Journal of Humanistic Psychology, 23*(1), 18-50.

Walsh, R. (1999). *Essential Spirituality.* NY: John Wiley & Sons, Inc.

Waters, S. F., West, T. V., & Mendes, W. B. (2014). Stress Contagion Physiological Covariation Between Mothers and Infants. *Psychological Science, 25*(4), 934-942.

Weaver, I. C., Cervoni, N., Champagne, F. A., D'Alessio, A. C., Sharma, S., Seckl, J. R., et al. (2004). Epigenetic programming by maternal behavior. *Nature Neuroscience, 7*(8), 847-854.

Weiner, B. (1986). *An attributional theory of motivation and emotion.* New York: Springer-Verlag.

Wellman, C. L. (2001). Dendritic reorganization in pyramidal neurons in medial prefrontal cortex after chronic corticosterone administration. *J Neurobiol, 49*, 245-253.

Werner, E. E. (1990). Protective factors and individual resilience. In Meisel, S., & Shonkoff, K. (Eds.), *Handbook of early intervention.* Cambridge: Cambridge Univ. Press.

Whitehead, D. L., Perkins-Porras, L., Strike, P. C., Magid, K., & Steptoe, A. (2007). Cortisol awakening response is elevated in acute coronary syndrome patients with type-D personality. *Journal of Psychosomatic Research, 62*(4), 419-425.

Wilder, R. L. (1995). Neuroendocrine-immune system interactions and autoimmunity. *Annu Rev Immunol, 13*, 307-338.

Wilkowski, B. M., & Robinson, M. D. (2010). The anatomy of anger: An integrative cognitive model of trait anger and reactive aggression. *Journal of Personality, 78*(1), 9-38.

Williams Jr, R. B., Haney, T. L., Lee, K. L., Blumenthal, J. A., & Whalen, R. E. (1980). Type A Behavior, Hostility, and Coronary Atherosclerosis. *Psychomomatic Medicine, 42*, 539-549.

Wilson, E. O. (1984). *Biophilia.* Cambridge, MA: Harvard University Press.

Windle, G., Bennett, K. M., & Noyes, J. (2011). A methodological review of resilience measurement scales. *Health and Quality* of Life Outcomes, 9(8), 1-18.

Wisneski, L. A., & Anderson, L. (2009). *The Scientific Basis of Integrative Medicine* (2nd ed.). New York: CRC Press.

Witek-Janusek, L., Albuquerque, K., Chroniak, K. R., Chroniak, C., Durazo-Arvizu, R., & Mathews, H. L. (2008). Effect of mindfulness based stress reduction on immune function, quality of life and coping in women newly diagnosed with early stage breast cancer. *Brain, Behavior and Immunity, 22*, 969-981.

Wong, M. L., Kling, M. A., Munson, P. J., Listwak, S., Licinio, J., Prolo, P., et al. (2000). Pronounced and sustained central hypernoradrenergic function in major depression with melancholic features: Relation to hypercortisolism and corticotropin-releasing hormone. *Proc Natl Acad Sci USA, 97*(1), 325-330.

Wright, J. H., Basco, M. R., & Thase, M. E. (2006). *Learning Cognitive-Behavior Therapy*. 김정민(역) (2009). 인지행동치료. 서울: 학지사.

Yates, F. E. (2008). Homeokinetics/homeodynamics: A physical heuristic for life and complexity. *Ecolog Psychol, 20*(2), 148-179.

Yehuda, R. (2002). Post-traumatic stress disorder. *New England Journal of Medicine, 346*, 108-114.

Zafir, A., & Banu, N. (2009). Modulation of in vivo oxidative status by exogenous corticosterone and restraint stress in rats. *Stress, 12*(2), 167-177.

Zeidan, F., Martucci, K. T., Kraft, R. A., Gordon, N. S., McHaffie, J. G., & Cohgill, R. C. (2011). Brain mechanisms supporting the modulation of pain by mindfulness meditation. *Journal of Neuroscience, 31*(14), 5540-5548.

Zhang, L. X., Levine, S., Dent, G., Zhan, Y., Xing, G., Okimoto, D., et al. (2002). Maternal deprivation increases cell death in the infant rat brain. *Brain Research: Developmental Brain Research, 133*, 1-11.

Zubin, J., & Spring, B. (1977). Vulnerability: A New View on Schizophrenia. *Journal of Abnormal Psychology, 86*, 103-126.

Zulfiqar, U., Jurivich, D. A., Gao, W., & Singer, D. H. (2010). Relation of hight heart rate variability to healthy longevity. *Am J Cardiol, 105*, 1181-1185.

찾아보기

내 용

저자 소개

신경희(Shin, Kyung-Hee) stress2z@hanmail.net

　스트레스통합치유연구소 공동대표이며, 선문대학교 통합의학대학원 겸임교수, 서울
불교대학원대학교 초빙교수이다. 스트레스의학, 정신신경면역학, 통합의학, 심신의학,
약리학 및 기초의학 분야의 강의와 연구를 하고 있다.

　병리학, 심리학, 유전공학, 심신치유학을 두루 전공하고, 생명공학 및 제약 관련 기
업에서 오랫동안 연구와 학술 업무를 한 경험을 기초로, 자연과학과 인문과학을 깊이 있
게 아우르는 전일적 치유 과학의 원리와 실제를 강의와 집필 활동을 통해 전하고 있다.

　스트레스통합치유연구소를 통하여 스트레스 전문가를 양성하는 아카데미를 진행하
고 있으며, 기업체 EAP 컨설팅과 의료기관 및 학교를 대상으로 하는 교육 사업에도 참
여하고 있다.

〈저서 및 역서〉
『정신신경면역학 개론』(학지사, 2018)
『스트레스, 건강, 행동의학』(역, 학지사, 2018)
『스트레스 핸드북』(씨아이알, 2017)
『삶을 만점으로 만드는 스트레스 관리』(영림미디어, 2015)
『스트레스의 통합치유』(영림미디어, 2013)

통합 스트레스 의학
Integrative Stress Medicine

2016년 3월 15일 1판 1쇄 발행
2020년 2월 20일 1판 4쇄 발행

지은이 • 신 경 희
펴낸이 • 김 진 환
펴낸곳 • (주) **학지사**

　　　04031 서울특별시 마포구 양화로 15길 20 마인드월드빌딩 5층
대표전화 • 02) 330-5114　　팩스 • 02) 324-2345
등록번호 • 제313-2006-000265호

홈페이지 • http://www.hakjisa.co.kr
페이스북 • https://www.facebook.com/hakjisabook

ISBN 978-89-997-0916-6 93510

정가 **20,000**원

이 도서의 국립중앙도서관 출판시도서목록(CIP)은 서지정보유통지원시스템
홈페이지(http://seoji.nl.go.kr)와 국가자료공동목록시스템(http://www.nl.go.kr/kolisnet)
에서 이용하실 수 있습니다.
(CIP제어번호: CIP2016004880)

출판 · 교육 · 미디어기업 **학지사**

간호보건의학출판 **학지사메디컬** www.hakjisamd.co.kr
심리검사연구소 **인싸이트** www.inpsyt.co.kr
학술논문서비스 **뉴논문** www.newnonmun.com
원격교육연수원 **카운피아** www.counpia.com